卵圆孔未闭规范化诊疗
从指南到实践

主　审　张刚成

主　编　张曹进　胡海波　王琦光

副主编　陈晓彬　张文琪　刘文辉　徐吉喆

人民卫生出版社
·北京·

图书在版编目（CIP）数据

卵圆孔未闭规范化诊疗：从指南到实践 / 张曹进，胡海波，王琦光主编. —北京：人民卫生出版社，2024.2

ISBN 978-7-117-36068-5

Ⅰ.①卵… Ⅱ.①张…②胡…③王… Ⅲ.①心脏血管疾病－诊疗 Ⅳ.①R54

中国国家版本馆 CIP 数据核字（2024）第 036408 号

| 人卫智网 | www.ipmph.com | 医学教育、学术、考试、健康，购书智慧智能综合服务平台 |
| 人卫官网 | www.pmph.com | 人卫官方资讯发布平台 |

卵圆孔未闭规范化诊疗
从指南到实践
Luanyuankong Weibi Guifanhua Zhenliao
Cong Zhinan dao Shijian

主　　编：张曹进　胡海波　王琦光
出版发行：人民卫生出版社（中继线 010-59780011）
地　　址：北京市朝阳区潘家园南里 19 号
邮　　编：100021
E - mail：pmph @ pmph.com
购书热线：010-59787592　010-59787584　010-65264830
印　　刷：北京华联印刷有限公司
经　　销：新华书店
开　　本：787 × 1092　1/16　印张：21
字　　数：446 千字
版　　次：2024 年 2 月第 1 版
印　　次：2024 年 3 月第 1 次印刷
标准书号：ISBN 978-7-117-36068-5
定　　价：198.00 元

打击盗版举报电话：010-59787491　E-mail：WQ @ pmph.com
质量问题联系电话：010-59787234　E-mail：zhiliang @ pmph.com
数字融合服务电话：4001118166　E-mail：zengzhi @ pmph.com

主 审
简 介

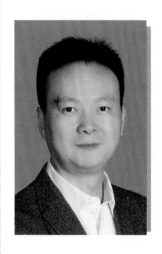

张刚成

    武汉大学中南医院心血管病医院副院长、结构性心脏病中心主任，武汉科技大学医学院及汕头大学医学院特聘教授，主任医师，硕士研究生导师。中华医学会心血管病学分会结构性心脏病学组委员，中国医师协会心血管内科医师分会心血管疾病临床研究工作组副组长，湖北省脑血管病防治学会心源性卒中专业委员会主任委员，中国非公立医疗机构协会心血管外科专业委员会结构性心脏病学组组长，中国人体健康科技促进会结构性心脏病专业委员会副主任委员，中国老年保健医学研究会心脏学会心肺血管委员会副主任委员，中国研究型医院学会孕产期母儿心脏病专业委员会常务委员，美国心血管造影与介入学会会员（FSCAI）等。

    主要从事结构性心脏病特别是先天性心脏病、肺动脉高压、心肌炎、心肌病、心律失常以及儿童心衰等研究，尤其擅长于结构性心脏病及肺动脉高压领域的介入诊断和治疗，在湖北省内率先大规模开展先天性心脏病的介入治疗，诊治范围涵盖新生儿到85岁高龄的患者。在国内较早进行复杂先天性心脏病内外科镶嵌治疗（杂交手术）、主动脉缩窄球囊扩张治疗、先天性心脏病复合畸形的介入治疗、冠状动脉瘘介入封堵治疗以及心源性脑卒中的研究和介入治疗。在华中地区最早开展肺动脉高压的专科诊断和治疗研究，建立肺动脉高压及先天性心脏病国家诊疗培训基地。主持及参与国家自然科学基金、省/市级科研课题及人才计划项目22项；作为主要研究者主持国际多中心药物临床试验12项，医疗器械临床试验11项。主编专著4部，参编专著6部，发表文章60余篇，取得国家专利17项。入选武汉中青年医学骨干人才、武汉3551光谷人才计划。

主编
简介

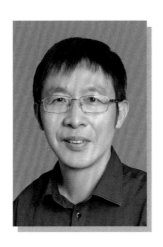

张曹进

　　广东省人民医院、广东省医学科学院、广东省心血管病研究所心内科主任医师，硕士研究生导师。兼任中华医学会心血管病学分会结构性心脏病学组委员，中国医师协会心血管内科医师分会肺血管疾病学组委员，国家心血管病专家委员会右心与肺血管病专业委员会委员，中国研究型医院学会孕产期母儿心脏病专业委员会常务委员，中国老年保健医学研究会心脏学会心肺血管委员会副主任委员，中国非公立医疗机构协会心血管外科专业委员会结构性心脏病学组副组长，广东省健康管理学会肺血管病专业委员会主任委员，广东省临床医学学会心源性卒中专业委员会候任主任委员，广东省介入性心脏病学会结构性心脏病分会副主任委员，广东省医学会心血管病学分会委员兼肺血管病学组副组长，中国心血管疾病介入诊疗培训基地结构性心脏病介入专业导师，国家标准化心血管专病中心肺血管病中心主任，美国心血管造影与介入学会会员（FSCAI）等。

　　主要从事心血管疾病临床诊断和介入治疗工作，擅长高血压、冠心病、先天性心脏病及瓣膜病的诊断和治疗，尤其在结构性心脏病及肺动脉高压的临床诊治方面积累了较丰富的临床经验。先后参与多项国家科技支撑计划项目和肺动脉高压的国际多中心临床研究，主持和参加多项国家、省自然科学基金和科技攻关项目。多次应邀在欧美及亚太地区的国际学术会议交流相关科研成果。2012年获广东省科技进步奖二等奖，2017年获广东省杰出青年医学人才。授权中国发明专利1项，实用型专利18项，主编专著1部，副主编专著3部，参编（译）专著7部。以（共同）第一／通信作者在 *British Medical Journal*、*The Journal of Heart and Lung Transplantation*、*JACC：Cardiovascular Interventions* 等学术期刊发表论文80余篇。

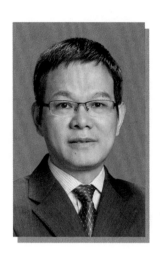

胡海波

中国医学科学院阜外医院、国家心血管病中心阜外医院结构性心脏病中心主任医师,教授,硕士研究生导师。国家卫健委心血管疾病介入诊疗技术培训指导导师,国家结构性心脏病质控中心卵圆孔未闭(PFO)诊疗规范化培训学院秘书长,中国医疗保健国际交流促进会中老年保健分会介入学组秘书长,教育部学位与研究生教育发展中心评委。

长期从事结构性心脏病(包括先心病、瓣膜病)介入治疗工作,累计完成介入治疗5 000例以上,个人先心病介入年手术量居国内前列。发表中英文科技论文60余篇,获得国家发明专利1项,国家实用专利1项。作为课题负责人完成教育部及中国医学科学院科研课题多项,参研国家科技支撑计划多项。获得中国医学科学院阜外医院临床医疗成就奖1项,教育部科技进步奖一等奖1项,中华医学科技进步奖二等奖1项。

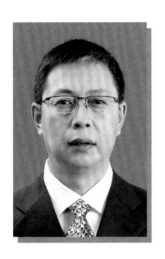

王琦光

中国人民解放军北部战区总医院先心病内科主任，医学博士，硕士研究生导师；兼任中国医科大学、大连医科大学、辽宁医科大学、长春中医药大学硕士研究生导师。中华医学会心血管病学分会第十一届委员会肺血管病学组副组长，中国医师协会心血管内科医师分会第五届委员会委员，全国心血管疾病介入诊疗技术培训项目结构性心脏病（先心病）介入培训基地导师，国家心血管病中心先心病与结构性心脏病质控中心副组长，全军心血管介入诊疗质控委员会委员兼先心病与结构性心脏病学组组长，辽宁省医学会心血管病学分会委员等。《中华心血管病杂志》通信编委，《介入放射学杂志》《临床军医杂志》等编委。

在复杂先心病术前诊断，各种先心病、瓣膜病的介入性检查和治疗，各种心脏病所致心功能不全和肺动脉高压的相关诊治等方面积累了丰富的临床经验。发表学术论文 60 余篇，参与撰写专著 10 余部，负责国家自然科学基金面上项目和省部级课题共 3 项，参与国家自然科学基金 3 项。

序

卵圆孔是胎儿发育必需的一个生理性通道，3 岁以上幼儿卵圆孔未闭合者称为卵圆孔未闭（patent foramen ovale，PFO），成人 PFO 的发生率为 25%～30%。目前的临床资料显示，PFO 与脑卒中、偏头痛等一系列临床疾病相关，尤其是 2017 年 9 月《新英格兰医学杂志》（*The New England Journal of Medicine*）同期发表了 RESPECT、CLOSE 和 REDUCE 三项随机对照研究之后，国内外神经科、心脏科及相关专业的专家学者们对 PFO 相关性疾病的防治日益重视。

综合国家卫生健康委员会心血管疾病介入诊疗信息网络直报系统和军队网络直报系统的统计资料，PFO 是 2020 年中国大陆先天性心脏病（先心病）介入治疗第 2 位常见病种，且全国开展 PFO 介入治疗的医院大幅度增加，PFO 的介入病例数量较 2019 年增加了 21%。据不完全统计，2021 年 PFO 介入病例数量约 2.1 万，2022 年 PFO 介入病例数量超过 4 万例。目前作为"心脑同治"诊治技术的典型代表，PFO 的介入治疗已逐渐成为先心病介入领域发展最为迅速的技术之一。该技术循证医学证据充分、临床效果确定，正处于普及推广的关键时期，但目前国内存在适应证把握不严、操作技术不规范等问题，严重影响了该项技术的推广与发展。2020 年 9 月国家心血管病中心和国家先心病介入专业质控中心联合成立了卵圆孔未闭诊疗规范化培训学院（PFO 学院），并先后于中国医学科学院阜外医院、广东省人民医院、武汉亚洲心脏病医院、西安交通大学第一附属医院和中国人民解放军北部战区总医院成立了区域性培训机构，对我国 PFO 诊疗技术进行规范化培训、继续教育及学术交流工作。为了配合 PFO 学院的规范化培训及教学工作，更好地引导该项技术的健康持续发展，广东省人民医院张曹进教授、中国医学科学院阜外医院胡海波教授、中国人民解放军北部战区总医院王琦光教授、武汉大学中南医院张刚成教授等联合国内众多具有丰富临床实践经验、从事 PFO 诊疗工作的一线优秀中青年专家，共同编写了《卵圆孔未闭规范化诊疗 从指南到实践》一书。

本书的编写围绕实际病例展开阐述，图文并茂，内容丰富，是作者临床诊疗工作经验的总结，具有鲜明特点：①理论与临床实际相结合，重点强调各种专业术语、概念、检查手段、诊断标准、适应证选择、操作流程、术后处理的规范性；既有基本理论和概念的阐述，又有相应的典型病例剖析，便于读者快速掌握 PFO 相关疾病的诊断治疗技术；②着重阐述 PFO 影像学诊断的操作步骤和注意事项，便于读者深刻掌握超声心动图与右心声学造影、经颅超声多普勒及发泡试验的规范化操作和技术要领；③内容新颖，涵盖临床上常见的 PFO 相关性疾病，列举了临床中比较典型的应用实例,并总结了其中的成功经验和不足之处;④作者均为国内临床一线的中青年专家,既有厚实的理论基础,又有丰富的临床诊疗经验,所列举的病例均来自国内各大心血管中心,具有广泛的代表性,同时也反映作者的研究成果和丰富的实践经验。该书既可作为一本培训教材也可作为一部专业书供从事该专业领域的青年医生参考,适合不同学习阶段的心血管医生、神经科医生及相关专业医生阅读。相信本书的出版能促进我国PFO的规范化诊断与治疗工作,引导读者在PFO相关性疾病临床诊疗过程中掌握正确方法和科学思维。

我有幸先睹为快,深感本书理论结合实际,深入浅出,实用性强,能为广大心血管医师及相关专业人员的临床和科研工作提供一些参考和借鉴,尤其是从事PFO介入治疗的初学者将受益良多,并使广大患者从中获益,故乐为作序。

蒋世良

2023年12月

前 言

自 1564 年意大利外科医生 Leonardo Botallo 首次发现卵圆孔之后的较长时间内，很多临床医生认为卵圆孔未闭（patent foramen ovale, PFO）是生理通道，不会出现有临床价值的分流。但越来越多的临床报道提示 PFO 可能与某些临床疾病相关，如不明原因缺血性卒中、先兆偏头痛等。随着循证医学证据的不断积累，尤其是近 10 年先后公布的一些大规模随机临床对照研究，更多的临床专家倾向于关闭有适应证的 PFO 或将能使具有矛盾栓塞风险的患者获益。自 2017 年 9 月《新英格兰医学杂志》同期发表 RESPECT、CLOSE 和 REDUCE 三项随机对照研究后，国内外众多的专业学术团体纷纷更新各自的指南 / 专家共识，并逐渐达成共识：对于经过全面诊断评估后未发现其他病因的脑卒中患者，经导管 PFO 封堵术可能会降低卒中复发风险。此后，国内外神经科、心脏科及相关专业的专家学者们对 PFO 相关性疾病的防治日益重视。但是，国内各学科专家积极关注 PFO 相关疾病防治的同时，也存在一些不规范之处，如 PFO 介入治疗适应证把握不严、操作技术不规范以及术后随访不到位等问题。为了规范 PFO 相关疾病的诊断和治疗，2020 年 9 月国家心血管病中心和国家先心病介入专业质控中心联合成立了卵圆孔未闭诊疗规范化培训学院（PFO 学院），并先后于中国医学科学院阜外医院、广东省人民医院、武汉亚洲心脏病医院、西安交通大学第一附属医院和中国人民解放军北部战区总医院成立了区域性培训机构，对我国 PFO 诊疗技术进行规范化培训、继续教育及学术交流工作。2021 年年初，《卵圆孔未闭相关卒中预防中国专家指南》公布，有力推动了国内 PFO 研究和临床实践的有序发展。但是，在日常教学和医学继续教育活动中，目前国内外尚无合适的辅导教材。有鉴于此，我们组织编写了本书，期望能配合 PFO 学院的规范化培训及教学工作，更好地促进该领域的健康持续发展。

本书共分十九章，详细介绍 PFO 的应用解剖、发病机制，强调各种专业术语、概念、检查手段、诊断标准、适应证选择、操作流程、术后处理的规范性。重点介绍 PFO 影像学诊断的操作步骤和注意事项，便于读者深刻掌握超声心动图与右心声学造影、经颅多普勒超声及发泡试验的规范化操作和技术要领，以及经皮 PFO 封堵术的操作技巧和技术要领。理论联系实际，结合典型病例，既介绍基本理论和概念，又剖析其中的成功经验和不足之处。

本书的作者均是国内著名心血管医疗中心的中青年专家，长期工作在临床一线，既有深厚的理论知识储备，又有丰富的临床诊疗经验。全书围绕 PFO 诊断和治疗的规范化，紧扣临床需求，佐以实际病例，既分享了作者的成功经验，同时也总结临床工作中的不足和教训。可供心血管介入医师、心血管专科医师、临床内科医师、超声心动图等影像诊断医师，以及从事卵圆孔未闭研究的相关人员参考和借鉴，也是心血管疾病介入诊疗技术培训的参考资料。

本书在编写过程中还获得各参编单位领导及专家们的支持，尤其是得到广东省人民医院黄奕高教授、中国人民解放军总医院王广义教授、中国人民解放军北部战区总医院朱鲜阳教授等众多前辈专家们的指导以及提供非常珍贵的图片资料及数据。在此表示最衷心的感谢和崇高的敬意！

我国著名心血管病专家、中国医学科学院阜外医院蒋世良教授在百忙之中审阅全书，逐字修改，对全书的结构布局提出中肯的修改建议并欣然作序，在此致以最真诚的谢意！

由于作者行文风格迥异，写作风格的一致性上难免有所欠缺，限于水平和经验，组织和编写过程存在的纰漏和不足，敬请各位专家和同道不吝指教。

张曹进　胡海波　王琦光　张刚成
2023 年 12 月

目　录

第一章
概 述

1564 年，意大利解剖学家和外科医生 Leonardo Botallo（1530—1587）在他的著作 *De catarrho commentarius* 中描述了一条连接右心房和左心房的"导管"，即卵圆窝的左心房和右心房之间有一个通道，由原发隔和继发隔重叠形成，也就是现在所说的卵圆孔或 Botalli 孔。三个世纪后，德国病理学家 Julius Cohnheim（1839—1884）首次描述了一例通过卵圆孔未闭（patent foramen ovale，PFO）到大脑中动脉的致命性的矛盾栓塞（paradoxical embolism，PDE）。从此，PFO 逐渐引起了病理学家和临床医生的关注，后续的一系列研究发现 PFO 可能是血栓形成的源头，也可能作为矛盾栓塞的通道，具有重要的临床意义。

一、卵圆孔未闭的解剖特点及定义

卵圆孔是心脏房间隔胚胎时期的一个生理性通道，位于胚胎期原发隔与继发隔的交界处，通常由原发隔的一个薄片样结构覆盖成裂隙样异常通道，类似一功能性瓣膜（图 1-1）。出生前，来自孕妇的脐静脉血经此通道进入胎儿的左心系统，维持胎儿血液循环，供应全身各个器官，提供胎儿发育所需的氧气和营养物质。出生后，因氧气充满肺泡导致肺小动脉开放，随之肺血管阻力和右心房压力降低，肺血流量明显增加。随着正常肺循环的建立，左心房压力高于右心房压力，导致卵圆孔功能性关闭。大多数人出生后 5～7 个月继发隔和原发隔相互融合，原发隔从左心房侧封闭卵圆孔形成永久性房间隔，1 年后达到解剖学闭合，3 岁之后仍未闭合者称为 PFO。

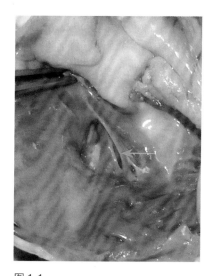

图 1-1
卵圆孔的大体解剖图（猪动物模型）

二、卵圆孔未闭的流行病学特征

PFO 人群发生率尚无准确的流行病学数据。尸体解剖研究报告 PFO 的发生率为 17%～27%，Philip T.Hagen 等对 965 例心脏解剖标本进行研究发现人群 PFO 发生率为 27.3%，其中男性 PFO 发生率为 26.8%，女性发生率为 27.6%。PFO 的发生率随年龄增大而下降，<30 岁为 34.3%，40～89 岁为 25.4%，90 岁以后降至 20.2%，死亡和自然闭合可能是上述减少趋势的原因。PFO 的大小从 1～19mm 不等（平均 4.9mm），并随着年龄增大而

增大。这一现象与年龄增大后，大的 PFO 持续存在而小的 PFO 闭合有关。一项经食管超声心动图（transesophageal echocardiography，TEE）研究发现 PFO 发生率为 25.6%，与尸检研究的结果相似。2020 年，希腊学者 Ioanna Koutroulou 等对 1 032 项研究进行分析，发现健康对照组 PFO 发生率分别在尸检研究组为 24.2%（1 872/7 747）、经食管超声心动图组为 23.7%（325/1 369）、经颅多普勒超声（transcranial Doppler，TCD）组为 31.3%（111/355）、经胸超声心动图（transthoracic echocardiography，TTE）组为 14.7%（186/1 267）。不明原因卒中（cryptogenic stroke，CS）患者所有诊断方法组的 PFO 发生率是健康对照组的 3.1 倍，是已知病因卒中（non-CS）组的 2.3 倍。在 CS 患者中，诊断方法为 TEE（48.9% vs.27.3%，$p<0.000\ 1$，OR=2.6，95% CI=2.0～3.3）或 TCD（58.1% vs.41%，OR=1.9，95% CI=1.6～2.5）时，年轻人的 PFO 发生率均高于老年人。在 non-CS 组，采用 TEE 检查时，年轻人的 PFO 发生率也高于老年人（20% vs. 12.9%，OR=1.7，95% CI=1.0～2.8）。鉴于尸检和 TEE 研究的局限性，PFO 的发生率约为 25% 并不是很准确，导致 PFO 与相关疾病的因果关系程度也可能被高估或低估。此外，房间隔膨出瘤（atrial septal aneurysm，ASA）是房间隔卵圆窝处发生局限性瘤样膨隆凸向左心房或右心房，并随心脏舒缩摆动于左、右心房之间的原发性或继发性心脏异常。据超声心动图检查发现，正常人群中 ASA 发生率为 2%～4%，不明原因卒中和短暂性脑缺血发作（transient ischemic attack，TIA）患者中，ASA 发生率更高，70% 以上 ASA 患者合并 PFO。研究提示 ASA 已成为不明原因卒中发生或者再发的危险因素。

三、卵圆孔未闭与矛盾栓塞的病理生理学机制

在 Leonardo Botallo 首次发现卵圆孔后的较长时间内，很多临床医生认为 PFO 是生理通道，不会出现有临床价值的分流，也不会引起血流动力学紊乱，更不会导致严重后果。但是，陆续的临床报道却发现 PFO 可能与某些临床疾病相关。Julius Cohnheim 教授报道了第一个与 PFO 相关的脑栓塞病例。他在 1877 年编著的《普通病理学讲座》（*Lectures on General Pathology*）第一卷 "循环的病理学"（*The Pathology of the Circulation*）详细描述了一个致命性的栓子：一个 35 岁女性患者的心脏瓣膜、升主动脉和所有动脉都完好无损，下肢发现了一个长长的血栓。心脏解剖发现一个非常大的卵圆孔，可以轻松地通过三个手指。由检查结果推测：一块从下肢静脉脱落的血栓，在通过心脏时，经过未闭的卵圆孔从右心房进入左心房，从而导致致死性脑梗死。在该著作的第 2 版（1882 年），矛盾栓塞系列的第二篇文章中，"病理学之父" Rudolf L.K. Virchow（1821—1902）在波兰的助手 Moritz Litten（1845—1907）描述了一例下肢矛盾栓塞的临床和尸检结果：一位 43 岁女性下肢坏疽患者，右股动脉搏动不明显，静脉血栓形成。既往病史包括反复发作的呼吸困难、咯血和胸膜痛。患者的住院过程以肺部状况恶化、败血症和最终死亡为特征。尸检结果发现：肺静脉、左心瓣膜、左心房、主动脉及其分支完好无损，右股动脉、胰腺和肾脏多发性栓塞，血栓来

源不明。右侧腹股沟韧带向下至膝关节的静脉有一个 6～7cm 的血栓。心脏检查时发现了 PFO，同时在右心房发现了血栓。尸检结果提示下肢静脉血栓是肺栓塞的来源，也是造成体循环中所有栓塞的原因，未闭的卵圆孔是这一过程发生的解剖基础。在此之后一系列的病例报道都提供了血栓骑跨在 PFO 上的直接证据。1985 年，Nellessen 等首次用超声证实了 PFO 处骑跨血栓，1994 年，Brogno 等在 PFO 处发现骑跨血栓并于左、右心房内检测到血凝块，为矛盾栓塞提出直接证据。广东省人民医院黄新胜教授 2007 年报道一例肺栓塞患者血栓骑跨在 PFO 处（图 1-2），2015 年，武汉亚洲心脏病医院张刚成教授报道一例外科术中血栓骑跨在卵圆窝处（图 1-3）。上述间接或直接证据均提示：当慢性右心房压力升高或者短暂性右心房压力突然升高超过左心房压力时，类似功能性瓣膜的左侧薄弱的原发隔被推开，从而出现房水平右向左分流。此时，静脉系统内各类栓子可通过未闭的卵圆孔进入左心房，参与体循环，造成脑动脉和 / 或其他动脉的矛盾栓塞。

　　矛盾栓塞是指血栓通过右到左的分流从全身静脉循环转移到动脉循环，并可能导致脑卒中、心肌梗死或周围性栓塞。栓子被认为是矛盾的，因为静脉源性血栓是全身动脉事件的罪魁祸首。通常，静脉源性血栓通过右心进入肺循环，并被困在肺动脉 - 小动脉 - 毛细血管树中。对于矛盾栓塞发生，必须有静脉系统和动脉系统的直接联系，在心内如 PFO 或房间隔缺损，在心外如肺动静脉畸形。1972 年 Meister 等提出了矛盾栓塞的四项诊断标准：①无左侧心脏栓子源的全身性或脑动脉栓塞；②有静脉血栓和 / 或肺动脉栓塞；③心脏存在右向左分流；④右心压力升高，包括持续性的，如肺动脉高压、三尖瓣疾病、先天性右心房发育不全等，或短暂的，如咳嗽或 Valsalva 动作（瓦尔萨尔瓦动作）等。上述诊断标准的总结仅基于 1972 年前的 128 例病例资料，当时尚无超声造影等技术应用于临床，导致矛盾栓塞的诊断率偏低。文献报道矛盾栓塞发生率占动脉栓塞的 2%～16%。与脑血栓、其他栓塞、脂肪栓塞及潜水时发生的神经减压病都可能相关。PFO 作为矛盾栓塞的病理解剖学基

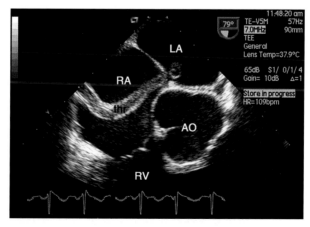

图 1-2
经食管超声心动图提示血栓(thr)骑跨在卵圆窝处
LA. 左心房；RA. 右心房；AO. 主动脉；RV. 右心室。

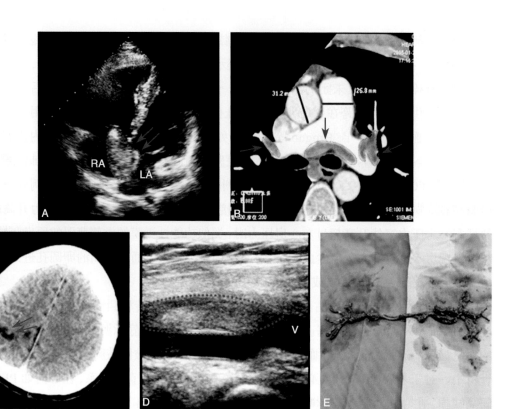

图 1-3

超声心动图提示血栓骑跨在卵圆窝处，术中成功清除血栓

础，除了充当矛盾栓塞的通道外，因通过 PFO 的血流缓慢或者层流紊乱导致原位血栓形成引起卒中不常见，目前也没有确切的证据支持这一机制。

四、卵圆孔未闭相关临床综合征

在大多数成年人中，PFO 只会在心脏检查中偶然发现，或者更可能未被发现。因为右心房压力通常小于左心房压力，PFO 在大多数情况下呈功能性关闭状态。当打喷嚏、咳嗽或用力排便等动作改变胸腔内压使左 - 右心房的压力梯度逆转，导致 PFO 打开，血液、血栓、血管活性肽或任何其他物质通过这一通道从右心房进入左心房，从而导致矛盾栓塞。这种矛盾栓塞与一些临床现象可能有关，例如不明原因卒中、体循环栓塞、先兆偏头痛和潜水员的减压病等。

（一）卵圆孔未闭相关卒中

最近的大规模流行病学研究表明，PFO 是一种更常见的导致卒中的作用机制。此外，最近的随机临床试验提示，在预防复发性缺血性卒中方面，相对于抗血小板药物治疗，经皮PFO 关闭具有明显优势。在过去的十余年里，PFO 引起的矛盾栓塞作为心源性卒中分类系统中的一种发病机制逐渐被科学界认识和接受。因此，一些与 PFO 相关的卒中患者被描述为不明原因或者隐源性卒中显然不合时宜。2020 年 4 月，部分欧美学者在《美国医学会神经病学杂志》(*JAMA Neurol*)撰文提出卵圆孔未闭相关卒中(patent foramen ovale-associated stroke, PFO-AS)的概念，认为 PFO 是其他不明原因卒中(otherwise-cryptogenic stroke)的一个很重要病因，并建议修订卒中病因分类系统。

对 23 项纳入 3 364 名患者的病例对照研究的累积数据分析表明，不明原因缺血性卒中患者发生 PFO 的概率是对照组的 2.9 倍，其中 55 岁以下中青年患者 PFO 发生率是对照人群的 5.1 倍，55 岁以上成年患者 PFO 发生率也是对照人群的 2 倍。研究结果提示 PFO 在其他不明原因缺血性卒中中起重要的致病作用。55 岁以下中青年患者中，42% 的卒中由 PFO 所致，14% 的患者合并有 PFO 但并非因果关系。而 55 岁以上成年患者中，仅有 15% 与 PFO 相关，13% 患者有 PFO 但无因果关系。鉴于不明原因卒中约占所有缺血性卒中的 25%，这些研究结果提示，PFO-AS 约占所有缺血性卒中的 5%，占所有中青年缺血性卒中的 10%。

现代流行病学和临床研究进一步确定了人口统计学、病史、影像学和实验室特征，这些特征增加了 PFO 与其他不明原因缺血性卒中因果相关的可能性，尤其是以下发现增加了 PFO 致病的可能性：①房间隔膨出瘤(也称膨胀瘤)可能增加 PFO 患者的卒中风险。这在一定程度上可能与较大的缺陷尺寸、较长的通过时间以及通过血流动力学促进到达右心房的静脉血栓栓子进入 PFO 有关。②永久性或暂时性增加了右向左分流量。右向左分流量越大，静脉血栓栓子穿过 PFO 进入左心房的可能性就越大。导致右向左分流量增加的因素包括 PFO 过大、慢性右心房高压、Valsalva 动作以及阻塞性睡眠呼吸暂停的 Mueller 动作(深呼气后口鼻紧闭，再做强力吸气动作)。③静脉血栓形成的存在或倾向。当缺血性卒中发作后 2～3 天内发现深静脉血栓或者肺栓塞时合并 PFO 的可能性较大。近期的制动(如坐飞机或汽车旅行、手术或疾病)、脱水、实验室检查提示静脉高凝状态、解剖学因素所致的静脉充血(如 May-Thurner 综合征)或既往静脉血栓栓塞史均提示促进静脉血栓形成。④有脑动脉或区域典型的栓塞。脑循环中栓塞的典型部位多是较大的主干动脉(引起大面积合并浅 - 深部梗死或孤立的大面积深部梗死)和小的远端动脉分支(引起孤立的浅部梗死)，栓子很少到达小的、单一的、深穿透动脉(引起孤立的、小的、深部梗死)。⑤没有动脉粥样硬化的危险因素。轻度的动脉粥样硬化性疾病是缺血性卒中的一个常见、相互竞争的潜在因素，PFO 作为缺血性卒中的一种致病机制需包括患者年龄较轻以及没有高血压、高脂血症、糖尿病和吸烟等危险因素，同时应排除动脉粥样硬化。

矛盾栓塞风险量表(risk of paradoxical embolism, RoPE)评分采用除外动脉粥样硬化危险因素和梗死的脑区分布特征，量化个体患者 PFO 与卒中因果关系的可能性。RoPE 评分超过 7 分的不明原因卒中 PFO 患者，PFO 导致卒中的归因风险约为 80%。基于 RoPE 评分，结合 PFO 解剖高危因素的 PFO 相关卒中因果关系(PFO-Associated Stroke Causal Likelihood, PASCAL)分类系统有助于个体化决策。

预防 PFO-AS 再发的最佳药物治疗方案尚未完全明确。到目前为止，还没有一个随机对照试验显示口服抗凝药的优越性。20 项主要非随机对照研究的荟萃分析和 12 项观察性研究荟萃分析均表明，尽管出血增加，但抗凝治疗在减少缺血性卒中复发方面优于抗血小板治疗。而对纳入 1 518 例患者的 4 个随机对照试验（包括最近 2 个直接口服抗凝药的试验）进行荟萃分析，结果显示抗凝剂预防缺血性卒中复发无明显优势。

2012—2018 年，共有 6 项随机对照试验纳入 3 560 名患者，比较了经皮 PFO 封堵术与单纯药物治疗对 PFO 引起脑缺血事件后复发性缺血性卒中的二级预防作用。虽然这些试验有局限性，但它们共同提供了一致性结果：关闭 PFO 有利于预防缺血性卒中的再发。对所有 6 个随机对照试验的荟萃分析表明，目前临床使用的双盘装置封堵器显著降低了 5 年内复发性缺血性卒中的发生率，获益的比例与流行病学调查中归因分析结果相一致。所有随机临床试验均显示了很高的介入治疗成功率和很低的并发症发生率。最常见的并发症是房颤，主要在术后 4～6 周内呈短暂的、自限的发作。超过 2.5 年的随访中很少发生与房颤相关的卒中，而且在器械使用和药物治疗之间没有差异（0.1% vs. 0.09%）。

（二）卵圆孔未闭相关偏头痛

偏头痛是一种常见的、慢性、多因素的神经血管疾病，以严重的头痛和自主神经系统功能障碍为特征，典型症状以反复发作的一侧或双侧搏动性头痛为主要表现。2015 年 WHO 全球疾病负担调查结果表明，偏头痛为人类第三位常见疾病和第三位致残性疾病。人群中偏头痛发生率约为 13%，其中约 1/3 者患有先兆偏头痛，女性与男性之比约为 3：1。偏头痛的发病年龄通常在 20～64 岁，超过 80% 的人首次发病在 30 岁之前。偏头痛的发病机制至今尚不清楚，有学者发现有一部分偏头痛可能与 PFO 存在关联，即卵圆孔未闭相关偏头痛（patent foramen ovale-associated migraine，PFO-MR）。目前公认的机制可能是血管活性物质（通常由肺循环代谢）进入体循环所致，PFO 的存在可能使血管活性物质从肝或门脉循环进入颈总动脉循环而触发这一过程。另一种机制可能是矛盾栓塞引起短暂性脑动脉闭塞或脑动脉供血区低灌注，导致大脑亚临床梗死，引起偏头痛等局部神经系统症状。尽管可以通过卵圆孔的血栓或栓子直径一般较小，但考虑到脑组织对缺血缺氧的高度敏感性，直径<1mm 的微小血栓足以引起脑组织亚临床梗死，从而引起偏头痛及局部神经系统症状。近年来，越来越多的研究提示先兆偏头痛可能与 PFO 相关，尤其是存在较大的右向左分流时可能作为血栓、血小板聚集物、血清素等物质的通路，从而诱发偏头痛。

偏头痛药物治疗方面，国内外文献推荐曲坦类药物为 5- 羟色胺 1B/1D 受体激动剂，能特异地治疗偏头痛，但 24 小时内头痛复发率高（15%～40%）。麦角胺类药物治疗偏头痛急性发作的历史很长，但判断其疗效的随机对照试验却不多，极小量的麦角胺类即可迅速导致药物过量性头痛，因此应限制药物的使用频度，不推荐常规使用。为预防药物过量性头痛，单纯非甾体抗炎药（nonsteroidal anti-inflammatory drug，NSAID）制剂的使用在1个月内不能超过15天，麦角胺类、曲坦类、NSAID联用则不超过10天。《中国偏头痛防治指南》明确指出我国目前对偏头痛患者的治疗仍然存在很大不足，主要体现在预防性治疗不充分，常用药物不能有效缓解偏头痛，以及镇痛药物过度使用。

近年来，越来越多的团队开始着手于PFO与偏头痛之间相关性的研究。国际上，第一个评价PFO封堵术治疗偏头痛的临床研究是应用STARFlex装置治疗偏头痛（Migraine Intervention with STARFlex Technology，MIST）研究，作为一项前瞻性、多中心、双盲、假手术对照试验，研究结果提示行PFO封堵术者中有42%的患者自觉头痛天数较术前减少50%，而对照组中仅有23%（$p<0.05$）。英国一项多中心、前瞻性、随机、开放的国际试验，经皮导管封堵PFO治疗先兆偏头痛（Percutaneous Closure of Patent Foramen Ovale in Migraine with Aura，PRIMA）研究，评价经皮PFO封堵术治疗难治性偏头痛的疗效。长期随访发现，封堵组中先兆偏头痛患者每月平均偏头痛天数（封堵术后减少2.4天，对照组则仅为0.6天，$p=0.014$）及每月发病次数（封堵术后减少2.0次，对照组减少0.5次，$p=0.000\ 3$）较对照组均有明显减少。但是，PRIMA研究随访时间短，样本量相对较小，此外还缺乏对于对照组的充分干预（与MIST不同），使对照组个体可能对终点的判定出现偏差。另一项前瞻性、随机调查评估偏头痛合并PFO患者使用Amplatzer封堵器治疗后头痛减轻的发生率（Prospective，Randomized Investigation to Evaluate Incidence of Headache Reduction in Subjects With Migraine and PFO Using the AMPLATZER PFO Occluder to Medical Management，PREMIUM）研究招募了230名PFO患者，受试者平均每个月偏头痛发作6～14天，且至少有三种预防药物治疗无效。患者随机分为两组：Amplatzer封堵器封闭PFO（$n=123$）和假手术（$n=107$），随访期限为1年。结果表明，PFO封堵对于缓解难治性发作性偏头痛患者的头痛频率具有一定的效果，但收益并不显著。当把研究对象调整为先兆偏头痛的患者时，封堵组中有49%的受试者自觉偏头痛发作天数较前减少50%以上，对照组中仅有23%（$p=0.015$）。且在封堵组中有15.4%的受试者偏头痛完全缓解，而对照组中仅有2.5%（$p=0.01$）。因此PFO封堵术并不适合应用于任何类型的偏头痛，有无先兆可能是评估手术风险与收益的重要预测因子。国内张文琪等报道30例偏头痛患者，PFO封堵后半年偏头痛改善有效率达92.8%。张宏伟等报道125例患者，PFO封堵术后偏头痛缓解有效率为86.6%。因此，在药物和生活方式干预的基础上，介入治疗可缓解PFO相关偏头痛的发作，但仍需更多大样本随机对照研究结果的支持。

（三）斜卧呼吸 - 直立性低氧综合征

斜卧呼吸 - 直立性低氧综合征（platypnea-orthodeoxia syndrome，POS）是一类临床相对比较少见的疾病，症状表现为呼吸困难及直立位时动脉血氧饱和度减低，平卧位时血氧饱和度上升。两种症状必须同时存在才可诊断，一方面需要有房水平分流，如房间隔缺损（atrial septal defect，ASD）、PFO及有孔的房间隔膨出瘤（atrial septal aneurysm，ASA），或者肺内分流等解剖学异常，另一方面则是诱导患者产生由平卧位变为直立位时心房水平发生变形的现象。诊断合并有 PFO 的 POS 病例需完善直立倾斜实验，测量不同体位时动脉血氧饱和度，以及完善可以提示心内异常分流的心脏超声检查。POS 中大多数右向左分流的血液来自下腔静脉，少数来自从肘静脉引流来的上腔静脉。POS 的治疗就是关闭心房水平的异常分流。

（四）减压病

潜水员和高空飞行员从高压环境迅速过渡到低压环境，可能会患减压病（decompression sickness，DCS）。压力的突然变化导致组织内形成氮气泡，并在静脉循环中积聚。这些气泡是通过肺毛细血管扩散从血流中过滤出来的，但是如果回到低压（或者潜水员从深水处上升）太快，毛细血管的过滤过程即被超载，气泡可进入体循环，气泡继续扩大，造成组织损伤甚至血管阻塞。临床表现呈多样化，如轻微的肌肉和关节疼痛、头晕、疲劳、头痛、皮疹和感觉异常，严重者可表现为呼吸困难、意识混乱、运动失调和瘫痪。PFO 等右向左分流，使微泡直接避开肺的滤过，直接进入体循环，增加栓塞的风险。最近的一项前瞻性研究使用经颅多普勒超声评估了 489 名娱乐潜水员的 PFO，结果表明大 PFO 是自发性 DCS 的主要的独立危险因素。最近的一项研究指出，在 59 名患有减压病的 PFO 潜水员中，关闭 PFO 后的 10 年随访期内有 4 人继续患有减压病。随访结果提示尽管介入治疗有一定效果，但仍有残余分流。因此，建议专业潜水员应关闭 PFO，或者应考虑停止潜水或减少刺激性潜水。如果潜水是娱乐性活动，PFO 关闭后继续潜水的风险 - 获益比尚不清楚。当然，也需要仔细权衡介入治疗的风险与继续潜水的获益。

（五）阻塞性睡眠呼吸暂停综合征

阻塞性睡眠呼吸暂停综合征（obstructive sleep apnea syndrome，OSAS）是一种常见的睡眠障碍，男性人群发生率约 4%，女性人群发生率约 2%。其特点是睡眠时上呼吸道反复塌陷，导致通气停止或减少，动脉血氧饱和度降低。有研究发现，OSAS 患者 PFO 的发生率为47.1%～69.0%，高于对照人群。迄今为止，有限的研究表明 PFO 与 OSAS 之间可能存在关联，阻塞性呼吸暂停和伴随的胸腔内压力波动可改变心脏负荷状况，改变心房间压力平衡，并通过 PFO 引起右向左分流。由于夜间反复的 Valsalva 和 Mueller 动作诱发右向左分流，可能会加重夜间氧饱和度降低的严重程度，也可能增加矛盾栓塞的倾向。已发表的病例报告也提示关闭 PFO 可能对 OSAS 患者是有益的，可改善 OSAS 的严重程度。但也有学者发现以 Valsalva 动作激发的右向左分流程度与夜间氧饱和度降低的严重程度无关。因此，PFO 对夜间动脉血氧饱和度的影响值得进一步研究。

（六）体循环栓塞及其他

矛盾栓塞除了缺血性卒中，四肢、肠道、肾脏、脾脏等脏器的动脉及冠状动脉也有可能被栓塞。目前尚无随机试验证据表明，关闭 PFO 能预防原因不明的体循环动脉栓塞。然而，对于某些特定的病例，关闭 PFO 也是一种合理的预防体循环栓塞的策略。例如，如果无动脉粥样硬化危险因素或心房颤动的年轻患者表现为急性栓塞源性心肌梗死，冠状动脉病变不明显，则表明 PFO 应被关闭预防再次发生体循环栓塞，其适应证类似不明原因卒中。重要的是，必须注意排除其他原因，术中需要进行血管内成像，如光学相干断层扫描（optical coherence tomography，OCT）、血管内超声（intravascular ultrasound，IVUS）等排除冠状动脉斑块破裂。

除了上述明确的栓塞病变，临床上有些比较少见的情况也可能与 PFO 相关。例如，急性下壁或右室心肌梗死患者合并顽固性低氧血症、无临床证据支持的"癫痫"、反复"晕厥""精神异常"等。在常见疾病不能解释上述临床症状，或者排除常见病因或诱发因素后，需重点关注是否存在 PFO。

五、卵圆孔未闭的诊疗策略与研究现状

由于不明原因卒中是最常见的闭合 PFO 指征，因此应重点排除卒中的其他病因。首先应进行横断面脑成像以确认栓塞性卒中的诊断，同时需通过超声心动图排除心内血栓，除了心房颤动，心肌梗死、左心室室壁瘤、心房黏液瘤、非致密性心肌病、左心室衰竭和二尖瓣狭窄等也会导致心内血栓形成。通过 PFO 的右向左分流是导致 PFO-AS 的重要依据，超声声学造影是术前最关键的检查。经胸超声心动图或经颅多普勒超声 - 声学造影阳性提示需要行详细的经食管超声心动图检查，有利于结构性心脏团队准确确定 PFO 的解剖结构。术前评估应考虑在多学科的背景下以整体的方法来管理患者，组建包括神经科专家、心脏影像专家、放射科专家和介入性心脏病专家参与的多学科团队，科学地诊断 PFO-AS 和制订治疗策略。

接受 PFO 封堵术的患者将减少卒中的长期风险，但不会立即从该手术中获得症状益处。即使是很小的并发症都可能会抵消最佳药物治疗带来的获益，因此，手术操作过程需要在一个标准的介入导管室，在透视和 / 或超声引导及生理监测下进行，应采取一切可能的措施减少并发症，包括超声引导下建立股静脉通路、X 线 / 超声心动图引导、充分的抗凝治疗和谨慎操作减少空气栓塞风险等。

不明原因卒中患者能否从 PFO 关闭中获益在很长时间内被广泛讨论。自 2017 年 9 月 RESPECT、CLOSE 和 REDUCE 三项随机研究在《新英格兰医学杂志》（*The New England Journal of Medicine*，*NEJM*）发表之后，医学界逐渐达成共识。加拿大心脏和卒中基金会卒中最佳实践委员会于 2017 年 10 月率先更新卒中二级预防指南 "*Canadian stroke best practice recommendations*：*Secondary prevention of stroke，sixth edition practice guidelines，update 2017*"，建议 "近期发生 PFO 相关性缺血性卒中或 TIA，且满足以下所有标准的患者长期抗血小板治疗基础上关闭 PFO，而不是单独长期抗血栓治疗：①年龄 18~60 岁；②影像学诊断为非腔隙性栓塞性缺血性卒中或伴有阳性神经影像学或皮质症状的短暂性脑缺血发作；③由具有卒中专业知识的神经科医生或临床医生进行彻底的病因学评估以排除其

他病因学之后，PFO被认为是最有可能导致卒中事件的原因。（证据级别：A）"。此后，欧洲各国相关指南也相继更新了建议，2020年4月美国神经病学学会（American Academy of Neurology，AAN）对2016美国神经病学学会（AAN）关于卒中和PFO患者的实践报告进行更新。在《实践报告更新摘要：卵圆孔未闭和卒中的二级预防——美国神经病学学会指南制定分委会报告》中，建议"对于经过全面诊断评估后未发现其他病因的60岁以下患者，经导管PFO封堵术可能降低卒中复发风险"。至此，欧美发达国家对PFO-AS是否能从关闭PFO中获益的争论告一段落，并达成广泛共识：60岁以及60岁以下，发生过不明原因栓塞事件的PFO患者，足够的证据推荐PFO封堵；在考虑PFO关闭前，临床医生应进行适当评估，以排除卒中的其他机制；已确定卒中可能机制的高危患者，临床医生不应常规建议关闭PFO。

我国对PFO相关疾病的研究起步较晚，明显滞后于欧美发达国家。2002年10月24日，中国人民解放军总医院（301医院）王广义教授选用Amplatz PFO封堵器完成我国第一例PFO患者的封堵手术（图1-4），并于2005年在《中国循环杂志》发表了我国第一篇关于PFO介入治疗的临床研究。2003年6月26日，中国人民解放军北部战区总医院朱鲜阳教授选用Amplatz PFO封堵器完成部队系统第一例PFO合并脑卒中患者的封堵手术。2005年，广东省人民医院黄奕高教授联合深圳先健科技股份有限公司设计了我国第一款具有独立知识产权的PFO专用封堵器——左盘外包膜封堵器（专利号：ZL 2005 1 0032924.0、ZL 2005 2 0054067.X），创建了PFO动物模型，完成动物实验及单中心临床试验。2009年，广东省人民医院张曹进教授代表研究团队在第12届国际先天性心脏病和瓣膜病介入治疗会议（CSI2009，法兰克福）公布了左盘外包膜封堵器的改进型，即SpiderTM PFO封堵器（图1-5）的初步研究结果，这也是中国学者第一次在国际会议上介绍中国PFO原创研究，研究结果后来分别发表在 *Chin Med J*（临床试验，2010）、*Cerebrovasc Dis*（动物实验，2011），

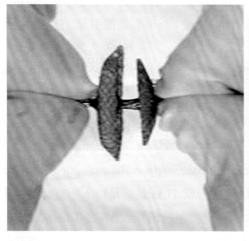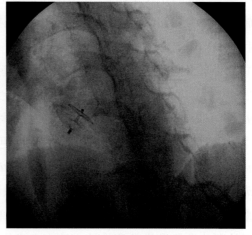

图1-4
中国第一例PFO封堵术（王广义教授提供）

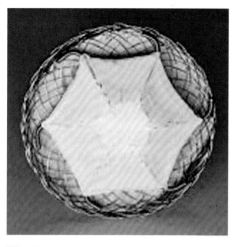

图 1-5
中国第一款具有独立知识产权的 PFO 封堵器——SpiderTM PFO 封堵器

2012 年完成该封堵器在欧洲的临床试验（*Catheter Cardiovasc Interv*，2013）。基于国内外研究进展及单中心研究结果，黄奕高、张曹进教授提出"选择性关闭 PFO"的观点，建议针对高危患者进行选择性关闭 PFO，一方面有利于避免过度医疗，另一方面有利于降低高危患者心脑血管不良事件的发生。2013 年，西安交通大学第一附属医院张玉顺教授在长安国际心血管病论坛设立"反常栓塞与结构性心脏病"论坛，首次在国内会议上聚焦 PFO 相关性栓塞，并于 2015 年组织国内专家撰写《卵圆孔未闭处理策略中国专家建议》（《心脏杂志》，2015）。2016 年，广东省人民医院张曹进教授在中国南方国际心血管病学术会议设立"心脏与卒中"论坛，推动包括神经科专家、影像诊断专家及结构性心脏病专家进一步关注 PFO 相关性疾病，同年张玉顺教授等主编了中国 PFO 专著《卵圆孔未闭与心脑血管疾病》，进一步推动了中国 PFO 诊疗进展。2017 年，张玉顺教授再次组织撰写了《卵圆孔未闭预防性封堵术中国专家共识》（《中国循环杂志》，2017），结合国内外研究结果，于 2021 年发表了《卵圆孔未闭相关卒中预防中国专家指南》（《心脏杂志》，2021），有力推动了国内 PFO 研究和临床实践的有序发展。但是，各学科专家积极关注 PFO 相关疾病防治的同时，确实存在一些不规范之处。为了规范 PFO 相关性综合征的诊断和治疗，国家心血管中心和国家先心病介入专业质控中心联合成立 PFO 诊疗规范化培训学院，并于 2020 年 9 月 7 日在中国心脏病大会（CHC2020）上隆重举行了挂牌仪式，由中国医学科学院阜外医院蒋世良教授担任名誉院长，中国医学科学院阜外医院潘湘斌教授、首都医科大学附属北京天坛医院王拥军教授、西安交通大学第一附属医院张玉顺教授担任共同院长，分别于中国医学科学院阜外医院、广东省人民医院、武汉亚洲心脏病医院、西安交通大学第一附属医院和中国人民解放军北部战区总医院成立分支机构，对我国 PFO 诊疗技术进行规范化培训教育及学术交流，引导该技术健康持续发展。

六、未来的发展方向

众多的临床随机试验研究结果和大量临床实践均支持关闭 PFO 预防矛盾栓塞及相关临床问题，但是，仍有许多悬而未决的问题需要进一步研究。例如，如何优化 PFO 封堵术后抗血小板或抗凝治疗方案来平衡卒中复发性或栓塞与药物相关性出血的风险；术后抗血小板或抗凝治疗的最佳持续时间；单纯超声指引下的 PFO 封堵术的安全性和有效性尚有待于随机对照研究的支持。

一项按性别分组的荟萃分析结果提示，RESPECT、REDUCE 和 CLOSURE I 研究中，介入治疗显著降低男性卒中发生率，而女性患者却无明显降低。出现这样的差异，固然是因为参加研究的大多数患者是男性，但是也需要进一步研究性别是否会导致差异的存在，包括种群之间的差异。

支持 PFO-AS 介入治疗的证据比较充分，而其他 PFO 相关综合征，尤其是 PFO 相关偏头痛缓解尚需要高质量临床试验证据的支持。一项 PFO 关闭以缓解偏头痛的假手术随机对照试验（RELIEF 研究）已于 2020 年开始入组（NCT04100135），在中华医学会心血管病分会临床研究专项资金支持的"评价卵圆孔未闭封堵术与药物治疗对偏头痛合并卵圆孔未闭患者有效性与安全性的多中心、随机、对照研究（SPRING 研究）"（CSCF2020B02）也于 2021 年启动。相信在不久的将来，有越来越多的高质量临床研究成果支持科学、规范地防治 PFO 相关综合征，从而使更多的 PFO 患者获益。

国外已有众多不同形状和尺寸的 PFO 封堵器上市应用于临床。2023 年之前我国已获得国家药品监督管理局批准应用于临床的 PFO 封堵器仅有 Amplatz PFO 封堵器和北京某公司的 PFO 封堵器。这两款封堵器均采用双圆盘设计，由镍钛合金的金属丝编织而成，通过短腰连接。因金属封堵器的机械刺激可产生包括心律失常、瓣膜损伤、残余分流、血栓形成等远期并发症的风险。如果减少封堵器对房间隔的机械刺激、缩短器械内皮化的时间，则有可能有效降低新发心房颤动的发生及器械相关血栓的形成，从而进一步降低 PFO 介入术后再发栓塞事件的发生。基于上述存在的问题，新型可吸收材料编织的 PFO 封堵器已相继被研发，部分已开始上市前的临床试验（图 1-6），其中上海某公司研发的全球首款生物可降解 PFO 封堵器（MemoSorb 生物可降解 PFO 封堵器，图 1-7）于 2023 年 9 月被国家药品监督管理局批准应用于临床，期望能有效降低器械相关的并发症。

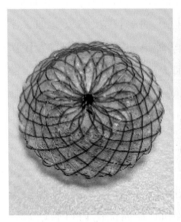 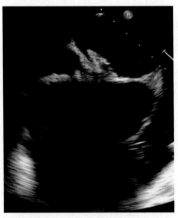 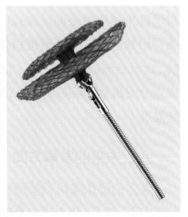

图 1-6
中国第一款应用于临床试验的可吸收 PFO 封堵器（张刚成教授提供）

图 1-7
全球首款生物可降解 PFO 封堵器

（张曹进　胡海波　王琦光　刘煜昊　张刚成）

参考文献

[1] Sebastian A. A Dictionary of the History of Medicine. New York: Informa Health Care, 1999.

[2] Zhang G, Shen Q, Li D, et al. Gone with the wind: a novel biodegradable occluder for percutaneous closure of patent foramen ovale. Eur Heart J, 2021, 42(4): 354.

[3] Seib G. Incidence of the patent foramen ovale cordis in adult American whites and American Negroes. Am J Anat, 1934, 55(3): 511-525.

[4] Hagen PT, Scholz DG, Edwards WD. Incidence and size of patent foramen ovale during the first 10 decades of life: an autopsy study of 965 normal hearts. Mayo Clin Proc, 1984, 59(1): 17-20.

[5] Meissner I, Whisnant JP, Khandheria BK, et al. Prevalence of potential risk factors for stroke assessed by transesophageal echocardiography and carotid ultrasonography: the SPARC study: Stroke Prevention: Assessment of Risk in a Community. Mayo Clin Proc, 1999, 74(9): 862-869.

[6] Koutroulou I, Tsivgoulis G, Tsalikakis D, et al. Epidemiology of Patent Foramen Ovale in General Population and in Stroke Patients: A Narrative Review. Front Neurol, 2020, 11: 281.

[7] Kjeld T, Jørgensen TS, Fornitz G, et al. Patent foramen ovale and atrial fibrillation as causes of cryptogenic stroke: is treatment with surgery superior to device closure and anticoagulation? A review of the literature. Acta Radiol Open, 2018, 7(9): 2058460118793922.

[8] Loscalzo J. Paradoxical embolism: clinical presentation, diagnostic strategies, and therapeutic options. Am Heart J, 1986, 112(1): 141-145.

[9] Egred M, Patel JC, Walton S. Impending paradoxical embolism. Circulation, 2001, 103(22): E113-E114.

[10] Kessel-Schaefer A, Lefkovits M, Zellweger MJ, et al. Migrating thrombus trapped in a patent foramen ovale. Circulation, 2001, 103(14): 1928.

[11] Chan FP, Jones TR. Images in clinical medicine. Paradoxical embolus. N Engl J Med, 2001, 345(11): 803.

[12] Dorr M, Hummel A. Images in clinical medicine: paradoxical embolism: thrombus in a patent foramen ovale. N Engl J Med, 2007, 357(22): 2285.

[13] Shang X, Li D, Qiu Q, et al. First direct evidence of a Patent Foramen Ovale (PFO): a large thrombus straddling the foramen ovale. Eur Heart J, 2016, 37(9): 782.

[14] Meister SG, Grossman W, Dexter L, et al. Paradoxical embolism. Diagnosis during life. Am J Med, 1972, 53(3): 292-298.

[15] Mas JL, Derumeaux G, Guillon B, et al. CLOSE Investigators. Patent foramen ovale closure or anticoagulation vs. antiplatelets after stroke. N Engl J Med, 2017, 377(11): 1011-1021.

[16] Søndergaard L, Kasner SE, Rhodes JF, et al. Gore REDUCE Clinical Study Investigators. Patent foramen ovale closure or antiplatelet therapy for cryptogenic stroke. N Engl J Med, 2017, 377(11): 1033-1042.

[17] Lee PH, Song JK, Kim JS, et al. Cryptogenic stroke and high-risk patent foramen ovale: the DEFENSE-PFO Trial. J AmColl Cardiol, 2018, 71(20): 2335-2342.

[18] Saver JL, Carroll JD, Thaler DE, et al. RESPECT Investigators. Long-term outcomes of patent foramen ovale closure or medical therapy after stroke. N Engl J Med, 2017, 377(11): 1022-1032.

[19] Elgendy AY, Saver JL, Amin Z, et al. Proposal for updated nomenclature and classification of potential causative mechanism in patent foramen ovale-associated stroke. JAMA Neurol, 2020, 77(7): 878-886.

[20] Alsheikh-Ali AA, Thaler DE, Kent DM. Patent foramen ovale in cryptogenic stroke: incidental or pathogenic. Stroke, 2009, 40(7): 2349-2355.

[21] Kent DM, Ruthazer R, Weimar C, et al. An index to identify stroke-related vs incidental patent foramen ovale in cryptogenic stroke. Neurology, 2013, 81(7): 619-625.

[22] Elgendy AY, Elgendy IY, Mojadidi MK, et al. New-onset atrial fibrillation following percutaneous patent foramen ovale closure: a systematic review and meta-analysis of randomised trials. EuroIntervention, 2019, 14(17): 1788-1790.

[23] Wilmshurst PT, Pearson MJ, Nightingale S, et

al. Inheritance of persistent foramen ovale and atrial septal defects and the relation to familial migraine with aura. Heart, 2004, 90(11): 1315-1320.

[24] Wilmshurst PT, Nightingale S, Walsh KP, et al. Effect on migraine of closure of cardiac right-to-left shunts to prevent recurrence of decompression illness or stroke or for haemodynamic reasons. Lancet, 2000, 356(9242): 1648-1651.

[25] Nozari A, Dilekoz E, Sukhotinsky I, et al. Microemboli May Link Spreading Depression, Migraine Aura, and Patent Foramen Ovale. Annals of Neurology, 2010, 67(2): 221-229.

[26] Dowson A, Mullen MJ, Peatfield R, et al. Migraine Intervention With STARFlex Technology (MIST) trial: a prospective, multicenter, double-blind, sham-controlled trial to evaluate the effectiveness of patent foramen ovale closure with STARFlex septal repair implant to resolve refractory migraine headache. Circulation, 2008, 117(11): 1397-1404.

[27] Mattle HP, Evers S, Hildick-Smith D, et al. Percutaneous closure of patent foramen ovale in migraine with aura, a randomized controlled trial. European Heart Journal, 2016, 37(26): 2029-2036.

[28] Tobis JM, Charles A, Silberstein SD, et al. Percutaneous Closure of Patent Foramen Ovale in Patients With Migraine: The PREMIUM Trial. Journal of the American College of Cardiology, 2017, 70(22): 2766-2774.

[29] Shi YJ, Lv J, Han XT, et al. Migraine and percutaneous patent foramen ovale closure: a systematic review and meta-analysis. BMC Cardiovasc Disord, 2017, 17(1): 203.

[30] 中华医学会疼痛学分会头面痛学组, 中国医师协会神经内科医师分会疼痛和感觉障碍专委会. 中国偏头痛防治指南. 中国疼痛医学杂志, 2016, 22(10): 721-727.

[31] 王会丽, 刘国辉, 王昕朋, 等. 右心声学造影在卵圆孔未闭封堵术治疗偏头痛中的诊断价值. 中国实验诊断学, 2016, 20(3): 461-463.

[32] Warwick Butt. Hypoxemia: Don't Take It Lying Down! How to Detect Platypnea-Orthodeoxia Syndrome and What to Do About It. Can J Cardiol, 2016, 32(3): 294-295.

[33] Mojadidi MK, Gevorgyan R, Noureddin N,
et al. The Effect of Patent Foramen Ovale Closure in Patients With Platypnea-Orthodeoxia Syndrome. Catheter Cardiovasc Interv, 2015, 86(4): 701-707.

[34] Giblett JP, Williams LK, Kyranis S, et al. Patent Foramen Ovale Closure: State of the Art. Interv Cardiol, 2020, 15: e15.

[35] Beelke M, Angeli S, Del Sette M, et al. Obstructive sleep apnea can be provocative for right-to-left shunting through a patent foramen ovale. Sleep, 2002, 25(8): 856-862.

[36] Agnoletti G, Iserin L, Lafont A, et al. Obstructive sleep apnoea and patent foramen ovale: successful treatment of symptoms by percutaneous foramen ovale closure. J Interv Cardiol, 2005, 18(5): 393-395.

[37] Silver B, Greenbaum A, McCarthy S. Improvement in sleep apnea associated with closure of a patent foramen ovale. J Clin Sleep Med, 2007, 3(3): 295-296.

[38] Lau EM, Jaijee SK, Melehan KL, et al. Prevalence of patent foramen ovale and its impact on oxygen desaturation in obstructive sleep apnea. Int J Cardiol, 2013, 165(1): 35-40.

[39] Kim RJ, Girardi LN. "Lots of clots": multiple thromboemboli including a huge paradoxical embolus in a 29-year old man. Int J Cardiol, 2008, 129(2): e50-e52.

[40] Ahmed S, Sadiq A, Siddiqui AK, et al. Paradoxical arterial emboli causing acute limb ischemia in a patient with essential thrombocytosis. Am J Med Sci, 2003, 326(3): 156-158.

[41] Kleber FX, Hauschild T, Schulz A, et al. Epidemiology of myocardial infarction caused by presumed paradoxical embolism via a patent foramen ovale. Circ J, 2017, 81(10): 1484-1489.

[42] Pavoni D, Zanuttini D, Spedicato L, et al. Large interatrial thrombus-in-transit resulting in acute myocardial infarction complicated by atrioventricular block and cardiogenic shock. J Am Coll Cardiol, 2012, 59(14): 1329.

[43] Elzanaty AM, Patel N, Sabbagh E, et al. Patent foramen ovale closure in the management of cryptogenic stroke: a review of current literature and guideline statements. Curr Med Res Opin, 2021, 37(3): 377-384.

第二章
卵圆孔未闭胚胎发育与应用解剖

卵圆孔是存在于胚胎时期房间隔中央部的左、右心房之间的交通孔道，是胎儿血液循环的正常通路，也是胎儿生长发育必需的生命通道。

胎儿心脏胚胎发育时，房间隔由原发隔和继发隔融合而成。继发隔在形成时留有一孔，即为卵圆孔，原发隔与继发隔平行生长，继发隔从右侧盖住原发隔，而继发隔的尾侧遮住卵圆孔，由于结构薄，所以具有活瓣的作用，称为卵圆孔瓣。右心房的血流可冲开卵圆孔瓣进入左心房，左心房的血流由于卵圆孔瓣遮挡而不能流入右心房。胎儿出生后，肺静脉血流增加，使得左心房压增高，下腔静脉血流减少，使左心房压降低，与此同时产生的静脉压差使卵圆孔瓣贴近房间隔嵴边缘，在功能上关闭卵圆孔，经过数月，卵圆孔瓣粘连到房间隔边缘，达到永久性闭合。因此，胎儿期为了维持全身的血液循环，卵圆孔持续开放，出生后卵圆孔多数人可自然关闭，3岁以上卵圆孔仍未关闭者称卵圆孔未闭（patent foramen ovale，PFO）。

正常人群中约25%存在PFO，大量临床研究已证实PFO与隐源性卒中、偏头痛、冠状动脉栓塞、动脉系统栓塞等多种疾病相关，尤其是在进行Valsalva动作、尖叫、咳嗽、排便等导致胸腔压力增加的动作时，PFO可致明显的右向左分流，如有静脉系统血栓形成，血栓即可经PFO随血流分流至左心系统，从而引起矛盾栓塞相关一系列症状。随着医学发展，逐渐提高了对PFO的认识及其与矛盾栓塞之间的关系，便于更深入理解PFO解剖结构及提高临床诊治水平，本章将介绍PFO的胚胎发育及其相关解剖情况。

一、心脏的发生与卵圆孔的形成

心血管系统是由中胚层间充质分化而来，也是胚胎发育过程中系统形成并执行功能最早的系统，约于胚胎形成后3周末开始形成血液循环，从而为机体各组织器官的发育提供良好的物质条件。胚胎早期心血管系统是左右对称的，后来通过合并、扩大、萎缩、退化和新生过程，演变成为非对称的心血管结构。最初，心血管的管壁构造是内皮性管道，随着血流动力学的变化和体内各器官的发生，内皮性管道不断扩张、延长，其周围间充质分化出肌层和结缔组织，从而演变成心脏、动脉和静脉。

心脏发育始动于胚胎第18～19天，而心脏内部分隔起始于胚胎第4～5周，此时从心脏外形可见心房与心室之间有一缩窄环，与其相应的心腔也形成一狭窄管道，称为房室管，随后在房室管背侧壁和腹侧壁的正中线上，心内膜组织增厚形成背、腹侧心内膜垫，第5周时，背、腹侧两个心内膜垫的中央部分相互靠拢愈合，将房室管分成左、右房室管。左、右房室管处的心内膜下组织再局部增厚，形成左侧两个隆起，右侧三个隆起，再进一步演变，分别为左侧的二尖瓣和右侧的三尖瓣。

大约在心内膜垫发生的同时，自心房的后顶部形成一嵴状突起，其向前下方心内膜垫方向生长，形成原发隔（septum primum，SP；也称第一房间隔），其向心内膜垫方向生长，与心内膜垫之间形成的孔道称为原发孔，随着间隔继续生长，原发孔逐渐变小，最终闭合（图 2-1A）。

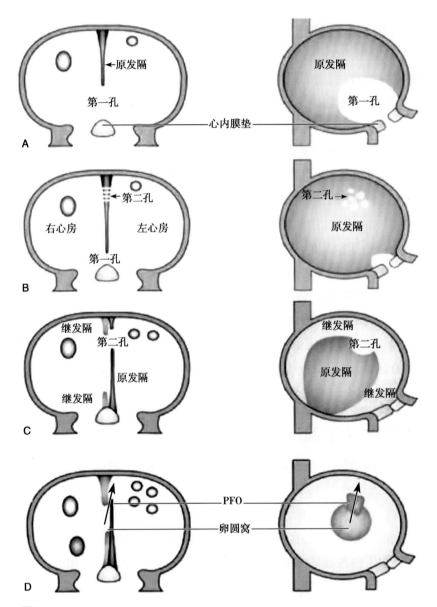

图 2-1

卵圆孔的胚胎发育过程

A. 胚胎发育的 4～5 周，原发隔从心房的后上部生出，向位于前下部的心内膜垫生长；B. 原发孔闭合之前，原发隔向前向下生长的过程中，其中部开始溶解吸收，形成多个小孔，后融合为一孔，称为继发孔；C. 在胚胎发育的第 12 周，在原发隔的右侧心房顶部向下折叠、生长，又形成一房间隔以遮盖此继发孔，称为继发隔；D. 卵圆孔即为一"隧道"，开口位于右心房，卵圆窝出口则位于继发孔。

若原发隔不能与心内膜垫融合，残留一缺损，称为原发孔型房间隔缺损，在原发孔闭合之前，原发隔向前向下生长的过程中，其中部开始溶解吸收，形成多个小孔，后融合为一孔，称为继发孔（图 2-1B），其形成后，约在胚胎发育的第 12 周，在原发隔的右侧心房顶部向下折叠、生长，又形成一房间隔以遮盖此继发孔，称为继发隔（septum secundum，SS，也称第二房间隔），继发隔从前上方向下腔静脉方向发展，最终完全遮盖继发孔，此时两房间隔没有融合而形成一"错搭"间隙，称为卵圆孔，较软的第一房间隔形成一活瓣，称为卵圆孔瓣（图 2-1C、D）。

胚胎时期卵圆孔瓣开向左心房，使得卵圆孔开大。SS 下缘骑跨于下腔静脉口的上方，来自下腔静脉的氧合血进入右心房后被 SS 分成两部分，大部分经卵圆孔进入左心房，小部分进入右心房后流入右心室。在胚胎时期，由于肺循环处于"休眠期"，血流从压力较高的右心房经卵圆瓣进入左心房。出生后，肺循环开始，左心房压力高于右心房，卵圆瓣就紧贴于 SS，防止血液从左心房流入右心房，卵圆孔逐渐关闭，也就是卵圆孔的生理性关闭，以后 SP 与 SS 长合成为解剖性关闭不全，SP 暴露于右心房的部分称为卵圆窝，底部即形成 SP 的下部。与 PFO 不同，在心房分隔过程中，若 SP 未及时闭合，形成原发孔型房间隔缺损；若 SS 未及时闭合，则为继发孔型房间隔缺损。

对于静脉窦及其相连静脉的演变，起初静脉窦开口于心房的中央部，静脉窦两侧的左、右角分别与同侧的总主静脉、脐静脉和卵黄静脉相连。后来，由于血液多经右角流回心脏，故右角逐渐扩大，致使窦房口右移。在胚胎发育第 7～8 周时，心房扩展很快，右角随着并入右心房，形成右心房固有部（平滑部），原来通入静脉窦右角的右总主静脉和卵黄静脉变成上、下腔静脉并直接开口于右心房。原始的右心房则变为右心耳（粗糙部）。静脉窦左角逐渐退化萎缩，其近端形成冠状窦，远端形成左心房斜静脉的根部。原始肺静脉是由 SP 左侧的左心房背侧壁向外突出而成。原始左心房最初只有一条肺静脉相通连，此静脉分出左、右属支，各属支再分为两支。后来，由于左心房扩大，逐渐把原始肺静脉，即肺静脉根部及其属支吸收并入左心房，形成左心房固有部（平滑部），这样就导致四条肺静脉分别直接开口于左心房，原始的左心房变为左心耳（粗糙部）。

二、胎儿血液循环与卵圆孔开闭

胎儿期由胎盘来的脐静脉血氧含量高（氧饱和度可达 80%），且营养物质含量丰富。脐静脉进入胚胎后，其中约一半的血液流经肝血窦，其余部分血液经静脉导管进入下腔静脉，下腔静脉除汇集由静脉导管来的脐静脉血以外，还接受来自下肢、盆腔和腹腔的缺氧血液，故下腔静脉血液氧含量（氧饱和度约 67%）低于脐静脉血液。右心房的下腔静脉口正对着卵圆孔，以及在下腔静脉瓣（Eustachian 瓣）的影响下，下腔静脉血液进入右心房后会直接流向卵圆孔，卵圆孔的上缘对血液起分流作用，小部分血液返回与来自上腔静脉和冠状静脉窦的缺氧血混合后进入右心室。大部分血液通过卵圆孔进入左心房与来自肺静脉的少量缺氧血液混合后进入左心室,然后流入升主动脉。右心室的血液进入肺动脉干,由于胚胎时期肺尚未执行功能,故肺内血管阻力很高,因此肺动脉干的血液仅有小部分(<10%)进入肺,而绝大多数经动脉导管注入主动脉。降主动脉血液除了少量供应躯干、腹部和盆腔脏器以及下肢,均经脐动脉进入胎盘,与母体血液进行气体和物质交换。

胎儿出生后,由于胎盘血液循环中断,使下腔静脉和右心房压力下降,同时由于肺开始呼吸,肺部充气,因而肺血管的阻力显著下降,随之肺血流量明显增加,致使左心房压力高于右心房,压迫卵圆孔瓣紧贴 SS,使得卵圆孔生理性关闭。出生第一年内,在细胞粘连、增殖与纤维化作用下,卵圆孔进一步瘢痕化从而实现解剖上永久性关闭。

三、卵圆孔未闭的应用解剖

(一)右心房的形态结构与解剖特点

右心房位于心脏右上部,壁薄而腔大,呈不规则卵圆形,其长轴近似垂直位。根据右心房胚胎发育来源可将其分为前、后两部。前部为固有心房,由原始心房衍变而来,其壁有多带状肌束(梳状肌)向后连于界嵴,界嵴为一明显肌嵴,其横部从上腔静脉口前起于房间隔,横行向外至上腔静脉口前外,移行为界嵴垂直部。垂直部垂直向下,于下腔静脉口前外延续于 Eustachian 瓣,向后内与房间隔相连。后部为腔静脉窦,由原始静脉窦发育而成,上、下腔静脉和冠状静脉窦开口于此。解剖上将右心房区分为 6 个壁,上壁被上腔静脉口占据,下壁有下腔静脉口和冠状窦口,前壁有右房室口通右心室,后壁呈凹槽状,为介于上、下腔静脉口之间的静脉窦后部,侧壁主要为房间隔,外侧壁即固有心房和静脉窦侧面的部分。固有心房与静脉窦以界嵴和下腔静脉瓣为界。

1. **腔静脉窦** 在右心房壁外面有一与界嵴相对应的浅沟即界沟是心表面区分静脉窦和固有心房的标志。腔静脉窦位于右心房的后部,内壁光滑,上腔静脉开口于静脉窦上壁,两者交界处的心外膜下有窦房结。上腔静脉口下,腔静脉窦后壁稍隆起的部分为静脉间嵴(Lower 结节),胎儿的 Lower 结节明显,具有引导静脉血液流入右心室的作用,成人则不显著。下腔静脉开口于静脉窦下壁。上、下腔静脉不在一条垂直线上,两者形成一个向后开放的 140° 夹角。腔静脉壁有心房肌细胞延伸,这一特殊结构被称为腔静脉肌袖,功能类似瓣膜,防止心房收缩时血液回流入静脉系统。

2. **冠状静脉窦** 冠状静脉窦是冠状沟的左后部主要结构,部分被左心房覆盖。冠状静脉窦系统是心脏静脉系统的一个重要部分,收集心小静脉、心中静脉、心大静脉、斜行左心房的 Marshall 静脉和左心室后静脉的血液,最后开口于下腔静脉口上与右房室口之间的冠状窦口,相当于房室交点深面。冠状静脉窦口后下缘有冠状窦瓣(Thebesian 瓣),呈半月形,常与下腔静脉相延续。冠状静脉窦口紧邻房室交点区域,是右心房内一个重要的标志性结构,在心导管检查中有重要意义,有时可被误认为其他孔道结构。成人冠状静脉窦口直径为 5～10mm,窦口异常增大常常是冠状静脉窦回流血量增加的反映,常见于先天性永存左上腔静脉回流至冠状静脉窦。

3. **卵圆窝** 房间隔位于左右心房之间,与人体正中矢状面呈 45°,成人总面积约 953mm²,具有前、后、下三个边缘,前缘靠近主动脉根部,后缘上端与前缘的交汇点为尖,位于上腔静脉的内侧,后缘由此向后下方走行,经卵圆窝后方止于冠状窦口的前上方,后缘正对表面的后房间沟。房间隔的两侧为心内膜,中间夹有心房肌纤维和结缔组织,厚度为 3～4mm;房间隔中下部有一卵圆形浅窝,称卵圆窝。卵圆窝处明显变薄,窝中央仅厚 1mm 左右。约 80% 呈椭圆形,20% 为圆形。成人卵圆窝面积约为 234mm²,长径男性 16mm,女性 18mm。前峡部直径男女均约为 4.8mm,后峡部直径男性约 5.1mm,女性 3.3mm。成人卵圆窝面积与房间隔总面积之比约为 24%。其上下直径为 150～250mm,卵圆窝的中点位于上、下腔静脉中后壁中点连线的中 1/3 者占 75%,下 1/3 者占 25%,距连线的横向距离为 16mm,卵圆窝的上缘距三尖瓣前尖与隔侧尖交界处引向房间隔的水平线下方的距离为 17mm。卵圆窝组织由 SP 组成,主要由双层心内膜及少量结缔组织形成,有些部位有散在的肌纤维,比 SS 薄,卵圆窝底厚仅 1mm,卵圆窝中点有窦道样裂隙,介入治疗时常选卵圆窝穿刺。卵圆窝的中点距冠状窦口中点为 19.7mm,距膜性房间隔为 22.6mm,距三尖瓣隔侧尖中点的距离为 25mm,距主动脉隆凸底部的距离为 24.7mm。卵圆窝外的房间隔主要由 SS 形成,为肌性组织,厚 3～4mm。房间隔的左侧面大部分是 SP,只有上部缺如的区域由 SS 覆盖。因此,PFO 的出口位于左心房前上部,该区域的房间隔厚度仅有几毫米,因此,当封堵 PFO 时,封堵器是偏向于房间隔上部的,需特别注意。卵圆窝与其他结构之间的部分称为"缘",在右心房面,卵圆窝前上方的右心房内壁为主动脉根部,称主动脉缘,上腔静脉位于房间隔的后上方,三尖瓣位于前方,下方是下腔静脉,前下方是冠状窦,因此,分别称为上腔静脉缘、三尖瓣缘、下腔静脉缘和冠状窦缘。在左心房面则有 2 个缘,分别为二尖瓣缘和右上肺静脉缘。PFO 封堵过程中需认真测量各个缘的长度,以及观察封堵器对相邻结构的影响。

4. **主动脉隆凸** 房间隔前上方的右心房内侧壁,由于邻接主动脉根部的主动脉窦(主要是后窦)而稍微隆起,称主动脉隆凸,也是心导管术应注意的结构。有时误伤或是主动脉窦瘤破裂,窦内血液可破入右心房。

5. **下腔静脉瓣** 1563 年,Eustachian 首次描述下腔静脉是体内变异最大的结构之一,因此也称为 Eustachian 瓣。在下腔静脉前缘胚胎期残存的半月瓣膜,则称为下腔静脉瓣,其上端连接界嵴的上中段交界区,绕下腔静脉口前外侧连接于卵圆窝的前下缘及冠状窦瓣(图 2-2)。一般认为下腔静脉瓣的发生率为 2%～3%,超声心动图检出率约为 1.5%。胎儿时该瓣膜具有引导下腔静脉血液经卵圆孔流入左心房的作用,出生后该瓣逐渐退化,留下一瓣膜残痕。出生后下腔静脉瓣几乎没有功能,也不会引起症状和体征;成人下腔静脉瓣逐渐萎缩,若长度超过 2cm,或合并 PFO,则认为可能具有临床意义。因为过长的下腔静脉瓣

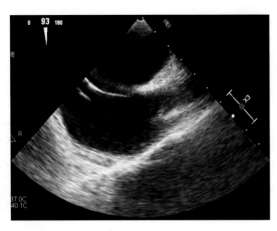

图 2-2

经食管超声心动图显示右心房内漂浮的高回声光团即为下腔静脉瓣

可阻碍血液回流,尤其在血液高凝状态时易形成血栓,血栓脱落后可导致肺动脉栓塞或矛盾栓塞事件。而且下腔静脉瓣往往形态多变,可分为瓣膜状、嵴状、筛孔状、Chiari网和瓣膜缺如5种形态,其不仅阻碍血流,还可促进心房内右向左分流。此外,过长的下腔静脉瓣可能影响介入治疗术中的操作,一方面可能影响导丝、钢缆通过,另一方面可能干扰封堵器的顺利展开,增加手术难度和栓塞的风险。

6. Chiari 网 1897年,Chiari首次描述了11例下腔静脉广泛连接的网状结构,延续于下腔静脉瓣和冠状窦瓣处,连接于上腔静脉口及Lower结节等,因此该结构被命名为Chiari网。其为位于右心房中的网状或条索状的胚胎残存结构(图2-3),系胚胎发育过程中下腔静脉瓣和冠状窦瓣吸收不完全而残存于右心房内的先天性残留组织结构,常呈窗膜状或条索状随右心房的舒缩而飘动,人群的发生率为2%~3%,不同性别、年龄的人群其发生率差异无统计学意义,多在影像学检查、外科手术或尸检中偶然发现。Chiari网在显微镜下病理结构为增生的纤维组织,部分有玻璃样变性,少数有淋巴细胞浸润。

Chiari网作为一种先天的发育变异,曾被认为无重要临床意义,不会出现临床症状与体征,但随着临床研究的不断深入,发现Chiari网可能与其他先天性异常包括PFO、房间隔的发生率增加有关,且已有报道Chiari网与血栓栓塞性疾病、心内膜炎、心律失常等相关。Chiari网可呈网状或纤维条索状,有时可能发生螺旋或打结,为血栓的形成提供了条件,是血栓形成的适宜场所,特别是心房颤动时更易发生,因此成为肺动脉及体循环栓塞事件潜在的病因。同时Chiari网起着血栓过滤器的作用,其网孔就像过滤栓子的筛子,可以缠住栓子,在栓子的俘获中扮演重要角色。来自深静脉的栓子陷入Chiari网可以预防肺栓塞和矛盾栓塞,而当栓子的负荷超过Chiari网所能承受时,就可能导致肺栓塞或矛盾栓塞。此外,Chiari网还可能有以下临床意义:①细菌及异物易于在上面停留,引起感染性心内膜炎;②右心房内血流冲击可能产生异常的心脏杂音;③可能引起房性心律失常;④在心脏介入诊断治疗监测时可能缠绕心导管、Swan-Ganz漂浮导管、封堵器及心脏起搏电极等,产生严重后果;⑤巨大Chiari网可能导致右心房内梗阻,使血液回流不畅,导致体循环淤血等。因此,临床医生及心脏介入医师都需要高度重视。

7. Koch 三角 Kock三角位于冠状窦口、Todaro腱、三尖瓣隔瓣附着缘之间。Todaro腱是与中央纤维体相连的纤维索,向后与下腔静脉瓣延续,在儿童较明显。若向后拉紧下腔静脉瓣,在下腔静脉瓣前方的心内膜下可触摸到一个细的腱性结构,称Todaro腱,向前

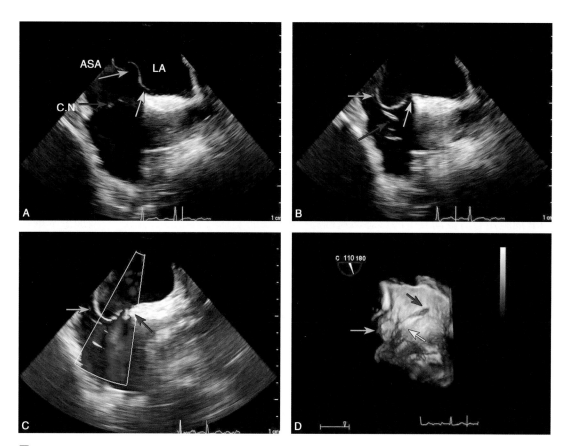

图 2-3

经食管超声心动图显示 PFO 合并房间隔膨出瘤、Chiari 网和继发隔肥厚

黄色箭头为 PFO；绿色箭头为房间隔膨出瘤；红色箭头为 Chiari 网；ASA：房间隔膨出瘤；LA：左心房；C.N：Chiari 网。

经房间隔附着于中心纤维体（右纤维三角）。Todaro 腱解剖出现率在儿童为 85%，在成人为 74.3%。中央纤维体是心脏纤维支架的一部分，在右心房，该结构位于膜性房室隔后和下缘支前下。Koch 三角的前部正是房室结的位置，房室结和房室束起始部位于心内膜深部。三角的尖对着室间隔的膜部。Koch 三角是心内直视手术时的一个有用的标志，用以指示房室结的位置，以防术中损伤。房间隔缺损或 PFO 介入封堵过程中，若损伤该部位则可造成不同程度的房室传导阻滞，因此术中需特别注意。

（二）左心房的形态结构与解剖特点

左心房组成心底大部，位置靠近中线，在右心房的左后方，左心房容积与右心房相似，后方紧邻食管和胸主动脉，左心房增大时可压迫后方的食管。根据胚胎发育来源可分为两部分，左心耳和左心房窦部（固有心房），前者由原始左心房发育而来，后者由胚胎时期肺静脉共干扩大而成。左心耳系左心房向右前下的突出部，边缘有多个深陷的切迹使其呈分叶状，心耳形状不规则，略呈三角形或 "S" 形，心耳开口呈椭圆形，位于左上、左下肺静脉口的下方，与后两者相邻，与二尖瓣距离较远。心耳内肉柱表面凹凸不平，呈海绵状，其内血流缓慢时可形成血栓，与心房颤动相关的脑卒中约90%来源于左心耳部位的血栓栓塞。固有心房腔面光滑，其后两侧分别有一对肺静脉开口，左上、下肺静脉口与右上、下肺静脉口的周长分别约为40.9mm、38.1mm与41.5mm、39.7mm。左右、上下肺静脉进入左心房后壁，与心房连接处无瓣膜。

左心房后壁有一条由左上斜向右下的Marshall韧带，是Marshall静脉的延续，该静脉是冠状窦的第一个心房支，汇入冠状窦。Marshall韧带来源于左原始静脉进化过程中留下的残遗物，包含有心包的浆液层、肌细胞、脂肪组织、纤维组织、小血管和神经组织，解剖走行朝着左上肺静脉根部向前下部经左房室口通左心室。缠绕在肺静脉壁上的心房肌内有起搏P细胞是心房颤动发生的形态学基础。

（三）PFO的解剖特征

1. **PFO的结构特点**　PFO于房间隔中部构成了一个潜在性裂隙样的通道，其以坚厚的SS为支架（为肌性组织，位右侧），以菲薄的SP（为纤维性组织，位左侧）为瓣膜构成了一个右向左的单向阀门，由于正常时左心房的压力高于右心房，PFO处于关闭状态，当Valsalva动作或右心压力突然增高时，菲薄原发隔被推开，PFO开放，形成右向左分流（图2-4）。房间隔的解剖特征、卵圆孔瓣开放的时机和程度、SP的摆动程度及PFO大小都是可变化的，临床上需要通过经胸超声心动图、经食管超声心动图、心脏CT和心脏磁共振来判断PFO的解剖特征，其中经食管超声心动图是诊断与评价PFO的"金标准"，可以准确测量出PFO的大小及管道的长度。

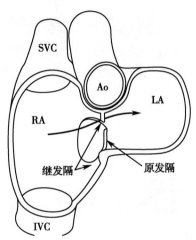

图2-4
卵圆孔未闭模式解剖图
LA：左心房；RA：右心房；SVC：上腔静脉；IVC：下腔静脉；Ao：主动脉。

典型的PFO表现为SP与SS的搭错样改变，但是卵圆孔瓣、SS和SP的发育情况、自身形态等都影响PFO本身形态的变化，因此有人根据离体心脏标本卵圆孔瓣发育的形态特点，将其分为卵圆孔瓣发育良好型和卵圆孔瓣发育不良型。前者是指卵圆孔瓣与卵圆窝边缘有明显重叠，呈现不同长度的隧道样结构。后者则是指卵圆孔瓣形态发育异常造成PFO的出口与入口在同一平面或卵圆孔瓣部分突入左心房或右心房。造成这种改变可能与SP发育不良或形成房间隔膨出瘤、主动脉扩张导致的卵圆孔瓣发生移位等因素有关。这些因素都会对PFO介入治疗带来一定的影响，术中封堵器的选择以及介入操作过程中均需考虑这些因素的影响。然而这种分型方法对介入治疗的指导价值有限，因为其没能充分描述PFO的隧道长度与宽度、出入口的大小、合并下腔静脉瓣及Chiari网等周围特殊的解剖结构情况等解剖特点。

2. **PFO的大小和长度**　原发隔和继发隔的重叠程度即为PFO的长度，两者未融合的距离则为PFO的宽度或大小，PFO长度范围为3～18mm，平均为8mm，PFO大小为1～

19mm，平均 4.9mm，PFO 大小随着年龄增加而增大，其机制目前尚未明确（图 2-4）。根据经食管超声心动图测得的 PFO 大小，可将 PFO 分为大 PFO（直径≥4.0mm）、中 PFO（直径 2.0~3.9mm）和小 PFO（直径≤1.9mm）三种类型。有研究表明直径超过 4mm 者更容易反复发生脑卒中，但是在临床实践中，超声心动图很少发现直径超过 4mm 的 PFO，可能与 PFO 开放直径的可变性有关，尤其是在一些特殊条件下，如 Valsalva 动作、剧烈咳嗽、用力排便、潜水、大笑等情况，因此，静息状态下超声心动图测量的 PFO 大小并不能真正反映 PFO 直径的真实变化情况。基于此，有学者在 PFO 介入治疗过程中，用球囊测量 PFO 的大小及伸展径，以准确辅助选择 PFO 封堵器的类型与型号，Said 等曾报道经食管超声测量 PFO 大小为（4.8±1.1）mm，而球囊测量的伸展径为（11.6±3.8）mm，证实了上述的推测。

（四）PFO 解剖分型与介入治疗

为了更好地认识 PFO 的复杂结构，指导 PFO 介入治疗，有学者根据经食管超声心动图观察到的房间隔形态和 PFO 的解剖特征，将 PFO 分为两大类：简单型 PFO 和复杂型 PFO。

1. **简单型 PFO**　简单型 PFO 的特征为长度短（<8mm）（图 2-5）且无房间隔膨出瘤、无 Chiari 网或过长的下腔静脉瓣、无肥厚的继发隔（≤6mm）、左心房侧单个出口、无主动脉根部扩张以及不合并房间隔缺损。简单型 PFO 占介入治疗的 45%。介入封堵 PFO 主要是将 SP 拉向 SS，使其闭合。与房间隔缺损封堵缺损不同，PFO 封堵器选择不需要与 PFO 大小相匹配（与其大小无关），而应主要考虑 PFO 形态特点。由于 PFO 封堵的目的是阻隔卵圆孔右向左分流引起的矛盾栓塞，故 Amplatzer PFO 封堵器的右心房侧伞盘大于左心房侧伞盘，且封堵器腰部直径细，两盘间的连接部分相对长。对于简单型 PFO，适合绝大多数常规的封堵器，基本都可尝试选择 18/25mm 中等大小 Amplatzer PFO 封堵器。

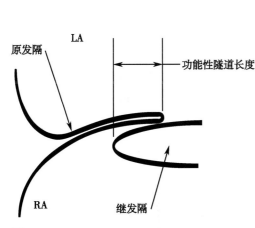
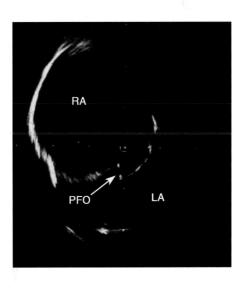

图 2-5
简单型 PFO 模式图与经食管超声心动图
LA：左心房；RA：右心房。

2. **复杂型 PFO** 该分型 PFO 占介入治疗的 55%。主要包括以下若干亚型：长隧道型（≥8mm）、房间隔脂肪样肥厚和继发隔过度肥厚（≥10mm）、冗长的下腔静脉瓣或 Chiari 网、合并房间隔膨出瘤、主动脉根部扩张引起解剖异常、复合病变型、合并房间隔缺损、左心房侧多个出口等。

（1）长隧道型 PFO：指 SP 与 SS 重叠长度≥8mm 的 PFO（图 2-6），长隧道型 PFO 约占介入治疗 PFO 的 10%。SP 和 SS 重叠长度在不同的患者中差别很大，其重叠长度决定了隧道样通道的长度。隧道长度可以随着卵圆孔结构的变化和 SP 的摆动而更为复杂。长隧道型 PFO 由于 PFO 过长，在行 PFO 介入封堵时，可能会导致多数腰部较短的封堵器被部分压缩在 PFO 隧道内，封堵器盘不能充分展开，这种类型 PFO 可能更适合用隧道内封堵器或腰部更长的封堵器来闭合。此外，该型 PFO 的左心房侧出口可能会很接近左心房游离壁，介入治疗时需注意避免损伤左心房游离壁后出现心脏压塞。

（2）房间隔脂肪样肥厚和继发隔过度肥厚（≥6mm）：房间隔脂肪样肥厚是一种临床病理改变，是房间隔中未沉积的脂肪细胞的良性增生，可能与肥胖及年龄的增长有关，尸检报告其发病率为 1%～8%，确切发病机制尚不明确（图 2-7）。SS 个体差异大，继发隔肥厚定义为继发隔大于 6mm，厚度一般为 6～14mm，房间隔脂肪样肥厚患者 SS 较正常人明显增厚，往往≥15mm。对于此种类型 PFO 患者，在封堵时右心房侧伞盘需跨越更大的距离才能稳定骑跨于继发隔上，从而对封堵手术产生影响，必要时须选择更大型号的封堵器，或应用腰径长度可变化的封堵器，如 Premere PFO 封堵器。此外，肥厚的继发隔可能会导致封堵器与卵圆窝的边缘贴附不良，从而容易产生残余分流。

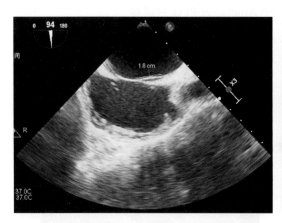

图 2-6

经食管超声心动图示长隧道型 PFO
测量隧道长度为 1.8cm。

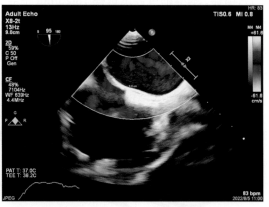

图 2-7

PFO 合并肥厚的继发隔
二维经食管超声心动图显示继发隔增厚，直径为 8mm。

（3）冗长的下腔静脉瓣或 Chiari 网：下腔静脉瓣呈扁平状，位于下腔静脉和卵圆窝之间，是下腔静脉口的前缘在胚胎期残留的薄的半月形瓣膜，正常时下腔静脉瓣对血流没有影响，但过长的下腔静脉瓣合并 PFO 时，可以增加 PFO 右向左分流，其发生率为 2%～3%，超声检出率为 1.5%。下腔静脉瓣出生后很少有功能表现,成年后下腔静脉瓣逐渐萎缩,若长度超过 2cm 时,视为异常(图 2-8)。下腔静脉瓣的超声表现为右心房内强光带,一端起源于下腔静脉前壁,一端游离于右心房内,随着心动周期摆动,呈水草征。Chiari 网是指在胚胎发育过程中下腔静脉瓣和冠状窦瓣吸收不完全而残存于右心房内的纤维组织,常呈膜状或条索状飘动于右心房内,成人发生率为 2%~3%,多在影像学检查、外科手术或尸检中偶然发现(图 2-9)。PFO 合并 Chiari 网或过长的下腔静脉瓣更易发生矛盾栓塞。因为有部分组织覆盖下腔静脉口,在行 PFO 介入封堵时可能会对封堵器的植入产生干扰,影响封堵装置的放置,如导丝缠绕、导管操作不顺、缠绕封堵器以及部分组织被鞘管牵拉过房间隔至左心房造成体循环栓塞等。另外,Chiari 网或过长的下腔静脉瓣可能会影响封堵器右心房面与房间隔贴壁不良,从而容易产生残余分流。

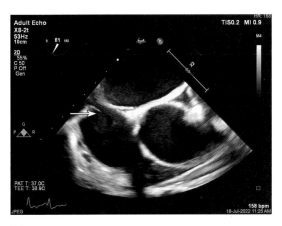

图 2-8
PFO 合并过长的下腔静脉瓣(白色箭头所指)

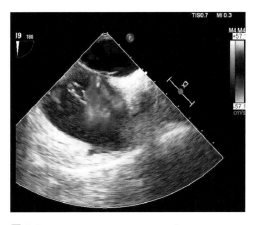

图 2-9
经食管超声心动图示 PFO 伴右心房内 Chiari 网

(4)合并房间隔膨出瘤:房间隔膨出瘤是指先天发育薄弱的房间隔向一侧膨出或在两房间摆动,形成气球样的瘤样膨出(图 2-10)。房间隔膨出瘤的形成与房间隔结缔组织先天性缺陷有关,继发性房间隔瘤两侧心房压差显著。国外报道房间隔膨出瘤在普通人群的发病率为 2.2%,尸检发生率为 1.1%。目前采用的诊断标准为:①瘤体膨出超过房间隔平面≥15mm;②心动周期中房间隔摆动幅度≥15mm;③房间隔膨出瘤基底部≥15mm;满足上述其中一条即可确诊。50%~89% 的房间隔膨出瘤伴有 PFO,且 PFO 较大,PFO 合并房间隔膨出瘤时易

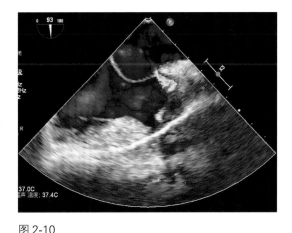

图 2-10
经食管超声心动图示 PFO 合并房间隔膨出瘤

发生矛盾栓塞,在手术时选择封堵器的类型和大小时也需认真考虑。

对于房间隔膨出瘤患者,常常合并 PFO 或房间隔缺损,而且房间隔缺损常为多发性,往往给介入封堵治疗带来困难。国外有学者将房间隔膨出瘤合并 PFO 或房间隔缺损的情况分为四种类型,A 型为房间隔膨出瘤合并 PFO,此型可用单个封堵器进行封堵;B 型为房间隔膨出瘤合并单发房间隔缺损,此型亦可用单个封堵器进行封堵;C 型为房间隔膨出瘤合并 2 个房间隔缺损,可采用双封堵器进行封堵;D 型为房间隔膨出瘤合并多部位多个破口房间隔缺损,此型则不适合行介入封堵治疗,需选择抗凝治疗或外科手术(图 2-11)。

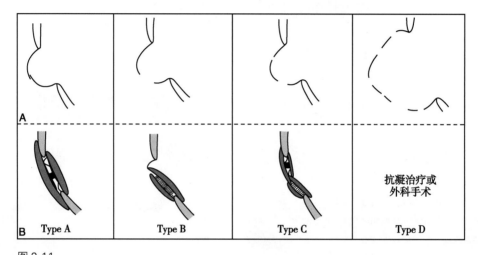

图 2-11
房间隔膨出瘤分型与治疗示意图
A 型与 B 型可用单个封堵器进行封堵,C 型可用双封堵器进行封堵,D 型需选择抗凝治疗或外科手术。

(5)主动脉根部扩张引起解剖异常:扩大的主动脉根部则可减少(压缩)房间隔大小,增加其摆动性,有利于产生右向左分流,通过增加右心房压力及右心房变形,使下腔静脉易流入 PFO。可能的机制为:①右心房被扩张的主动脉压缩使右心房压升高;②变形的右心房使得下腔静脉的血流直接流向并通过卵圆窝。这可能是引起斜卧呼吸 - 直立性低氧血症的 PFO 患者坐位时右向左分流增加的原因。粗大的主动脉根部凸出并紧靠卵圆窝,为避免封堵器的盘片对主动脉造成侵蚀等,对于这种情况,往往需要选择更大的封堵器。

(6)复合病变型:复合病变是指卵圆窝范围内 PFO 多个出口或入口,以及 PFO 合并其他缺损,通常为房间隔缺损(图 2-12),约有 5% 的 PFO 合并小的房间隔缺损,可有单个或多个缺损,可发生于卵圆窝的任何部位,也称为杂交型缺损,两个缺损的距离决定了不同的手术方案。

掌握 PFO 的胚胎发育过程将对 PFO 发生有着更好的理解,个体差异决定了 PFO 解剖情况的不同,不同的解剖情况将决定患者 PFO 的治疗策略与介入治疗过程中不同型号封堵器的选择,从而达到最优化和精准治疗的目的。

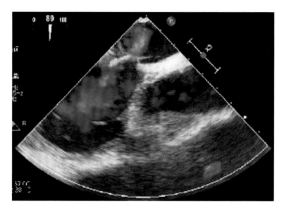

图 2-12

经食管超声心动图显示 PFO 合并房间隔缺损

（王仲朝　肖家旺　王琦光）

参考文献

［1］Meissner Ⅰ, Whisnant JP, Khandheria BK, et al. Prevalence of potential risk factors for stroke assessed by transesophageal echocardiography and carotid ultrasonography: the SPARC study. stroke prevention: assessment of risk in a community. Mayo Clin Proc, 1999, 74(9): 862-869.

［2］Messé SR, Gronseth G, Kent DM, et al. Practice advisory: recurrent stroke with patent foramen ovale (update of practice parameter): report of the guideline development, dissemination, and implementation subcommittee of the american academy of neurology. Neurology, 2016, 87(8): 815-821.

［3］Handke M, Harloff A, Olschewski M, et al. Patent foramen ovale and cryptogenic stroke in older patients. N Engl J Med, 2007, 357(22): 2262-2268.

［4］肖家旺, 王琦光, 庚靖松, 等. 经导管封堵卵圆孔未闭治疗偏头痛的安全性与有效性分析. 中国介入心脏病学杂志, 2019, 27(6): 303-308.

［5］Kimmelstiel C, Gange C, Thaler D. Is patent foramen ovale closure effective in reducing migraine symptoms? a controlled study. Catheter Cardiovasc Interv, 2007, 69(5): 740-746.

［6］纪荣明. 心脏的临床应用解剖学图谱. 上海: 第二军医大学出版社, 2003.

［7］张玉顺, 宋治远, 朱鲜洋, 等. 卵圆孔未闭与心脑血管疾病. 北京: 科学出版社, 2016.

［8］田恒, 王勇. 卵圆窝形态的观测及临床解剖学意义. 四川解剖学杂志, 2005, 13(2): 9-22.

［9］Hara H, Virmani R, Ladich E, et al. Patent foramen ovale: current pathology, pathophysiology, and clinical status. J Am Coll Cardiol, 2005, 46(9): 1768-1776.

［10］Goel SS, Tuzcu EM, Shishehbor MH, et al. Morphology of the patent foramen ovale in asymptomatic versus symptomatic (stroke or transient ischemic attack) patients. Am J Cardiol, 2009, 103(1): 124-129.

［11］Homma S, Di Tullio MR. Patent foramen ovale and stroke. J Cardiol, 2010, 56(2): 134-141.

［12］Jung JM, Lee JY, Kim HJ, et al. Patent foramen ovaleand infarct volume in cryptogenic stroke. J Stroke Cerebrovasc Dis, 2013, 22(8): 1399-1404.

［13］Steiner MM, Di Tullio MR, Rundek T, et al. Patent foramen ovale size and embolic brain imaging findings among patients with ischemic stroke. Stroke, 1998, 29(5): 944-948.

［14］Akhondi A, Gevorg yan R, Tseng CH, et al. The association of patent foramen ovale morphology and stroke size in patients with paradoxical embolism. Circ Cardiovasc Interv, 2010, 3(5): 506-510.

［15］Tanaka J, Izumo M, Fukuoka Y, et al. Comparison of two-dimensional versus real-time three-dimensional transesophageal echocardiography for evaluation of patent foramen ovale morphology. Am J Cardiol, 2013, 111(7): 1052-1056.

［16］Agmon Y, Khandheria BK, Meissner I, et al. Frequency of atrial septal aneurysms in patients with cerebral ischemic events. Circulation, 1999, 99(15): 1942-1944.

［17］Piechowski-Jozwiak B, Bogousslavsky J. Stroke and patent foramen ovale in young individuals. Eur Neurol, 2013, 69(2): 108-117.

［18］Ho SY, McCarthy KP, Rigby ML. Morphological features pertinent to interventional closure of patent oval foramen. J Interv Cardiol. 2003, 16(1): 33-38.

［19］Calkins H, Hindricks G, Cappato R, et al. 2017 RS/EHRA/ECAS/APHRS/SOLAECE expert consensus statement on catheter and surgical ablation of atrial fibrillation. Ep Europace, 2017, 20(1): e1-e16.

［20］Calvert PA, Rana BS, Kydd AC, et al. Patent foramen ovale: anatomy, outcomes, and closure. Nat Rev Cardiol, 2011, 8(3): 148-160.

［21］Mas JL, Derumeaux G, Guillon B, et al. Patent foramen ovale closure or anticoagulation vs. antiplatelets after stroke. N Engl J Med, 2017, 377(11): 1011-1021.

［22］Sondergaard L, Kasner SE, Rhodes JF, et al. Patent foramen ovale closure or antiplatelet therapy for cryptogenic stroke. N Engl J Med, 2017, 377(11): 1033-1042.

［23］Said HE, McMahon CJ, Mullins CE, et al. Patent foramen ovale morphology and impact on percutaneous device closure. Pediatr Cardiol, 2005, 26(1): 62-65.

［24］张玉顺, 朱鲜阳, 孔祥清, 等. 卵圆孔未闭预防性封堵术中国专家共识. 中国循环杂志, 2017, 32(3): 209-214.

［25］Constantina Aggeli, Athanasios Verveniotis, Efstathia Andrikopoulou, et al. Echocardiographic features of PFOs and paradoxical embolism: a complicated puzzle. Int J Cardiovasc Imaging, 2018, 34(12): 1849-1861.

［26］Alpert L, Antic T. Lipomatous Hypertrophy of the Interatrial Septum. Int J Surg Pathol, 2017, 25(7): 611-612.

［27］An KR, Butany J, Cusimano RJ. Lipomatous hypertrophy of the interatrial septum is a pathologic, not an anatomic diagnosis. J Card Surg, 2020, 35(5): 1132-1134.

［28］Rana Bushra S, Shapiro Len M, McCarthy Karen P, et al. Three-dimensional imaging of the atrial septum and patent foramen ovale anatomy: defining the morphological phenotypes of patent foramen ovale. Eur J Echocardiogr, 2010, 11 (10): i19-25.

［29］Vitarelli A. Patent Foramen Ovale: Pivotal Role of Transesophageal Echocardiography in the Indications for Closure, Assessment of Varying Anatomies and Post-procedure Follow-up. Ultrasound Med Biol, 2019, 45(8): 1882-1895.

［30］Ewert P, Berger F, Vogel M, et al. Morphology of perforated atrial septal aneurysm suitable for closure by transcatheter device placement. Heart, 2000, 84(3): 327-331.

［31］Bertaux G, Eicher JC, Petit A, et al. Anotomic interaction between the aortic root and the atrial septum: a prospective echocardiographic study. J Am Soc Echocardiogr, 2007, 20(4): 409-414.

第三章
卵圆孔未闭的病理生理与相关疾病

卵圆孔是房间隔中部的裂隙,胎儿期为了维持全身的血液循环,卵圆孔持续开放,新生儿出生时,随着第一声啼哭,左心房压力升高,使左侧的原发隔部分紧贴于右侧的继发隔,卵圆孔发生功能性闭合,1年内达到解剖性闭合。3岁以上卵圆孔仍不闭合称为卵圆孔未闭(patent foramen ovale,PFO),正常成年人中约25%存在PFO。通常认为PFO不会影响心脏的血流动力学,但近年来许多研究表明,PFO与不明原因卒中、偏头痛等多种疾病之间存在密切联系,尤其是在进行Valsalva动作、尖叫、剧烈咳嗽、用力排便、潜水等导致胸腔压力增加的动作时,PFO可导致明显的右向左分流,从而引起一系列症状。本章节从病理生理角度介绍目前关于PFO与矛盾栓塞、PFO相关性综合征的认识以及研究进展。

一、卵圆孔未闭的病理生理

(一)卵圆孔未闭的血流动力学改变

PFO与房间隔缺损均为房间隔异常通道,但是两者的血流动力学改变却完全不同,由于左心房压力大于右心房压力,房间隔缺损主要表现为心内持续的左向右分流,关闭房间隔缺损的指征是由左向右分流量的大小和对血流动力学的影响而决定。而PFO为房间隔上裂隙样通道,生理状态下,未闭的卵圆孔在功能上与瓣膜相类似,一般不引起血液分流。但在少数卵圆孔瓣发育不良的PFO患者也可以表现为左向右分流。因此在正常情况下,PFO可以无分流或有左向右分流,但分流量很小,对血流动力学改变基本没有影响,无重要临床意义。由于形成PFO间隔结构的特殊性,使得左心房的原发隔菲薄、易摆动,许多生理性(Valsalva动作、尖叫、剧烈咳嗽、用力排便、潜水、吹喇叭等)或病理性因素(慢性阻塞性肺疾病、肺动脉瓣狭窄、肺栓塞、肺动脉高压等)可以引起右心房压力升高,短暂的右心房压力升高可引起一过性右向左分流,而持续性右心房压力升高,则伴随持续的右向左分流。血流动力学改变除了与压力梯度变化有关,PFO的解剖结构变异对右向左分流量的大小及持续时间也有重要意义。因此,不像房间隔缺损那样持续性左向右分流,PFO是间歇性、小量、潜在、激发性右向左分流。

(二)卵圆孔未闭相关性综合征的病理生理基础

正常多数情况下,PFO不引起临床症状,对于大部分PFO,左向右分流并不能达到闭合的指征,因此,PFO的主要病理生理学基础为右向左分流,短暂或持续性的右向左分流有可能会引起严重的临床后果。PFO本身介导的各种临床综合征主要有不明原因卒中、偏头痛、减压病、斜卧呼吸-直立性低氧血症、运动性低氧血症、阻塞性睡眠呼吸暂停综合征、急性心肌梗死、四肢动脉栓塞等。其主要机制为矛盾栓塞(paradoxical embolism, PDE),也称反常栓塞。早在1877年,德国病理学家Cohnheim就提出了PDE的理论,是指来自静脉系统的栓子通过房间隔间的交通(主要为PFO、房间隔缺损)或肺动静脉畸形等异常通道从右心系统进入左心系统,进而引起体循环栓塞。PDE事件其实临床上并不罕见,发生率占动脉栓塞的2%~16%。由于主动脉弓的特殊解剖及大脑对缺血的敏感,故最常见发生PDE的器官主要是大脑(约占55%),其次为四肢及各内脏器官,冠状动脉较少累及。

正常情况下,未能正常自然粘连融合的原发隔与继发隔之间虽然残存着裂隙样的异常通道,但是由于左心房压高于右心房压,不会引起两心房间的分流,因此PFO不需要治疗。直径较大的PFO(多数为中型、大型)可在局部形成血液涡流、血栓、房间隔膨出瘤等,当慢性右心房压力升高或短暂右心房压力突然升高超过左心房压时,类似功能性瓣膜的左侧薄弱的原发隔被推开,而出现持续性或短暂性右向左分流,此时,静脉系统内各类栓子可通过未闭的卵圆孔进入左心房,参与体循环,造成脑动脉和/或其他动脉的矛盾栓塞,引起相应的临床症状。

1972年,学术界即提出了PDE的诊断标准:①无左侧心脏、动脉栓子源的全身性或脑动脉栓塞;根据栓塞部位的不同,PDE可能导致缺血性脑卒中相关的神经功能损害、胸痛和心电图改变提示的急性心肌梗死、因肠系膜动脉栓塞的胃肠道缺血而导致的急性腹痛、肾动脉栓塞性肾梗死导致的背痛疼痛和血尿、继发于外周动脉栓塞的肢体冰冷和无脉等。②心腔内缺损(主要为PFO,亦有少数房间隔缺损)或肺动静脉瘘导致右向左分流的发生。③有静脉、右心血栓和/或肺动脉栓塞。心脏内外交通引起的右向左分流,PFO约占95%。PDE的栓子来源主要是下肢静脉或盆腔静脉的血栓,也可来自PFO原位形成的血栓。栓子除了最常见的血栓,还包括潜水病或减压病所致的空气栓子、手术或外伤后形成的脂肪栓子等。④有持续性(如原发性或继发性)肺动脉高压或短暂性(如Valsalva动作、咳嗽、排便等)右心系统压力升高。当右心压力突然升高时,PFO会开放,来自右心系统的栓子或PFO原位血栓通过PFO进入左心系统,进而进入体循环,引起全身性或脑动脉栓塞。

除了栓子,还有一些化学物质,如5-羟色胺、血清素等,未经过肺循环代谢、过滤或吸收,可通过PFO进入体循环,可能刺激颅内的神经感受器引起偏头痛,或于心脏刺激冠状动脉痉挛引起心肌缺血甚至心肌梗死,这些可被看作是PDE的另外一种形式。此外,右向左分流也可以使低氧的静脉血未经肺脏氧合而直接进入动脉系统,引起低氧相关的综合征,如斜卧呼吸-直立性低氧血症、运动后缺氧、阻塞性睡眠呼吸暂停综合征等。

二、卵圆孔未闭与相关疾病的发病机制

(一)卵圆孔未闭与不明原因卒中

脑卒中是急性脑血管病的统称,指迅速进展的局灶性或全面性神经功能缺失,持续24小时以上,甚至导致死亡,并排除血管源性以外的其他任何致死原因,是最常见的急性心脑

血管疾病之一,也是 WHO 统计的全球第二大死亡原因。脑卒中可分为缺血性脑卒中和出血性脑卒中两大类,其中缺血性脑卒中占总数的 60%～70%,主要是由于脑动脉狭窄、脑动脉内血栓形成或其他部位的血栓脱落堵塞脑动脉所致。根据病因学分型,将缺血性脑卒中分为五种类型,大动脉粥样硬化性、心源性栓塞、小动脉闭塞(腔隙性脑梗死)、其他原因的脑卒中和不明原因卒中(cryptogenic stroke,CS)。

缺血性脑卒中有诸多危险因素或可能的原因,如高血压、糖尿病、高脂血症等,其中35%～40% 缺血性脑卒中原因不明,称为 CS,指经现代的各种检查手段检查广泛评估后仍找不到病因的脑卒中,是一项排除性诊断,一般没有明确的定义或诊断标准。有些脑卒中患者可能做完所有检查还是无法确定脑卒中原因;或由于检查不详尽无法确定脑卒中原因;也可能找出多种原因,但无法确定最后诊断,均可列入不明原因卒中。而 PFO 患者10%～40% 可伴发 CS,多数为相对年轻患者,较少有高血压、高血脂、吸烟等脑血管病常见的传统危险因素,当 PFO 分流量较大及合并房间隔膨出瘤等解剖危险因素,或存在下肢静脉血栓等,易发生缺血性脑卒中。

早在 1877 年,Cohnheim 首次描述 PFO 患者存在矛盾栓塞(即脑栓塞),无左心系统栓子的来源,有潜在右向左分流的可能,静脉系统或右心房内检测到血栓时,PFO 是脑栓塞事件发生的原因。Lechat 等在 1988 年发表的病例对照研究首次提示中青年(≤55 岁)PFO与 CS 的相关性。大量研究表明,存在 PFO 者发生不明原因缺血性卒中的概率显著高于无PFO 者。1999 年,美国统计每年缺血性卒中为 70 万人,由 PFO 引起的 CS 占所有卒中的10%～40%。国外报道人群中 PFO 发生率为 22%～38%,Movsowitz 等在美国人群调查结果中 PFO 发生率为 30%,美国每年 3 万～10 万卒中患者由 PFO 引起。目前已有许多病例报道了通过未闭的卵圆孔进入左心房的栓子,为 PDE 提供了有力的直接证据。近年来,多项研究证实了 PFO 与 CS 的相关性。

关于 PFO 与 CS 相关性,可参考矛盾栓塞风险量表(RoPE),此量表为合并 PFO 的 CS病因筛选提供了一定的帮助。该量表是综合 12 项研究 3 674 例 CS 患者经多因素分析所得出的预测模型,它不仅有助于临床医师判断 PFO 存在的可能性大小(AUC=0.68),还能够区分 PFO 与 CS 病因相关性概率的大小(根据 Bays 理论,假设对照组患病率为 25% 条件下),RoPE 评分 0～3 分时 PFO 相关性概率为 0(0～4%),5 分时 PFO 相关性概率为 34%(21%～45%),9～10 分 PFO 相关性概率为 88%(83%～91%)。其评分标准(表 3-1)是依据有无血管疾病危险因素(糖尿病、高血压、吸烟)、有无脑卒中/TIA 病史和皮质梗死及根据年龄段分层积分,RoPE 评分越高,PDE 与 PFO-CS 的相关性,脑卒中与 PFO 相关的可能性越大。RoPE>6 分定义为 PFO 相关卒中,而评分 RoPE≤6 分定义为非 PFO 相关卒中(或其他原因卒中)。

目前认为 PFO 引起 CS 可能有 3 种潜在发病机制,分别是 PDE、原位血栓形成和心律失常。其中被大家普遍认可的是与 PDE 有关,且更多见于大 PFO、复杂 PFO 及大量右向左分

表 3-1　矛盾栓塞风险量表（RoPE）

变量	分值	变量	分值
1. 无高血压	1 分	60~69 岁	1 分
2. 无糖尿病	1 分	50~59 岁	2 分
3. 无吸烟史	1 分	40~49 岁	3 分
4. 有皮质梗死	1 分	30~39 岁	4 分
5. 既往脑卒中 / 短暂性脑缺血发作	1 分	18~29 岁	5 分
6. 年龄≥70 岁	0 分		

注:满分 10 分,RoPE>6 分定义为 PFO 相关卒中,评分 RoPE≤6 分定义为非 PFO 相关卒中。

流（right to left shunt, RLS）的患者。1985 年, Nellessen 等首次用经食管超声心动图看到了卵圆孔处的骑跨血栓,房间隔过度活动、Valsalva 动作时右向左分流量较大,下腔静脉瓣或 Chiari 网、PFO 形态异常等均可增加 PDE 的可能性。第 2 种可能机制为原位血栓形成,由于 PFO 隧道或相关的房间隔膨出瘤内及附近的血液流速减慢或者停滞,PFO 处易形成原位血栓,形成的栓子直接造成栓塞,但在与 PFO 相关的 CS 中不常见,目前还没有确切证据支持这一机制。第 3 种可能机制认为 PFO 会改变左心房的电活动,导致房性心律失常如阵发性心房颤动,从而形成心房内血栓,使得引起栓塞的危险性进一步增高。合并 PFO 的 CS 患者心律失常发生率明显高于未合并 PFO 的 CS 患者,右向左分流也会扰乱左心房肌原纤维的电生理调节,从而导致心房颤动的发生。房性心律失常可能在房间隔异常时引起血栓形成和脑栓塞中起到一定作用。

（二）卵圆孔未闭与偏头痛

偏头痛（migraine）是一种常见的慢性神经血管性疾病,其病情特征为反复发作、一侧或双侧搏动性的剧烈头痛且多发生于偏侧头部,可合并自主神经系统功能障碍如恶心、呕吐、畏光和畏声等症状,对患者的生活与工作造成影响,加重患者的生理与心理负担。约 1/3 的偏头痛患者在发病前可出现神经系统先兆症状。根据有无神经系统先兆症状,可将偏头痛分为有先兆偏头痛（migraine with aura, MA）和无先兆偏头痛（migraine without aura, MOA）。偏头痛是世界上最常见的致残性疾病之一,类似于痴呆、四肢瘫痪和严重精神病。在西方人群中,17.6% 的女性和 6.1% 的男性患有偏头痛,我国偏头痛的患病率为 9.3%,女性与男性之比约为 3 : 1。作为一种复杂性和多变性疾病,目前偏头痛的药物治疗均为对症治疗,而且并非对所有患者有效,因此需积极探索有效的个体化治疗方法。

偏头痛与 PFO 在临床实践中发现具有高度的重合性,研究表明偏头痛与 PFO 有高度相关性,PFO 被认为是偏头痛发生的重要原因。自 1998 年 Sette 等发现偏头痛患者的 PFO 发生率为 41%,而正常对照组 PFO 发生率为 16%,偏头痛患者 PFO 发生率显著增高（$p < 0.005$）,从而第一次提出偏头痛与 PFO 之间存在联系。首次报道了 PFO 与偏头痛的关系后,两者关系的研究逐渐成为偏头痛领域的热点。其后的一些研究也证实了 PFO 与偏头

痛有着密切的联系,特别是MA。目前国际上报道的偏头痛合并PFO的患病率为14.6%～66.5%,其中MA合并PFO患病率为26.8%～96%;MOA合并PFO患病率为22.65%～72.4%。Lamy等在一项包括581例青年脑卒中患者队列研究中发现,有267例患者合并存在PFO,其中27%的PFO患者合并偏头痛;而无PFO患者的偏头痛发生率为14%,Logistic回归分析显示PFO与偏头痛具有显著相关性(OR=1.75,p=0.02)。Schwerzmann等在一项队列研究中对93例MA患者和93例健康者进行经食管超声心动图检查发现PFO的检出率分别为47%和17%($p<0.001$),间接提示PFO可能导致MA。Sztajzel等调查发现偏头痛在PFO患者中患病率明显增加,其中PFO患者中MA的患病率高于无PFO的患者(36% vs. 13%,p=0.03),而且在偏头痛患者,尤其是MA中,PFO患病率也明显增加。一项关于PFO与偏头痛的荟萃分析显示PFO患者偏头痛的患病率为22.3%～64.3%(OR=5.13,$p<0.05$);偏头痛患PFO患病率为39.8%～72.0%(OR=2.54,$p<0.005$)。此外,Wilmshurst等报道了在MA合并PFO的患者中发泡试验Ⅱ级分流占4%(与一般人群患病率相同),Ⅲ级分流占25%,Ⅳ级分流占53%,均明显高于一般人群。以上研究均支持PFO与偏头痛之间存在相关性,而且PFO伴有Ⅳ级分流与MA联系更为密切。

偏头痛的起源机制复杂,尚无一种学说可以完全解释偏头痛的发病原因。PFO引起偏头痛的机制目前尚不清楚,目前公认的可能机制为:①血管活性物质学说,化学物质触发偏头痛机制可能是最主要机制,全身各脏器代谢产生的5-羟色胺、血清素、内皮素等血管活性物质通常在肺内经单胺氧化酶代谢,PFO的存在导致心房水平的右向左分流,5-羟色胺则可不经过肺代谢重新进入左心系统,活性物质沉淀在颅内不同部位则出现相应的先兆。当脑内达到一定浓度时,即可能引起偏头痛。②静脉微血栓矛盾栓塞学说,微血栓引起的PDE也可能是一个原因。静脉系统栓子(血栓、空气栓子、羊水栓子或脂肪栓子)可通过PFO进入动脉系统产生栓塞,脑动脉栓塞引起短暂闭塞的脑动脉供血区低灌注,引起局部神经系统症状。这些机制中的任何一个或两个都可能激活三叉神经和脑血管系统,从而引发偏头痛。

(三)卵圆孔未闭与阻塞性睡眠呼吸暂停综合征

阻塞性睡眠呼吸暂停综合征(obstructive sleep apnea syndrome, OSAS)是指睡眠期间反复发生上呼吸道完全或不完全阻塞,从而导致呼吸短暂性停止。由于气道阻塞时患者会反复用力呼吸,可导致胸腔压力变化,当胸腔压力下降时,静脉回流会增加,可导致右心压力和容积一过性增加。Young等报道OSAS在中年人群中的患病率男性为24%,女性为9%,OSAS患者心血管系统如高血压、冠心病、肺动脉高压、心房颤动、心力衰竭、室性心力衰竭的发病率较普通人群明显升高。

近年来,研究发现OSAS不仅与心血管疾病之间有着紧密的联系,还与PFO有明显相关性。关于OSAS与PFO的关系,可表现在以下几方面:①OSAS与PFO并存导致脑卒中的风险增加,主要由于PFO有潜在发生右向左分流的可能,而OSAS导致上气道关闭后反复用力呼吸,可使胸腔内负压低至 −80cmH₂O,如果梗阻持续存在,则可引起反复的右心压力和容积一过性增加,可导致 PFO 右向左分流的发生或加重,从而增加了矛盾栓塞的风险;②基于前述的 OSAS 的病理生理机制,OSAS 人群可能有更高的 PFO 发生率;③PFO 合并较大量的右向左分流时,可导致低氧血症,从而加重 OSAS 的症状。有文献报道,合并严重 OSAS 的 PFO 患者,其脑卒中的风险较年龄匹配的对照组升高 3~4 倍。发生气道阻塞时,右心室后负荷增加,右心房压力增加,此时 PFO 可出现右向左分流,因此,OSAS 也是 PFO 具有大量右向左分流的一个标志,一些个案报道提示封堵 PFO 可使 OSAS 患者间歇性低氧血症和呼吸暂停症状减轻。

(四)卵圆孔未闭与斜卧呼吸 - 直立性低氧血症

斜卧呼吸 - 直立性低氧血症(platypnea-orthodeoxia syndrome,POS)指以体位性低氧血症伴呼吸困难为特征的罕见综合征,其特点是直立时气短明显,氧分压和氧饱和度下降明显,需要卧位方能缓解。

PFO 可能是 POS 发生的主要原因之一,其发生机制尚不清楚,可能由于直立位时经 PFO 的右向左分流较卧位时多,因此低氧血症较明显。PFO 引起 POS 多见于 PFO 合并其他疾病时,其中以肺部疾病最多见,如 PFO 合并肺梗塞、肺纤维化、肺癌切除术后、慢性阻塞性肺疾病、支气管瘘等的 POS 典型病例均有报道。除了肺部疾病,还有 PFO 合并升主动脉瘤样扩张、大动脉转位等引起 POS 的病例。尽管 PFO 合并不同的疾病,最终还是通过增加右向左分流导致 POS 的发生。

(五)卵圆孔未闭与减压病

减压病是指潜水者或水底作业人员,从水下高压条件迅速回到常压的地面时,原来溶解于体液中的空气(主要是惰性气体)由于气压的急剧变化迅速变为气泡,由于这些气泡不能及时经循环、呼吸系统排出,体内原已溶解的气体超过了过饱和界限,在血管内外及组织中形成气泡,遂在机体内引起一系列的病理生理变化。根据病情的轻重程度不同,减压病可分为轻型和重型,轻症仅有皮肤痒疹、肌肉疼痛等症状,重症会引起呼吸系统、循环系统和神经系统功能障碍,导致瘫痪、休克甚至死亡,而以神经系统功能障碍为主的重型减压病被有些学者称为神经型减压病。研究显示,PFO 是神经型减压病发生的重要因素,其发生机制主要是静脉系统的气泡可通过 PFO 进入脑动脉,引起栓塞,即气体矛盾栓塞。Torti 等发现存在 PFO 的潜水员发生减压病的风险比无 PFO 的潜水员高 5 倍,且与 PFO 的大小直接相关,PFO 越大,减压病风险越大。一项包括 209 例大脑减压病潜水员的回顾性研究显示,发生 2~3 次减压病者均患有 PFO,而发生 1 次减压病者中 66.4% 患有 PFO。由高压环境转向正常气压过程中,多余的氮由组织中释放进入血液,经肺泡过滤排出体外,由于 PFO 患者存在右向左分流,使小气泡扩散至动脉系统,导致小动脉空气栓塞,引起大脑、骨骼等组织缺血性损害。Honek 等也发现,在深度较大的潜水中,会出现大量的静脉气泡,若潜水员存在大型 PFO,他们发生神经型减压病的风险会显著增加。Wilmshurst 等研究显示,对合并 PFO 且发生神经型减压病的潜水者行 PFO 介入封堵,可明显减少神经型减压病的发生。所以对潜水员等特殊职业者应筛查有无 PFO 存在,及时采取相应的措施,以减少神经型减压病的发生。

(六)卵圆孔未闭与急性心肌梗死

急性心肌梗死(acute myocardial infarction,AMI)最常见的原因及机制是在冠状动脉粥样硬化、狭窄的基础上出现斑块破溃,局部继发血栓形成,部分或完全堵塞冠脉血管,引起血管急性闭塞。

PFO 引起 AMI 较少见,Kleber 的一项回顾性研究提示,在所有 AMI 患者中大约 0.459% 为 PFO 所致,其另一前瞻性研究,1 654 例急性心肌梗死患者中有 11 例考虑与 PFO 相关,发生率约为 0.679%。

PFO 引起 AMI 的机制主要考虑为来自静脉系统的血栓(或气栓、脂肪栓子等)经 PFO 后进入冠脉系统引起的矛盾冠脉栓塞,除了栓子,一些未经肺循环代谢、过滤或吸收的缩血管物质可通过 PFO 进入冠脉系统触发大面积血管痉挛引起心肌梗死。PFO 所致的 AMI 可能更多见于没有冠脉基础病变的年轻患者。

由于左右冠状动脉开口方向及心脏收缩期血流速度快的原因,栓子不易进入冠状动脉引起栓塞。矛盾栓塞引起 AMI 可能的机制为脱落栓子进入主动脉内为心室收缩晚期,这时进入升主动脉内血液流速相对于收缩早期要低,因此栓子还未随血流离开升主动脉,心室进入舒张期,升主动脉内血液由于主动脉弹性回缩会反流至主动脉窦,再加上栓子本身重力的作用,栓子会回落至主动脉窦,而冠状动脉的灌注主要在舒张期,因此栓子进入冠状动脉造成阻塞。

(七)卵圆孔未闭与其他体循环栓塞

PDE 引起的体循环栓塞,除了脑栓塞,还可能引起急性肾动脉栓塞、肠系膜动脉栓塞、四肢动脉栓塞等,虽然总体发生率较低,但一旦出现,会引起相应部位的组织坏死,导致严重后果,因此应及时识别和处理。

肾动脉栓塞临床表现取决于动脉栓塞的速度、程度及范围。具体表现为:①急性肾梗死,突发的剧烈腰腹痛,可向背部、大腿放射;②高血压,可恢复或长期存在,肾动脉主干栓塞可引起高血压危象;③急性肾功能衰竭,双肾动脉或孤立的肾动脉栓塞可出现急性的快速恶化的肾功能衰竭,常需透析治疗。

肠系膜动脉栓塞可出现腹痛和肠坏死。

四肢动脉栓塞可出现肢体剧烈疼痛和坏死。

除了上述较常见的与 PFO 相关的疾病,还有一些少见病例的报道,如癫痫、精神异常、不明原因腹痛、顽固性呃逆等,因病因、机制不清,最终与 PFO 的相关性是通过 PFO 封堵后病情缓解得以证实。

（王仲朝　肖家旺　王琦光）

参考文献

[1] Hara H, Virmani R, Ladich E, et al. Patent foramen ovale: current pathology, pathophysiology, and clinical status. J Am Coll Cardiol, 2005, 46(9): 1768-1776.

[2] Goel SS, Tuzcu EM, Shishehbor MH, et al. Morphology of the patent foramen ovale in asymptomatic versus symptomatic (stroke or transient ischemic attack) patients. Am J Cardiol, 2009, 103(1): 124-129.

[3] Jung JM, Lee JY, Kim HJ, et al. Patent foramen ovale and infarct volume in cryptogenic stroke. J Stroke Cerebrovasc Dis, 2013, 22(8): 1399-1404.

[4] Steiner MM, Di Tullio MR, Rundek T, et al. Patent foramen ovale size and embolic brain imaging findings among patients with ischemic stroke. Stroke, 1998, 29(5): 944-948.

[5] Akhondi A, Gevorgyan R, Tseng CH, et al. The association of patent foramen ovale morphology and stroke size in patients with paradoxical embolism. Circ Cardiovasc Interv, 2010, 3(5): 506-510.

[6] Tanaka J, Izumo M, Fukuoka Y, et al. Comparison of two-dimensional versus real-time three-dimensional transesophageal echocardiography for evaluation of patent foramen ovale morphology. Am J Cardiol, 2013, 111(7): 1052-1056.

[7] Johnson BI. Paradoxical embolism. J Clin Path, 1951, 4(3): 316-332.

[8] Meister SG, Grossman W, Dexter L. et al. Paradoxical embolism. Diagnosis during life. Am J Med, 1972, 53(3): 292-298.

[9] Rigatelli G, Giordan M, Braggion G, et al. Incidence of extracerebral paradoxical embolisms in patients with intracardiac shunts. Cardiovasc Revasc Med, 2007, 8(4): 248-250.

[10] Aslam F, Shirahi J, Hague AA. Patent foramen ovale: assessment, clinical significance and therapeutic option. South Med J, 2006, 99(12): 1367-1372.

[11] Horowitz MB, Carrau R, Crammond D, et al. Risk of tumor emobolization in the presence of an unrecognized patent foramen ovale: case report. AJNR Am J Neuroradiol, 2002, 31(10): 2407-2413.

[12] Bentaarit B, Duval AM, Maraval A, et al. Paradoxical embolism following thromboaspiration of an arteriovenous fistula thrombosis: a case report. Journal of Medical Case Reports, 2010, 28(4): 345.

[13] Adams HP Jr, Bendixen BH, Kappelle LJ, et al. Classification of subtype of acute ischemic stroke. Definitions for use in a multicenter clinical trial. TOAST. Trial of Org 10172 in Acute Stroke Treatment. Stroke, 1993, 24(1): 35-41.

[14] Sacco RL, Ellenberg JH, Mohr JP, et al. Infacts of undermined cause the NNCDS Stroke Date Bank. Ann Neurol, 1989, 25: 382-390.

[15] Lechat P, Mas JL, Lascault G, et al. Prevalence of patent foramen ovale in patients with stroke. N Engl J Med, 1988, 318(18): 1148-1152.

[16] Meissner I, Whisnant JP, Khandheria BK, et al. Prevalence of potential risk factors for stroke assessed by transesophageal echocardiography and carotid ultrasonography: the SPARC study. stroke prevention: assessment of risk in a community. Mayo Clin Proc, 1999, 74(9): 862-869.

[17] Webster MW, Chancellor AM, Smith HJ, et al. Patent foramen ovale in young stroke patients. Lancet, 1988, 2(8601): 11-12.

[18] Mattle HP, Meier B, Nedeltchev k, et al. Prevention of stroke in patients with patent foramen ovale. Int J Stroke, 2010, 5(2): 92-102.

[19] Thaler DE, Ruthazer R, Weimar C, et al. Recurrent stroke predictors differ in medically treated patients with pathogenic vs. other PFOs. Neurology, 2014, 83(3): 221-226.

[20] Kent DM, Thaler DE. The Risk of Paradoxical Embolism(RoPE)Study: developing risk models for application to ongoing randomized trials of percutaneous patent foramen ovale closure for cryptogenic stroke. Trials, 2011, 12: 185.

[21] Cheng TO. Paradoxical embolism. A diagnostic challenge and its detection during life. Circulation,

1976, 53(3): 564-568.

[22] Le Moigne E, Jobic Y, Timsit S, et al. Patent foramen ovale and ischemic stroke in patients with pulmonary embolism. Ann Intern Med, 2019, 171(7): 527-528.

[23] Berthet K, Lavergne T, Cohen A, et al. Significant association of atrial vulnerability with atrial septal abnormalities in young patients with ischemic stroke of unknown cause. Stroke, 2000, 3l(2): 398-403.

[24] Hanley CM, Kowey PR. Are the novel anticoagulants better than warfarin for patients with atrial fibrillation. J Thorae Dis, 2015, 7(2): 165-171.

[25] Furlan AJ, Reisman M, Massaro J, et al. Closure or medical therapy for cryptogenic stroke with patent foramen ovale. N Engl J Med, 2012, 366(11): 991-999.

[26] Carroll JD, Saver JL, Thaler DE, et al. Closure of patent foramen ovale versus medical therapy after cryptogenic stroke. N Engl J Med, 2013, 368(12): 1092-1100.

[27] Meier B, Kalesan B, Mattle HP, et al. Percutaneous closure of patent foramen ovale in cryptogenic embolism. N Engl J Med, 2013, 368(12): 1083-1091.

[28] Mas JL, Derumeaux G, Guillon B, et al. Patent foramen ovale closure or anticoagulation vs. antiplatelets after stroke. N Engl J Med, 2017, 377(11): 1011-1021.

[29] Søndergaard L, Kasner S E, Rhodes JF, et al. Patent Foramen Ovale Closure or Antiplatelet Therapy for Cryptogenic Stroke. N Engl J Med, 2017, 377(11): 1033-1042.

[30] Saver JL, Carroll JD, Thaler DE, et al. Long-term outcomes of patent foramen ovale closure or medical therapy after stroke. N Engl J Med, 2017, 377(11): 1022-1032.

[31] Lee PH, Song JK, Kim JS, et al. Cryptogenic stroke and high-risk patent foramen ovale: The DEFFENSE-PFO Trial. J Am Coll Cardiol, 2018, 71(20): 2335-2342.

[32] 中华医学会疼痛学分会. 中国偏头痛诊断治疗指南. 中国疼痛医学杂志, 2011, 17(2): 65-86.

[33] 王丹, 于生元. 雌激素对偏头痛影响的研究. 中国现代药物, 2015, 9(5): 251-253.

[34] Kleber FX, Hauschild T, Schulz A, et al. Epidemiology of Myocardial Infarction Caused by Presumed Paradoxical Embolism via a Patent Foramen Ovale. Circ J, 2017, 81(10): 1484-1489.

[35] 于生元. 从宏观到微观认识头痛. 中国疼痛学杂志, 2014; 20(1): 2-4.

[36] Del Sette M, Angeli S, Leandri M, et al. Migraine with aura and right-to-left shunt on transcranial Doppler: a case-control study. Cerebrovascular Diseases, 1998, 8(6): 327-330.

[37] Messé SR, Gronseth G, Kent DM, et al. Practice advisory: recurrent stroke with patent foramen ovale (update of practice parameter): report of the guideline development, dissemination, and implementation subcommittee of the american academy of neurology. Neurology, 2016, 87(8): 815-821.

[38] Kimmelstiel C, Gange C, Thaler D. Is patent foramen ovale closure effective in reducing migraine symptoms? a controlled study. Catheter Cardiovasc Interv, 2007, 69(5): 740-746.

[39] Bigal ME, Kurth T, Santanello N, et al. Migraine and cardiovascular disease: a population-based study. Neurology, 2010, 74(8): 628-635.

[40] Kurth T, Chabriat H, Bousser MG. Migraine and stroke: a complex association with clinical implications. Lancet Neurol, 2012, 11(1): 92-100.

[41] Lamy C, Giannesini C, Zuber M, et al. Clinical and imaging findings in cryptogenic stroke patients with and without patent foramen ovale: the PFO-ASA Study. Atrial Septal Aneurysm. Stroke, 2002, 33(3): 706-711.

[42] Schwerzmann M, Meier B. Impact of percutaneous patent foramen ovale closure on migraine course. Interventional Cardiology, 2010, 2(2): 177-187.

[43] Sztajzel R, Genoud D, Roth S, et al. Patent foramen ovale, a possible cause of symptomatic migraine: A study of 74 patients with acute ischemic stroke. Cerebrovasc Dis, 2002, 13(2): 102-106.

[44] Schwedt TJ, Demaerschalk BM, Dodick DW. Patent foramen ovale and migraine: a quantitative systematic review. Cephalalgia, 2010, 28(5): 531-540.

［45］ Wilmshurst, TP. Inheritance of persistent foramen ovale and atrial septal defects and the relation to familial migraine with aura. Heart, 2004, 90(11)：1315-1320.

［46］ Signoriello E, Cirillo M, Puoti G, et al. Migraine as possible red flag of PFO presence in suspected demyelinating disease. J Neurol Sci, 2018, 390：222-226.

［47］ 肖家旺，王琦光，庚靖淞，等. 经导管封堵卵圆孔未闭治疗偏头痛的安全性与有效性分析. 中国介入心脏病学杂志, 2019, 27(6)：303-308.

［48］ Schurks M, Rist PM, Bigal ME, et al. Migraine and cardiovascular disease：systematic review and meta-analysis. BMJ, 2009, 339(7728)：b3914-b3924.

［49］ Xing YQ, Guo YZ, Gao YS, et al. Effectiveness and Safety of Transcatheter Patent Foramen Ovale Closure for Migraine (EASTFORM) Trial. Sci Rep, 2016, 6：39081.

［50］ Papa M, Gaspardone A, Fragasso G, et al. Usefulness of transcatheter patent foramen ovale closure in migraineurs with moderate to large right-to-left shunt and instrumental evidence of cerebrovascular damage. Am J Cardiol, 2009, 104(3)：434-439.

［51］ Trabattoni D, Fabbiocchi F, Montorsi P, et al. Sustained long-term benefit of patent foramen ovale closure on migraine. Catheter Cardiovasc Interv, 2011, 77(4)：570-574.

［52］ Tarantini G, D'Amico G, Bettella N, et al. Patent foramen ovale closure and migraine time course：Clues for positive interaction. Int J Cardiol, 2015, 195：235-236.

［53］ Ben-Assa E, Rengifo-Moreno P, Al-Bawardy R, et al. Effect of Residual Interatrial Shunt on Migraine Burden After Transcatheter Closure of Patent Foramen Ovale. JACC Cardiovasc Interv, 2020, 10, 13(3)：293-302.

［54］ Dowson A, Mullen MJ, Peatfield R, et al. Migraine Intervention With STARFlex Technology (MIST) trial：a prospective, multi-center, double-blind, sham-controlled trial to evaluate the effectiveness of patent foramen ovale closure with STARFlex septal repair implant to resolve refractory migraine headache. Circulation, 2008, 117(11)：1397-1404.

［55］ Mattle HP, Evers S, Hildick-Smith D, et al. Percutaneous closure of patent foramen ovale in migraine with aura, a randomized controlled trial. European Heart Journal, 2016, 37(26)：2029-2036.

［56］ Tobis JM, Charles A, Silberstein SD, et al. Percutaneous Closure of Patent Foramen Ovale in Patients With Migraine：The PREMIUM Trial. J Am Coll Cardio, 2017, 70(22)：2766-2774.

［57］ Young T, Palta M, Dempsey J, et al. The occurrence of sleep-disordered breathing among middle-aged adults. N Engl J Med, 1993, 328 (17)：1230-1235.

［58］ Shanoudy H, Soliman A, Raggi P, et al. Prevalence of patent foramen ovale and its contribution to hypoxemia in patients with obstructive sleep apnoea. Chest, 1998, 113(1)：91-96.

［59］ Barone DA, Krieger AC. Stroke and obstructive sleep apnea：a review. Curr Atheroscler Rep, 2013, 15(7)：334.

［60］ Lau EM, Yee BJ, Grunstein RR, et al. Patent foramen ovale and obstructive sleep apnea：a new association. Sleep Med Rev, 2010, 14(6)：391-395.

［61］ Zavalloni D, Lisignoli V, Barbaro C, et al. Platypnoea-orthodeoxia syndrome secondary to patent foramen ovale (PFO)：a challenging subset for PFO percutaneous closure. Heart Lung Circ, 2013, 22(8)：642-646.

［62］ Guérin P, Lambert V, Godart F, et al. Transcatheter closure of patent foramen ovale in patients with platypnea-orthodeoxia：results of a multicentric French registry. Cardiovasc Intervent Radiol, 2005, 28(2)：164-168.

［63］ Pai VB, Vallurupalli S, Kasula SR, et al. A Change of Heart：Reopening of a Foramen Ovale. Canadian Journal of Cardiology, 2014, 30(10)：1250, e17-e18.

［64］ Komatsu T, Bethune D. Platypnea orthodeoxia syndrome and bronchopleural fistula following right pneumonectomy-The first case of double misfortune following pneumonectomy. Int J Surg Case Rep, 2011, 2(4)：47-48.

［65］ Patanè F, Patanè S, Zingarelli E, et al. Patent foramen ovale and ascending aortic aneurysm with platypnea-orthodeoxia syndrome. International Journal of Cardiology, 2009, 131(3), e90-e91.

[66] Gasparini G, Rossi M, Zavalloni D, et al. A case of platypnea-orthodeoxia syndrome caused by the interaction between the presence of corrected transposition of the great arteries and patent foramen ovale. International Journal of Cardiology, 2010, 138(1): e1-e3.

[67] Ljubkovic M, Dujic Z, Møllerløkken A, et al. Venousand arterial bubbles at rest after no-decompression air dives. Med Sci Sports Exerc, 2011, 43(6): 990-995.

[68] Billinger M, Zhinden R, Mordasini R, et al. Patent foramen ovale closure in recreational divers: effect on decompression illness and ischaemic brain lesions during long-term follow-up. Heart, 2011, 97(23): 1932-1937.

[69] Vik A, Jenssen BM, Brubakk AO. Arterial gas bubbles after decompression in pigs with patent foramen ovale. Undersea Hyperb Med, 1993, 20(2): 121-131.

[70] Meier B. Some Air for Closure of the Patent Formen Ovale. JACC Cardiovasc Interv, 2012, 5(4): 420-421.

[71] Torti SR, Billinger M, Schwerzmann M, et al. Risk of decompression illness among 230 divers in relation to the presence and size of patent foramen ovale. Eur Heart J, 2004, 25 (22): 2024-2020.

[72] Honek J, Sramek M, Sefc L, et al. Effect of catheter-based patent foramen ovale closure on the occurrence of arterial bubbles in scuba divers. JACC Card Int, 2014, 7(4): 403-408.

[73] Park Y, Choi H, Kim SH, et al. Multisite paradoxical embolisms in a patient with patent foramen ovale and pulmonary thromboembolism. International Journal of Cardiology, 2012, 159 (2): e29-e31.

[74] Wilmshurst PI. The relation between decompression sickness and patent foramen ovale (Abstract). Aviat Space Envir Med, 2000, 71 (3): 352-355.

[75] Lee AB, Thueston RS, Berry BE. Embolus-in-transit. J La State Med Soc, 2007, 159(2): 101-103.

第四章
卵圆孔未闭的超声诊断及右心声学造影

临床上卵圆孔未闭（patent foramen ovale，PFO）超声诊断主要有：经胸超声心动图（transthoracic echocardiography，TTE）、经食管超声心动图（transesophageal echocardiography，TEE）、经胸超声心动图右心声学造影（contrast transthoracic echocardiography，cTTE）。分别运用于常规筛查，排除结构性问题；清晰观察房间隔解剖结构，明确 PFO 形态及结构；评估 PFO 右向左分流情况。在诊断 PFO 中，三者各有优势，相互弥补，合理运用。

第一节　经胸超声心动图

一、切面选择

成人因受各种因素如肥胖、肺气过多等的影响，TTE 对 PFO 检出率较低，难以准确测量 PFO 的大小，因此 TTE 主要作为结构性筛查。TTE 的四腔心切面、胸骨旁大血管短轴切面由于房间隔与声束的夹角较小，房间隔容易产生假性回声失落，很难清楚显示 PFO 的结构，只有少数较大的、左向右分流（left to right shunt，LRS）明显的 PFO 可以在这两个切面观察到。剑下两心房切面时房间隔与声束接近垂直，往往较易发现 PFO。

二、超声特征

即使很有经验的超声医生 TTE 检查 PFO 常常会发生漏诊，因此 TTE 主要用于儿童及部分声窗条件较好的成人 PFO 诊断。二维 TTE 可见 PFO 的典型表现是原发隔与继发隔呈"搭错样"改变。典型 PFO 同时可见菲薄的原发隔随心房收缩和舒张轻度摆动，甚至可观察到两隔之间的裂隙。

虽发现了 PFO 的特征，但是否有血流交通或者判断分流方向，需借助彩色多普勒，部分医生明确了交通血流信号才考虑 PFO 诊断，需要说明的是，TTE 在心内结构正常、右心压力不高的情况下彩色血流往往显示不清，因此未见到交通血流信号并不能排除 PFO 诊断（图 4-1）。

PFO 分流方向可表现为 LRS、右向左分流（right to left shunt，RLS）或双向分流。以往认识认为 PFO 主要表现为 RLS，临床实践中发现在普通人群中 PFO 主要表现为 LRS，通常 PFO 患者心内结构正常、右心压力不高的情况下均为 LRS。脉冲多普勒在卵圆窝处分流部位可探及低速的血流频谱，频谱形态与房间隔缺损相似。当卵圆窝处可疑点状加速血流信号难以确诊为 PFO，房间隔卵圆窝处组织菲薄，房间隔动度增大甚至房间隔膨出瘤时，为进一步明确 PFO 诊断，需结合更多的检查手段及声学造影检查明确。

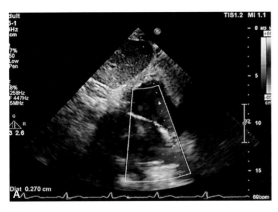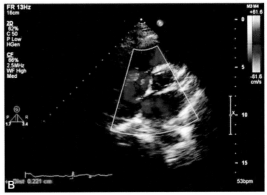

图 4-1

经胸超声心动图诊断卵圆孔未闭

A. 剑下两心房切面声束垂直于房间隔，卵圆窝原发隔与继发隔处可见窄小的"左向右分流"；B. 大动脉短轴切面，房间隔卵圆窝上缘可见斜行"左向右分流"。

三、评估内容

（一）排外其他疾病

文献报道 20%～25% 的缺血性脑卒中的病因是心源性栓塞，PFO 相关卒中为排除性诊断。因此 TTE 检查除明确 PFO，排除其他心脏疾病也是其重要的目的。TTE 寻找 PFO 以外的导致心源性卒中的疾病，如先天性心脏病、扩张型心肌病、瓣膜疾病（如二尖瓣狭窄、重度主动脉瓣狭窄）等所致的严重血流淤滞、心腔附壁血栓形成等。PFO 的原发未闭、继发性开放也是需要鉴别的问题，由于其他心脏疾患、严重肺动脉高压等疾病导致 PFO 继发性开放需仔细甄别，因此 TTE 还需关注三尖瓣反流、右心系统大小、右心室壁厚度、右心室面积变化分数及腔静脉血流方向等超声信息。

（二）PFO 测量

评估 PFO 需测量其大小、长度、间隔厚度和房间隔移动度等。但 TTE 除了儿童和部分图像清晰的成人患者可准确地获得信息，多数患者经 TTE 很难准确测量。根据 PFO 的直径大小，通常将 PFO 分为大 PFO（≥4.0mm）、中 PFO（2.0～3.9mm）和小 PFO（≤1.9mm）三种。PFO 直径≥4mm 因其 RLS 量大而卒中风险增加，故 PFO 直径≥4mm 为高危的 PFO，属介入治疗的强指征。部分卵圆窝菲薄的患者介入治疗术中导丝通过 PFO 后可呈现卵圆孔的真实大小，因此推荐卵圆窝菲薄的患者在介入术中导丝通过后再次多切面测量 PFO 大小，以指导封堵器类型及型号选择。

（三）复杂型 PFO 的鉴别诊断

1. 合并微小房间隔缺损　微小房间隔缺损（atrial septal defect, ASD）指房间隔缺损直径≤5mm。部分 PFO 患者常合并微小 ASD，故在探查 PFO 同时应多切面观察房间隔。合并微小 ASD 的患者需测量缺损直径、PFO-ASD 间距，以便指导手术策略及封堵器类型、尺寸的选择(图 4-2)。与传统双孔 ASD 介入封堵类似,间距如果在 7mm 以内考虑单封堵器,如果超过 7mm 则考虑双封堵器治疗。目前临床实践中房间隔组织菲薄的患者可使用单一房间隔缺损封堵器将两个通道同时进行关闭治疗。对于相距较大且房间隔组织回声较强(提示房间隔组织韧度增大)的患者,常规较大的房间隔缺损封堵器腰部展开不充分,伞盘与房间隔组织贴合不良,无法很好地覆盖两个通道,且封堵器内皮化速度慢,血栓风险增加。目前部分中心的经验可单一使用腰部直径偏小且封堵器盘面直径较大的特制型房间隔缺损封堵器对两个通道进行很好的关闭治疗,减少封堵器植入数量,降低远期并发症。该类型患者的 TTE 检测敏感性低,容易漏诊,故推荐无 TEE 禁忌的 PFO 患者常规行 TEE 检查,可明确了解 PFO 及房间隔解剖结构。

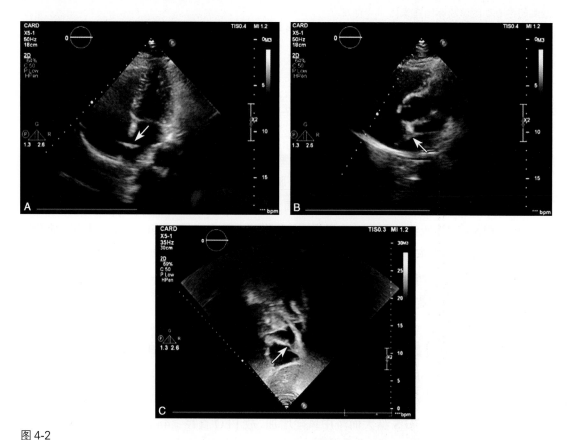

图 4-2
PFO 合并房间隔微小缺损,加硬导丝通过卵圆孔后进行超声检查
A. 为心尖四腔心切面,箭头所示导丝通过卵圆孔后继发隔菲薄边缘被压迫;B. 为主动脉短轴切面,箭头示导丝通过卵圆孔后对继发隔边缘压迫轻微;C. 为剑突下两心房切面,箭头所示导丝通过卵圆孔后下腔缘轻度压迫征象。

2. 合并房间隔膨出瘤 目前尚无房间隔膨出瘤(atrial septal aneurysm, ASA)的统一的诊断标准,相对认可度较高的标准为成人 TTE 房间隔组织(尤其是卵圆窝)向右心房或左心房侧偏离,距正常房间隔的位置超过 10mm 或者左右摆动幅度超过 15mm,或膨出度>25%

左心房 / 右心房横径（儿童）。根据 Hanleg 分型，ASA 分为两类、两型，I 类累及卵圆窝，II 类累及整个房间隔；A 型膨向右心房侧，B 型膨向左心房侧。约 70% 的 ASA 患者合并 PFO 或微小 ASD。检查可在房间隔三个切面观察，二维超声测量瘤底大小及膨出深度，彩色多普勒观察卵圆窝处分流情况（图 4-3）。PFO 合并 ASA 的介入治疗终点要尽量夹闭整个瘤体而使房间隔重塑，一般需选择较大的 PFO 封堵器或特制型小腰大盘房间隔缺损封堵器。

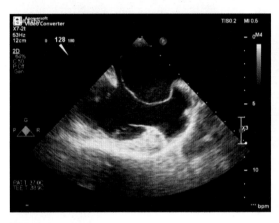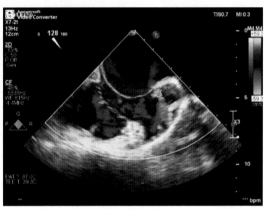

图 4-3
房间隔瘤食管超声表现
可见巨大的房间隔瘤，似可见卵圆窝处薄软，多普勒超声可见合并房间隔微小缺损。

3. **房间隔动度过大**　文献报道指出，原发隔动度过大（＞6.5mm）是好发不明原因卒中的独立危险因素，这种类型属于高危 PFO。TTE 测量房间隔软边的长度及动度，可提供术中对封堵器的种类及型号选择（图 4-4）。

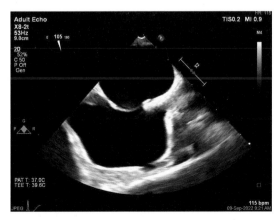

图 4-4
房间隔活动度增大，不足房间隔瘤诊断标准，需在食管超声下仔细甄别原发隔和继发隔搭错长度（隧道）

4. 右心房内的下腔静脉瓣或 Chiari 网　存在下腔静脉瓣（Eustachian valve，EV）或 Chiari 网（Chiari network，CN）的 PFO，因其血流导流作用，增加了下腔静脉栓子来源矛盾栓塞的概率，属高危 PFO 的类型。介入术中操作时也可能会发生 EV 或 CN 缠绕导管，导致封堵器移位或导管无法撤出等并发症，因此在超声检查时需留意。TTE 于心尖四腔心切面、剑下两心房切面易检测到右心房内跳绳样改变、飘动于右心房的 CN 或 EV（图 4-5）。

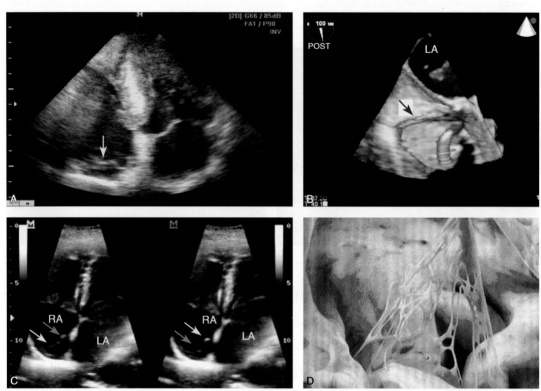

图 4-5
超声心动图诊断下腔静脉瓣及 Chiari 网
A. 显示右心房下腔静脉瓣（EV）结构；B. 食管超声显示实时三维下腔静脉瓣结构；C. 显示右心房内漂浮的 Chiari 网（CN）结构；D. 大体心脏解剖状态下的 CN。

5. 主动脉根部扩张　主动脉根部扩张使房间隔前后径变短而增加了房间隔的动度及 RLS 程度。扩张的主动脉是封堵器植入后影响稳定性的重要因素。TTE 检查时可于胸骨旁左心室长轴（五腔心）、大血管短轴切面测量主动脉根部的内径，获取主动脉根部信息，对术中封堵器选择进行预判。

TTE 因其操作简单、方便、易推广等优点而广泛应用于临床。西安交通大学第一附属医院张玉顺团队研究显示，剑下两心房切面检测 PFO 阳性率可达 66.7%。单纯采用 TTE 诊断 PFO 主要适用于儿童和少数经胸声窗良好的成人患者，大部分成人患者还是不能准确描述 PFO 的具体形态、大小，对于肥胖、肺气过多等因素造成超声图像质量欠佳以及特殊类型 PFO 患者，无明显禁忌的前提下，建议进一步行 TEE 检查精细评价 PFO 大小、形态及周边结构。

第二节　经食管超声心动图

经食管超声心动图（transesophageal echocardiography，TEE）属于非血管侵入性检查，因其开展所需要特殊设备、人员等因素，部分医院开展受限，且检查过程中可能引起患者强烈不适感，患者接受程度亦较差。但由于 TEE 毗邻心房，声场不受肺气的干扰，可更准确地判断 PFO 的形态、位置、伴发缺损的数量和大小、房间隔各残余缘的长度、组织回声情况以及可能影响封堵器植入的解剖结构，有助于术者在术前全面掌握 PFO 及相关信息，提高手术成功率，具有 TTE 不可替代的优势。因此，临床上常推荐 TEE 作为诊断 PFO 的首选方法和"金标准"，其检查 PFO 的灵敏度为 89%，特异度为 100%，并且在行 TEE 检查时可以测量 PFO 的大小，观察 PFO 的解剖结构，从而有效指导 PFO 封堵治疗。但拥有三维（3D）立体结构的卵圆孔在进行二维（2D）-TEE 测量时会难免出现一些偏差。3D-TEE 是目前发展的一项新技术，其将超声检查与三维技术相结合，能够获得高分辨的三维图像，更精准测量 PFO 大小，更立体观察、测量 PFO 解剖结构，因此对 PFO 的封堵治疗有更加明确的指导意义。

一、检查切面及检查方法

常规横切面 0° 探查整个房间隔，纵切面 90° 探查 PFO 位置和形态。同时多切面扫查，观察 PFO 的形态和可能合并的其他疾病。

（一）横切面 0°

二维成像与彩色多普勒可很好地避免漏掉其他先天性疾病，建议常规使用双成像法进行检查。操作时从上腔静脉食管上段开始向下缓慢地推进超声探头，至食管中段时可观察到卵圆孔，然后继续向下推进至下腔静脉（inferior vena cava，IVS）和冠状静脉窦（coronary sinus，CS）。典型的 PFO 图像为从食管上段至中段水平的左心房面可观察到 PFO。在食管中段水平，可清楚地观察到卵圆孔上部，卵圆孔较薄的第一房间隔与较厚的第二房间隔。

（二）纵切面 90°

从上腔静脉食管上段开始向下缓慢地推进超声探头，至食管中段时可看到卵圆孔，探头慢慢地自右向左进行扫查。探头向下推进至食管中段，再换至下腔静脉水平。每个水平的房间隔切面都能完整显示。在食管上段水平，继发隔紧邻上腔静脉，往往 PFO 左心房侧开口能清楚地看到。在此下方即是卵圆窝（fossa ovalis，FO）的位置，FO 下方即是 IVC，FO 下部被第二房间隔分开。第二房间隔从 IVC 起始的长度往往变异较大。

（三）多角度连续观察常在 30°~120° 之间

如在 30°~40° 的切面进行观察主动脉瓣及根部和房间隔，卵圆窝与主动脉瓣毗邻。下方即是房间隔，当第二房间隔出现时，房间隔变厚。越过主动脉瓣，可能会在左心房看到 FO 的开口。从大约 30° 慢慢扫描至 120°，可以显示 PFO 的隧道，扫描 FO 的上部，帮助确定分流的级别，如左心房活瓣开放的范围。可评估隧道大概的长度，隧道中是否有持续的彩色血流。显示 PFO 的形态及边缘。

二、观察内容

临床上高度怀疑有心源性栓塞时，应行常规 TEE 检查，可能会发现 TTE 漏掉的病变，如左心房及左心耳附壁血栓、瓣膜赘生物等。对于 cTTE 及对比增强经颅多普勒超声（contrast-enhanced transcranial Doppler，cTCD）检查阴性而临床高度怀疑矛盾栓塞可能的患者应行 TEE 检查。而当 cTTE 发现 RLS 时，进一步的常规 TEE 检查则用于明确房间隔解剖结构及 RLS 的来源，同时详细测量 PFO 右心房侧、左心房侧大小及其长度。

三、实时三维经食管超声心动图

以往多数观察 PFO 形态都用二维切面 TEE 超声评估。然而，PFO 在心动周期不同时相的形态变化是类似活瓣的三维立体结构。实时三维 TEE 是二维 TEE 图像的补充，可实时了解房间隔与 PFO 的解剖形态，更有利于手术方案的制定与封堵器选择。

（一）检查方法

"三维放大"模式是显示房间隔的首选方法。各个区域的三维放大模式图像叠加可构建整个房间隔形态。实时三维图像可以选择自左心房或右心房进行观察。获得最好的三维图像常常需要将超声束垂直于房间隔进行扫查，"三维体积"模式可获得更多解剖信息。为避免计算时产生误差，在进行三维体积测量时，应让患者屏住呼吸。心房颤动的患者，因为 RR 间期不等，应注意超声心动图检查的规范性，需要连接实时心电图进行超声心动图检查。

（二）检查内容

实时三维（real-time three-dimensional，Real-Time 3D）TEE 检查内容同 TTE 及二维 TEE，需要观察：①PFO 左心房侧的大小、右心房侧的大小、管道的长度；②有无合并其他 ASD；③左心房侧 PFO 开口的数目；④ASA 及其动度、边缘；⑤继发隔的厚度；⑥欧氏嵴的程度、位置；⑦是否存在 EV 或 CN。

实时三维 TEE 对 PFO 出、入口管道长度的检测更精确，二维 TEE 测量的原发隔与继发隔间距可能会误判 PFO 的大小，因为 PFO 的形态是三维立体的。同一心动周期不同时相 PFO 的大小、形态会发生变化。实时三维 TEE 能测出不同时相 PFO 的最大开放径。研究报道指出，与舒张期比较，收缩期 PFO 开放径和开放面积是最大的。资料显示，实时三维 TEE 研究原发隔与继发隔间距与脑血管事件的相关性，结果发现，出口的原发隔与继发隔间距是脑缺血事件独立危险因子。

第三节 右心声学造影

右心声学造影是一种用途广泛的无创性心血管疾病诊断方法。声学对比剂微泡与血液存在明显声阻抗差，微量的分流也可通过声学造影检测到，是检测、评估右向左分流程度最简单、最敏感的方法。

一、右心声学对比剂

右心声学对比剂具有价格便宜、简单易得的产生优点，常用的对比剂配制方案：9ml 生理盐水 +1ml 洁净空气；或 8ml 生理盐水 +1ml 洁净空气 +1ml 血液；通过三通管连接后，在两个注射器之间来回推注震荡。研究表明，增加 1ml 血液在震荡生理盐水中，因血液中蛋白质乳化微泡阻止其在循环中溶解，可增加震荡生理盐水在体外的微泡数量及持续时间。亦有研究采用方案（4.5ml 50% 葡萄糖 +4.5ml 生理盐水 +1ml 洁净空气），相对于单纯盐水，该方案混浊和峰值信号强度持续时间更长。然而，后者并没有显示出比单纯震荡生理盐水具有更好的 PFO 检测率。文献提及其他右心声学对比剂方案，如双氧水（过氧化氢溶液）、二氧化碳对比剂、山梨醇、维生素 B6+ 碳酸氢钠等作为载体携带空气形成对比剂。但因产生气泡不持续、短暂、显影效果差，临床应用已较少。

二、右心声学造影的原理

相对于左心声学对比剂（六氟化硫等）微泡直径<10μm，平均 5μm；震荡生理盐水产生的右心声学对比剂微泡平均直径>10μm，平均 16~38μm。而肺毛细血管直径只有 7~8μm，正常情况下右心声学对比剂不能通过肺毛细血管循环进入左心系统。因此利用右心声学对比剂在血液循环中明显的声阻抗差及微泡直径大不能经过肺毛细血管网的特点，在经过静脉注射震荡生理盐水后，观察左心或外周动脉超声是否检测到微泡，通过观察微泡出现的时间、顺序、部位等，判断是否存在心内或心外异常分流通道。

三、右心声学造影常用的方法

包括经胸超声心动图右心声学造影（contrast transthoracic echocardiography, cTTE）、经食管超声心动图右心声学造影（contrast transesophageal echocardiography, cTEE）。

（一）cTTE 对 RLS 的检测及呼吸训练

PFO 的解剖结构是房间隔的原发隔与继发隔分离，在血流动力学上呈功能性活瓣，当右心房压大于左心房压时左心房侧薄弱的原发隔被顶开，即出现右向左分流（RLS）。但一般情况下，平均右心房压低于左心房压，需要辅助各种 Valsalva 动作来产生右心房至左心房压力阶梯，提高心内分流的检出率。Valsalva 原理：当进行 Valsalva 动作时，胸腔压力增加，腔静脉血流回来明显减少。当释放后，腔静脉血流迅速回流右心房，使右心房压力一过性增高，并高于左心房压力，从而使原发隔向左心房膨出，拉开原发隔与继发隔的距离形成通道，出现右向左分流，对比剂微泡通过 PFO 进入左心房。待腔静脉血流经肺循环回流到左心房，左心房压力恢复大于右心房，则右向左分流停止，从而呈"短促性"微泡增加的现象。

因此检查前，医护人员需向患者告知检查目的，指导进行充分的 Valsalva 呼吸训练，由检查医护指导患者训练进行腹式呼吸，正常或深吸气后用持续而稳定的状态进行用力缩唇呼气达 15～20ms，以增加胸腔内压力，释放后突然放松用力呼气。目前大多中心使用弹簧式血压表监测胸腔内压>40mmHg，应注意与呼气管连接的橡皮管管腔内径不应<4mm，否则会造成压力指示小于胸腔实际压力的假象。目前也有单位研发呼吸训练装置，以提高呼吸训练的规范、同一化，提高检查的规范性。现场操作示意图见图4-6。

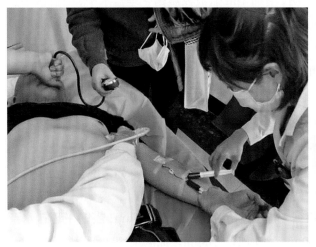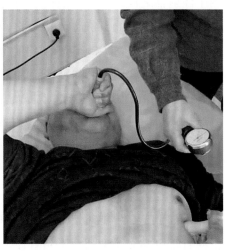

图 4-6
指导患者腹式呼吸训练

1. 超声判断有效 Valsalva 的标准　①房间隔向左心房膨出。②测量 Valsalva 动作前后二尖瓣流速，如果后者流速降低 20%，既为有效 Valsalva 动作；或三尖瓣瓣口血流速度，在 Valsalva 释放的瞬间明显增高。③使用压力表吹气测压使得胸腔压>40mmHg。

所需器材包括 2 支 10ml 注射器（推荐螺旋注射器）、1 个 20G 留置套管针、1 个三通管、0.9% 氯化钠注射液 100ml、压力表、超声心动图仪（图4-7）。

2. 操作方法

（1）检查医师超声探头选择心尖四腔心切面，稳定探头，嘱患者深吸气、呼气后判断切面的变化。嘱患者进行 Valsalva 动作，观察二尖瓣或三尖瓣血流频谱，评估 Valsalva 动作是否达标。

（2）检查护士在患者的肘正中静脉使用 20G 留置套管针建立通路，三通管分别连接 2 支 10ml 注射器，1 支预先抽取 8ml 0.9% 氯化钠注射液、1ml 洁净空气，建议从 0.9% 氯化

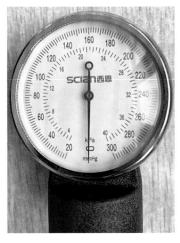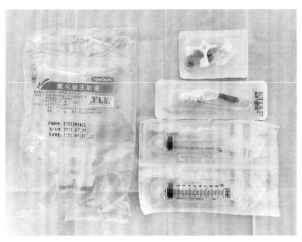

图 4-7
右心声学造影压力装置及辅助材料套件

钠注射液瓶内抽取洁净空气,连接留置针后回抽患者的血液 1ml,2 支注射器来回混匀 10～20 次,使 0.9% 氯化钠注射液、空气、血液混合均匀,制备成为含血的激活生理盐水。

(3)右心声学造影过程中先后观察静息状态、Valsalva 动作状态。图像采集持续时间应从对比剂在右心房出现后开始,并持续至少 10 个心动周期。检查次数:静息状态(1 次)、Valsalva 动作(3～5 次),每次间隔 5 分钟。

(4)静息状态时,嘱患者平静呼吸,检查护士"弹丸式"注射激活生理盐水,检查医生观察对比剂显影顺序、时间、部位及微泡数量等。

(5)Valsalva 动作状态:"弹丸式"注射对比剂前,检查医生需先嘱患者进行 Valsalva 动作持续 15～20ms,然后嘱检查护士"弹丸式"注射对比剂,当对比剂出现在右心房时,嘱患者迅速释放 Valsalva 动作,此时检查医生观察对比剂显影顺序、时间、部位及微泡数量等。

(6)判断心内分流还是心外分流:①按 RLS 出现的心动周期,在无残余微泡干扰的情况下,右心房对比剂显影后,右向左分流(RLS)3 个心动周期内考虑来源于房水平分流,>6 个心动周期考虑肺循环水平;因受到血流动力学因素影响,4～6 个心动周期间两者皆有可能。②按 RLS 的持续时间,房水平分流导致的 RLS 呈一过性,而肺循环来源的 RLS 呈持续性。

3. cTTE 阳性量化分级标准目前尚没有统一的标准。通常按静止的单帧图像上左心房内出现的微泡数量进行 RLS 分级,有 4 级分法与 5 级分法。

(1)4 级分法为:0 级,左心房内没有微泡,无 RLS;Ⅰ级,左心房内 1～10 个微泡 / 帧,定义为少量 RLS;Ⅱ级,左心房内 10～30 个微泡 / 帧,定义为中量 RLS;Ⅲ级,左心内可见 >30 个微泡 / 帧,或左心房几乎充满微泡,心腔浑浊,定义为大量 RLS(图 4-8)。

(2)5 级分法:0 级,左心房内没有微泡;1 级,<5 个微泡 / 帧;2 级,5～25 个微泡 / 帧;3 级:>25 个微泡 / 帧,但密度较低;4 级:整个左心腔浑浊,密度与右心相似。

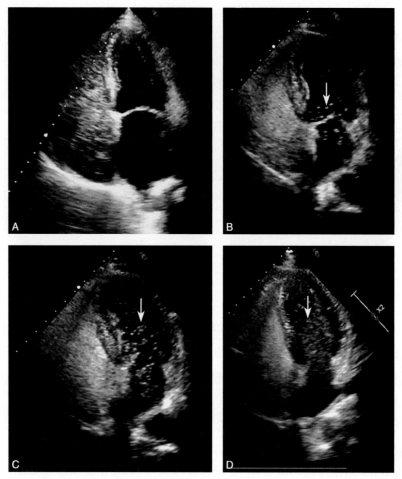

图 4-8

心尖四腔心 cTTE 检查

A. 0 级，左心未见声学对比剂微泡；B. Ⅰ级，左心可见少量声学对比剂微泡；
C. Ⅱ级，左心可见中等量声学对比剂微泡；D. Ⅲ级，左心腔浑浊，可见大量声
学对比剂微泡。

大多数医院常采用4级分法进行检查报告描述。

4. cTTE 检查的适应证、禁忌证

（1）适应证：①不明原因卒中，尤其是青年患者，年龄＜55 岁，无高血压、糖尿病、高脂血症等危险因素者；②偏头痛患者；③短暂性脑缺血发作；④减压病；⑤不明原因急性肢体动脉栓塞；⑥经皮 PFO 封堵术后随访。

（2）禁忌证：①主动脉夹层、急性心肌梗死、急性大面积肺栓塞、腹主动脉瘤、重度主动脉或左心室流出道狭窄等严禁行 Valsalva 动作者属绝对禁忌证；②其他危重症或精神病无法配合 Valsalva 动作者属相对禁忌证。

（二）cTEE 对 RLS 的检测

cTEE 检测方法同 cTTE，同样是利用含血激活生理盐水弹丸静脉注射后观察左心房

微泡数量。制备同 cTTE，由于静息状态下往往并没有 RLS，故 cTEE 理论上同样要求利用 Valsalva 激发 PFO 的开放，提高 RLS 的检出率。但食管探头置入食管内，患者往往很难做出标准、有效的 Valsalva 动作，使得 RLS 的检出率较 cTTE、cTCD 明显降低，故 cTEE 并不作为常规方法。

（徐吉喆　李贺智　张曹进）

参考文献

［1］Ahmad Y, Howard JP, Arnold A, et al. Patent foramen ovale closure vs. medical therapy for cryptogenic stroke: a meta-analysis of randomized controlled trials. Eur Heart J, 2018, 39(18): 1638-1649.

［2］Silvestry FE, Cohen MS, Armsby LB, et al. Guidelines for the Echocardiographic Assessment of Atrial Septal Defect and Patent Foramen Ovale: From the American Society of Echocardiography and Society for Cardiac Angiography and Interventions. J Am Soc Echocardiogr, 2015, 28(8): 910-958.

［3］Marriott K, Manins V, Forshaw A, et al. Detection of right-to-left atrial communication using agitated saline contrast imaging: experience with 1162 patients and recommendations for echocardiography. J Am Soc Echocardiogr, 2013, 26(1): 96-102.

［4］Rana BS, Shapiro LM, McCarthy KP, et al. Three-dimensional imaging of the atrial septum and patent foramen ovale anatomy: defining the morphological phenotypes of patent foramen ovale. Eur J Echocardiogr, 2010, 11(10): i19-i25.

［5］Rana BS, Thomas MR, Calvert PA, et al. Echocardiographic evaluation of patent foramen ovale prior to device closure. JACC Cardiovasc Imaging, 2010, 3(7): 749-760.

［6］Hołda MK, Koziej M, Hołda J, et al. Atrial septal pouch-Morphological features and clinical considerations. Int J Cardiol, 2016, 220: 337-342.

［7］Mojadidi MK, Bogush N, Caceres JD, et al. Diagnostic accuracy of transesophageal echocardiogram for the detection of patent foramen ovale: a meta-analysis. Echocardiography, 2014, 31(6): 752-758.

［8］李越, 翟亚楠, 魏丽群, 等. 经食管与经胸超声心动图造影检出卵圆孔未闭右向左分流效果比较. 中华医学超声杂志（电子版）, 2013, (11): 916-921.

［9］中华医学会超声医学分会超声心动图学组. 中国心血管超声造影增强检查专家共识. 中华医学超声杂志（电子版）, 2015, 12(9): 667-680.

［10］杜亚娟, 张玉顺, 成革胜. TTE 结合 cTTE 在成人 PFO 诊断及分流方向判定中的应用. 中国超声医学杂志, 2014, 30(9): 800-803.

［11］Velthuis S, Buscarini E, Gossage JR, et al. Clinical implications of pulmonary shunting on saline contrast echocardiography. J Am Soc Echocardiogr, 2015, 28(3): 255-263.

［12］李越, 刘若卓, 翟亚楠, 等. 健康志愿者右心声学造影结果的初步分析. 中华医学超声杂志（电子版）, 2014, (2): 135-141.

［13］Johansson MC, Eriksson P, Guron CW, et al. Pitfalls in diagnosing PFO: characteristics of false-negative contrast injections during transesophageal echocardiography in patients with patent foramen ovales. J Am Soc Echocardiogr, 2010, 23(11): 1136-1142.

［14］李贺智, 何亚峰, 王琦光, 等. 卵圆孔未闭超声心动图及右心声学造影临床操作规范. 中国实用内科杂志, 2022, 42(5): 376-380.

第五章
对比增强经颅多普勒超声

右向左分流（right to left shunt，RLS）是指左右心房、心室或体-肺循环之间存在潜在的异常通道，在等容收缩期或心室舒张早期、右心系统压力升高时，右心至左心系统之间的压力增大，血液通过异常通道出现右向左分流的现象。RLS 分为心内分流、心外分流，心内分流包括卵圆孔未闭（patent foramen ovale，PFO）、房间隔缺损、室间隔缺损等；心外分流主要为肺动静脉畸形。对比增强经颅多普勒超声（contrast-enhanced transcranial Doppler，cTCD），即经颅多普勒超声-声学造影，又名经颅多普勒超声（transcranial Doppler，TCD）发泡试验，是临床上常用于检测右向左分流（RLS）的检查之一。其原理是使用 TCD 监测脑血流时，经肘静脉推注对比剂，若存在右向左分流，则微泡可通过分流进入左心和体循环系统，此时可通过 TCD 栓子监测软件监测到进入脑动脉的微栓子信号。虽然 cTCD 不能对RLS 进行定位诊断，但它以灵敏度高、安全无创、易于重复操作的特点被广泛用于 RLS 的筛查。

第一节　对比增强经颅多普勒超声概述

对比增强经颅多普勒超声是在常规经颅多普勒超声的基础上，经肘正中静脉注射对比声学对比剂，通过观察大脑中动脉或其他颅内动脉内微泡信号来判断有无 RLS 及定量分析分流量大小的检查方法。具有以下优点：①安全性、耐受性、重复性好，且无创、价格低廉；②检查前进行充分的呼吸训练，检查时可通过血流监护曲线明确 Valsalva 动作是否标准，对潜在型 RLS 具有较高的检出率；③应用于颞窗穿透不良或颈内动脉严重狭窄或者闭塞患者的 RLS 探查可通过椎基底动脉探查大脑中动脉或通过眼窗动脉监测微泡信号；④心外分流患者微泡通过肺循环进入大脑中动脉，cTCD 可以检测到 RLS，需进一步行 CT 血管成像（CTA），提高此类患者的检出率，避免漏诊；⑤cTCD 根据大脑中动脉序贯出现的微泡进行RLS 的量化分级。缺点是无法准确甄别 RLS 的来源。

TCD 结合注射声学对比剂，多用于存在感觉障碍、神经疾病、血管手术后的 PFO 检查。TCD 可在脑血循环中探测到来自 PFO 的对比剂微泡，从而推测在心脏水平上存在右向左分流。上述过程中均需患者配合行 Valsalva 动作，由此可将检查的阳性率提高到 60%～78%。还有报道认为 TCD 声学的灵敏度和特异度不亚于 TEE。Schwarze J 等在一项 44 例 PFO 的检查中发现，有 4 例 TCD 声学证实 PFO，TEE 却未发现异常。故 cTCD 在临床中常作为偏头痛及不明原因卒中等患者常规筛查 PFO 的检查手段，并有助于提高病因诊断的准确性，为患者的个体化防治方案提供重要依据。因此，cTCD 适应证主要包括：①不明原因卒中，年龄<60 岁，无高血压、糖尿病、高血脂等危险因素等；②脑卒中、TIA、无症状脑梗死的患者，并且无明显颈动脉疾病，无房颤、房扑等形成栓塞的心律失常患者；③偏头痛（特别是先兆偏头痛）的患者；④经皮 PFO 封堵术后复查患者；⑤心脏移植患者术前评估脑血流情况；⑥潜水员或航天员上岗前的体检检查；⑦其他经临床医师评估需要行 cTCD 检查者；⑧能配合完成 Valsalva 动作，即深吸气后，关闭声门，再用力呼气。cTCD 禁忌证包括：①严重多脏器衰竭者，如存在严重心、肝、肾、肺损害，恶性肿瘤，血液，自身免疫系统疾病者；②智力障碍、聋哑人或者因意识、认知等障碍无法配合 Valsalva 检查的患者；③血管穿刺困难患者；④颈动脉狭窄或先天性颅内段椎动脉（vertebral artery，VA）发育不良患者，以及没有颞窗无法找到单侧大脑中动脉（middle cerebral artery，MCA）患者；⑤孕妇及哺乳期妇女。

第二节　检查方法及结果评价

一、检查前准备

　　向患者告知检查目的，由医护人员指导进行充分的 Valsalva 呼吸训练，确保行 Valsalva 动作时胸腔内压能持续保持在 40mmHg 以上，保证检查的准确性。（具体方法同第四章右心声学造影呼吸训练方法）

　　所需器材包括 2 支 10ml 注射器、1 个 Y 型 18G 留置套管针（无 Y 型留置针需要另备 1 个三通管）、0.9% 氯化钠注射液 100ml。TCD 设备需要带有栓子监测软件、秒表、血流监护曲线，最好有 M- 模多普勒。常规的 2MHz 探头、1.6MHz 探头或者监测所用的 2MHz 探头均可。检查医生的手要扶稳探头，如使用头架，需避免患者 Valsalva 动作幅度过大，以免监测信号丢失。

二、检查步骤

　　1. 检查医师探头监测单侧或双侧的大脑中动脉，通常为单侧，也可使用固定头架，探头探测深度 5～6cm。

　　2. 选择血流监护曲线，可以帮助判断 Valsalva 动作是否有效增加了胸腔压力，有效的 Valsalva 动作会引起血流先下降，然后升高。如检查设备无血流监护曲线，可使用压力表或专用的呼吸训练器确认 Valsalva 动作维持胸腔内压在 40mmHg 以上。容积参数 10～12mm，单侧 cTCD 监测时双深度差取 12mm。调整增益至血流背景信号较弱，血流信号清晰稳定。

　　3. 在患者的肘正中静脉使用 Y 型 18G 留置套管针建立通路，Y 型管分别连接 2 支 10ml 注射器，1 支预先抽取 8ml 0.9% 氯化钠注射液、1ml 洁净空气，建议从 0.9% 氯化钠注射液瓶内抽取洁净空气，连接留置针后回抽患者的血液 1ml，关闭留置针卡扣，2 个注射器来回混匀10~20次,使0.9%氯化钠注射液、空气、血液混合均匀,制备成为激活生理盐水。如图5-1所示。

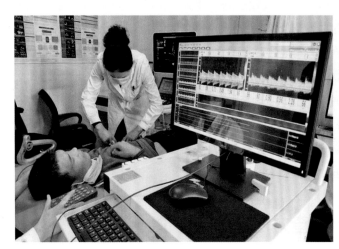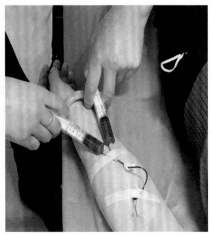

图 5-1
激活生理盐水的制作

4. 打开栓子监测软件,打开留置针卡扣,秒表计时,弹丸式注射激活生理盐水,TCD观察20秒内变化,记录第一个微栓子信号出现的时间,持续记录20秒。

5. 间隔休息2分钟。

6. 再次打开栓子监测软件,推注10ml激活生理盐水,嘱患者在推注盐水后3~5秒深吸气持续吹压力表维持压力在40mmHg以上,避免腮部吹气,此时微泡由于胸腔压力增加局限于上腔静脉。秒表计时,嘱患者停止吹气,快速放松,微泡快速进入右心房,TCD观察20秒内的变化,记录第一个微栓子信号出现的时间。并持续记录1分钟。

7. 间隔2分钟,重复步骤6一次。

8. 如果结果为阴性,则试验完成,拔除留置针头。如果结果为阳性,保留通路,进一步行右心声学造影。

9. 若患者无法配合完成Valsalva动作,选择呼吸器辅助完成检查,具体操作如下:

(1)嘱患者站姿手握呼吸训练器,进行训练前先将蓝色滑块压入,嘱患者从胸腔发力,以匀速稳定的吹气逐渐提升呼吸训练器腔内压力而弹开蓝色滑块,切不可鼓腮吹气,这种方式是以风力吹开滑块,肺内压力并未到达40mmHg。患者吹气至40mmHg时蓝色滑块会弹出,并发出"咔"一声,提示检查者患者肺内压力已达到40mmHg,如图5-2。

(2)嘱患者保持安静,护士将制作好的激活生理盐水快速推注,监测并记录cTCD频谱之后20秒内微栓子情况,并保存记录。

(3)患者仰卧手握呼吸训练器进行训练,口含吹嘴,从胸腔发力,以匀速稳定地吹气至蓝色滑块弹出(40mmHg),并发出"咔"一声,患者应持续吹气,保持蓝色滑块上方红色显示

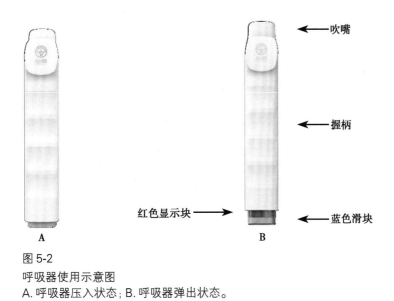

图 5-2
呼吸器使用示意图
A.呼吸器压入状态;B.呼吸器弹出状态。

块露出,持续时间10秒,此时腔内压力达到40mmHg左右。

(4)间隔2分钟,再次用上述的方法制造激活生理盐水,患者按上述训练进行吹气,当呼吸器发出"咔"一声,蓝色滑块弹出,将制作好的激活生理盐水快速推注,同时患者保持吹气10秒,监测并记录cTCD频谱之后20秒内微栓子情况,并保存记录,患者移除呼吸训练器。

(5)检查结束,结果为阴性,则试验完成,拔除留置针头。如果结果为阳性,保留通路,进一步行右心声学造影检查,嘱患者休息30分钟,进行数据分析及报告记录并打印报告交予患者。

三、检查结果判读

解读cTCD的检查结果主要从两个方面:

1. **分流类型** cTCD在平静呼吸状态下监测到微栓子信号,称为固有型分流(permanent shunt)。cTCD在平静呼吸时监测不到微栓子信号,在Valsalva动作后监测到微栓子信号,称为潜在型分流(latent shunt)。

2. **分流程度** RLS的程度分级是根据一过性高频栓子信号(HITS)的数目。无论平静呼吸还是Valsalva动作后,以HITS最多的一次计数,有四分法和六分法。

(1)四分法为:①0个微栓子信号,定义为阴性;②1~10个微栓子信号,定义为少量;③>10个微栓子信号且非雨帘状,定义为中量;④雨帘状栓子信号,定义为大量。具体内容见图5-3。

(2)六分法为:①0个微栓子信号;②1~10个微栓子信号;③11~30个微栓子信号;④31~100个微栓子信号;⑤101~300个栓子信号;⑥>300个微栓子信号。

临床常用四分法,报告描述栓子信号数,结论以阴性、少量、中量、大量来表示RLS的大小。

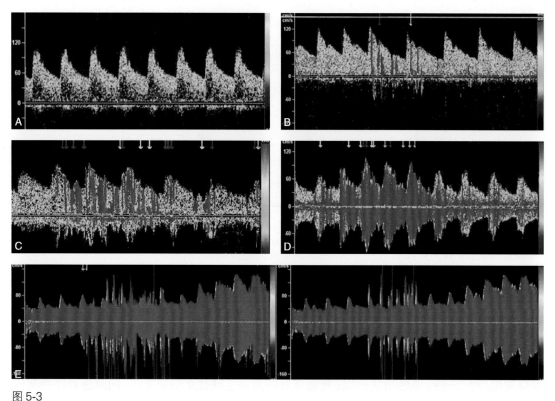

图 5-3

TCD 发泡试验结果

A. 阴性,无微栓子信号；B. 少量微栓子信号；C. 中等量微栓子信号；D. 大量微栓子信号；E. 大量、短促的微栓子信号,雨帘征。

第三节 对比增强经颅多普勒超声的影响因素

一、对比剂种类

应用的对比剂主要有半乳糖空气微泡、六氟化硫微泡、生理盐水 - 气体混合液（agitated saline solution，AS）和混血 - 生理盐水 - 气体混合液（agitated saline solution with blood，ASb）。因价格及稳定性等问题,现已不再使用前两种对比剂。国际共识大会推荐的对比剂为 AS。AS 制备方法是 9ml 生理盐水 +1ml 空气,将其混匀后产生均匀一致的微泡；ASb 是在 AS 基础上的改良,多加入 1ml 患者血液。目前,国内大多数医院 cTCD 探查 RLS 应用的对比剂也是 AS。Lange 等研究表明与 AS 相比,ASb 作为对比剂应用于 RLS 探查的检出率更高。Shariat 等研究也证实了 ASb 可以提高 cTCD 探查 RLS 的灵敏度,尤其在大量分流情况下。因此建议使用 ASb 作为 cTCD 对比剂敏感性更好。

二、检查体位

目前 cTCD 检测 RLS 的体位几乎为仰卧位。Telman 等发现 TEE 阳性支持 PFO 的患者,TCD 卧位与坐位记录的微栓子信号无明显区别。Han 等研究证实 RLS 阳性率左侧卧位高于右侧卧位和仰卧位。Wu 等研究支持 RLS 阳性率左侧卧位、直立坐位均高于仰卧位,左侧卧位与直立坐位无明显差异;因此当高度怀疑存在 RLS 的患者,如果仰卧位行 TCD 发泡试验结果与预期不符时,可采取左侧卧位与直立坐位以增加检查阳性率。体位变化对 RLS 探查影响的具体机制尚不明确,可能与重力及膈肌位置变化介导的 PFO 解剖关系变化有关:左侧卧位时,与右心室相比,右心房相对处于较高水平,因此微泡更易抵达与通过卵圆孔;直立坐位时,重力牵拉 PFO 使其进一步增加开放,加大分流。此外,Valsalva 动作可能在不同体位下配合情况及效力也有所不同。

三、增加胸腔压力的方法

增加胸腔内压的方法有传统 Valsalva 动作(紧闭声门下的用力呼气,难以实施及控制)、"标准化"(改良)Valsalva 动作(压力计控制 40mmHg 持续 10 秒)。改良 Valsalva 动作(压力计控制 40mmHg 持续 10 秒)优于传统 Valsalva 动作,尤其是对无法配合正确执行传统 Valsalva 动作,却高度怀疑存在 RLS 的患者。改良 Valsalva 动作具有重要的临床意义,对于很多对传统 Valsalva 动作理解执行困难的患者来说,向压力计吹气可以提供客观可见的及时反馈,更容易掌握和执行,进而使 RLS 的探查灵敏度更高。有学者认为 TCD 监测的大脑中动脉血流速度峰值下降大于 25% 为有效的 Valsalva 动作。

四、判读结果采用的时间窗

目前 cTCD 诊断 PFO 尚无严格标准的操作程序及计算方法,Droste 等发现,注射激活盐水后 6~40 秒,诊断敏感性增加,特异性降低,因此推荐 20~25 秒的时间窗可获得较高的敏感性及特异性。

五、对比增强经颅多普勒超声报告系统

报告系统包括常规内容、检查结果及操作者签名。

1. **一般资料** 患者姓名、年龄、性别、出生日期、患者科室、病案号、就诊卡号、床号、检查类型、检查日期。

2. **图像解读** 分析和解读图像是报告的主题,应该对检查中图像所反映的血流信号进行详细描述,一般报告上放两幅图,一幅是静息状态,一幅是 Valsalva 动作下所检测的血流信号(图 5-4)。

3. **分级标准** 统一标准下的规范化 cTCD 操作及诊断标准可以为患者提供更为精准通用的报告结果。cTCD 诊断应明确 RLS 分类:固有型为静息状态下就存在的 RLS;潜在型为静息状态下无分流,Valsalva 动作下激发出的 RLS。cTCD 微泡数量分级单侧标准为:0级,没有微栓子信号,无 RLS;Ⅰ级,1~10 个微泡信号(双侧 1~20 个),为少量 RLS;Ⅱ级,

＞10 个微泡信号（双侧＞20 个）、非雨帘状，为中量 RLS；Ⅲ级，栓子信号呈雨帘状（curtain）或淋浴型（shower），为大量 RLS，如图 5-5。

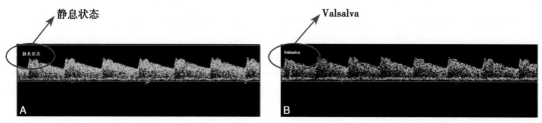

图 5-4
cTCD 检查图像
A. 静息状态下频谱；B. Valsalva 动作之后频谱。

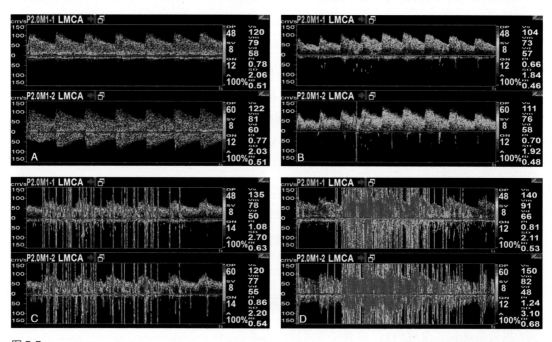

图 5-5
cTCD 微泡数量分级双侧标准
A. 0 级：没有微栓子信号，无 RLS；B. Ⅰ级：1～20 个微泡信号（单侧 1～10 个），为少量 RLS；C. Ⅱ级：＞20 个微泡信号（单侧＞10 个）、非雨帘状，为中量 RLS；D. Ⅲ级：栓子信号呈雨帘状（curtain）或淋浴型（shower），为大量 RLS。

4. 超声报告结果　报告应包括超声所见和超声提示两部分，在超声所见中需要写明监测的 TCD 仪器型号、监测的血管、静息状态下是否见到栓子信号、Valsalva 动作后是否见到栓子信号，如果有栓子信号，还需要描述多少秒出现第一个栓子信号，25 秒内共计多少个微栓子信号。在超声提示中需要写明发泡试验阳性还是阴性，是否存在右向左分流（分流类型、分流量）。各种类型模板如下：

（1）未见到分流的模板：监测机器型号、监测单通道双深度（左、右、双侧）大脑中动脉。超声所见：静息状态下、Valsalva 动作后均未见微栓子信号出现；超声提示：发泡试验阴性，不支持右向左分流（图 5-6）。

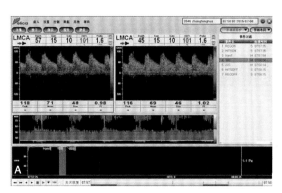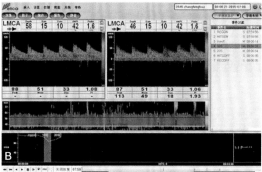

图 5-6
cTCD 阴性报告图示
A. 静息状态；B. Valsalva 动作；cTCD：对比增强经颅多普勒超声。

（2）静息状态下见到栓子的报告模板：监测机器型号、监测单通道双深度（左、右、双侧）大脑中动脉。超声所见：静息状态下 25 秒内可见多少个微栓子信号，第一个微栓子出现于几秒；Valsalva 动作后 25 秒内可见多少个微栓子信号，第一个微栓子出现于几秒；超声提示：发泡试验阳性，支持右向左分流（固有型，小量分流 / 中量分流 / 大量分流）（图 5-7）。

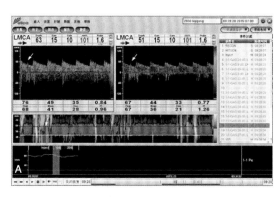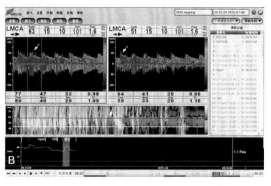

图 5-7
cTCD 阳性，右向左分流固有型报告图示
A. 静息状态；B. Valsalva 动作。白色箭头所指为栓子信号；cTCD：对比增强经颅多普勒超声。

（3）Valsalva 动作后见到栓子的报告模板：监测机器型号、监测单通道双深度（左、右、双侧）大脑中动脉。超声所见：静息状态下发泡试验未见微栓子信号出现；25 秒内可见多少个微栓子信号，第一个微栓子出现于几秒；超声提示：发泡试验阳性，支持右向左分流（潜在型，小量分流 / 中量分流 / 大量分流）（图 5-8）。

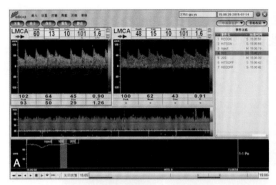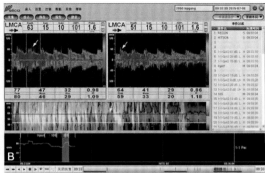

图 5-8

cTCD 阳性，右向左分流潜在型报告图示

A. 静息状态；B. Valsalva 动作。白色箭头所指为栓子信号；cTCD：对比增强经颅多普勒超声。

（徐吉喆　张刚成）

参考文献

[1] 中国医师协会神经内科医师分会神经超声专业委员会，中国医学会神经病学分会神经影像协助组. 中国神经超声的操作规范（一）. 中华医学杂志，2017，97（39）：3043-3050.

[2] 邢英琦. 颅脑与颈动脉超声诊断模板与图谱. 北京：人民卫生出版社，2016.

[3] Spencer MP, Moehring MA, Jesurum J, et al. Power m-mode transcranial Doppler for diagnosis of patent foramen ovale and assessing transcatheter closure. J Neuroimaging, 2004, 14（4）：342-349.

[4] Basic identification criteria of Doppler microembolic signals. Consensus Committee of the Ninth International Cerebral Hemodynamic Symposium. Stroke, 1995, 26（6）：1123.

[5] Seidel G, Kaps M, Gerriets T. Potential and limitations of transcranial color-coded sonography in stroke patients. Stroke, 1995, 26（11）：2061-2066.

[6] Del Sette M, Dinia L, Rizzi D, et al. Diagnosis of right-to-left shunt with transcranial Doppler and vertebrobasilar recording. Stroke, 2007, 38（8）：2254-2256.

[7] Mitsumura H, Sakuta, K, Furuhata H, et al. Abstract 2959：Diagnosis of right-to-left shunt in intracranial vertebral artery by transcranial color flow imaging. Stroke, 2012, 43：2959.

[8] 郭雨竹，邢英琦. 对比增强经颅多普勒超声诊断右向左分流相关问题探讨. 中国卒中杂志，2016，11（7）：515-529.

[9] Rodrigues AC, Picard MH, Carbone A, et al. Importance of adequately performed Valsalva maneuver to detect patent foramen ovale during transesophageal echocardiography. J Am Soc Echocardiogr, 2013, 26（11）：1337-1343.

[10] Jauss M, Kaps M, Keberle M, et al. A comparison of transesophageal echocardiography and transcranial Doppler sonography with contrast medium for detection of patent foramen ovale. Stroke, 1994, 25（6）：1265-1267.

[11] 李瑶宣，周礼圆，伍广伟，等. 体位在对比经颅多普勒超声检测卵圆孔未闭 RLS 中的影响. 中华超声影像学杂志，2014，23（10）：857-860.

[12] 黎枫，徐吉喆，张宏伟，等. 新型呼吸训练器在对比增强经颅多普勒超声学造影中的应用. 中国介入心脏病学杂志，2021，29（8）：433-436.

[13] 张玉顺，蒋世良，朱鲜阳. 卵圆孔未闭相关卒中预防中国专家指南. 心脏杂志，2021，33（1）：1-10.

[14] Yang Y, Guo ZN, Wu J, et al. Prevalence and extent of right-to-left shunt in migraine：A survey of 217 Chinese patients. Eur J Neurol,

2012, 19（10）: 1367-1372.

［15］Shariat A, Yaghoubi E, Nemati R, et al. Comparison of agitated saline mixed with blood to agitated saline alone in detecting right-to-left shunt during contrasttranscranial Doppler sonography examination. Acta Neurol Taiwan, 2011, 20（3）: 182-187.

［16］Guo YZ, Gao YS, Guo ZN, et al. Comparison of Different Methods of Valsalva Maneuver for Right-to-left Shunt Detection by Contrast-Enhanced Transcranial Doppler. Ultrasound Med Biol, 2016, 42（5）: 1124-1129.

［17］Khan KA, Yeung M, Shuaib A. Comparative study of 18 gauge and 20 gauge intravenous catheters during transcranial Doppler ultrasonography with saline solution contrast. J Ultrasound Med, 1997, 16（5）: 341-344.

［18］Schwarze JJ, Sander D, Kukla C, et al. Methodological parameters influence the detection of right-to-left shunts by contrast transcranial Doppler ultrasonography. Stroke, 1999, 30（6）: 1234-1239.

第六章
卵圆孔未闭的其他影像学检查

随着超声诊断水平的不断提高，经胸超声心动图、经食管超声心动图结合右心声学造影基本能诊断卵圆孔未闭。也有极少部分患者，基于解剖变异、患者配合程度等因素的影响，临床尚需要借助其他影像诊断技术，以明确诊断或指导介入治疗。

第一节　多层螺旋计算机断层扫描

多层螺旋计算机断层扫描（multislice spiral computed tomography，MSCT）是临床上成熟而常用的影像技术，可以得到客观详细的影像解剖学资料。MSCT 可以同时观察心腔、心肌、瓣膜、冠状动脉等，其影像受主观因素影响较小。MSCT 并非卵圆孔未闭（patent foramen ovale，PFO）术前评估的常规检查项目，临床常应用于需要排查其他疾病的患者。MSCT 能够清晰分辨左、右心房与房间隔解剖结构，结合生理盐水冲洗技术减少右心房内伪影，可以精确地观察左向右分流造成的右心房密度改变，有助于了解 PFO 的孔径开放程度，以达到明确诊断与辅助选择封堵装置的效果（图 6-1）。

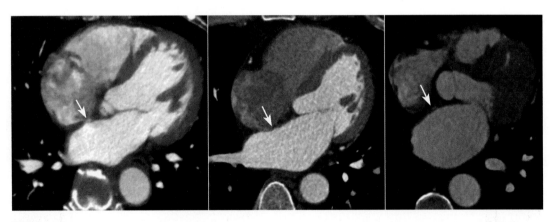

图 6-1
CT 横截面显示 PFO（箭头）及毗邻结构

部分病例声学造影呈强阳性，静息状态下即存在 Ⅱ～Ⅲ 级分流，经胸或经食管超声心动图却发现房间隔完整，此时需要考虑是否合并肺动静脉异常通路。计算机断层扫描肺血管造影（computed tomography pulmonary angiography，CTPA）是排查肺动静脉瘘的有效手段（图 6-2）。

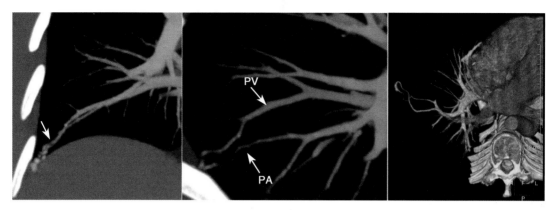

图 6-2

CT 曲面重建与三维重建显示肺动静脉瘘走行

箭头：肺动静脉瘘；PA：肺动脉；PV：肺静脉。

目前常用的 PFO 封堵器均为镍钛合金材质，在计算机断层扫描（computed tomography，CT）下呈金属高密度影。封堵手术后无论平扫或增强 CT 都很容易观察到封堵器的形态与位置。若封堵器移位，骑跨在房间隔上，超声心动图与正斜位 X 线片有时难以准确判断，CT 可以起到重要的诊断作用。

第二节　磁共振成像

磁共振成像（magnetic resonance imaging，MRI）是一种非侵入性且无辐射的检查，可以评估心脏解剖形态、运动及功能。磁共振血管造影（magnetic resonance angiography，MRA）或称磁共振血管成像，可显示血管内血流方向和速度，对于不易探及的深部血管效果优于超声。由于 PFO 血流慢，流束小，信号弱，常规 MRA 可以显示 PFO 及毗邻结构（图 6-3），而动态增强 MRI 能更为清晰地显示房间隔分流的情况。曾有学者尝试使用动态增强 MRI 对可疑 PFO 患者进行检查，与经食管超声心动图（transesophageal echocardiography，TEE）相比，其诊断敏感性为 90%，而特异性达 100%。对于无法耐受 TEE 检查的患者，动态增强 MRI 不失为一种可行的非侵入性检查。MRI 的缺点则是检查耗时长，价格昂贵，且无法对左心耳血栓或其他潜在栓子进行排除。

与 CT 不同，合金封堵装置产生的伪影可能对 MRI 的结果判读特别是房水平残余分流

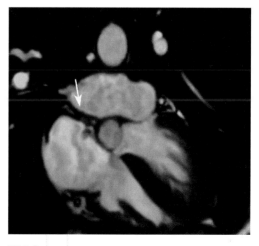

图 6-3

MRI 显示 PFO 及邻近结构

箭头：PFO。

的诊断与排除产生较大影响。以目前的技术水平而言，MRI相较于其他检查手段对于PFO封堵效果的评价仍有一定差距。

早在2002年，就有学者在MRI实时成像序列引导下尝试并完成了动物模型的经皮PFO封堵手术。镍钛合金装置在MRI下产生的伪影使其易于追踪，实时成像MRI技术使单纯MRI引导下PFO封堵成为可行。相较于X线透视，MRI不仅摆脱了电离辐射的缺点，更能直观展示封堵装置与邻近心血管组织如肺静脉、主动脉根部等的关系。然而，制备去磁化封堵装置与输送系统，以及占用MRI设备都会产生额外的经济成本，应对处理封堵器脱载等术中并发症的手段缺乏，磁场下除颤仪等高级生命支持设备的使用限制，诸多因素最终导致当时MRI引导下介入封堵手术停留在动物实验阶段，未能广泛应用于临床。时至今日，介入技术不断精进，"绿色手术""零射线手术"的理念被提出。随着新型非金属可降解封堵器纷纷面世，可以期待实时成像MRI技术在心血管介入中将占有一席之地。

第三节　心血管造影

导管导丝通过房间隔是经皮PFO介入封堵临床操作的一大难点。受下腔静脉回流角度、右心房与房间隔解剖结构影响，即使Ⅱ～Ⅲ级的PFO，难免也会出现难以通过的情况。术中进行右心房造影，有助于寻找和通过PFO。

单弯端孔导管配合手推法进行非选择性右心房造影往往效果不佳。如将导管头段放置在卵圆窝内进行选择性造影，即便患者处于静息状态，也能清晰显示PFO隧道的形态，便于指引后续操作（图6-4A），以及评估PFO封堵后效果（图6-4B）。通常使用左前斜位40°左右的体位投照，使X线与房间隔呈切线位，以减少左、右心房重叠。以适宜的速

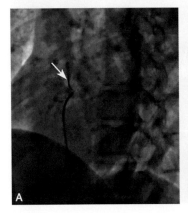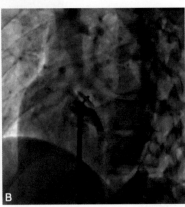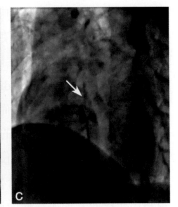

图6-4

右心房造影显示卵圆孔未闭

A.端孔导管造影显示PFO；B.封堵后经输送鞘造影未见PFO；C.猪尾导管造影显示PFO；箭头：PFO。

度推注 10ml 对比剂。注射过于缓慢可能导致通过卵圆孔的对比剂浓度不足,影响显影,而过快地注射可能引起早搏,导管头端紧贴房间隔或心房游离壁时甚至可能造成损伤或穿孔。

少数患者合并脊柱或胸廓畸形,以致下腔静脉入右心房处成角,或因体型差异,存在相当程度的横位心或悬垂心,端孔导管可能难以贴近卵圆窝。此时可尝试使用猪尾导管配合高压注射器进行右心房造影。将猪尾导管放在右心房中部靠近房间隔处,后前位下头端朝向左侧,尽可能使头端靠近卵圆窝。此时若使用左前斜位 40° 投照,右心室会迅速显影,影响对左、右心房的观察。可以在左前斜位 40° 时同时向头 20°~40° 投照,将位于后方的左、右心房向头侧投影,而使位于前方的右心室投影于足侧,以达到清晰观察房间隔的效果(图 6-4C)。一组可供参考的成年患者右心房造影参数是注射速率 20ml/s,造影剂量 20ml,限制压力 400PSI。

即使声学造影呈大量分流,仍有相当数量患者的 PFO 处于"潜在开放"状态;而右心房与左心房均属于低压腔,右心房压甚至低于左心房压。因此,必须精确定位导管头端,使对比剂流束直接指向 PFO,才能达到良好的显影效果。在心导管手术中,心血管造影是一种经典而高效的显影方法,然而使用目前常用的造影导管在操作上仍有一定难度,可重复性因此大打折扣,也难以作为常规步骤和手段加以运用。随着 PFO 和 PFO 封堵技术的重视与推广,技术与器械进一步打磨,相信心血管造影在实用性上会有进一步发展。

第四节　心腔内超声

心腔内超声(intracardiac echocardiography, ICE)是一种前景广阔的心导管手术中超声监测手段。ICE 属于有创性操作,所使用的一次性超声导管费用昂贵,通常不适于术前或术后的检查评估。作为术中监护,ICE 导管可以在维持最低操作即固定导管时提供持续稳定的图像,又能避开胸壁等因素干扰,在持续监测和图像质量上均优于经胸超声心动图。ICE 相较于 TEE,不需要气管插管和全身麻醉,规避了麻醉有关的相关并发症。而患者在 PFO 介入手术中保持清醒状态另有独特的优势。患者可以在指令下进行 Valsalva 动作或咳嗽,一方面有助于导管、导丝通过 PFO,另一方面便于进行右心声学造影,可以直观评估分流量和即刻封堵效果。

目前常用的 ICE 导管外径为 8Fr 或 10Fr,配合 8F 或 10F 的股静脉止血鞘使用。将 ICE 导管送达右心房后,可以观察 PFO 的解剖形态、隧道大小与周边结构等(图 6-5A)。根据情况也可以经外周静脉或经导管进行右心声学造影,进一步评价 PFO 分流量(图 6-5B)。将 ICE 导管留置在右心房并妥善固定,这样导管通过 PFO 与封堵器释放的过程均可实时介导与监护。到导管到达并抵住房间隔时,可以看到房间隔局部凸出形成"帐篷征"(图 6-6A),

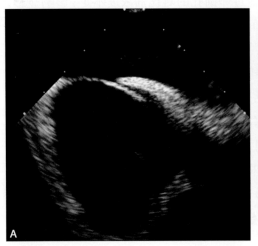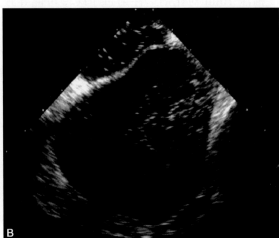

图 6-5

ICE 观察 PFO 的图像

A. 双房切面显示 PFO；B. 右心声学造影。

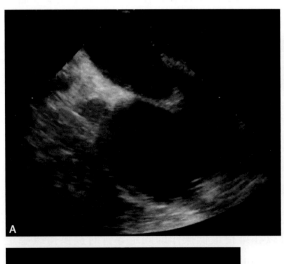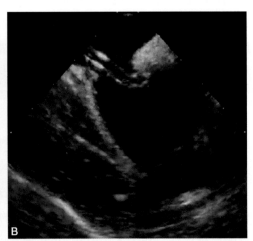

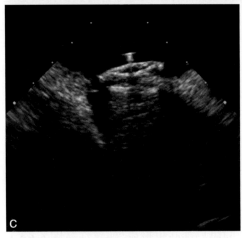

图 6-6

ICE 在 PFO 术中的监护图像

A. 房间隔见"帐篷征"；B. 导管通过卵圆孔到达左心房；

C. 封堵器安置到位。

此时可以微调导管位置以寻找 PFO，到达左心房（图 6-6B）。全程监护封堵器左、右盘面释放过程后，观察封堵器位置、形态与周围组织毗邻关系（图 6-6C），必要时还可以经封堵器输送鞘在右心房重复右心声学造影，评价即刻封堵效果。ICE 同样可以观察有无心包积液、瓣膜反流、心内异常通路等，以监测并发症情况。

相较于 TEE，额外的静脉入路使血管并发症风险增加。如选择手术操作的对侧置入 ICE 导管，则术后早期需双下肢制动，增加患者不便与深静脉栓塞风险。对于 PFO 封堵手术，从同一径路送入端孔导管或输送鞘时可能对 ICE 导管产生吸附作用，使 ICE 导管移位，增加了操作难度。

近年来，心血管介入的 ICE 发展迅速，从灵活性较差的二维探头发展为可调弯导管，可以实现更多切面的显像，同时加入了彩色多普勒和脉冲多普勒技术。近年已有国外学者报道使用心腔内实时三维超声介导 PFO 封堵器释放过程的案例。国内学者则有报道在脱离射线的前提下，使用联合三维电解剖标测系统的心腔内三维超声，可以在房间隔上定位并进行房间隔穿刺，完成电生理手术。出于经济因素和操作难度，目前这项技术在电生理领域也尚未普及。由于能对房间隔结构精确描绘与定位，今后可能会应用于困难 PFO 封堵手术的导管通过。

第五节　光学相干断层成像

光学相干断层成像（optical coherence tomography，OCT）技术类似于心腔内超声，利用近红外线或激光代替超声波探查组织结构，同一光源一分为二，分别从血管组织和可移动界面反射回程中实现光学干涉，形成即时断层成像。OCT 使用反射光学干涉波间的时间差反映移动界面所移动的距离，从而测定组织间距。光波的波长很短，因而 OCT 的分辨率可高达到 $10\sim20\mu m$，有"组织显微镜"之称。在心血管领域，OCT 的应用近 20 年来基本限于冠状动脉病变的介入诊治。不久前，有学者报道用 OCT 技术观察开放状态的 PFO。在报道中，OCT 可以显示 PFO 内部的心内膜形态，体积在 $0.04m^3$ 以下的原位微血栓也能清晰分辨。作者在临床上用 OCT 观察 PFO 时，也发现类似原位血栓（图 6-7）。

目前 OCT 在 PFO 相关领域的应用尚处起步阶段，但其对微观结构展示与测量的功能是无可替代的。随着今后进一步探索和发展，这项技术可能在病理性 PFO 的筛选，手术指征的把握，封堵装置的选择甚至定制等方面展现其独特的价值。

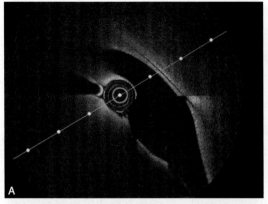
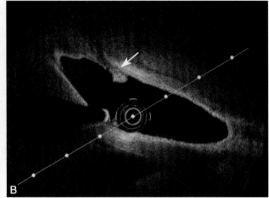
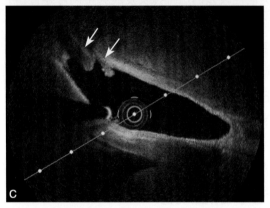

图 6-7

高分辨率 OCT 显示卵圆孔未闭

A. 内膜光滑的节段；B. 有游离血栓的节段；C. 有多发原位血栓的节段。

（张刚成　张曹进　胡海波）

参考文献

［1］Holswilder G, Wermer MJ, Holman ER, et al. CT Angiography of the Heart and Aorta in TIA and Ischaemic Stroke: Cardioembolic Risk Sources and Clinical Implications. J Stroke Cerebrovasc Dis, 2020, 29(12): 105326.

［2］Jin H, Kim YJ, Lee HJ, et al. Cardiac computed tomographic angiography for detection of cardiac sources of embolism in stroke patients. Stroke, 2009, 40(6): 2073-2078.

［3］Williamson EE, Kirsch J, Araoz PA, et al. ECG-gated cardiac CT angiography using 64-MDCT for detection of patent foramen ovale. AJR Am J Roentgenol, 2008, 190(4): 929-933.

［4］Mohrs OK, Petersen SE, Erkapic D, et al. Dynamic Contrast-Enhanced MRI Before and After Transcatheter Occlusion of Patent Foramen Ovale. AJR Am J Roentgenol, 2007, 188(3): 844-849.

［5］Buecker A, Spuentrup E, Grabitz R, et al. Magnetic Resonance-Guided Placement of Atrial Septal Closure Device in Animal Model of Patent Foramen Ovale. Circulation, 2002, 106(4): 511-515.

［6］Nietlispach F, Tanner FC, Meier B. Angiography, Transthoracic, Transesophageal, and Intracardiac Echocardiography. Patent Foramen Ovale Closure for Stroke, Myocardial Infarction, Peripheral Embolism, Migraine, and Hypoxemia, 2020: 29-42.

［7］Medford BA, Taggart NW, Cabalka AK, et al. Intracardiac Echocardiography during Atrial Septal Defect and Patent Foramen Ovale

Device Closure in Pediatric and Adolescent Patients. Journal of the American Society of Echocardiography, 2014, 27(9): 984-990.

[8] Cunnington C, Hampshaw SA, Mahadevan VS, et al. Utility of real-time three-dimensional intracardiac echocardiography for patent foramen ovale closure. Heart, 2013, 99(23): 1789-1790.

[9] 龙德勇, 孙莉萍, 王琎, 等. 心腔内三维超声联合三维标测系统指导无X线房间隔穿刺. 中华心律失常学杂志, 2017, 21(3), 209-212.

[10] Yan C, Li H. Preliminary Investigation of In situ Thrombus Within Patent Foramen Ovale In Patients With and Without Stroke. JAMA. 2021, 325(20): 2116-2118.

第七章
卵圆孔未闭相关卒中

自 1877 年 Cohnheim 教授首次描述卵圆孔未闭（patent foramen ovale，PFO）患者存在矛盾血栓（脑栓塞）以来，大量研究表明，存在 PFO 者发生不明原因脑缺血事件的概率显著高于无 PFO 者。PFO 与缺血性卒中是否存在某种内在联系，如何有效预防 PFO 患者缺血性卒中的再发等科学问题日益被医学界关注和重视。

第一节　定义与流行病学

一、不明原因卒中

据最新资料统计，卒中（stroke）是导致我国人口死亡、残疾最主要的病因，它是一组发病急骤迅猛且危害巨大的脑血管疾病，根据发病机制可以分为缺血性卒中和出血性卒中，其中缺血性卒中占比为 87%。近年来，我国的缺血性卒中的发病人数越来越多，发病率逐年增高，严重威胁人们的健康水平和生活质量。缺血性卒中的病因有很多，如心源性疾病、动脉粥样硬化、小血管病、动脉夹层等，但临床上也有很多排除以上因素，暂未发现明显致病因素的脑卒中，即为不明原因卒中（cryptogenic stroke，CS），又称为不明原因缺血性卒中（cryptogenic ischemic stroke，CIS）或者隐源性卒中。据相关资料统计，目前 CS 的发病率占缺血性卒中的 25% 左右。CS 的发生并非没有明确的发病原因，只是危险因素持续的时间不长或以目前技术较难检测，随着医学相关技术的提升以及临床上对 CS 的研究越来越多，CS 的潜在发病机制将被逐渐发现，如 CS 在 50 年前约占所有缺血性卒中的 40%；然而，随着诊断的进步，特别是影像学的进步，这一比例已经下降到 15%～30%。

二、卵圆孔未闭与缺血性卒中的流行病学资料

PFO 在功能上与瓣膜相类似，正常人左心房压力比右心房高 3～5mmHg，卵圆孔应处于关闭状态，一般并不引起血液分流。但是当右心房压力增高时，如做 Valsalva 动作、打喷嚏、咳嗽时，高于左心房压力后，会让左侧薄弱的原发隔打开，右心房血流入左心房，此时称为右向左分流（right to left shunt，RLS），右心房的栓子或者化学因子便可不经过肺循环的过滤直接通过卵圆孔到达左心房，并随着心脏泵血到达脑部或者身体其他部位，导致出现卒中、偏头痛等。

据相关资料统计，PFO 在成年人中的发生率约为 25%，PFO 在人群中的发生率随着年龄增加而降低，据 Hagen 等解剖 965 例心脏尸检样本发现，PFO 的总发生率为 27.3%，PFO 发生率若以年龄分组有以下结果：30 岁以下为 34.3%，40～80 岁为 25.4%，90～100 岁为

20.2%。根据 McKenzie 等的尸检报告发现，PFO 的大小会随着年龄的增长而增大，平均直径约 5.1mm。另有尸检研究发现，在老年患者中发现的 PFO 发生率较低，但是老年人的 PFO 普遍偏大，从而证实以上说法。并且相关研究显示 PFO 的发生率在男性和女性中无明显差别，因此与性别无显著关系，但可能存在人种差异，与白人和西班牙裔相比，大型 PFO 在黑人中的流行程度要低得多。

长期以来人们对 PFO 相关临床症状缺乏足够的认识，认为 PFO 无特殊临床意义。1988 年 Lechat 等报道了一项关于 PFO 与 CS 的病例对照研究，小于 55 岁脑卒中的患者中，原因明确者的 PFO 发生率仅为 21% 左右，不明原因且没有危险因素者的 PFO 发生率高达 54% 左右，而对照组仅为 10%。2004 年 Cramer 等在对 95 例卒中研究中发现，CS 患者中 PFO 发生率为 61%，而明确原因的卒中患者中 PFO 发生率为 19%。2010 年一项总结了 29 项队列研究的荟萃分析显示，其中有 27 项研究都表明 PFO 与 CS 之间有明显的相关性，并且 CS 患者中 PFO 发生率是已知原因脑卒中的 3.32 倍。并且年轻的 PFO 患者与 CS 的关系更为密切。2000 年有病例对照研究的荟萃分析发现，小于 55 岁的 CS 患者与同年龄段的病因相对明确的脑卒中患者相比，PFO 的发生率要高出约 6 倍。2009 年一项大规模流行病学研究发现，在青年人群中 2/3 的 PFO 与脑卒中是相关的，在老年人群中并没有如此高的相关性。2018 年新的一项大规模流行病学研究估计，全世界每年约有 345 000 例 18~60 岁的患者同时发生 PFO 和 CS，并且与具有明确原因的卒中患者相比，患有 PFO 的年轻患者发生 CS 的相对风险增加了 2.3 倍。因此，PFO 可能是 CS 的独立危险因素，尤其在中青年卒中人群。

第二节　卵圆孔未闭相关卒中的发病机制

最近的大规模流行病学研究表明，PFO 可能是一种比以前所认识到的更为常见的卒中机制。此外，最近的随机临床试验（randomized clinical trial, RCT）显示，与非特异性卒中预防策略（单独使用抗血小板药物）相比，针对 PFO 的经皮 PFO 封闭术在预防缺血性卒中复发方面具有优越性，这些研究结果均提示与 PFO 有高度因果关系的脑梗死描述为不明原因卒中已不再合适，并且还会阻碍现行指南及相关管理策略的制定，因此需要更新卒中病因机制的分类。在另外一篇文献中，其作者建议将 PFO 相关卒中（PFO-associated stroke, PFO-AS）作为一个新术语，并建议作为缺血性卒中的一个独特的致病机制，将彻底地以分级的方式应用于卒中患者的临床评估。目前关于 PFO 相关卒中的发病机制暂未完全明确，比较公认的机制有 3 种：经卵圆孔的矛盾栓塞、卵圆孔内原位血栓形成和 PFO 相关的房性心律失常。

一、经卵圆孔的矛盾栓塞学说

矛盾栓塞学说是 PFO 相关卒中最重要的发病机制。根据最新的专家共识，PFO 可增加血凝块（例如来自下肢深静脉的栓子）从右心系统进入到左心系统，从而进入动脉循环而造成体循环栓塞的风险。若脑动脉系统发生栓塞，则表现为脑卒中或 TIA。这种血栓或化学物质通过特殊通道，从右心系统进入左心系统导致体循环栓塞的现象，称为矛盾栓塞。1972 年矛盾栓塞的诊断标准也沿用至今：①无左侧来源的脑 / 全身栓塞；②有静脉血栓或肺栓塞；③有向右向左分流；④有右心压升高，如肺动脉高压、三尖瓣疾病、先天性右房发育不良或一过性（如咳嗽或 Valsalva 动作）。目前认为深静脉血栓是最为常见的矛盾栓塞栓子的来源，导致脑卒中的发生率也明显高于其他病因，如空气栓子、血小板聚集、脂肪栓子、纤维蛋白沉着等，也可能通过矛盾栓塞导致卒中的发生。

二、卵圆孔内原位血栓形成学说

原位血栓形成学说认为血栓可能是在 PFO 的管道内形成的。理论上，PFO 是一种类似于通道样的结构，其大多长而窄，易成为血流停滞区域，从而导致出现原位血栓。我国学者报道，OCT 可以清晰显示 PFO 内部体积在 $0.04m^3$ 以下的原位微血栓，这可能是支持卵圆孔内原位血栓形成的证据。

三、卵圆孔未闭相关的房性心律失常学说

房性心律失常学说的具体机制是 PFO 可能会改变左心房的电活动，导致更易发生心律失常，如心房颤动。心房颤动是卒中重要的危险因素，多项研究已表明，伴有房间隔异常患者比无房间隔异常的患者更易发生心房颤动。根据相关研究显示，跨 PFO 的分流能增加左心房的僵硬度和房性非同步化运动，从而可能导致左心房肌原纤维电生理调节的紊乱，引发房颤，增加脑卒中的风险，该研究将左心房非同步化运动≥23.5ms（灵敏度 89%，特异度 86%）及左心房僵硬指数＞10.61（灵敏度 89%，特异度 83%）作为预测房性心律失常的鉴别值，为房颤提供了有力的预测指标。

第三节　危　险　因　素

一、卵圆孔未闭的解剖学危险因素

根据有关研究表明，并非所有的 PFO 都可导致矛盾栓塞的发生，无症状 PFO 患者与无PFO 个体的缺血性脑卒中发生率并无差异，提示矛盾栓塞的发生可能是多种危险因素共同作用的结果。根据 2015 年中国专家建议，PFO 的解剖学危险因素有如下几点：

1. PFO 合并房间隔膨出瘤　房间隔膨出瘤（atrial septal aneurysm，ASA）是由于房间隔结缔组织发育薄弱，致房间隔局部或全部向心房一侧膨隆，表现为房间隔呈瘤样凸向任何一侧心房的心脏结构异常，其形成与房间隔心内膜结缔组织先天性缺陷和 / 或左右心房存在明显压差有关。房间隔膨出瘤诊断标准：房间隔局限性瘤样凸入一侧心房或在两房间摆动，膨出度＞10mm，基底直径＞15mm（成人）或膨出度＞25% 左或右心房横径（小儿）。合

并房间隔膨出瘤的 PFO 通道开放频率增加、开放口直径更大,下腔静脉的血流可直接流向 PFO,促进右向左分流,从而更易发生脑缺血事件。因此,PFO 合并 ASA 患者比单独 PFO 患者不明原因卒中风险明显增加。相关研究报道,在大约 60% 的不明原因卒中合并房间隔膨出瘤患者中会存在 PFO,而未合并房间隔膨出瘤的该类患者中 PFO 约为 30%。Cabanes 等研究表明 PFO 并发房间隔膨出瘤发生血栓栓塞事件的危险性是正常对照组的 33 倍。Mas 等的前瞻性队列研究发现,单纯 PFO 患者发生再发性脑卒中或 TIA 的可能性为 6.0%,而如果合并房间隔膨出瘤,其发病率则高达 15.6%。De Castro 等发现,对于原发隔摆动大但未达到房间隔膨出瘤标准的 PFO 人群,活动度>6.5mm 为发生和再发卒中的高危人群。

2. **PFO 的直径大小** PFO 越大,矛盾栓塞的发生率越高。直径>4mm 的 PFO,TIA 和缺血性卒中发生或复发危险性均明显增加。有关研究表明,不明原因卒中 PFO 患者的 PFO 平均直径明显大于无不明原因卒中的 PFO 患者。Komar 等对无症状 FPO 患者和有症状 PFO(发生了缺血性脑血管事件)患者进行比较,发现有症状 PFO 患者相对于无症状 FPO 患者在卵圆孔通道大小[(14±6.0)mm 和(12±5.5)mm]、原发隔和继发隔的最大间隔[(3.9±1.4)mm 和(1.3±1.3)mm]、严重的心内分流比例(39.8% 和 2.3%)等方面有明显差异,并具有统计学意义。因此,PFO 的大小与不明原因卒中风险有相关性。

3. **PFO 有静息右向左分流或活动时大量右向左分流** RLS 分流量越多,矛盾栓塞的发生率也越高,引起 RLS 的因素,如咳嗽、肺动脉高压、肺动脉瓣狭窄等,使右心压力高于左心,使右向左分流增大,栓子通过卵圆孔的概率增大,从而更易引起卒中。静息 RLS 者复发性卒中的风险更高,Rigatelli 等研究发现,静息 RLS 组多发性缺血性卒中病变明显增多。

4. **长隧道型 PFO** 长隧道型 PFO(≥8mm)脑血管事件复发的风险增高,封堵术后残余分流概率高。

5. **PFO 合并下腔静脉瓣>10mm 或 Chiari 网** 下腔静脉瓣、Chiari 网同样常见于 PFO 合并脑卒中患者。这两种结构是胚胎发育过程中下腔静脉和冠状窦瓣吸收不完全而残留于右心房内的先天性残留组织结构,常呈窗膜状或条索状随右心房的舒缩而飘动。Chiari 网类似于可移动的网状结构,通常从下腔静脉与右心房的连接处延伸出来,并附着在右心房或房间隔上壁。下腔静脉瓣同样从下腔静脉右心房连接处向前延伸,但不与其他结构连接。这两种结构均可引导下腔静脉血液流向 PFO,增加脑卒中风险。

二、卵圆孔未闭与不明原因卒中相关的临床危险因素

矛盾栓塞的血栓来源主要为静脉血栓,如下肢静脉、盆腔静脉等,据相关文献报道,CS 下肢静脉血栓发生率为 0～57%,盆腔静脉、肾盂静脉血栓发生率为 20%。一些小静脉血栓如静脉曲张内小栓子脱落亦可引起矛盾栓塞。静脉血栓栓塞的高危因素均为 PFO 相关脑卒中的高危因素。有明确的深静脉血栓形成(deep venous thrombosis,DVT)病史,或 DVT 后肺栓塞表现,若同时或 DVT/ 肺栓塞后发生脑卒中,合并有 PFO 存在,则认为该 PFO 为

"病理性"。另外，雌激素、妊娠、外科手术后、右心或置入器械表面血栓者，其矛盾栓塞的风险同样增加。高凝状态，特别是遗传性高凝状态也是血栓来源的一个重要因素。因此，PFO与CS常见的临床危险因素如下：

1. 年龄＜55岁。
2. CT/MRI显示多发缺血性病灶。
3. 临床栓塞事件复发者。
4. DVT/PE病史或易栓症者。
5. Valsalva动作相关血栓栓塞事件。
6. 睡眠呼吸暂停。
7. 长途旅行/静止状态下相关临床事件。
8. 同时发生体循环/肺循环栓塞。
9. RoPE评分＞6分者。

第四节　诊　断　要　点

一、卵圆孔未闭的诊断

目前诊断PFO主要是依靠超声影像学技术，包括经食管超声心动图（transeosophageal echocardiography，TEE）、经胸超声心动图（transthoracic echocardiography，TTE）和对比增强经颅多普勒超声（contrast-enhanced transcranial Doppler，cTCD）等。此外，其他检查手段有多层螺旋CT和增强磁共振、心内超声心动图、耳氧饱和度测定、选择性血管造影和同位素扫描等，但都因各种因素限制，目前应用不多，具体内容详见本书第四至第六章。

二、卵圆孔未闭相关卒中的诊断

（一）不明原因卒中的诊断

不明原因卒中的定义是指经充分的现代化筛查都未能确定明确的病因机制的一类卒中。因此CS的诊断是一种排他性诊断。CS作为一个概念性实体，需要随着科学的进步不断修正。当科学进步揭示卒中新致病机制时，具有这些疾病的患者不应再被描述为隐源性，而应被归入适当的已定义的病因类别。临床上最常见的卒中类别主要是大动脉粥样硬化、心源性栓塞、小血管疾病和其他原因。在这些类别中对患者进行分配的三种详细分类系统已得到广泛接受：①TOAST（Trial of Org 10172 in Acute Stroke Treatment）分类系统；②CCS（Causative Classification of Stroke）分类系统；③动脉粥样硬化、小血管疾病、心脏病变、其他原因和夹层（atherosclerosis，small vessel，cardioembolism and other dissection，ASCOD）分类系统。此外，在一篇文献中，作者建议用来源不明的栓塞性卒中（embolic stroke of undetermined source，ESUS）来取代术语隐源性卒中，因为隐源性卒中是一种排除性诊断，范围可变，取决于临床和实际限制,以确定病因,相比之下,ESUS 是一种基于可视化的非腔隙性梗死的诊断,具有明确定义的诊断评估,以排除近端闭塞性动脉粥样硬化或主要危险栓塞源。

临床上较为常用的是 ASCOD 分类,据 ASCOD 分类标准,诊断 CS 需除外动脉粥样硬化、小血管病、心源性疾病、动脉夹层和其他少见原因等病因。即对于卒中患者,如果经病史询问、体格检查,头颅影像学检查、血管影像学检查、心脏检查和实验室检查等各种评估后未发现明确的病因,即可考虑 CS。

1. **头颅影像学检查**　包括头颅 CT 或 MRI,其显示的病灶位置与分布能够提示卒中发生的可能机制。目前认为矛盾栓塞是 PFO 导致卒中事件发生的最主要机制,研究表明,PFO 导致的栓塞与 PFO 的大小及分流量相关：PFO 的直径越大,分流量越大,伴有房间隔膨出瘤或高凝状态的患者,栓塞发生率则越高。PFO 作为不明原因卒中的潜在病因,其在影像学上的表现模式有所不同,并且 PFO 相关卒中与心房颤动所导致的卒中比较,基本符合心源性卒中的特征,但仍具有自身特征。Kim 等报道,PFO 引发的卒中更常见的是单一的皮质或皮质下梗死,或多个小的(<15mm)分散型梗死灶,梗死体积较小,主要累及大脑后循环椎基底动脉区;PFO 引发的卒中,梗死相关区域血管闭塞少见,NIHSS 评分较轻,再通率亦低。还有研究发现,PFO 相关性梗死多位于皮质下单发的直径>15mm 的梗死,特别是位于大脑后循环,考虑可能由于在行 Valsalva 动作时大脑后循环较前循环血流量更大的原因,韩国学者最近一项研究发现,在不明原因缺血性卒中患者中,PFO 大小和梗死病灶的面积呈正相关,更说明 PFO 大小与缺血性卒中的严重程度相关。国内也有相关研究表明,单纯 PFO 患者弥散加权成像(DWI)上多为仅累及单根血管病灶,大病灶的比例更高。

2. **血管影像学检查**　磁共振血管成像(magnetic resonance angiography,MRA)可发现较早期的动脉粥样硬化斑块,评估斑块的易损性,并且可发现该类患者中非狭窄性斑块破裂的情况,必要时可行数字减影血管造影,检查鉴别血管夹层。颈部血管彩超及经颅多普勒超声(transcranial Doppler,TCD)用于检测具有多个危险因素的无症状性动脉狭窄的患者,以及识别有症状的动脉狭窄患者的狭窄程度。

3. **心脏检查**　包括常规心电图、24 小时动态心电图、经胸/经食管超声心动图,用于发现心房颤动、心源性栓子的可能。

4. 实验室检查包括血常规、心肌酶谱、凝血、免疫及风湿指标、红细胞沉降率等,辅助评估有无其他卒中的病因。

具体对于一个临床中的卒中患者,如果经过病史询问、体格检查,头颅影像学检查、血管影像学检查、心脏检查和实验室检查等各种评估后均未发现明确的病因,即可考虑 CS。

(二)卵圆孔未闭作为不明原因卒中的病因诊断

鉴于 PFO 的高发生率,伴有 PFO 的 CS 并不意味着 PFO 与 CS 直接相关。我们需要评估以区分哪些 CS 患者的 PFO 需要干预。需要注意的是,PFO 相关卒中的原因是静脉系统血栓,并不是 PFO。PFO 只是因果关系的一个连接或者说是产生矛盾栓塞的中介。但究竟如何评估 PFO 在 CS 的发病原因中占多大比例，尚没有公认的模型或评分标准。目前，临床上常用的矛盾栓塞风险量表（RoPE）是判断 PFO 在 CS 中的病因贡献作用大小的常规方法。Kent 等用 RoPE 评分分析了脑卒中与 PFO 之间的相关性，该量表包括皮质卒中、糖尿病、高血压、吸烟、既往卒中或短暂性脑缺血发作、年龄等危险因素。通过计算分值判断 PFO 是否为卒中的病因，RoPE 分值越高，则考虑 PFO 相关卒中的可能性越大，PFO 越可能是促使卒中发生的病因。RoPE 评分结合了患者的临床的特征，如有 / 无高血压、糖尿病、吸烟史、影像学上脑皮质梗死的表现，结合患者的年龄给予不同的赋分（最高得分 10 分）。RoPE 评分越高，脑卒中与 PFO 相关的可能性越大。目前将 RoPE 评分＞6 分定义为 PFO 相关卒中。但是，RoPE 评分是通过危险因素和病变特征来评分，对评判 CS 是否与 PFO 相关有价值，而难以判断预后及复发。PFO 相关脑卒中是一个"综合性"因素作用的结果，如 PFO 的结构特征、有无合并房间隔膨出瘤，右向左分流的多少、PFO 的大小等，结合患者全身状况（如高凝状态等）都与 PFO 的发生及复发有关。因此，RoPE 评分对于预后及复发的判断不能"个体化"，不能仅仅依靠该评分用于 PFO 患者治疗的选择。对于具有高复发风险的高 RoPE 评分患者，更为翔实的变量识别才可进一步判断是否行 PFO 封堵治疗，如房间隔活动度大（有 / 无）、静息下 PFO 处分流（有 / 无）和 PFO 大小（大 / 小）等。

其次，要进行 PFO 与 CS 相关联的临床线索评估。临床上对于年轻人（＜55 岁）、缺乏易患因素，突然出现的脑卒中应怀疑 PFO 为其病因。常见的临床线索为：①长时间的空中旅行或自动驾驶；②长期制动；③脑梗死前有类似 Valsalva 动作，如体力活动后、洗浴或抬重物等；④中心静脉置管后出现脑栓塞症状；⑤同时体循环和肺循环栓塞；⑥其他，有偏头痛、睡眠呼吸暂停综合征病史等。

（三）卵圆孔未闭相关卒中的鉴别诊断

1. **心房颤动**　心房颤动和 PFO 导致脑卒中均为心源性脑卒中，一项对比心房颤动或 PFO 导致脑卒中的研究发现，PFO 所致卒中更常发生单一皮质梗死（34.2% vs. 3.1%）或多发小的（＜15mm）散在病变（23.1% vs. 5.9%），且椎基底动脉区域为 44.4%（44.4% vs. 22.9%）；相比之下，房颤所致卒中更常发生大的皮质 - 皮质下梗死或在多循环区域存在额外的融合性病变（＞15mm）（图 7-1）。

2. **主动脉弓斑块 / 轻度动脉硬化**　在国内一项研究中，作者对比了主动脉弓斑块（aortic arch atheroma，AAA）合并 PFO 组、轻度动脉硬化（mild arteriosclerosis，MAS）合并 PFO 组、单纯 PFO 组，发现与主动脉弓斑块（AAA）合并 PFO 组比较，单纯 PFO 后循环受累更常见。AAA 合并 PFO 患者的梗死灶多为多个，累及两根以上血管的小病灶及同时累及前后循环更常见，这与国外的一项研究结果一致，分析可能原因与血栓结构成分相关，血栓病理检查结果提示 AAA 引起的梗死多为脆弱的胆固醇结晶的栓子，引起皮质或皮质下小栓塞，并且容易引起多根血管受累，而 PFO 的栓子纤维蛋白含量更高，红细胞更少，为心源性血栓，引起单根血管栓塞可能性更大，由此导致梗死灶比 AAA 更大。

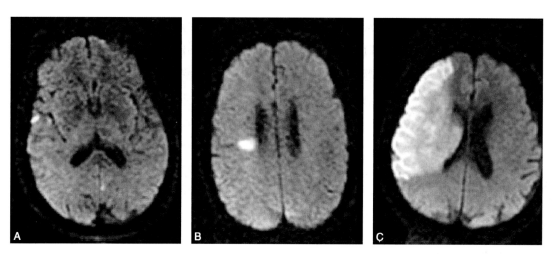

图 7-1

心房颤动所致脑卒中的单一梗死病灶

A 为皮质梗死病灶；B 为皮质下梗死病灶；C 为皮质 - 皮质下大片梗死病灶。

此外，研究还发现，单纯 PFO 组与 MAS 合并 PFO 组 DWI 病灶大小、数量、累计血管模式无明显差异，提示 MAS 合并 PFO 组中 CS 的病因可能为 PFO 引起的矛盾栓塞，PFO 可能是比 MAS 级别更高的脑卒中危险因素，这与既往的研究一致（图 7-2）。

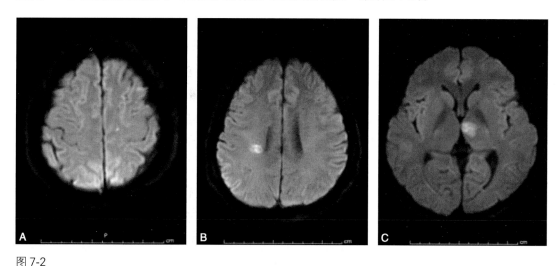

图 7-2

不同程度动脉硬化合并 PFO 患者影像学病灶特点

A 为 55 岁男性 AAA 合并 PFO 患者，DWI 示前循环皮质小病灶；B 为 63 岁男性 MAS 合并 PFO 患者，DWI 示前循环基底节小病灶；C 为 13 岁男性 PFO 患者，DWI 示后循环丘脑大病灶。AAA 为主动脉弓斑块，MAS 为轻度动脉硬化，PFO 为卵圆孔未闭。

（四）卵圆孔未闭相关卒中的临床诊断流程

长期以来，PFO 合并不明原因卒中的预防一直存在争议，PFO 可能是责任病变，但不同患者间 PFO 的作用可能存在异质性，PFO 的存在不一定致病，据有关研究表明，无症状的 PFO 个体与无 PFO 的个体缺血性脑卒中发生率并无差异，因此，区分致病性 PFO 和非致病性 PFO 尤为重要。RoPE 评分有助于区分与 CS 相关的致病性 PFO 和非致病性 PFO，在此基础上，结合 PFO 的解剖高危因素，有学者提出 PFO 相关卒中因果关系（PASCAL）分类系统（表 7-1），有助于临床识别 PFO 是否是导致缺血性卒中的病因，从而制订个体化的治疗方案，临床筛查流程见图 7-3。

表 7-1 PASCAL 分类系统

RoPE 评分 ≥7 分	PFO 高危解剖学特征	PFO 相关卒中
否	否	可能性低
否	是	有可能
是	否	
是	是	可能性高

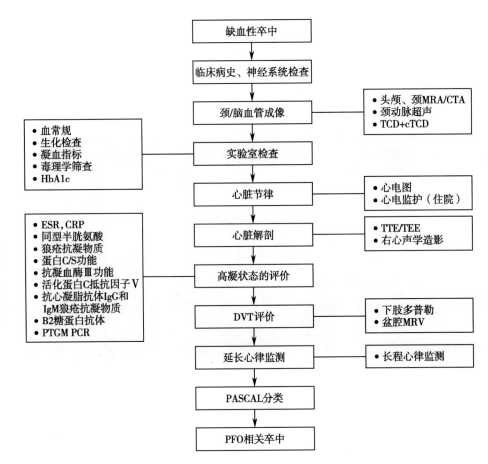

图 7-3

PFO 相关卒中临床筛查流程

HbA1c. 糖化血红蛋白；ESR. 红细胞沉降率；CRP. C 反应蛋白；DVT. 深静脉血栓形成；PASCAL. PFO 相关卒中因果关系；MRA/CTA. 磁共振 /CT 血管成像；TCD. 经颅多普勒超声；cTCD. 对比增强经颅多普勒超声；TTE/TEE. 经胸超声心动图 / 经食管超声心动图；MRV. 磁共振静脉成像。

第五节　卵圆孔未闭相关卒中的治疗

矛盾栓塞学说是最重要的 PFO 相关卒中的发病机制,经过临床规范化诊断,尤其排除了其他因素导致的缺血性脑卒中,为了预防缺血性卒中的再发,目前的指南和专家共识建议积极地进行二级预防。目前临床常用的治疗方案包括药物、卵圆孔封堵和外科手术。

一、药物治疗

完成 PFO 的诊断评估后,对缺血性卒中患者可进行药物治疗。对于初发临床事件,无解剖学或者临床危险因素,推荐合适的药物治疗。药物预防是指运用药物阻止血栓的形成,从矛盾栓塞形成的根源上预防脑卒中。目前临床上常用的两类药物是抗血小板聚集药物(阿司匹林和氯吡格雷)和抗凝药物(华法林),关于两者的对比,PICSS 试验以及 Kent 等的荟萃分析均显示,华法林以及阿司匹林对于预防 PFO 相关 CS 再发的差异不大,无明显统计学方面的意义,但华法林易受食物等因素干扰,血药浓度波动大,其出血风险较高。因此药物治疗首选抗血小板聚集药物,常规推荐剂量阿司匹林 100mg/d 和 / 或氯吡格雷 75mg/d。在进行抗血小板治疗情况下,仍发生脑卒中或出现脑卒中复发者,若有封堵禁忌或患者拒绝封堵手术者,可采用包括新型口服抗凝药在内的抗凝治疗来代替抗血小板治疗。尽管药物治疗无手术风险,但需长期治疗,出血是其最主要的并发症,患者的依从性差为其缺陷。

二、封堵治疗

理论上,封堵治疗通过人为地关闭卵圆孔,阻止血栓通过卵圆孔,从而预防矛盾栓塞的发生,且经皮介入封堵治疗的创伤较小,恢复快,具有非常良好的临床应用前景。

(一)封堵治疗卵圆孔未闭的循证医学证据

在意向治疗分析中,较早期的 3 项随机临床研究未能证明经皮 PFO 封堵术对不明原因卒中二级预防有显著益处,考虑与研究使用非针对卵圆孔解剖结构的封堵装置以及试验设计等多因素有关。

1. 早期 3 项随机临床研究

(1) CLOSE Ⅰ研究:CLOSE Ⅰ研究是一项首次随机、多中心、开放标签试验(对结果事件进行盲法判定),以评价经皮 PFO 封堵(STARFlex 间隔闭合系统)加药物治疗(阿司匹林、华法林或两者兼用)与单纯药物治疗对卒中或短暂性脑缺血发作(TIA)二级预防的有效性和安全性。在这项试验中共有 909 名年龄在 18～60 岁之间的不明原因卒中或短暂性脑缺血发作(TIA)患者,他们均经过 TEE 检查并被确诊为 PFO。此项试验以卒中、短暂性脑缺血发作和死亡为主要复合终点事件,在两年的随访中,封堵治疗组发生终点事件的概率为 5.5%,而药物治疗组为 6.8%,p 值为 0.37。此外,PFO 封堵并没有显著降低卒中复发

（2.9% vs. 3.1%；$p=0.79$）或短暂性脑缺血发作（3.1% vs. 4.1%；$p=0.44$）。并且在两年后（20例），封堵治疗组显示出明显更高的主要血管并发症（3.2% vs. 0）和心房颤动（5.7% vs. 0.7%）（$p<0.001$）。通过后来的分析，CLOSE I 试验和以前的观察性研究之间的不一致被归因于STARFlex 封堵器（图7-4）本身的问题，该装置发生心房颤动的概率比预期更高，此项试验中共有 26 名患者发生心房颤动，23 名患者发生在装置组内，其中 3 名患者卒中复发。

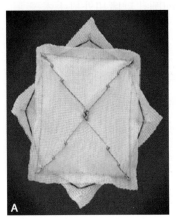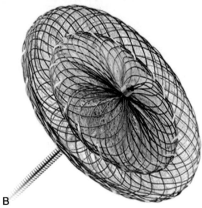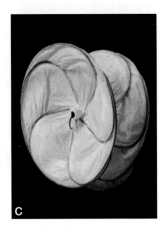

图7-4
随机临床试验所用的 PFO 封堵器
A. STARFlex PFO 封堵器用于 CLOSE I 试验的装置组；B. Amplatzer PFO 封堵器用于 PC 和 RESPECT 试验的装置组；C. Gore Cardioform Septal 封堵器是 Gore REDUCE 试验装置组中使用的 2 个装置中的 1 个。

（2）PC 研究：PC 研究是一项随机、多中心、开放标签的试验，包括 414 名患有不明原因卒中（年龄＜60 岁）、TIA 伴病理脑成像或外周血栓栓塞事件的患者。患者被随机分为Amplatzer PFO 封堵器组和药物治疗（抗血小板或口服抗凝药治疗）组。这项试验的主要终点事件是死亡、非致命性卒中、短暂性脑缺血发作（TIA）或外周动脉栓塞，对上述试验对象随访 4 年，并根据这些试验的统计，PFO 封堵组与药物治疗组相比没有显著优势（3.4% vs. 5.2%；$p=0.34$）。另外，在比较非致命性卒中（0.5% vs. 2.4%；$p=0.14$）和短暂性脑缺血发作（2.5% vs. 3.3%；$p=0.56$）时，PFO 封堵组也没有统计学上的优势。房颤的发生率在封堵后无明显增加（2.9% vs. 1.0%；$p=0.16$）。也没有发生可归因于该装置的不良事件或血栓。PC 试验的第一个主要缺陷是在统计上动力不足，容易出现第二类错误。第二，纳入非脑血管系统栓塞的患者使研究组与大多数观察性研究中的患者不同。第三，短暂性脑缺血发作的临床表现可能类似于偏头痛先兆出现的一过性神经功能障碍，此类患者的入选可能导致出现与 PFO 无关的症状。最后，此项试验中缺乏盲目和定期的现场审核可能导致在药物治疗组中使用 PFO 封堵器，而缺乏文件记录。

（3）RESPECT 研究：RESPECT 研究是一项随机、多中心、开放标签试验，包括 980 名18～60 岁患有不明原因卒中的患者，他们均有 TEE 证实的 PFO，这些患者被随机分成两组，分别使用 PC 试验中使用的 PFO 封堵器或药物治疗如阿司匹林、华法林、氯吡格雷或阿司匹林加双嘧达莫。选择合适的药物治疗由医生自行决定。尽管在 0.6～4.6 年的随访中，RESPECT 试验的初步结果仅显示意向治疗分析中的再发卒中无显著差异（0.7% vs. 1.4%；$p=0.08$），但长期（中位 5.9 年）随访数据显示，与药物治疗相比，闭合 PFO 显著降低了再发卒中的发生率[3.6% vs. 5.8%；风险比（HR）：0.55；95% CI：0.31～0.999；$p=0.046$]。此外，RESPECT 的长期随访结果显示，对于病因不明的卒中复发患者，PFO 闭合组相对风险显著降低 62%，并且在那些有房间隔膨出瘤和大量右向左分流的患者中，卒中复发的风险更低，效果更佳。而两组严重不良事件、心房颤动、大出血发生率无显著性差异。此外，该试验确定了从 PFO 封堵术中获益最多的患者（即房间隔膨出瘤或大量右向左分流患者）。

所有早期试验都受到患者招募缓慢的限制，部分患者不愿接受随机分组，因为他们个人可能比较倾向于堵闭 PFO 或药物治疗，这也可能增强了那些随机接受药物治疗组的患者对超适应证封堵器的使用，并可能导致试验中主要是低风险患者。

2. 关于前 3 项随机临床研究的荟萃分析 对早期 PFO 和卒中试验（CLOSE Ⅰ、PC 和 RESPECT）进行了大量荟萃分析，试图增加样本量，从而减少Ⅱ型错误的风险。其中一项研究表明，无论使用哪种装置，PFO 封闭术在预防卒中复发方面都比药物治疗更有效（HR：0.67；95% CI：0.44～1.00）。在意向治疗分析中，将 PC 和 RESPECT 的数据合并分析（HR：0.54；95% CI：0.29～1.01），获益更大，PC 和 RESPECT 试验都使用相同的 PFO 封堵器，这证明合并这些试验的数据是合理的。随后，发表了一项关于 CLOSE Ⅰ、PC 和 RESPECT 研究的荟萃分析，研究结果证实，在 2 303 名有不明原因脑血管事件的患者中，在二级预防卒中方面，PFO 封堵器优于药物治疗（HR：0.58；$p=0.043$），当使用 PC 和 RESPECT 的 PFO 封堵器时，获益更明显（HR：0.39；$p=0.013$）。

3. 关于 PFO 封堵预防脑卒中再发的长期随访研究 2017 年 9 月，*N Engl J Med* 同一期刊登 CLOSE、REDUCE 和 RESPECT 的远期随访结果的 3 个阳性随机对照试验，研究结果均表明，在患者选择得当的情况下，与药物治疗相比，在 CS 患者中，经导管 PFO 封闭显著降低了卒中复发的风险，而不会增加严重不良事件的风险。

（1）CLOSE 研究：共纳入了 663 例发生 PFO 相关卒中并伴有房间隔膨出瘤或大量右向左分流的患者，年龄 16～60 岁，将其随机分成 PFO 封堵术联合长期抗血小板治疗组（PFO 封堵术组），抗血小板治疗组（抗血小板组），或口服抗凝药治疗组（抗凝组），主要终点事件为卒中复发。结果显示，PFO 封堵术组无卒中发生，而抗血小板组有 14 例发生卒中（风险比 HR=0.03，95%CI 0～0.26，$p<0.001$），但 PFO 封堵术组患者心房颤动的发生率高于抗血小板组（4.6% vs. 0.9%，$p=0.02$），11 例患者植入封堵装置术后出现心房颤动，其中 10 例（91%）发生在术后 1 个月内。该研究表明，在伴有房间隔膨出瘤或大量右向左分流的 PFO 相关卒中患者中，与单纯使用抗血小板治疗的患者比较，PFO 封堵术联合抗血小板治疗的患者卒中复发率更低，但 PFO 封堵术与心房颤动的发生风险有关。

（2）RESPECT 长期随访研究是一项多中心、随机试验，该试验纳入了 980 例伴有 PFO

的不明原因卒中患者,平均年龄为45.9岁,中位随访时间为5.9年,将其随机分为PFO封堵术治疗组和单纯药物治疗组(药物包括阿司匹林、华法林、氯吡格雷,阿司匹林联合双嘧达莫缓释片),主要疗效终点是复发性非致死性缺血性卒中、致死性缺血性卒中或随机化后早期死亡。两组的治疗暴露时间不等,PFO封堵术组为3 141患者/a(a=年),而药物治疗组为2 669患者/a。该研究结果显示,封堵术治疗组有18例患者发生复发性缺血性卒中,而药物治疗组则有28例,其中两组不明原因的复发性缺血性脑卒中患者分别为10例和23例。与药物治疗组比较,静脉血栓(包括肺栓塞和深静脉血栓形成事件)在手术治疗组更常见。因此,该研究表明,在不明原因卒中患者中,与单纯药物治疗组的患者比较,PFO封堵术组患者在延长随访时间中复发性缺血性卒中的发生率更低。

(3)REDUCE研究是一项多国家联合的前瞻性随机对照研究,共纳入了664例患者,平均年龄为45.2岁,其中81%的患者存在中至大量右向左分流,将患者以2∶1的比例分为PFO封堵术联合抗血小板治疗组(PFO封堵术组)和单独抗血小板治疗组,中位随访时间为3.2年。结果显示,PFO封堵术组患者中有6例发生缺血性脑卒中,而抗血小板治疗组则有12例发生缺血性脑卒中(HR=0.23,95% CI 0.09～0.62,p=0.002);PFO封堵术组新发脑梗死的发生率低于抗血小板组(5.7% vs. 11.3%,RR=0.51,95%CI 0.29～0.91,p=0.04),但两组无症状脑梗死的发生率无统计学差异。该研究证实,PFO封堵术联合抗血小板治疗的复发缺血性卒中的风险较单独抗血小板治疗患者更低。

2018年*JACC*上发表了一项关于高危PFO的DEFENSE研究,发现对于大型PFO、合并ASA或原发间隔活动度大的PFO,相比单纯药物治疗,PFO封堵能降低脑卒中的发生或复发概率。同年,来自*BMJ*的专家临床指南意见指出,对于年龄＜60岁,伴有CS的PFO人群,PFO封堵是常规治疗方案,且封堵优于药物治疗。因此,结合近期的循证医学证据,推荐在选择特定患者的前提下,经导管PFO封堵对于预防脑卒中发生或复发的效果优于单纯的药物治疗。

(二)卵圆孔未闭相关卒中封堵治疗的适应证和禁忌证及封堵治疗的围手术期管理策略

2017年《卵圆孔未闭预防性封堵术中国专家共识》关于PFO相关卒中管理的建议如下:

1. 适应证和禁忌证

(1)适应证:①CS/TIA合并PFO,有1个或多个PFO的解剖学高危因素;②CS/TIA合并PFO,有中至大量RLS,合并1个或多个临床高危因素;③PFO相关脑梗死/TIA,有明确DVT或肺栓塞,不适宜抗凝治疗者;④PFO相关脑梗死/TIA,使用抗血小板或抗凝治疗仍有复发;⑤CS或外周栓塞合并PFO,有右心或植入器械表面血栓;⑥年龄＞16岁(有明确矛盾栓塞证据者,年龄可适当放宽)。

(2)相对适应证:①CS/TIA合并PFO,有下肢静脉曲张/瓣膜功能不全;②PFO伴颅外动脉栓塞;③正在使用华法林治疗的育龄期妇女伴PFO,中至大量RLS,有怀孕计划,既往发生过 CS 者。

（3）禁忌证：①可以找到任何原因的脑栓塞；②抗血小板或抗凝治疗禁忌，如 3 个月内有严重出血情况，明显的视网膜病，有其他颅内出血病史，明显的颅内疾病；③下腔静脉或盆腔静脉血栓形成导致完全梗阻，全身或局部感染，败血症，心腔内血栓形成；④合并肺动脉高压或 PFO 为特殊通道；⑤4 周内大面积脑梗死。

2. 封堵 PFO 的围手术期管理

（1）术前准备：详细的临床检查及评估后，签署知情同意书。术前 48 小时口服阿司匹林 3～5mg/kg（成人推荐常规剂量 100mg），每日 1 次，氯吡格雷 75mg，每日 1 次，术前 1 小时可给予预防性抗生素。

（2）植入操作：PFO 封堵过程与房间隔缺损封堵过程基本相似，但有其特殊性。PFO 封堵难点之一就是导管如何通过 PFO 通道。我国目前批准 Amplatzer PFO 封堵器或北京华医圣杰科技有限公司 PFO 封堵器用于临床。其型号主要有 18/18mm、18/25mm、30/30mm 和 25/35mm 等。通常推荐使用专用 PFO 封堵器，房间隔缺损封堵器对于 PFO 合并房间隔瘤及巨大 PFO 者可能具有一定优势。大多数 PFO，可先常规尝试选择 18/25mm 中等大小封堵器。对于 PFO 合并巨大房间隔膨出瘤；长管形 PFO；继发隔特别厚或粗大的主动脉根部凸出并紧靠卵圆窝，而担心封堵器的盘片对主动脉造成侵蚀，则直接选择 25/35mm 或 30/30mm 的 PFO 封堵器。对于一些复杂的病例，基于病情需要和卵圆孔的特点，可以考虑房间隔穿刺建立封堵轨道，但不建议作为常规操作。

（3）术后用药与随访：术后用药目前国内外尚无统一方案，中南大学湘雅医院术后常规肝素抗凝 48 小时，口服阿司匹林 3～5mg/(kg·d) 6 个月及氯吡格雷 75mg/d 3 个月。6 个月内，若有侵入性操作或手术，则预防感染性心内膜炎治疗。术后 3 个月、6 个月和 12 个月复查超声心动图，12 个月之后，每年行经胸超声心动图检查。除了封堵器位置、有无封堵器血栓及心脏结构，重点应作 cTTE 或 cTCD 检查，判断有无 RLS。当有临床症状时，行心电图或动态心电图（Holter）检查。

（4）并发症：经导管 PFO 封堵术成功率高，主要并发症风险低，是一种安全的治疗措施。PFO 封堵术的并发症根据 58 项观察性研究的荟萃分析发现，心包积液或心脏压塞的发生率为 0.3%，封堵器栓塞或移位为 0.4%，Amplatzer 封堵器术后新发心房颤动为 3.1%，封堵器触发心房颤动约 1%，主动脉侵蚀很罕见，也有封堵器过敏的报道。心房颤动是 PFO 封堵术比较常见的并发症，心房颤动主要是发生在术后 4～6 周的一过性自限性发作。在 PFO 封堵试验中，在超过 2.5 年的随访中，与心房颤动相关的卒中很少见，并且封堵治疗和药物治疗之间的差异无统计学意义。

在此基础上，结合近几年的国内外研究进展，2021 年《卵圆孔未闭相关卒中预防中国专家指南》的发布，对 PFO 相关卒中预防的建议做了相应调整，建议如下：

①年龄介于 16～60 岁，血栓栓塞性脑梗死伴 PFO 患者，未发现其他卒中发病机制，

PFO 伴 ASA 或中至大量 RLS 或直径≥2mm，建议行经导管 PFO 封堵术（Ⅰ类，A级）。

② 传统血管风险因素（如高血压、糖尿病、高脂血症或吸烟等）少，全面评估（包括长程心电监测除外房颤）后没有发现其他卒中机制，PFO 伴 ASA 或中至大量 RLS 或直径≥2mm，年龄＞60 岁、≤65 岁者（特殊情况年龄可以适当放宽），建议行经导管 PFO 封堵术（Ⅱa类，C级）。

③ 年轻、单一深部小梗死（＜1.5cm），PFO 伴 ASA 或中至大量 RLS 或直径≥2mm，无小血管疾病的危险因素如高血压、糖尿病或高脂血症等，建议行经导管 PFO 封堵术，且年龄可以适当放宽（Ⅱa类，C级）。

④ PFO 相关卒中，合并有明确的 DVT 或 PE 患者，不具备长期抗凝条件，建议行经导管 PFO 封堵术（Ⅱa类，B级）。

⑤ 封堵术后用药方面，口服阿司匹林 100mg/d 加氯吡格雷 50～75mg/d，6 个月。6 个月内，若有侵入性操作或手术，则预防感染性心内膜炎治疗。6 个月后，继续口服阿司匹林 100mg/d，至术后 1 年。若合并有高凝状态等其他需要口服抗凝药的情况，则长期抗凝治疗。

2022 年 5 月，美国心血管造影和介入学会公布了 PFO 管理指南，即 *SCAI Guidelines for the Management of Patent Foramen Ovale*。对 PFO 相关卒中患者临床处理策略建议如下：

① 不论是否有 PFO 解剖高危因素，强烈建议 18～60 岁 PFO 相关卒中患者关闭 PFO，而不是仅使用抗血小板治疗，RoPE 评分≥7 分者，获益更大。

② 不论是否有 PFO 解剖高危因素，18～60 岁 PFO 相关卒中患者，无其他抗凝治疗指征时，建议关闭 PFO 及抗血小板治疗，而不是单纯抗凝治疗，RoPE 评分≥7 分者，获益更大。

③ 60 岁以上 PFO 相关卒中患者，建议关闭 PFO，而不是仅抗血小板治疗。但需要术前评估 PFO 封堵术的获益与介入相关操作的风险。

④ 60 岁以上 PFO 相关卒中患者，无其他抗凝治疗指征时，建议关闭 PFO 及抗血小板治疗，而不是单独长期抗凝治疗。但需要术前评估 PFO 封堵术的获益与介入相关操作的风险。

⑤ 有心房颤动病史的缺血性卒中患者，建议 PFO 封堵术不作为常规治疗手段。

⑥ 对于接受抗血小板治疗而非抗凝治疗的易栓症患者，如有 PFO 相关卒中病史，建议关闭 PFO 而不是单独使用抗血小板治疗。但需要术前评估 PFO 封堵术的获益与介入相关操作的风险。

⑦ 患有易栓症的 PFO 相关卒中患者，建议在终身抗凝治疗的基础上关闭 PFO，而不是单独抗凝治疗。但需要术前评估 PFO 封堵术的获益与介入相关操作的风险。

⑧ 对于有需要终身抗凝的深静脉血栓病史 PFO 相关卒中患者，建议关闭 PFO 及终身抗凝，而不是仅终身抗凝。但需要术前评估 PFO 封堵术的获益与介入相关操作的风险。

⑨ 对于有肺栓塞病史且需要终身抗凝的 PFO 相关卒中患者，建议关闭 PFO 及终身抗

凝,而不是仅终身抗凝。但需要术前评估PFO封堵术的获益与介入相关操作的风险。

⑩ 建议经皮PFO封堵术后第1个月口服阿司匹林加氯吡格雷,之后口服阿司匹林5个月。

三、外科手术治疗

目前大多数外科手术修补PFO因术式复杂、创伤大,已被简便并且创伤小的介入手术所取代,运用较少。除非合并其他需要外科手术治疗的疾病,可同时行PFO修补,否认不建议单纯外科手术修补PFO。

(王先文　陈晓彬　张曹进)

参考文献

[1] Zhou M, Wang H, Zeng X, et al. Mortality, morbidity, and risk factors in China and its provinces, 1990-2017: a systematic analysis for the Global Burden of Disease Study 2017. Lancet, 2019, 394(10204): 1145-1158.

[2] Galimanis A, Mono ML, Arnold M, et al. Lifestyle and stroke risk: a review. Curr Opin Neurol, 2009, 22(1): 60-68.

[3] Liberman AL, Prabhakaran S. Cryptogenic stroke: how to define it? How to treat it. Curr Cardiol Rep, 2013, 15(12): 423.

[4] Saver JL. CLINICAL PRACTICE. Cryptogenic Stroke. N Engl J Med, 2016, 374(21): 2065-2074.

[5] Hart RG, Diener HC, Coutts SB, et al. Embolic strokes of undetermined source: the case for a new clinical construct. Lancet Neurol, 2014, 13(4): 429-438.

[6] Alkhouli M, Sievert H, Holmes DR. Patent foramen ovale closure for secondary stroke prevention. Eur Heart J, 2019, 40(28): 2339-2350.

[7] 中国医师协会心血管内科医师分会. 卵圆孔未闭处理策略中国专家建议. 心脏杂志, 2015, 27(4): 373-379.

[8] Onorato E, Casilli F. Influence of PFO Anatomy on Successful Transcatheter Closure. Interv Cardiol Clin, 2013, 2(1): 51-84.

[9] Rana BS, Shapiro LM, McCarthy KP, et al. Three-dimensional imaging of the atrial septum and patent foramen ovale anatomy: defining the morphological phenotypes of patent foramen ovale. Eur J Echocardiogr, 2010, 11(10): i19-i25.

[10] Xu WH, Xing YQ, Yan ZR, et al. Cardiac right-to-left shunt subtypes in Chinese patients with cryptogenic strokes: a multicenter case-control study. Eur J Neurol, 2014, 21(3): 525-528.

[11] Hagen PT, Scholz DG, Edwards WD. Incidence and size of patent foramen ovale during the first 10 decades of life: an autopsy study of 965 normal hearts. Mayo Clin Proc, 1984, 59(1): 17-20.

[12] Hoffman JI, Kaplan S. The incidence of congenital heart disease. J Am Coll Cardiol, 2002, 39(12): 1890-1900.

[13] McKenzie JA, Edwards WD, Hagler DJ. Anatomy of the patent foramen ovale for the interventionalist. Catheter Cardiovasc Interv, 2009, 73(6): 821-826.

[14] Di Tullio MR. Patent foramen ovale: echo-cardiographic detection and clinical relevance in stroke. J Am Soc Echocardiogr, 2010, 23(2): 144-155.

[15] Rodriguez CJ, Homma S, Sacco RL, et al. Race-ethnic differences in patent foramen ovale, atrial septal aneurysm, and right atrial

anatomy among ischemic stroke patients. Stroke, 2003, 34(9): 2097-2102.

[16] Homma S, Messé SR, Rundek T, et al. Patent foramen ovale. Nat Rev Dis Primers, 2016, 2: 15086.

[17] Meister SG, Grossman W, Dexter L, et al. Paradoxical embolism. Diagnosis during life. Am J Med, 1972, 53(3): 292-298.

[18] Brogno D, Lancaster G, Rosenbaum M. Embolism interruptus. N Engl J Med, 1994, 330(24): 1761-1762.

[19] Lechat P, Mas JL, Lascault G, et al. Prevalence of patent foramen ovale in patients with stroke. N Engl J Med, 1988, 318(18): 1148-1152.

[20] Cramer SC, Rordorf G, Maki JH, et al. Increased pelvic vein thrombi in cryptogenic stroke: results of the Paradoxical Emboli from Large Veins in Ischemic Stroke (PELVIS) study. Stroke, 2004, 35(1): 46-50.

[21] Mattle HP, Meier B, Nedeltchev K. Prevention of stroke in patients with patent foramen ovale. Int J Stroke, 2010, 5(2): 92-102.

[22] Overell JR, Bone I, Lees KR. Interatrial septal abnormalities and stroke: a meta-analysis of case-control studies. Neurology, 2000, 55(8): 1172-1179.

[23] Alsheikh-Ali AA, Thaler DE, Kent DM. Patent foramen ovale in cryptogenic stroke: incidental or pathogenic. Stroke, 2009, 40(7): 2349-2355.

[24] Saver JL, Mattle HP, Thaler D. Patent Foramen Ovale Closure Versus Medical Therapy for Cryptogenic Ischemic Stroke: A Topical Review. Stroke, 2018, 49(6): 1541-1548.

[25] 朱润秀, 袁军, 郭小亮. 卵圆孔未闭与缺血性卒中相关性研究进展. 中国循证心血管医学杂志, 2014, 6(6): 773-775.

[26] 史如渊, 康卫华, 路淑芬, 等. 隐源性卒中与卵圆孔未闭的相关性研究. 中国药物与临床, 2016, 16(10): 1439-1440.

[27] Calvert PA, Rana BS, Kydd AC, et al. Patent foramen ovale: anatomy, outcomes, and closure. Nat Rev Cardiol, 2011, 8(3): 148-160.

[28] 徐亮, 周畅, 李洁, 等. 卵圆孔未闭与中青年

隐源性脑卒中相关性的 Meta 分析. 巴楚医学, 2019, 2(2): 76-81.

[29] Handke M, Harloff A, Olschewski M, et al. Patent foramen ovale and cryptogenic stroke in older patients. N Engl J Med, 2007, 357(22): 2262-2268.

[30] Mas JL, Arquizan C, Lamy C, et al. Recurrent cerebrovascular events associated with patent foramen ovale, atrial septal aneurysm, or both. N Engl J Med, 2001, 345(24): 1740-1746.

[31] Furlan AJ, Reisman M, Massaro J, et al. Closure or medical therapy for cryptogenic stroke with patent foramen ovale. N Engl J Med, 2012, 366(11): 991-999.

[32] Carroll JD, Saver JL, Thaler DE, et al. Closure of patent foramen ovale versus medical therapy after cryptogenic stroke. N Engl J Med, 2013, 368(12): 1092-1100.

[33] Meier B, Kalesan B, Mattle HP, et al. Percutaneous closure of patent foramen ovale in cryptogenic embolism. N Engl J Med, 2013, 368(12): 1083-1091.

[34] Yan C, Li H. Preliminary Investigation of In situ Thrombus Within Patent Foramen Ovale In Patients With and Without Stroke. JAMA, 2021, 325(20): 2116-2118.

[35] Elgendy AY, Saver JL, Amin Z, et al. Proposal for Updated Nomenclature and Classification of Potential Causative Mechanism in Patent Foramen Ovale-Associated Stroke. JAMA Neurol, 2020, 77(7): 878-886.

[36] Miranda B, Fonseca AC, Ferro JM. Patent foramen ovale and stroke. J Neurol, 2018, 265 (8): 1943-1949.

[37] 中华医学会心血管内科分会, 中国医师协会心血管内科分会. 卵圆孔未闭预防性封堵术中国专家共识. 中国循环杂志, 2017, 32(3): 209-214.

[38] Soliman OII, Geleijnse ML, Meijboom FJ, et al. The use of contrast echocardiography for the detection of cardiac shunts. Eur J Echocardiogr, 2007, 8(3): S2-S12.

[39] Berthet K, Lavergne T, Cohen A, et al. Significant association of atrial vulnerability with atrial septal abnormalities in young

patients with ischemic stroke of unknown cause. Stroke, 2000, 31(2): 398-403.

[40] Sinha AM, Diener HC, Morillo CA, et al. Cryptogenic Stroke and underlying Atrial Fibrillation (CRYSTAL AF): design and rationale. Am Heart J, 2010, 160(1): 36-41.

[41] Mahfouz RA, Alawady WS, Salem A, et al. Atrial dyssynchrony and left atrial stiffness are risk markers for cryptogenic stroke in patients with patent foramen ovale. Echocardiography, 2017, 34(12): 1888-1894.

[42] Di Tullio MR, Jin Z, Russo C, et al. Patent foramen ovale, subclinical cerebrovascular disease, and ischemic stroke in a population-based cohort. J Am Coll Cardiol, 2013, 62(1): 35-41.

[43] Silvestry FE, Cohen MS, Armsby LB, et al. Guidelines for the Echocardiographic Assessment of Atrial Septal Defect and Patent Foramen Ovale: From the American Society of Echocardiography and Society for Cardiac Angiography and Interventions. J Am Soc Echocardiogr, 2015, 28(8): 910-958.

[44] Cabanes L, Mas JL, Cohen A, et al. Atrial septal aneurysm and patent foramen ovale as risk factors for cryptogenic stroke in patients less than 55 years of age. A study using transesophageal echocardiography. Stroke, 1993, 24(12): 1865-1873.

[45] De Castro S, Cartoni D, Fiorelli M, et al. Morphological and functional characteristics of patent foramen ovale and their embolic implications. Stroke, 2000, 31(10): 2407-2413.

[46] Schuchlenz HW, Weihs W, Horner S, et al. The association between the diameter of a patent foramen ovale and the risk of embolic cerebrovascular events. Am J Med, 2000, 109(6): 456-462.

[47] Hanna JP, Sun JP, Furlan AJ, et al. Patent foramen ovale and brain infarct. Echocardiographic predictors, recurrence, and prevention. Stroke, 1994, 25(4): 782-786.

[48] Thaler DE, Saver JL. Cryptogenic stroke and patent foramen ovale. Curr Opin Cardiol, 2008, 23(6): 537-544.

[49] Komar M, Podolec P, Przewłocki T, et al. Transoesophageal echocardiography can help distinguish between patients with "symptomatic" and "asymptomatic" patent foramen ovale. Kardiol Pol, 2012, 70(12): 1258-1263.

[50] Rigatelli G, Dell'Avvocata F, Cardaioli P, et al. Permanent right-to-left shunt is the key factor in managing patent foramen ovale. J Am Coll Cardiol, 2011, 58(21): 2257-2261.

[51] Martín M, Secades S, Campos AG, et al. Patent foramen ovale and stroke: rethinking the need for systematic transesophageal echocardiography. Minerva Med, 2012, 103(5): 413-414.

[52] Şenadim S, Bozkurt D, Çabalar M, et al. The Role of Patent Foramen Ovale in Cryptogenic Stroke. Noro Psikiyatr Ars, 2016, 53(1): 63-66.

[53] Tanaka J, Izumo M, Fukuoka Y, et al. Comparison of two-dimensional versus real-time three-dimensional transesophageal echocardiography for evaluation of patent foramen ovale morphology. Am J Cardiol, 2013, 111(7): 1052-1056.

[54] Zuber M, Cuculi F, Oechslin E, et al. Is transesophageal echocardiography still necessary to exclude patent foramen ovale. Scand Cardiovasc J, 2008, 42(3): 222-225.

[55] Mahmoud AN, Elgendy IY, Agarwal N, et al. Identification and Quantification of Patent Foramen Ovale-Mediated Shunts: Echocardiography and Transcranial Doppler. Interv Cardiol Clin, 2017, 6(4): 495-504.

[56] González-Alujas T, Evangelista A, Santamarina E, et al. Diagnosis and quantification of patent foramen ovale. Which is the reference technique? Simultaneous study with transcranial Doppler, transthoracic and transesophageal echocardiography. Rev Esp Cardiol, 2011, 64(2): 133-139.

[57] Freeman JA, Woods TD. Use of saline contrast echo timing to distinguish intracardiac and extracardiac shunts: failure of the 3-to 5-beat rule. Echocardiography, 2008, 25(10): 1127-

1130.

[58] 李越, 翟亚楠, 魏丽群, 等. 经食管与经胸超声心动图造影检出卵圆孔未闭右向左分流效果比较. 中华医学超声杂志(电子版), 2013, 10(11): 916-921.

[59] Zito C, Dattilo G, Oreto G, et al. Patent foramen ovale: comparison among diagnostic strategies in cryptogenic stroke and migraine. Echocardiography, 2009, 26(5): 495-503.

[60] Basic identification criteria of Doppler microembolic signals. Consensus Committee of the Ninth International Cerebral Hemodynamic Symposium. Stroke, 1995, 26(6): 1123.

[61] Jauss M, Zanette E. Detection of right-to-left shunt with ultrasound contrast agent and transcranial Doppler sonography. Cerebrovasc Dis, 2000, 10(6): 490-496.

[62] Del Sette M, Dinia L, Rizzi D, et al. Diagnosis of right-to-left shunt with transcranial Doppler and vertebrobasilar recording. Stroke, 2007, 38(8): 2254-2256.

[63] Agustin SJ, Yumul MP, Kalaw AJ, et al. Effects of posture on right-to-left shunt detection by contrast transcranial doppler. Stroke, 2011, 42(8): 2201-2205.

[64] Lao AY, Sharma VK, Tsivgoulis G, et al. Effect of body positioning during transcranial Doppler detection of right-to-left shunts. Eur J Neurol, 2007, 14(9): 1035-1039.

[65] Lange MC, Zétola VF, Piovesan ÉJ, et al. Saline versus saline with blood as a contrast agent for right-to-left shunt diagnosis by transcranial Doppler: is there a significant difference. J Neuroimaging, 2012, 22(1): 17-20.

[66] Shariat A, Yaghoubi E, Nemati R, et al. Comparison of agitated saline mixed with blood to agitated saline alone in detecting right-to-left shunt during contrast-transcranial Doppler sonography examination. Acta Neurol Taiwan, 2011, 20(3): 182-187.

[67] Brochet E, Habib G. Intracardiac echocardiography during percutaneous closure of atrial septal defect and patent foramen ovale. Arch Mal Coeur Vaiss, 2005, 98(3): 25-28.

[68] Kim YJ, Hur J, Shim CY, et al. Patent foramen ovale: diagnosis with multidetector CT—comparison with transesophageal echocardiography. Radiology, 2009, 250(1): 61-67.

[69] Hamilton-Craig C, Sestito A, Natale L, et al. Contrast transoesophageal echocardiography remains superior to contrast-enhanced cardiac magnetic resonance imaging for the diagnosis of patent foramen ovale. Eur J Echocardiogr, 2011, 12(3): 222-227.

[70] Boutet C, Rouffiange-leclair L, Garnier P, et al. Brain magnetic resonance imaging findings in cryptogenic stroke patients under 60 years with patent foramen ovale. Eur J Radiol, 2014, 83(5): 824-828.

[71] Adams HP, Bendixen BH, Kappelle LJ, et al. Classification of subtype of acute ischemic stroke. Definitions for use in a multicenter clinical trial. TOAST. Trial of Org 10172 in Acute Stroke Treatment. Stroke, 1993, 24(1): 35-41.

[72] Ay H, Furie KL, Singhal A, et al. An evidence-based causative classification system for acute ischemic stroke. Ann Neurol, 2005, 58(5): 688-697.

[73] Amarenco P, Bogousslavsky J, Caplan LR, et al. The ASCOD phenotyping of ischemic stroke (Updated ASCO Phenotyping). Cerebrovasc Dis, 2013, 36(1): 1-5.

[74] Del Sette M, Rizzi D, Pretta S, et al. Magnitude of right-to-left shunt as the only determinant of stroke in a pair of identical twins. Neurol Sci, 2004, 25(3): 148-150.

[75] Kim BJ, Sohn H, Sun BJ, et al. Imaging characteristics of ischemic strokes related to patent foramen ovale. Stroke, 2013, 44(12): 3350-3356.

[76] Thaler DE, Ruthazer R, Di Angelantonio E, et al. Neuroimaging findings in cryptogenic stroke patients with and without patent foramen ovale. Stroke, 2013, 44(3): 675-680.

[77] Hayashida K, Fukuchi K, Inubushi M, et al. Embolic distribution through patent foramen ovale demonstrated by (99m)Tc-MAA brain SPECT after Valsalva radionuclide venography.

J Nucl Med, 2001, 42(6): 859-863.

[78] Jung JM, Lee JY, Kim HJ, et al. Patent foramen ovale and infarct volume in cryptogenic stroke. J Stroke Cerebrovasc Dis, 2013, 22(8): 1399-1404.

[79] 简鹿豹, 黄珊珊, 王芙蓉, 等. 伴卵圆孔未闭的隐源性脑卒中的临床表现及影像学特征. 卒中与神经疾病, 2020, 27(2): 156-160.

[80] Kent DM, Thaler DE. The Risk of Paradoxical Embolism (RoPE) Study: developing risk models for application to ongoing randomized trials of percutaneous patent foramen ovale closure for cryptogenic stroke. Trials, 2011, 12: 185.

[81] Kent DM, Ruthazer R, Weimar C, et al. An index to identify stroke-related vs incidental patent foramen ovale in cryptogenic stroke. Neurology, 2013, 81(7): 619-625.

[82] Thaler DE, Ruthazer R, Weimar C, et al. Recurrent stroke predictors differ in medically treated patients with pathogenic vs. other PFOs. Neurology, 2014, 83(3): 221-226.

[83] 黄洋洋, 邵蓓, 倪显达, 等. 不明原因缺血性卒中合并卵圆孔未闭磁共振弥散加权成像梗死病灶特点及发病机制分析. 中国全科医学, 2016, 19(9): 1102-1106.

[84] Ryoo S, Chung JW, Lee MJ, et al. An Approach to Working Up Cases of Embolic Stroke of Undetermined Source. J Am Heart Assoc, 2016, 5(3): e002975.

[85] Homma S, Sacco RL, Di Tullio MR, et al. Effect of medical treatment in stroke patients with patent foramen ovale: patent foramen ovale in Cryptogenic Stroke Study. Circulation, 2002, 105(22): 2625-2631.

[86] Kent DM, Dahabreh IJ, Ruthazer R, et al. Anticoagulant vs. antiplatelet therapy in patients with cryptogenic stroke and patent foramen ovale: an individual participant data meta-analysis. Eur Heart J, 2015, 36(35): 2381-2389.

[87] Messé SR, Gronseth GS, Kent DM, et al. Practice advisory update summary: Patent foramen ovale and secondary stroke prevention: Report of the Guideline Subcommittee of the American Academy of Neurology. Neurology, 2020, 94(20): 876-885.

[88] Ning M, Lo EH, Ning PC, et al. The brain's heart-therapeutic opportunities for patent foramen ovale (PFO) and neurovascular disease. Pharmacol Ther, 2013, 139(2): 111-123.

[89] Mojadidi MK, Zaman MO, Elgendy IY, et al. Cryptogenic Stroke and Patent Foramen Ovale. J Am Coll Cardiol, 2018, 71(9): 1035-1043.

[90] Mojadidi MK, Christia P, Salamon J, et al. Patent foramen ovale: Unanswered questions. Eur J Intern Med, 2015, 26(10): 743-751.

[91] Khan AR, Bin Abdulhak AA, Sheikh MA, et al. Device closure of patent foramen ovale versus medical therapy in cryptogenic stroke: a systematic review and meta-analysis. JACC Cardiovasc Interv, 2013, 6(12): 1316-1323.

[92] Kent DM, Dahabreh IJ, Ruthazer R, et al. Device Closure of Patent Foramen Ovale After Stroke: Pooled Analysis of Completed Randomized Trials. J Am Coll Cardiol, 2016, 67(8): 907-917.

[93] Mas JL, Derumeaux G, Guillon B, et al. Patent Foramen Ovale Closure or Anticoagulation vs. Antiplatelets after Stroke. N Engl J Med, 2017, 377(11): 1011-1021.

[94] Saver JL, Carroll JD, Thaler DE, et al. Long-Term Outcomes of Patent Foramen Ovale Closure or Medical Therapy after Stroke. N Engl J Med, 2017, 377(11): 1022-1032.

[95] Søndergaard L, Kasner SE, Rhodes JF, et al. Patent Foramen Ovale Closure or Antiplatelet Therapy for Cryptogenic Stroke. N Engl J Med, 2017, 377(11): 1033-1042.

[96] Lee PH, Song JK, Kim JS, et al. Cryptogenic Stroke and High-Risk Patent Foramen Ovale: The DEFENSE-PFO Trial. J Am Coll Cardiol, 2018, 71(20): 2335-2342.

[97] Kuijpers T, Spencer FA, Siemieniuk RAC, et al. Patent foramen ovale closure, antiplatelet therapy or anticoagulation therapy alone for management of cryptogenic stroke? A clinical practice guideline. BMJ, 2018, 362: k2515.

[98] Stortecky S, Da Costa BR, Mattle HP, et al. Percutaneous closure of patent foramen ovale in

patients with cryptogenic embolism: a network meta-analysis. Eur Heart J, 2015, 36(2): 120-128.

[99] Elgendy AY, Elgendy IY, Mojadidi MK, et al. New-onset atrial fibrillation following percutaneous patent foramen ovale closure:

a systematic review and meta-analysis of randomised trials. EuroIntervention, 2019, 14 (17): 1788-1790.

[100] 张玉顺, 蒋世良, 朱鲜阳. 卵圆孔未闭相关卒中预防中国专家指南. 心脏杂志, 2021, 32(1): 1-9.

第八章
卵圆孔未闭相关偏头痛

头痛是临床工作中最常见到的症状之一，据报道全球约 46% 的成年人曾出现发作性头痛，全球每年约有 6 亿头痛患者，其中 5% 的女性和 2.8% 的男性每年头痛在 180 天以上。有统计因单纯头痛到神经内科就诊者，占就诊总数的 30%～40%。由国际头痛学会中国分会公布的《中国头痛流行病学调查》结果表明，中国内地 18～65 岁人群中，原发性头痛发病率为 23.8%，近 1/4 国人受到头痛困扰。其中，最常见的紧张性头痛和偏头痛分别占 10.77% 和 9.3%。世界卫生组织（WHO）发布的 2001 年世界卫生报告将常见疾病按健康寿命损失年（years lived with disability，YLD）进行排列，偏头痛位列前 20 位，并将严重偏头痛定为最致残的慢性疾病，类同于痴呆、四肢瘫痪和严重精神病。一直以来，世界各国对于头痛的临床治疗都十分重视，近年来相继开展了众多头痛流行病学研究，国际头痛协会（International Headache Society，IHS）于 2013 年发布了新版头痛分类和诊断指南。本章就头痛的基本概念、分类及其流行病学特点做一简单阐述。

第一节　头痛的分类与流行病学

一、定义和临床表现

头痛（headache）是临床常见的症状，通常指局限于头颅上半部，包括眉弓、耳轮上缘和枕外隆凸连线以上部位的疼痛。头痛的主要临床表现为全头或局部的胀痛或钝痛、搏动性头痛、头重感、戴帽感、勒紧感等，同时可伴有恶心、呕吐、眩晕和视力障碍等。

二、分类

引起头痛的病因众多，大致可分为原发性和继发性两类。前者不能归因于确切病因，也可称为特发性头痛，常见的如偏头痛、紧张性头痛；后者病因可涉及各种颅内病变如脑血管疾病、颅内感染、颅脑外伤，全身疾病如发热、内环境紊乱及滥用精神活性药物等。世界各国对头痛的分类和诊断曾使用不同的标准。IHS 于 1988 年制定了头痛的分类和诊断标准，得到了广泛应用，并成为头痛分类和诊断的国际规范。2004 年，IHS 推出了第 2 版"头痛疾患的国际分类（ICHD-Ⅱ）"。在 2013 年的国际头痛会议上，IHS 又推出 ICHD-Ⅲ beta 版。ICHD-Ⅲ beta 版主要框架基本与之前版本相同，分 4 大部分，包括原发性头痛、继发性头痛及疼痛性脑神经病、其他面痛及头痛 3 个主要分类和 1 个分类附录。在第 1 版国际头痛疾病分类 ICHD-Ⅰ发表后 30 年，ICHD-Ⅲ于 2018 年在 *Cephalagia* 杂志上发表。本节根据

ICHD-Ⅲ版对头痛的分类予以阐述。

（一）偏头痛

1. 无先兆偏头痛

2. 有先兆偏头痛

（1）典型有先兆偏头痛

　　1）典型先兆伴头痛。

　　2）典型先兆不伴头痛。

（2）伴有脑干先兆偏头痛

（3）偏瘫型偏头痛

　　1）家族性偏瘫型偏头痛：①家族性偏瘫型偏头痛 1 型；②家族性偏瘫型偏头痛 2 型；③家族性偏瘫型偏头痛 3 型；④家族性偏瘫型偏头痛，其他基因位点。

　　2）散发性偏瘫型偏头痛。

（4）视网膜型偏头痛

3. 慢性偏头痛

4. 偏头痛并发症

（1）偏头痛持续状态。

（2）不伴脑梗死的持续先兆。

（3）偏头痛性脑梗死。

（4）偏头痛先兆诱发的痫样发作。

5. 很可能的偏头痛

（1）很可能的无先兆偏头痛。

（2）很可能的有先兆偏头痛。

6. 可能与偏头痛相关的周期综合征

（1）反复胃肠功能障碍

　　1）周期性呕吐综合征。

　　2）腹型偏头痛。

（2）良性阵发性眩晕

（3）良性阵发性斜颈

（二）紧张性头痛

1. 偶发性紧张性头痛

（1）伴颅周压痛的偶发性紧张性头痛。

（2）不伴颅周压痛的偶发性紧张性头痛。

2. 频发性紧张性头痛

（1）伴颅周压痛的频发性紧张性头痛。

（2）不伴颅周压痛的频发性紧张性头痛。

3. 慢性紧张性头痛

（1）伴颅周压痛的慢性紧张性头痛。

（2）不伴颅周压痛的慢性紧张性头痛。

4. 很可能的紧张性头痛

（1）很可能的偶发性紧张性头痛。

（2）很可能的频发性紧张性头痛。

（3）很可能的慢性紧张性头痛。

（三）三叉神经自主神经性头痛

1. 丛集性头痛

（1）发作性丛集性头痛。

（2）慢性丛集性头痛。

2. 阵发性偏侧头痛

（1）发作性阵发性偏侧头痛。

（2）慢性阵发性偏侧头痛。

3. 短暂单侧神经痛样头痛发作

（1）短暂单侧神经痛样头痛发作伴结膜充血和流泪（short-lasting unilateral neuralgiform headache attacks with conjunctival injection and tearing，SUNCT）

  1）发作性 SUNCT。

  2）慢性 SUNCT。

（2）短暂单侧神经痛样头痛发作伴头面部自主神经症状（short-lasting unilateral neuralgiform headache attacks with cranial autonomic symptoms，SUNA）

  1）发作性 SUNA。

  2）慢性 SUNA。

4. 持续性偏侧头痛

（1）持续偏侧头痛，缓解亚型。

（2）持续偏侧头痛，非缓解亚型。

5. 很可能的三叉神经自主神经性头痛

（1）很可能的丛集性头痛。

（2）很可能的阵发性偏侧头痛。

（3）很可能的短暂单侧神经痛样头痛发作。

（4）很可能的持续偏侧头痛。

（四）其他原发性头痛

1. 原发性咳嗽性头痛　很可能的原发性咳嗽性头痛。

2. **原发性劳力性头痛**　很可能的原发性劳力性头痛。

3. **原发性性活动相关性头痛**　很可能的原发性性活动相关性头痛。

4. **原发性霹雳样头痛**

5. **冷刺激性头痛**

（1）缘于外部冷刺激的头痛

（2）缘于摄入或吸入冷刺激物的头痛

（3）很可能的冷刺激性头痛

　　1）很可能的缘于外部冷刺激的头痛。

　　2）很可能的缘于摄入或吸入冷刺激物的头痛。

6. **外部压力性头痛**

（1）外部压迫性头痛

（2）外部牵拉性头痛

（3）很可能的外部压力性头痛

　　1）很可能的外部压迫性头痛。

　　2）很可能的外部牵拉性头痛。

7. **原发性针刺样头痛**　很可能的原发性针刺样头痛。

8. **圆形(硬币性)头痛**　很可能的圆形头痛。

9. **睡眠性头痛**　很可能的睡眠性头痛。

10. **新发每日持续头痛(new daily persistent headache，NDPH)**　很可能的新发每日持续头痛。

（五）缘于头颈部创伤的头痛

1. **缘于头部创伤的急性头痛**

（1）缘于头部中重度创伤的急性头痛。

（2）缘于头部轻度创伤的急性头痛。

2. **缘于头部创伤的持续性头痛**

（1）缘于头部中重度创伤的持续性头痛。

（2）缘于头部轻度创伤的持续性头痛。

3. **缘于挥鞭伤的急性头痛**

4. **缘于挥鞭伤的持续性头痛**

5. **缘于开颅术的急性头痛**

6. **缘于开颅术的持续性头痛**

（六）缘于头颈部血管性疾病的头痛

1. **缘于缺血性卒中或者短暂性脑缺血发作的头痛**

（1）缘于缺血性卒中(脑梗死)的头痛

1）缘于缺血性卒中（脑梗死）的急性头痛。

　　2）缘于既往缺血性卒中（脑梗死）的持续性头痛。

（2）缘于短暂性脑缺血发作（transient ischemic attack，TIA）的头痛

2. 缘于非创伤性颅内出血的头痛

（1）缘于非创伤性脑出血的急性头痛

（2）缘于非创伤性蛛网膜下腔出血（subarachnoid hemorrhage，SAH）的急性头痛

（3）缘于非创伤性急性硬膜下出血（acute subdural hemorrhage，ASDH）的急性头痛

（4）缘于既往非创伤性颅内出血的持续性头痛

　　1）缘于既往非创伤性脑出血的持续性头痛。

　　2）缘于既往非创伤性蛛网膜下腔出血的持续性头痛。

　　3）缘于既往非创伤性急性硬膜下出血的持续性头痛。

3. 缘于未破裂颅内血管畸形的头痛

（1）缘于未破裂颅内囊状动脉瘤的头痛。

（2）缘于颅内动静脉畸形（arteriovenous malformation，AVM）的头痛。

（3）缘于硬脑膜动静脉瘘（dural arteriovenous fistula，DAVF）的头痛。

（4）缘于海绵状血管瘤的头痛。

（5）缘于脑三叉神经或软脑膜血管瘤病（Sturge-Weber 综合征）的头痛。

4. 缘于血管炎的头痛

（1）缘于巨细胞性动脉炎（giant cell arteritis，GCA）的头痛。

（2）缘于原发性中枢神经系统血管炎（primary angiitis of the central nervous system，PACNS）的头痛。

（3）缘于继发性中枢神经系统血管炎（secondary angiitis of the central nervous system，SACNS）的头痛。

5. 缘于颈段颈动脉或椎动脉疾病的头痛

（1）缘于颈段颈动脉或椎动脉夹层的头痛、面痛或颈痛

　　1）缘于颈段颈动脉或椎动脉夹层的急性头痛、面痛或颈痛。

　　2）缘于既往颈段颈动脉或椎动脉夹层的持续性头痛、面痛或颈痛。

（2）动脉内膜剥脱术后头痛

（3）缘于颈动脉或椎动脉血管成形术或支架术的头痛

6. 缘于脑静脉系统疾病的头痛

（1）缘于脑静脉血栓形成（cerebral venous thrombosis，CVT）的头痛。

（2）缘于脑静脉窦支架植入术的头痛。

7. 缘于其他急性颅内血管病的头痛

（1）缘于颅内动脉内处理的头痛

（2）缘于血管造影术的头痛

（3）缘于可逆性脑血管收缩综合征（reversible cerebral vasoconstriction syndrome，RCVS）的头痛

 1）缘于可逆性脑血管收缩综合征（RCVS）的急性头痛。

 2）很可能的缘于可逆性脑血管收缩综合征（RCVS）的急性头痛。

 3）缘于既往可逆性脑血管收缩综合征（RCVS）的持续性头痛。

（4）缘于颅内动脉夹层的头痛

8. 缘于慢性颅内血管病的头痛和/或偏头痛样先兆

（1）缘于伴皮质下梗死和白质脑病的常染色体显性遗传性脑动脉病（cerebral autosomal dominant arteriopathy with subcortical infarcts and leukoencephalopathy，CADASIL）的头痛。

（2）缘于线粒体脑肌病伴高乳酸血症和卒中样发作（mitochondrial encephalopathy with lactic acidosis and stroke-like episodes，MELAS）的头痛。

（3）缘于烟雾病（moyamoya angiopathy，MMA）的头痛。

（4）缘于脑淀粉样血管病（cerebral amyloid angiopathy，CAA）的偏头痛样先兆。

（5）缘于伴有白质脑病和全身表现的视网膜血管病（retinal vasculopathy with cerebral leukoencephalopathy and systemic manifestations，RVCLSM）的头痛。

（6）缘于其他慢性颅内血管病的头痛。

9. 缘于垂体卒中的头痛

（七）缘于颅内非血管性疾病的头痛

1. 缘于脑脊液压力增高的头痛

（1）缘于特发性颅内压增高的头痛。

（2）缘于代谢、中毒或激素所致颅内压增高的头痛。

（3）缘于继发于染色体异常导致的颅内压增高的头痛。

（4）缘于脑积水所致颅内压增高的头痛。

2. 缘于脑脊液压力减低的头痛

（1）硬脊膜穿刺术后头痛。

（2）缘于脑脊液瘘的头痛。

（3）缘于自发性低颅压的头痛。

3. 缘于颅内非感染性炎性疾病的头痛

（1）缘于神经系统结节病的头痛。

（2）缘于无菌性（非感染性）脑膜炎的头痛。

（3）缘于其他非感染性炎性颅内疾病的头痛。

（4）缘于淋巴细胞性垂体炎的头痛。

（5）短暂性头痛和神经功能缺损伴脑脊液淋巴细胞增多综合征（headache and neurological deficits with cerebrospinal fluid lymphocytosis，HaNDL）。

4. 缘于颅内肿瘤病变的头痛

（1）缘于颅内肿瘤的头痛：缘于第三脑室胶样囊肿的头痛。

（2）缘于癌性脑膜炎的头痛。

（3）缘于下丘脑或垂体分泌过多或不足的头痛。

5. 缘于鞘内注射的头痛

6. 缘于癫痫发作的头痛

（1）癫痫发作期头痛。

（2）癫痫发作后头痛。

7. 缘于 I 型 Chiari 畸形（Chiari malformation type I，CM I）的头痛

8. 缘于其他颅内非血管性疾病的头痛

（八）缘于某种物质的或物质戒断性头痛

1. 缘于某种物质使用或接触的头痛

（1）一氧化氮供体诱发的头痛

    1）一氧化氮供体诱发的速发型头痛。

    2）一氧化氮供体诱发的迟发型头痛。

（2）磷酸二酯酶抑制剂诱发的头痛

（3）一氧化碳诱发的头痛

（4）酒精诱发的头痛

    1）酒精诱发的速发型头痛。

    2）酒精诱发的迟发型头痛。

（5）食物和/或食品添加剂诱发的头痛：味精（谷氨酸钠）诱发的头痛

（6）可卡因诱发的头痛

（7）组胺诱发的头痛

    1）组胺诱发的速发型头痛。

    2）组胺诱发的迟发型头痛。

（8）降钙素基因相关肽诱发的头痛

    1）降钙素基因相关肽诱发的速发型头痛。

    2）降钙素基因相关肽诱发的迟发型头痛。

（9）缘于外源性急性升压药物的头痛

（10）缘于非头痛治疗药物偶尔使用的头痛

（11）缘于非头痛治疗药物长期使用的头痛

（12）缘于外源性激素的头痛

（13）缘于其他物质使用或接触的头痛

2. 药物过量性头痛

（1）麦角胺过量性头痛

（2）曲坦类过量性头痛

（3）非阿片类止痛药过量性头痛

    1）扑热息痛(对乙酰氨基酚)过量性头痛。

    2）非甾体抗炎药过量性头痛：乙酰水杨酸过量性头痛。

    3）其他非阿片类止痛药过量性头痛。

（4）阿片类药物过量性头痛

（5）复方止痛药物过量性头痛

（6）缘于多种而并非单一种类药物的药物过量性头痛

（7）缘于未确定的或未经证实的多重药物种类的药物过量性头痛

（8）缘于其他药物的药物过量性头痛

3. 物质戒断性头痛

（1）咖啡因戒断性头痛

（2）阿片类戒断性头痛

（3）雌激素戒断性头痛

（4）其他物质长期使用后戒断性头痛

（九）缘于感染的头痛

1. 缘于颅内感染的头痛

（1）缘于细菌性脑膜炎或脑膜脑炎的头痛

    1）缘于细菌性脑膜炎或脑膜脑炎的急性头痛。

    2）缘于细菌性脑膜炎或脑膜脑炎的慢性头痛。

    3）缘于既往细菌性脑膜炎或脑膜脑炎的持续性头痛。

（2）缘于病毒性脑膜炎或脑炎的头痛

    1）缘于病毒性脑膜炎的头痛。

    2）缘于病毒性脑炎的头痛。

（3）缘于颅内真菌或其他寄生虫感染的头痛

    1）缘于颅内真菌或其他寄生虫感染的急性头痛。

    2）缘于颅内真菌或其他寄生虫感染的慢性头痛。

（4）缘于局部脑组织感染的头痛

2. 缘于全身性感染的头痛

（1）缘于全身性细菌感染的头痛

    1）缘于全身性细菌感染的急性头痛。

2）缘于全身性细菌感染的慢性头痛。

（2）缘于全身性病毒感染的头痛

1）缘于全身性病毒感染的急性头痛。

2）缘于全身性病毒感染的慢性头痛。

（3）缘于其他全身性感染的头痛

1）缘于其他全身性感染的急性头痛。

2）缘于其他全身性感染的慢性头痛。

（十）缘于内环境紊乱的头痛

1. 缘于低氧血症和/或高碳酸血症的头痛

（1）高海拔性头痛。

（2）缘于飞机旅行的头痛。

（3）潜水性头痛。

（4）缘于睡眠呼吸暂停的头痛。

2. 缘于透析的头痛

3. 缘于高血压的头痛

（1）缘于嗜铬细胞瘤的头痛。

（2）缘于高血压危象而无高血压脑病的头痛。

（3）缘于高血压脑病的头痛。

（4）缘于子痫前期或子痫的头痛。

（5）缘于自主神经反射障碍的头痛。

4. 缘于甲状腺功能减退的头痛

5. 缘于禁食的头痛

6. 心脏源性头痛

7. 缘于其他内环境紊乱的头痛

（十一）缘于头颅、颈部、眼、耳、鼻、鼻窦、牙、口腔或其他面部或颈部构造疾病的头痛或面痛

1. 缘于颅骨疾病的头痛

2. 缘于颈部疾病的头痛

（1）颈源性头痛。

（2）缘于咽后肌腱炎的头痛。

（3）缘于头颈肌张力障碍的头痛。

3. 缘于眼部疾病的头痛

（1）缘于急性闭角型青光眼的头痛。

（2）缘于屈光不正的头痛。

（3）缘于眼部炎性疾病的头痛。

（4）滑车头痛。

4. 缘于耳部疾病的头痛

5. 缘于鼻或鼻窦疾病的头痛

（1）缘于急性鼻窦炎的头痛。

（2）缘于慢性或复发性鼻窦炎的头痛。

6. 缘于牙齿疾病的头痛

7. 缘于颞下颌关节紊乱（temporomandibular disorder，TMD）的头痛

8. 缘于茎突舌骨韧带炎的头面痛

9. 缘于其他颅、颈、眼、耳、鼻、鼻窦、牙、口或其他面、颈部结构异常的头面痛

（十二）缘于精神障碍的头痛

1. 缘于躯体化障碍的头痛。

2. 缘于精神病性障碍的头痛。

（十三）痛性脑神经病变和其他面痛

1. 缘于三叉神经损伤或病变的疼痛

（1）三叉神经痛

　　1）经典三叉神经痛

　　　　①经典三叉神经痛，纯发作性。

　　　　②经典三叉神经痛伴持续性面痛。

　　2）继发性三叉神经痛

　　　　①缘于多发性硬化的三叉神经痛。

　　　　②缘于占位性损害的三叉神经痛。

　　　　③缘于其他原因的三叉神经痛。

　　3）特发性三叉神经痛

　　　　①特发性三叉神经痛，纯发作性。

　　　　②特发性三叉神经痛伴持续性面痛。

（2）痛性三叉神经病

　　1）缘于带状疱疹的痛性三叉神经病。

　　2）带状疱疹后三叉神经痛。

　　3）创伤后痛性三叉神经病。

　　4）缘于其他疾病的痛性三叉神经病。

　　5）特发性痛性三叉神经病。

2. 缘于舌咽神经损伤或病变的疼痛

（1）舌咽神经痛

1）经典的舌咽神经痛。

　　2）继发性舌咽神经痛。

　　3）特发性舌咽神经痛。

（2）痛性舌咽神经病

　　1）缘于已知病因的痛性舌咽神经病。

　　2）特发性痛性舌咽神经病。

3. 缘于中间神经损伤或疾病的疼痛

（1）中间神经痛

　　1）经典的中间神经痛。

　　2）继发性中间神经痛。

　　3）特发性中间神经痛。

（2）痛性中间神经病

　　1）缘于带状疱疹的痛性中间神经病。

　　2）疱疹后痛性中间神经病。

　　3）缘于其他疾病的痛性中间神经病。

　　4）特发性痛性中间神经病。

4. 枕神经痛

5. 颈舌综合征

6. 痛性视神经炎

7. 缘于缺血性眼动神经麻痹的头痛

8. Tolosa-Hunt 综合征

9. 三叉神经交感 - 眼交感神经综合征（Raeder 综合征）

10. 复发性痛性眼肌麻痹神经病

11. 灼口综合征（burning mouth syndrome，BMS）

12. 持续特发性面痛（persistent idiopathic facial pain，PIFP）

13. 中枢性神经病理性疼痛

（1）缘于多发性硬化（multiple sclerosis，MS）的中枢性神经病理性疼痛。

（2）卒中后中枢性痛（central post-stroke pain，CPSP）。

（十四）其他类型头痛

1. 未分类的头痛。

2. 无特征性头痛。

三、其他分类方法

在日常临床诊疗中有时也常按照头痛的部位、病因和性质分为以下几类。

（一）头部疾病引起的头痛

1. 颅内疾病引起的头痛　①颅内感染引起的头痛；②颅内血管病变引起的头痛；③颅内占位病变引起的头痛；④颅脑损伤引起的头痛；⑤偏头痛及其他血管性头痛；⑥癫痫性头痛；⑦低颅压性头痛。

2. 颅外疾病引起的头痛　①头皮及颅疾病引起的头痛；②各种神经病引起的头痛；③眼疾性头痛；④鼻疾性头痛；⑤耳源性头痛；⑥口腔源性头痛；⑦肌紧张性头痛；⑧动脉炎引起的头痛。

（二）全身疾病引起的头痛

1. 一般感染性疾病引起的头痛。

2. 中毒性疾病引起的头痛。

3. 其他系统各种疾病引起的头痛。

（三）心源性头痛

四、头痛的流行病学

偏头痛是头痛中最常见的一种，现有的头痛流行病学调查大多基于偏头痛的研究。日本学者五十岚等在相关研究中指出，根据 IHS 诊断的偏头痛的流行病学调查，各国一年中偏头痛的发病率为男性 2%～9%，女性 7.3%～23%。在一项以 15 岁以上的日本人为研究对象的流行病学调查中，全部满足国际头痛学会偏头痛诊断标准的偏头痛发病率＞6.0%，加上考虑为偏头痛，但仅有一项不满足的（疑诊例）为 2.4%，合计共 8.4%。紧张性头痛 15.5%，加上疑诊例的 6.8%，合计 22.3%。按性别、年龄区分，男性偏头痛的发病率为 3.6%，女性 13%；按年龄分男性 20～39 岁居多，女性 30～49 岁居多。40 岁以后男女差别显著，女性在 50 岁也有将近 9% 的发病率。在日本，偏头痛的地域发病率也有明显差异，在北陆、近畿平均为 5.8%，明显低于其他地域的 9.5%。紧张性头痛没有看到明显的地域差别。一般认为偏头痛的发病有遗传因素，日本的偏头痛发病率有地域差别，可能与遗传文化因素有关。从偏头痛对日常生活的影响来看，经常性卧床不起者约占 4%，偶有卧床不起者大约为 30%，虽无卧床不起但起床有较大困难者为 40%。即偏头痛的 74% 可对日常生活造成若干困难，但医疗机构诊治率仅为 2.7%，数量极低。

几项较早期的偏头痛流行病学调查结果显示如下。

中国大陆：1985 年 21 省的调查是我国第一个大样本人群偏头痛的流行病研究，是对 21 省的 22 个农村和少数民族地区 246 812 名居民进行的调查，偏头痛患病率为 0.69%。1990 年在 6 城市对 63 185 名居民进行的调查，偏头痛患病率为 0.63%。这两个报告是目前世界上报告最低的患病率。中国香港：1995 年对 7 356 人群调查结果为 1%。中国台湾（金门）：1997 年对 2 003 名 65 岁以上老年人调查，发现偏头痛患病率为 3.0%。因以上几个数据的诊断标准和方法学等的不同，无法对其结果进行直接对比，但在一定程度上能说明我国偏头痛患病率明显低于欧洲和非洲(10%～20%)。而在 2010 年,由中华医学会疼痛学分会公布的一项涉及我国 6 大地区,共 5 041 人的头痛状况调查报告中表明,中国内地 18～65 岁人群中,原发性头痛发病率为 23.8%,其中,最常见的紧张性头痛和偏头痛分别为 10.77% 和 9.3%,每个城市患者平均每年花费 1 098.08 元治疗头痛。该调查说明中国人偏头痛患病率较前有所增高,已接近欧洲、非洲头痛患病率水平。在地域分布上,上述调查均表明内陆高原为我国高患病地带,东南沿海城市患病率较低。

根据 2014 年一项针对神经内科门诊头痛患者的回顾性研究,在 2 061 例头痛患者中,女性多于男性(男:女 =1:2.02),平均年龄(44.76±16.52)岁。原发性头痛 1 081 例(52.5%)、继发性头痛 168 例(8.2%)、精神障碍相关性头痛 493 例(23.9%)、神经痛 166 例(8.0%)、其他原因头痛 153 例(7.4%)。在原发性头痛中,95.7% 是偏头痛和紧张性头痛,是所有头痛中最常见的类型,分别为 602 例(29.2%)和 432 例(21.0%)。继发性头痛的病因多样,包括头部和 / 或颈部外伤、颅内或颈部血管疾患、颅内非血管疾患、物质或物质戒断、感染和五官科疾患等,除五官或其他头面部结构疾患所占比例为 0.8%,其余各亚组所占比例均低于 1.5%。神经痛和不明原因的头痛均不超过 9%。

一项关于印度普通人群中头痛的流行病学调查显示,随机在城市和农村选择 2 329 名成年人(18～65 岁),由专业人员进行问卷调查,根据 ICHD-Ⅱ 诊断标准,头痛患病率为 63.9%,女性较多(4:3)。偏头痛患病率为 25.2%,农村患病率较城市高。紧张性头痛为 35.1%,在年轻人中发病率较高。对巴西关于头痛的 6 项流行病学研究进行分析,头痛的患病率为 70.6%,其中 15.8% 为偏头痛,紧张性头痛较多,为 29.5%,慢性每日头痛(CDH)为 6.1%。并且偏头痛及 CHD 的致残率较高,女性头痛患者致残率更高些。在挪威的 12～18 岁青少年中分层抽样,对 493 名青少年进行横断面研究,诊断依据是 ICHD-Ⅲ beta 版,结果显示头痛、偏头痛患病率分别是 88% 和 23%,疑似偏头痛和紧张性头痛分别为 13% 和 58%。在青少年人群中,紧张性头痛患病率较高。这几项最新的流行病学研究显示在现代社会,青年人紧张性头痛患病率逐渐增加,甚至高于偏头痛。这一类人群集中于较为年轻的 12～40 岁的年龄段,其不健康的生活与娱乐方式也严重影响着他们的睡眠与身体健康,且其经济能力较好,就诊率高,所以他们成为门诊头痛患者的主要人群。这提示我们临床医生,在关注脑器质性病变所导致头痛的同时,特别要注意对于偏头痛、紧张性头痛的诊断,提高诊疗手段,做到早期诊断、早期治疗。

第二节　偏头痛的分类与诊断

一、概述

偏头痛是一种临床常见的慢性神经血管性疾患,各国报道的年患病率不一,女性为 3.3%～32.6%,男性为 0.7%～16.1%。偏头痛可发生于任何年龄,首次发病多于青春期。青春期前的儿童患病率约为 4%，男女相差不大。青春期后，女性患病率增高远较男性为著，约 40 岁前后达到高峰。偏头痛对生活质量的影响较大，超过 1/2 的患者头痛会影响工作或学习，近 1/3 的患者可因头痛而缺工或停课。偏头痛除疾病本身可造成损害，还可进一步导致其他损害。迄今为止已有多项基于大样本人群的关于偏头痛与脑卒中相互关系的研究，研究结果提示偏头痛是脑卒中的一项独立危险因素。偏头痛者发生缺血性卒中、不稳定型心绞痛和短暂性脑缺血发作（transient ischemic attack，TIA）均高于无偏头痛者。尤其是有先兆偏头痛者发生卒中的风险更高，还与冠心病的高风险有关。此外，偏头痛还可以导致亚临床的脑白质病变，偏头痛者后循环无症状性脑梗死的发病率升高，偏头痛者头颅 MRI 出现脑白质病变的风险高于无偏头痛者，即使没有脑血管危险因素的年轻偏头痛者，该风险也升高。偏头痛的反复发作还可能导致认知功能下降，主要为言语能力的下降。偏头痛还可与多种疾病共患，如癫痫、抑郁症及情感性精神障碍。女性有先兆偏头痛患者出现抑郁以及抑郁伴发焦虑的比例较无先兆偏头痛者高。

偏头痛发作一般可分为前驱期、先兆期、头痛期和恢复期，但并非所有患者或所有发作均具有上述四期。同一患者可有不同类型的偏头痛发作。①前驱期：头痛发作前，患者可有激惹、疲乏、活动少、食欲改变、反复哈欠及颈部发硬等不适症状，但常被患者忽略，应仔细询问病史。②先兆期：先兆指头痛发作之前出现的可逆的局灶性脑功能异常症状，可为视觉性、感觉性或语言性。视觉先兆最常见，典型的表现为闪光性暗点，如注视点附近出现"之"字形闪光，并逐渐向周边扩展，随后出现"锯齿形"暗点。有些患者可能仅有暗点，而无闪光。其次是感觉先兆，表现为以面部和上肢为主的针刺感、麻木感或蚁行感。先兆也可表现为言语障碍，但不常发生。先兆通常持续 5～30 分钟，不超过 60 分钟。③头痛期：约 60% 的头痛发作以单侧为主，可左右交替发生，约 40% 为双侧头痛。头痛多位于额部，也可位于前额、枕部或枕下部。偏头痛的头痛有一定的特征，程度多为中至重度，性质多样但以搏动性最具特点。头痛常影响患者正常的生活和工作，行走、登楼、咳嗽或打喷嚏等简单活动均可加重头痛，故患者多喜卧床休息。偏头痛发作时，常伴有食欲下降，约 2/3 的患者伴有恶心，重者呕吐。头痛发作时可伴有感知觉增强，表现为对光线、声音和气味敏感，喜欢黑暗、安静的环境。其他较为少见的表现有头晕、直立性低血压、易怒、言语表达困难、记忆力下降、注意力不集中等。部分患者在发作期会出现由正常的非致痛性刺激所产生的疼痛。④恢复期：头痛在持续 4～72 小时的发作后可自行缓解，但患者还可有疲乏、筋疲力尽、易怒、不安、注意力不集中、头皮触痛、欣快、抑郁或其他不适。

二、分类及诊断标准

根据偏头痛发作时典型的临床特征、家族史及神经系统检查正常，通常可做出诊断，临床表现不典型者采用麦角胺或曲普坦类试验治疗，协助诊断，通过辅助检查如头颅 CT、MRI、MRA 等排除其他疾病，如颅内动脉瘤、占位形成病变和痛性眼肌麻痹等，并要重视继发性头痛的各种先兆,即可确诊。目前国际上普遍采用的是国际头痛协会的诊断标准 ICHD-Ⅲ。

1. 无先兆偏头痛

2. 有先兆偏头痛

(1)有典型先兆偏头痛

 1)典型先兆伴头痛。

 2)典型先兆不伴头痛。

(2)有脑干先兆偏头痛

(3)偏瘫型偏头痛

 1)家族性偏瘫型偏头痛:①家族性偏瘫型偏头痛 1 型;②家族性偏瘫型偏头痛 2 型;③家族性偏瘫型偏头痛 3 型;④家族性偏瘫型偏头痛,其他基因位点。

 2)散发性偏瘫型偏头痛。

(4)视网膜型偏头痛

3. 慢性偏头痛

4. 偏头痛并发症

(1)偏头痛持续状态。

(2)不伴脑梗死的持续先兆。

(3)偏头痛性脑梗死。

(4)偏头痛先兆诱发的痫样发作。

5. 很可能的偏头痛

(1)很可能的无先兆偏头痛。

(2)很可能的有先兆偏头痛。

6. 可能与偏头痛相关的周期综合征

(1)反复胃肠功能障碍

 1)周期性呕吐综合征。

 2)腹型偏头痛。

(2)良性阵发性眩晕

(3)良性阵发性斜颈

偏头痛是一种常见的失能性原发性头痛。很多流行病学研究均表明偏头痛在人群中的患病率高,并可对社会经济及个人造成重大负担。在 2010 年全球疾病负担(Global Burden of Disease,GBD)调查中,偏头痛在疾病流行谱中排名第三。在 GBD 2015 中,偏头痛在全球 50 岁以下人群(男女均包括)失能原因排名第三。

偏头痛有两个主要类型:①无先兆偏头痛是有特征性头痛和相关症状的一种临床综合征。②有先兆偏头痛主要以头痛前或头痛发生时,短暂的局灶神经症状为主要表现。部分患者可有前驱症状（头痛发作前数小时或数天），伴或不伴头痛缓解后的后期症状。这些症状包括多动、少动、抑郁、嗜特异性食物、反复打哈欠、疲劳、颈部僵硬感和/或疼痛。

（一）无先兆偏头痛

无先兆偏头痛（migraine without aura，MOA）是最常见的偏头痛类型，约占80%，以前称普通性头痛、简单偏侧头痛。其临床特点为反复发作的头痛，每次持续4～72小时，头痛的典型特征为偏侧分布、搏动性、中或重度程度、日常活动加重头痛，伴随恶心和/或畏光、畏声。常有家族史，头痛的性质与先兆偏头痛相似，但多无明确先兆，持续时间较先兆偏头痛为长，可以持续数天，程度较先兆偏头痛轻。头痛的诱因包括强烈的情绪刺激，进食某些食物如乳酪、巧克力、饮酒，月经来潮及应用血管活性药物等。偏头痛发作可能伴随有头部自主神经症状和皮肤异常疼痛症状。一次或数次偏头痛发作可能与症状性偏头痛发作难以区分，而且，单次或个别发作的性质可能难以确定，故至少要有5次发作。若患者于偏头痛发作时入睡，醒来后偏头痛消失，则偏头痛发作持续时间计算到醒来时为止。与成人对比，儿童和青少年（年龄小于18岁）的偏头痛双侧更为常见，偏侧头痛多始于青年或成年早期，偏头痛的头痛常位于额和颞部，儿童枕部头痛极罕见，诊断时需谨慎。

诊断标准：

A. 符合B～D标准的头痛至少发作5次。

B. 头痛发作持续4～72小时（未治疗或治疗效果不佳）。

C. 至少符合下列4项中的2项：①单侧；②搏动性；③中重度头痛；④日常体力活动加重头痛或因头痛而避免日常活动（如行走或上楼梯）。

D. 发作过程中至少符合下列2项中的1项：①恶心和/或呕吐；②畏光和恐声。

E. 不能用ICHD-Ⅲ中的其他诊断更好地解释。

（二）有先兆偏头痛

有先兆偏头痛曾用名包括典型或经典的偏头痛；眼性、偏身感觉障碍性、偏瘫性或失语性偏头痛；复杂性偏头痛。其临床特点为反复发作、持续数分钟的、单侧完全可逆的视觉、感觉或其他中枢神经系统症状，这些症状多逐渐发生，且常跟随头痛和相关的偏头痛症状。

诊断标准：

A. 至少有2次发作符合B和C。

B. 至少有1个可完全恢复的先兆症状：①视觉；②感觉；③言语和/或语音；④运动；⑤脑干；⑥视网膜。

C. 至少符合下列6项中的3项：①至少有1个先兆持续超过5分钟；②2个或更多的症状连续发生；③每个独立先兆症状持续5～60分钟；④至少有1个先兆是单侧的；⑤至少有1个先兆是阳性的；⑥与先兆伴发或在先兆出现60分钟内出现头痛。

D. 不能用ICHD-Ⅲ中的其他诊断更好地解释。

先兆是复杂的神经系统症状,一般发生在头痛前,也可在头痛期开始后出现,或持续至头痛期。视觉先兆是最常见的先兆,超过 90% 的有先兆偏头痛患者的先兆为视觉先兆,先兆至少存在于患者的部分发作中。视觉先兆通常表现为闪光和暗点:视野中心的齿轮样图像逐渐向左或向右扩散,边缘散光成角凸出,随后遗留完全或不同程度的暗点。其他一部分患者可表现为仅有暗点而无阳性表现,这也被认为是急性发作,但仔细观察会发现暗点在逐渐扩大。儿童和青少年发生典型双侧视觉先兆较少。具有高度特异性和敏感性的视觉先兆评分量表已经制定并通过了效用验证。从发生频率上看,感觉异常是排在第 2 位的先兆,常表现为某一点发麻,然后逐渐移动累及偏身、面部和 / 或舌头,受累区域可逐渐变大或逐渐变小。麻木可在其他症状后出现,但也可作为唯一症状出现。发生频率更少的是言语障碍,通常表现为失语,但难以区分具体为何种失语。系统研究表明很多有视觉先兆的患者偶尔也会出现肢体和 / 或言语症状。相反的,有肢体和 / 或言语症状的患者几乎同时都有视觉先兆,至少部分发作时会有。将偏头痛先兆区分为视觉先兆、偏身感觉障碍先兆、言语和 / 或语言障碍先兆可能只是一种人为划分。当出现多种先兆时,这些不同类型的先兆症状常接连发生,视觉症状开始,随后出现感觉、失语,但是症状发生顺序颠倒或以其他顺序发生的情况也有报道。大多数先兆最长可达 1 小时,但运动症状往往持续更长。患者经常难以描述先兆症状,应指导他们记录先兆发生时间和表现形式。根据临床表现绘图可将具体发病情况展示得更加清晰明了。常见的错误有:单侧描述为双侧、突发描述为逐渐出现、单眼视觉障碍描述为同向视觉障碍、先兆持续时间描述错误以及感觉丧失描述为力弱。初次就诊后,通过记录先兆日记可明确诊断。虽然有时偏头痛先兆伴发的头痛不符合无先兆偏头痛诊断标准中的头痛特征,但因头痛与先兆有关,仍考虑是偏头痛性头痛。在其他部分患者中,有时偏头痛先兆可单独出现而无头痛。在先兆症状之前或同时出现的还有与临床症状相对应的大脑局部皮质的脑血流下降。脑血流下降一般从后部开始,逐渐向前扩布,但血流下降的始终无法达到脑缺血的程度。1 到数小时后逐渐转化为相同区域充血。皮质扩布性抑制可能是其发生的潜在机制。有先兆偏头痛可在头痛发作前数小时或 1~2 天出现前驱症状,包括疲劳、注意力难以集中、颈部僵硬感、对光和 / 或声敏感、恶心、视物模糊、打哈欠和面色苍白。我们用"前驱"取代了"先兆期"或"先兆症状",因为这一时期不包括先兆。头痛后期通常表现为疲劳、注意力难以集中、颈部僵硬感,可在头痛缓解后出现并持续至头痛缓解后 48 小时。

1. 有典型先兆偏头痛

临床特点:有先兆偏头痛,先兆包括视觉和 / 或感觉和 / 或语言 / 言语症状,无肢体力弱,逐渐发展,每种症状持续时间不超过 1 小时,阳性或阴性均可存在并可完全可逆。

诊断标准:

A. 头痛发作同时符合"有先兆偏头痛"的诊断标准和标准 B。

B. 先兆发生同时符合以下 2 项:a. 完全可逆的视觉、感觉和 / 或语言症状;b. 无运动、脑干或视网膜症状。

（1）典型先兆偏头痛

临床特点：典型先兆伴头痛为先兆发生时伴发头痛或在先兆发生60分钟内出现头痛，头痛可以具有或不具有偏头痛的特征。

诊断标准：

A. 符合"有典型先兆偏头痛"的诊断标准和标准B。

B. 头痛符合或不符合偏头痛特征，伴随先兆出现或在先兆出现60分钟内出现。

（2）典型先兆不伴头痛

临床特点：有典型先兆偏头痛在先兆发生过程中及随后都不出现任何形式的头痛。

诊断标准：

A. 符合"有典型先兆偏头痛"的诊断标准和标准B。

B. 先兆发生60分钟内无头痛出现。

2. 有脑干先兆偏头痛　曾用名有基底动脉偏头痛、基底偏头痛、基底型偏头痛等。临床特点为先兆明确起源于脑干，但不伴肢体力弱。

诊断标准：

A. 头痛发作同时符合"有先兆偏头痛"的诊断标准和标准B。

B. 先兆符合以下2点：

① 至少存在完全可逆的下列脑干症状中的2项：a. 构音障碍；b. 眩晕；c. 耳鸣；d. 听力减退；e. 复视；f. 非感觉损害引起的共济失调；g. 意识水平下降（GCS≤13）。

② 无运动和视网膜症状。

3. 偏瘫型偏头痛　临床特点为有先兆偏头痛，先兆症状包括肢体力弱。

诊断标准：

A. 头痛发作同时符合"有先兆偏头痛"的诊断标准和标准B。

B. 先兆包括以下2项：a. 完全可逆的肢体力弱；b. 完全可逆的视觉、感觉和/或语言/语言症状。

（1）家族性偏瘫型偏头痛

临床特点：偏头痛先兆包括肢体力弱，在一级或二级亲属中至少有1人偏头痛先兆包括肢体力弱。

诊断标准：

A. 符合"偏瘫型偏头痛"的诊断标准。

B. 在一级或二级亲属中至少有1人符合：a. 完全可逆的肢体力弱；b. 完全可逆的视觉、感觉和/或语言/语言症状。

基因数据库的丰富使得家族性偏瘫型偏头痛的诊断更加精准。特异性基因有：家族性偏瘫型偏头痛1型为19号常染色体 *CACNA1A*（编码钙通道）基因突变；家族性偏瘫型偏头痛 2 型为 1 号常染色体的 *ATP1A2*（编码钠钾 ATP 酶）基因突变；家族性偏瘫型偏头痛 3 型为 2 号染色体的 *SCN1A*（编码钠通道）基因突变。家族性偏瘫型偏头痛也可能与其他未证实的突变位点有关。如果行基因检测，基因亚型的诊断应精确到疾病编码的第 5 层。

1）家族性偏瘫型偏头痛 1 型

诊断标准：A. 符合"家族性偏瘫型偏头痛"的诊断标准；B. 证实 *CACNA1A* 基因突变。

2）家族性偏瘫型偏头痛 2 型

诊断标准：A. 符合"家族性偏瘫型偏头痛"的诊断标准；B. 证实 *ATP1A1* 基因突变。

3）家族性偏瘫型偏头痛 3 型

诊断标准：A. 符合"家族性偏瘫型偏头痛"的诊断标准；B. 证实 *SCN1A* 基因突变。

4）家族性偏瘫型偏头痛，其他基因位点

诊断标准：A. 符合"家族性偏瘫型偏头痛"的诊断标准；B. 基因检测证实 *CACNA1A*、*ATP1A1* 或 *SCN1A* 基因无突变。

（2）散发性偏瘫型偏头痛：临床特点为有先兆偏头痛，先兆包括肢体力弱，且一级亲属或二级亲属中无人发生肢体力弱先兆。

诊断标准：

A. 符合"偏瘫型偏头痛"的诊断标准。

B. 无一级或二级亲属符合偏瘫型偏头痛的诊断。

4. 视网膜型偏头痛

临床特点：反复发作的单眼视觉障碍，包括闪光、暗点或黑矇，伴偏头痛样头痛。

诊断标准：

A. 头痛发作同时符合"有先兆偏头痛"的诊断标准和标准 B。

B. 先兆同时具备以下 2 项：

a. 发作期出现完全可逆的单眼阳性或阴性视觉症状（如闪光、暗点或黑矇）且被至少以下 1 项检查结果证实：Ⅰ. 临床视野检查；Ⅱ. 自画单眼视野存在缺损（得到充分指导）。

b. 至少符合下列 3 项中的 2 项：Ⅰ. 先兆逐渐发生至少有 5 分钟；Ⅱ. 先兆持续 5~60 分钟；Ⅲ. 伴随先兆或先兆发生 60 分钟内出现头痛。

c. 不能用 ICHD-Ⅲ 中的其他诊断更好地解释。排除了其他引起一过性黑矇的病因。

（三）慢性偏头痛

临床特点：每月至少 15 天出现头痛，持续至少 3 个月，且每月符合偏头痛特点的头痛天数至少 8 天。

诊断标准：

A. 符合 B 和 C 的头痛（偏头痛样头痛或紧张性头痛）每月发作至少 15 天，至少持续 3 个月。

B. 符合"无先兆偏头痛"诊断 B~D 标准和 / 或"有先兆偏头痛"B 标准和 C 标准的头

痛至少发生 5 次。

C. 头痛符合以下任何 1 项，且每月发作大于 8 天，持续时间大于 3 个月：①"无先兆偏头痛"的 C 和 D。②"有先兆偏头痛"的 B 和 C。③患者所认为的偏头痛发作可通过服用曲坦类或麦角类药物缓解。

D. 不能用 ICHD-Ⅲ 中的其他诊断更好地解释。

（四）偏头痛并发症

1. 偏头痛持续状态

临床特点：偏头痛发作期疼痛缓解时间超过 72 小时。

诊断标准：

A. 符合 B 和 C 的头痛。

B. 符合"无先兆偏头痛"和"有先兆偏头痛"的诊断，除了持续时间和疼痛程度外，既往发作典型。

C. 同时符合下列 2 个特点：①持续超过 72 小时。②疼痛或相关症状使其体力减弱。

D. 不能用 ICHD-Ⅲ 中的其他诊断更好地解释。

2. 不伴脑梗死的持续先兆

临床特点：先兆症状持续至少 1 周但无脑梗死的影像学证据。

诊断标准：

A. 先兆符合标准 B。

B. 发生在有先兆偏头痛患者，除了 1 个或多个先兆持续时间大于或等于 1 周，先兆呈典型表现。

C. 神经影像学无脑梗死的证据。

D. 不能用 ICHD-Ⅲ 中的其他诊断更好地解释。

3. 偏头痛性脑梗死

临床特点：典型的有先兆偏头痛发作，且至少 1 个先兆症状与影像学上的缺血灶相符。

诊断标准：

A. 偏头痛发作符合标准 B 和 C。

B. 符合有先兆偏头痛诊断标准，先兆症状典型，除了 1 个或多个先兆时程大于 60 分钟。

C. 神经影像学证实先兆相关脑区的脑梗死。

D. 不能用 ICHD-Ⅲ 中的其他诊断更好地解释。

4. 偏头痛先兆诱发的痫样发作

临床特点：有先兆偏头痛触发的痫样发作。

诊断标准：

A. 痫性发作符合癫痫发作诊断标准中的 1 种类型，并符合标准 B。

B. 有先兆偏头痛患者在有先兆偏头痛发生过程中或发作后 1 小时内出现痫样发作。

C. 不能用 ICHD-Ⅲ中的其他诊断更好地解释。

（五）很可能的偏头痛

曾用名称有偏头痛样障碍，临床特点为仅有 1 项不符合以上偏头痛各亚型诊断标准的偏头痛样发作，且不满足其他类型头痛诊断的标准。

诊断标准：①符合"无先兆偏头痛"诊断标准 A～D 中除 1 项外的全部或"有先兆偏头痛"诊断标准 A～C 中除 1 项外的全部。②不符合 ICHD-Ⅲ中其他类型头痛诊断标准。③不能用 ICHD-Ⅲ中的其他诊断更好地解释。

1. 很可能的无先兆偏头痛

诊断标准：

A. 符合"无先兆偏头痛"诊断标准 A～D 中除 1 项外的全部。

B. 不符合 ICHD-Ⅲ中其他类型头痛诊断标准。

C. 不能用 ICHD-Ⅲ中的其他诊断更好地解释。

2. 很可能的有先兆偏头痛

诊断标准：

A. 符合"有先兆偏头痛"诊断标准 A～C 中除 1 项外的全部。

B. 不符合 ICHD-Ⅲ中其他类型头痛诊断标准。

C. 不能用 ICHD-Ⅲ中的其他诊断更好地解释。

（六）可能与偏头痛相关的周期综合征

曾用名称有儿童周期综合征、儿童的周期性综合征等。这组疾病见于无先兆偏头痛或有先兆偏头痛患者，或很可能发展为两者之一的患者。虽然儿童多见，但成人亦可出现。这类患者还可出现其他症状包括发作性晕动症，周期性睡眠障碍包括梦游、梦呓、夜惊和夜间磨牙等。

1. 反复胃肠功能障碍 曾用名有慢性腹痛、功能性腹痛、功能性消化不良、肠易激综合征、功能性腹痛综合征等。

临床特点：反复发作的腹痛和 / 或腹部不适、恶心和 / 或呕吐，偶尔、长期或周期性发作，可能和偏头痛发作相关。

诊断标准：

A. 明确的腹痛，和 / 或腹部不适，和 / 或恶心，和 / 或呕吐发作，至少发作 5 次。

B. 胃肠检查和评估正常。

C. 不能归因于其他疾病。

（1）周期性呕吐综合征

临床特点包括：反复发作严重恶心、呕吐，发作具有刻板性、周期性。发作时可伴面色苍白、精神萎靡。发作间期完全缓解。

诊断标准：

A. 至少发作 5 次符合标准 B 和 C 的严重恶心和呕吐。

B. 发作形成刻板，周期性反复发作。

C. 符合下列 3 项：a. 每小时至少恶心、呕吐 4 次；b. 每次发作大于 1 小时，发作期不超过 10 天；c. 发作间隔大于 1 周。

D. 发作间期症状完全缓解。

E. 不能归因于其他疾病。

（2）腹型偏头痛

临床特点：一种主要见于儿童的反复发作的中重度中线处的特发性腹痛，伴血管舒缩症状、恶心和呕吐，持续 2～72 小时，发作间期完全正常，发作期无头痛。

诊断标准：

A. 符合 B～D 的腹痛至少发作 5 次。

B. 疼痛至少符合下列 3 项中的 2 项：a. 位于中线、脐周或难以定位；b. 性质为钝痛或"只有酸痛"；c. 中重度疼痛。

C. 发作时至少符合下列 4 项中的 2 项：a. 食欲减退；b. 恶心；c. 呕吐；d.（面色）苍白。

D. 未治疗或治疗无效的情况下持续 2～72 小时。

E. 发作间期完全缓解。

F. 不能归因于其他疾病。

需要特别注意的是：病史和体格检查没有发现胃肠或肾脏疾病征象或胃肠、肾脏疾病已通过相应检查排除。

2. 良性阵发性眩晕

临床特点：儿童期出现反复发作的眩晕，发作前无预兆，可自发缓解，无其他异常表现。

诊断标准：

A. 符合 B 和 C 发作至少 5 次。

B. 没有预兆的眩晕，发作即达峰，数分钟至数小时后可自行缓解，无意识丧失。

C. 至少存在下列症状或体征中的 1 项：a. 眼球震颤；b. 共济失调；c. 呕吐；d. 苍白；e. 恐惧。

D. 发作间期神经系统检查与听力、前庭功能检查正常。

E. 不能归因于其他疾病。

3. 良性阵发性斜颈

临床特点：反复发作的头向一侧倾斜，可伴轻微旋转，可自行缓解。这种情况一般发生在 1 岁以内的婴幼儿。

诊断标准：

A. 符合 B 和 C，儿童期反复发作。

B. 头转向一侧，可伴或不伴轻微旋转，数分钟或数天后自行缓解。

C. 至少存在下列 5 项中的 1 项：a.（面色）苍白；b. 易激惹；c. 精神萎靡；d. 呕吐；e. 共济失调。

D. 发作间期无神经系统阳性体征。

E. 不能归因于其他疾病。

第三节　卵圆孔未闭与偏头痛

在过去的 20 多年，人们没有充分认识到卵圆孔未闭（patent foramen ovale，PFO）对全身系统疾病的潜在影响，更没想到 PFO 与偏头痛之前存在关联。1998 年，Del Sette 应用对比增强经颅多普勒超声（contrast transcranial Doppler，cTCD）首次提出了 PFO 与偏头痛相关。近年来，PFO 与偏头痛的关系仍引起学者们广泛的关注和讨论。目前研究表明 PFO 是先兆偏头痛与不明原因卒中的独立危险因素。美国的一项流行病学研究显示所有先兆偏头痛患者中，约有 60% 的患者同时合并有 PFO，我国的一项研究也发现 56.7% 的 PFO 人群患有先兆偏头痛，因此 PFO 与偏头痛的关系越来越受国内外学者的重视。

一、卵圆孔未闭与偏头痛相关的可能机制

PFO 对偏头痛的影响机制目前依然不十分明确，国内外学者提出以下几种发病机制。

（一）血管活性物质机制

5- 羟色胺等血管活性物质通常在肺内经单胺氧化酶代谢，但若存在 PFO 右向左分流时，5- 羟色胺、谷氨酸以及其他微粒物质等未经肺代谢直接通过未闭的卵圆孔进入颅内血管，其沉淀在颅内不同部位则出现相应的先兆，当在脑内达到一定浓度时，直接诱发偏头痛或通过刺激血小板活化、聚集间接诱发偏头痛。目前，此理论学说被认可度最高。偏头痛女性患者常见，月经期更易发作，推测可能与卵巢、子宫或肝脏合成前列腺素或类固醇激素触发有关。绝经期或卵巢切除术后偏头痛的发病率降低也支持这一假说。

（二）静脉微血栓矛盾栓塞机制

通常情况下左心房压力稍高于右心房压力，但咳嗽或做 Valsalva 动作时，右心房的压力会一过性超过左心房，此时未闭合的卵圆孔开放，形成右向左分流，患者静脉系统的栓子（血栓、空气栓子或脂肪栓子）可经卵圆孔进入脑循环（这被称为矛盾栓塞），一般不引起脑卒中，而是加重了皮质扩散性抑制（cortical spreading depression，CSD）的扩散，CSD 被认为是先兆偏头痛的始发现象。目前认为引起偏头痛的栓子一般是小静脉栓子，矛盾栓塞引起短暂闭塞的动脉供血区低灌注，引起局部神经系统症状，偏头痛患者脑血流自动调节受损是发生偏头痛可能的作用机制。研究发现，PFO 患者更易出现后循环血栓，栓塞发生在颅

内后循环更为常见,可引起局部缺血性灌注不足而出现视觉先兆等症状,视觉先兆患者的枕叶皮质有短暂性低灌注。许多研究支持矛盾栓塞作为偏头痛病因的假说。研究表明抗血小板药物和抗凝药在一定程度上可以减少偏头痛的发生频率。

（三）遗传机制

Wilmshurst 等通过行超声心动图检查,发现心房分流(大 PFO 及小房间隔缺损)符合常染色体显性遗传,部分家庭有先兆偏头痛与心房分流的遗传方式相似。2018 年,Armando 等的个案报道显示,一个经父遗传的异常突变基因 *ATP1A2* 与偏头痛的先兆有关,而 PFO 可能作为 *ATP1A2* 基因突变的一个表型。

（四）偏侧缺陷机制

Karro 认为 PFO 与偏头痛共存可能因为胚胎发育时期有共同发生而又互相独立的两个偏侧缺陷。偏头痛昼夜节律与 PFO 的关系可能与胚胎发育期间偏侧缺陷有关,可能是 5- 羟色胺功能调节紊乱的结果。

二、卵圆孔未闭与偏头痛的循证医学证据

研究发现偏头痛患者中 PFO 的发生率较正常对照组高,且以先兆偏头痛尤为显著。1998 年 Del Sette 等通过临床试验发现,41% 的先兆偏头痛患者存在心脏"右向左"分流,而正常对照组仅有 16%。2012 年杨弋等报道约 66.1% 的有先兆偏头痛患者,36.1% 的无先兆偏头痛患者存在心脏"右向左分流",对照组为 28%。2013 年 Schwerzmann 的一项荟萃分析表明,有先兆偏头痛患者中 PFO 的发生率为 57%,而正常对照组为 19%,无先兆偏头痛患者中 PFO 的发生率与对照组之间没有明显差异。

PFO 患者发生有先兆偏头痛可能性更大。Schwedt 等报道 PFO 患者中 13%～50% 伴有先兆偏头痛,而普通人群中先兆偏头痛的发生率仅为 4%。然而,也有研究数据不支持这一观点。2010 年 Garg 等进行了一项大规模病例对照研究,结果显示,偏头痛患者中 PFO 的发病率与对照组之间没有差异,先兆偏头痛患者中 PFO 的发病率与对照组之间也无统计学差异。2012 年一项相关的系统性回顾研究也证实偏头痛与 PFO 之间并没有明确的因果关系。

北曼哈顿研究 NOMAS 中 Rundek 等对 1 101 例脑梗死后存活患者进行自述偏头痛史评定,并通过 TTE 诊断。PFO 患者的平均年龄为(69±10)岁,其中 58% 为女性,48% 为加勒比海西班牙人,24% 为白色人种,26% 为黑色人种,还有 2% 为其他种族。自述的偏头痛发生率为 16%(13% 为有先兆偏头痛)。PFO 的发生率为 15%,在年轻人、女性和西班牙人中偏头痛发生率更高,而 PFO 的患病率与偏头痛无明显关联,多变量逻辑回归分析认为 PFO 的发生与偏头痛的增加无明显关联(OR=1.01,95%CI: 0.63～1.61)。无论是否存在 PFO,随着年龄增加,偏头痛的发病率逐渐下降(PFO 患者 OR=0.94,95% CI: 0.90～0.99/a,无 PFO 患者 OR=0.97,95%CI: 0.95～0.99/a)。对糖尿病、高血压、吸烟和血脂异常等相关因

素进行校正后，PFO 与偏头痛（无论是否有先兆）无相关性。而研究所用的 TTE 敏感性低于 TEE 和 cTCD，这可能对研究结果有一定的影响。

PFO 患者右向左分流量的大小可能在 PFO 与偏头痛的相关性研究方面起到重要作用。Milmshurst 等研究了患减压病的潜水员中偏头痛的发生率。200 名患减压病的潜水员，都通过经胸超声心动图右心声学造影（cTTE）检测是否存在右向左分流。研究发现，存在大量右向左分流中（特别是自然呼吸时），先兆偏头痛患病率高。大的分流可能诱发偏头痛，特别是先兆偏头痛。最近 Anzola 等研究了 420 例右向左分流的病例，发现分流量大小可预测偏头痛的发生，偏头痛患者比非偏头痛患者的右向左分流量大。此外，Wilmshurst 等研究发现与一般人相比，偏头痛患者脑卒中的风险更大，因为他们的心房水平存在大的右向左分流的可能性更大，从而出现矛盾栓塞的危险越大。因此提出了封堵 PFO 来减少卒中风险的必要性。

临床证实行 PFO 封堵术可能对偏头痛患者有一定疗效。Morandi 等对 17 例存在偏头痛的脑卒中患者行经导管 PFO 封堵术，并随访 6 个月，对偏头痛的频率、持续时间、严重程度进行评估，发现 5 例症状完全消失，10 例明显改善，2 例无明显变化。吉林大学第一医院观察 23 例伴 PFO 的偏头痛患者经皮封堵术治疗后，头痛频率和程度明显减轻。2010 年 Butera 等对 11 项相关临床研究（包括 1 项随机、双盲、安慰对照试验 MIST，1 项前瞻性、病例对照研究，3 项前瞻性研究，6 项回顾性研究）进行数据汇总后得出结论：经皮 PFO 封堵术后，46%（95%CI：0.25～0.67）的患者偏头痛完全治愈，83%（95%CI：0.78～0.88）的偏头痛患者症状得到明显改善。对于有先兆偏头痛患者，PFO 封堵术后 75%～83% 症状完全消失，91% 症状显著缓解（症状完全消失或头痛次数减少>50%），原有偏头痛的发作频率减少 54%。对于无先兆偏头痛患者，在 PFO 封堵术后约 31% 症状完全消失，原有偏头痛的发作频率减少 62%。

目前大部分研究为非随机回顾性研究，得到的结论基本都是对于存在 PFO 的脑卒中患者在行封堵术后能明显减少或缓解偏头痛发作。大部分研究中对有先兆偏头痛的缓解更明显，并且有研究认为即使封堵后仍有右向左分流者，偏头痛也可以得到缓解。然而目前已公布的第一项关于偏头痛介入封堵治疗的随机双盲对照研究——MIST 研究却并不完全支持这一结论。该研究的入选标准是先兆偏头痛患者，发作频繁，至少有 2 次治疗失败史，存在中到大量的右向左分流，PFO 持续存在。主要有效终点是术后 91～180 天内偏头痛停止。在所有 432 例患者中，163 例（38%）存在中到大量的右向左分流，其中 147 例进行了随机分组，平均随访 6 个月，发现在主要有效终点上，介入组与假手术对照组差异无显著性（$p=0.51$），次要终点上也无显著性差异。经分析，除 2 例失访者外，介入组的总偏头痛发作天数下降大于对照组（$p=0.027$）。而如同所预料的介入组围手术期发生的不良事件较对照组多，但这些事件都是一过性的。目前大部分研究都认为应严格把握 PFO 封堵术的指征，不应仅因存在偏头痛而行封堵术，封堵术对偏头痛的治疗效果究竟如何仍不能明确,手术的指征亦未完全统一,因此,还需要更多大型多中心前瞻性随机对照研究来进行验证。

综上所述,偏头痛与PFO常常并存,偏头痛患者中PFO发生率高,考虑PFO可能是偏头痛发作的一个潜在诱发因素,在先兆偏头痛中更为显著。一些单中心、小规模研究表明,PFO封堵术后偏头痛可治愈或者缓解;但也有观察性研究证实,行PFO封堵术对偏头痛无显著缓解作用,反而会诱发或者加重偏头痛,因此是否行PFO封堵术应根据分流量大小、脑卒中复发、再栓塞风险等因素综合考虑。在后续研究中,我们尚需进行大样本、多中心、随机双盲、长期随访验证PFO封堵术的获益情况。

(李元十 陈晓彬)

参考文献

[1] Stovner LJ, Hagen K, Jensen R, et al. The global burden of headache: A documentation of headache prevalence and disability worldwide. Cephalagia, 2007, 27(1): 193-210.

[2] Headache Classification Committee of the International Headache Society (IHS). The International Classification of Headache Disorders, 3rd ed(beta version). Cephalalgia, 2013, 33(9): 629-808.

[3] Levin, Morris. The International Classification of Headache Disorders, 3rd ed(ICHD Ⅲ)-Changes and Challenges. Headache the Journal of Head & Face Pain, 2013, 53(8): 1383-1395.

[4] Silberstein SD, Lipton RB, Dalessio DJ. Wolffs headache and other head pain. 7th ed. New York: Oxford University Press, 2002.

[5] 五十岚,久佳,滕伟禹,等.头痛的流行病学和国际分类.日本医学介绍,2000,21(12):529-532.

[6] 郭述苏,薛广波,王桂清,等.中国偏头痛流行病学调查.临床神经病学杂志,1991,4(2):65-69.

[7] 陶建青.2061例头痛患者的病因分析.山东医药,2014,54(12):82-84.

[8] Kulkarni GB, Rao GN, Gururaj G, et al. Headache disorders and public ill-health in India: prevalence estimates in Karnataka State. J Headache Pain, 2015, 16: 67.

[9] Queiroz LP, Silva JA. The prevalence and impact of headache in Brazil. Headache, 2015, 55(1): 32-38.

[10] Krogh AB, Larsson B, Linde M. Prevalence and disability of headache among Norwegian adolescents: A cross-sectional school-based study. Cephalalgia, 2015, 35(13): 1181-1191..

[11] He YD, Yan XL, Qin C, et al. Transcatheter patent foramen ovale closure is effective in alleviating migraine in a 5-year follow-up. Front Neurol, 2019, 10: 1224.

[12] 偏头痛诊断与防治专家共识组,李焰生.偏头痛诊断与防治专家共识.中华内科杂志,2006,45(8):694-696.

[13] Ropper AH, Samuels MA, Klein JP, et al. Adams and Victor's Principles of Neurology. 11st ed. New York: The McGraw-Hill Companies Inc, 2015.

[14] Siberstein SD. Preventive migraine treatment. Neurol Clin, 2009, 27(2): 429-443.

[15] Tepper SJ, Spears RC. Acute treatment of migraine. Neurol Clin, 2009, 27(2): 417-427.

[16] Khoury CK, Couch JR. Sumatriptan-naproxen ofixed combination for acute treatment of migraine: a critical appraisal. Drug Des Devel Ther, 2010, 4: 9-17.

[17] Evers SJ, Afra J, Frese A, et al. EFNS guideline on the drug treatment of migraine-revised report of an EFNS task force. Eur J Neurol, 2009, 16: 968-981.

[18] Anderson N, Meier T, Borlak J. Toxicogenomics applied to cultures of human hepatocytes

enabled an identification of novel petasites hybridus extracts for the treatment of migraine with improved hepatobiliary safety. Toxicol Sci, 2009, 112: 507-520.

[19] Zhang Y, Zhang L, Li B, et al. Effects of acupuncture preventive treatment on the quality of life in patients of noaura migraine. Zhong Guo Zhen Jiu, 2009, 29: 431-435.

[20] 中华医学会疼痛学分会头面痛学组. 中国偏头痛诊断治疗指南. 中国疼痛医学杂志, 2011, 17(2): 65-86.

[21] Del Sette M, Angeli S, Leandri M, et al. Migraine with aura and right-to-left shunt on transcranial Doppler: a case-control study. Cerebrovasc Dis, 1998, 8(6): 327-330.

[22] Yang Y, Guo ZN, Wu J, et al. Prevalence and extent of right-to-left shunt in migraine: a survey of 217 Chinese patients. Eur J Neurol, 2012, 19(10): 1367-1372.

[23] Schwerzmann M, Meirer B. Impact of percutaneous patent foramen ovale closure on migraine course. Interv Cardiol, 2013, 5: 177-187.

[24] Schwedt TJ, Dodick DW. Patent foramen ovale and migraine bringing closure to the subject. Headache, 2006, 46: 663-671.

[25] Garg P, Servoss SJ, Wu JC, et al. Lack of association between migraine headache and patent foramen ovale: results of a casecontrol study. Circulation, 2010, 112: 1406-1412.

[26] Davis D, Gregson J, Willeit P, et al. Patent foramen ovale, ischemic stroke and migraine: systemic review and stratified meta-analysis of association studies. Neuroepidemiology, 2012, 40: 56-67.

[27] Rundek T, Elkind MS, Di Tullio MR, et al. Patent foramen ovale and migraine: a cross sectional study from the Northern Manhattan Study (NOMAS). Circulation, 2008, 118 (14): 1419-1424.

[28] Wilmshurst P, Pearson M, Nightingale S. Re-evaluation of the relationship between migraine and persistent foramen ovale and other right-to-left shunts. Clin Sci, 2005, 108: 365-367.

[29] Anzola GP, Morandi E, Casilli F, et al. Different degrees of right-to-left shunting predict migraine and stroke: Data from 420 patients. Neurology, 2006, 66: 765-767.

[30] Wilmshurst PT, Pearson MJ, Nightingale S, et al. Inheritance of persistent foramen ovale and atrial septal defects and the relation to familial migraine with aura. Heart, 2004, 90: 1315-1320.

[31] Karro J, Partonen T, Naik P, et al. Is Migraine a lateralization defect. Neuroreport, 2008, 19: 1351-1353.

[32] Morandi E, Anzola GP, Angeli S, et al. Transcatheter closure of patent foramen ovale: a new migraine treatment. J Interv Cardiol, 2003, 16(1): 39-42.

[33] Butera G, Biondi-Zoccai GG, Carminati M, et al. Systematic review and meta-analysis of currently available clinical evidence on migraine and patent forman ovale percutaneous Closure: much ado about nothing. Catheter Cardiovasc Interv, 2010, 75: 494-504.

[34] GBD 2015 Disease and Injury Incidence and Prevalence Collaborators. Global, regional, and national incidence, prevalence, and years lived with disability for 310 diseases and injuries, 1990-2015: a systematic analysis for the Global Burden of Disease Study 2015.Lancet, 2016, 388: 1545-1602.

[35] Zhang Y, Kong Q, Chen J, et al. International Classification of Headache Disorders 3rd edition beta-based field testing of vestibular migraine in China: Demographic, clinical characteristics, audiometric findings and diagnosis statues.Cephalagia, 2016, 36: 240-248.

[36] Goadsby PJ, Holland PR.An Update: Patho-physiology of migraine. Neurol Clin, 2019, 37 (4): 651-671.

[37] Lantz M, Kostulas K, et al. Impaired endothelial function in patients with cryptogenic stroke and patent foramen ovale is not affected by closure. J Interv Cardio, 2017, 30(3): 242-224.

[38] Signoriello E, Cirillo M, et al. Migraine as possible red flag of PFO presence in suspected demyelinating disease.J Neurol Sci, 2018, 390: 222-226.

[39] Armando P, Stefano G, Anna A, et al. A novel ATP1A2 gene variant associated with pure sporadic hemiplegic migraine improved after

patent foramen ovale closure: A case report. Front Neurol, 2018, 9: 332.

[40] 中国医师协会神经内科医师分会, 中国研究型医院学会头痛与感觉障碍专业委员会. 中国偏头痛诊治指南(2022 版). 中国疼痛医学杂志, 2022, 28(12): 881-898.

[41] 中华医学会神经病学分会, 中华医学会神经病学分会头痛协作组. 中国偏头痛诊断和治疗指南(中华医学会神经病学分会第一版). 中华神经科杂志, 2023, 56(6): 591-613.

第九章
卵圆孔未闭与斜卧呼吸 - 直立性低氧综合征

斜卧呼吸 - 直立性低氧综合征（platypnea-orthodeoxia syndrome，POS）是指以体位性低氧血症伴呼吸困难为特征的罕见综合征，与端坐呼吸困难相反，其特点为立位时呼吸困难，动脉血氧饱和度及氧分压下降，而卧位时明显缓解。1949 年 Burchell 等首次报道了直立性缺氧，1969 年 Altman 和 Robin 进一步完善并提出 POS 的概念，此后许多学者发现了类似的病例。POS 较为罕见，病例报道不多，尚缺乏相关的大型临床研究。其发生机制尚不清楚，近年来研究发现，卵圆孔未闭（patent foramen ovale，PFO）可能为 POS 发生的重要原因之一。

一、流行病学、病因和发病机制

斜卧呼吸 - 直立性低氧综合征是一种相对罕见的临床综合征，在人群中的发病率尚不清楚。在大多数情况下，POS 与先天性心脏发育异常有关［特别是 PFO，也有房间隔缺损（atrial septal defect，ASD）或房间隔膨出瘤（atrial septal aneurysm，ASA）］。此外，肺通气灌注失调和肺动静脉瘘也可能导致 POS。然而，尚有相当比例的 POS 患者病因无法明确。

PFO 临床上很常见，根据尸检研究，约 25% 的普通人群中存在 PFO，大多无任何表现，常被认为无临床意义。然而，随着我们对 PFO 认识的加深，发现 PFO 与不明原因卒中、潜水员的减压病、经济舱综合征、先兆偏头痛及 POS 等多种临床综合征相关。当在肺动脉高压，或者一过性咳嗽、憋气等情况下，右心房压大于左心房压，左心房侧薄弱的原发隔就会被推开，出现右向左分流（right to left shunt，RLS），如较大量的静脉血流入动脉系统，有可能引起低氧血症，这可能是进展为 POS 的关键因素。大多数 PFO 患者从来没有出现 POS 症状，因为左心房压力一般比右心房压力高 5～8mmHg，房间隔在功能上是封闭的。在大多数情况下，这种左心房 - 右心房间的压差被认为能够防止经 PFO 或小 ASD 的右向左分流。当 PFO 合并其他疾病（如深静脉血栓形成和 / 或 PFO 相关卒中的高凝状态，或主动脉瘤、主动脉扩张、心包积液、肺切除术等）情况下可引起临床症状。一组 224 例 PFO 患者的研究，其中表现为 POS 者有 5 例（2.2%），均为中老年患者。

斜卧呼吸 - 直立性低氧综合征的发病机制尚不明确，在多种肺部疾病（肺切除、肺栓塞、慢性阻塞性肺疾病等）的患者中都发现 POS 病例，在主动脉扩张及肝硬化伴肝肺综合征等患者中 POS 的病例亦有报道。因此有理由推测，POS 主要与肺、肝、心血管三个系统有关。有研究发现，多数 POS 患者合并 PFO，且封堵 PFO 后能明显改善症状，因而提示 POS 与 PFO 相关。

右向左分流（RLS）是 POS 最常见的原因。PFO 是最常见的心内分流部位，此外还有

ASD 或 ASA。在 PFO 存在的情况下,多种原因可引起 RLS,可能直立位时经 PFO 的 RLS 较卧位时大,引起直立位症状(气短、氧饱和度及氧分压下降)。那么,如何才能达到引起 POS 这个"度",可能许多因素共同作用,是一个非常复杂的病理生理过程。

Ashish H. Shah 等假设,PFO 一出生就存在,但是 POS 发病较晚。随着年龄增加或者心脏/胸部手术,心脏的解剖位置发生了改变,导致房间隔、下腔静脉和上腔静脉之间的位置关系也发生改变,影响了右心房回心血流的流动模式。一般左心房平均压力高于右心房,但是在 POS 患者中导管测压发现了压力阶差的短暂逆转(右心房压力高于左心房),特别是在吸气或收缩早期,形成 RLS。有些情况下,就算没有压力阶差(右心房压没有升高),也可以导致 RLS。在正常个体中,上腔静脉血液在右心房前部向下流动,下腔静脉(inferior vena cava, IVC)血流经右心房后部向上流动。然而,心内解剖位置的改变可以使来自下腔静脉的血液经 PFO 或 ASD 进入左心房。在直立位时房间隔移位可以导致 POS。POS 多见于主动脉瘤、主动脉根部扩张和主动脉伸长的 ASA 患者或存在腔静脉瓣冗长、永存左上腔静脉等异常的患者,三尖瓣反流也会导致心内 RLS。主动脉异常(如动脉瘤、根部扩张和伸长)时,经 PFO、ASD 或 ASA 的 RLS 是通过房间隔移位而发生的(图 9-1)。大部分存

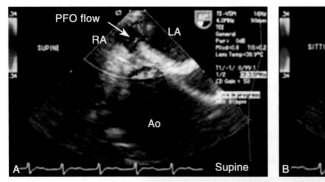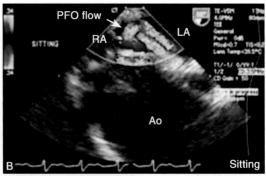
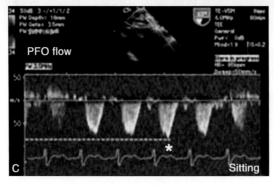

图 9-1

食管超声心动图在直立位显示扩大的主动脉根部(Ao)后面的 PFO

A. 在仰卧位,经 PFO 的反常右向左分流只是一个短暂地细流;B. 在坐姿下,分流变大;C. 连续波多普勒记录表明,在收缩期观察到分流,峰值速度为 0.86m/s(星号),计算压力阶差为 2.9mmHg(LA 为左心房,RA 为右心房)。

在先天性房间隔异常通道的患者，仅在老年时才出现POS症状，这可能跟主动脉根部扩张等年龄依赖性退行性病变有关。骨质疏松相关后凸症可以使升主动脉和房间隔逐渐水平化，增大或水平化的主动脉根部可能影响房间隔位置，并且可能通过以下几种潜在机制使下腔静脉血流直接进入左心房。首先，卵圆窝右移，房间隔与下腔静脉夹角变窄，使静脉血流与缺损形成更密切的关系。其次，主动脉根部在三尖瓣口上方的隆起，形成影响静脉血流的"帆"，在功能上可能表现为"获得性右侧三房心"。再者，增大的主动脉根部减少了主动脉与心房后壁之间的距离，从而使房间隔不再紧绷，这允许卵圆窝间隔在正常左心房压力下更自由地摆动，有点类似于ASA。因此，卵圆窝间隔可能与静脉血流发生"旋转效应"，向左翻开，使得卵圆孔开放。最后，由于主动脉根部压迫引起右心房的体积变小，进而引起右心房顺应性降低。同样，食管旁疝修补术后患者的房间隔缺损位置发生了变化，来自下腔静脉进入右心房的未氧合血液可直接通过房间隔缺损进入左心房，这种移位在直立位更明显（图9-2）。类似的现象在特发性膈肌麻痹和大的肝包虫囊肿患者中也能观察到（图9-3）。

心脏或肺功能失常导致直立位时右心房压力的短暂升高，这逆转了心脏内原有的压力阶差，导致右向左分流。常见于缺氧性肺疾病（肺动脉高压）、右心顺应性降低（右心缺血）、右心充盈压增加（心包积液）等。

其他心外因素导致的POS机制也很复杂，如解剖性肺分流、生理性肺分流、肺通气血流灌注失调等（表9-1）。

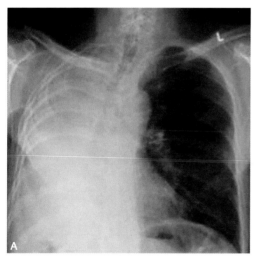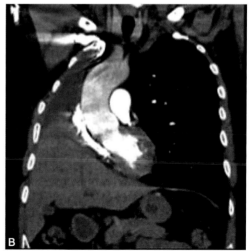

图9-2
肺切除后对心脏结构的影响
A.肺切除术后患者的胸片；B.主动脉和右心房的扭曲。

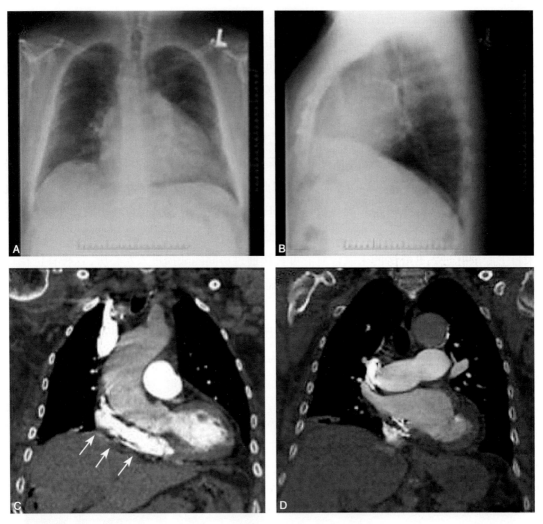

图 9-3

膈肌上抬对心脏结构的影响

A、B. 胸片显示膈肌抬高；C. 主动脉伸长，导致右心房扭曲（白色箭头）；
D. 胸部 CT 显示下腔静脉血流与高度倾斜的封堵器位置方向一致。

表 9-1　POS 的病因

心内分流		
PFO	右心房压力正常	升主动脉瘤、主动脉扩张或伸长等导致右心房受压
ASD	RLS	缩窄性心包炎、心包积液
ASA		肺切除术后
		嗜酸性心内膜 / 心肌疾病
		腔静脉瓣冗长、Chiari 网
		右心房黏液瘤
		房间隔脂肪瘤样肥大
		严重驼背

右心房压力升高	肺栓塞
RLS	特发性肺动脉高压
	右胸腔积液
	长期肺病引起肺动脉高压
	肺切除术后

肺通气血流比例失调
肺气肿、慢性阻塞性肺疾病（COPD）、肺实质疾病、其他原因导致的肺通气血流比例失调（自主神经功能障碍、肝肺综合征）
肺动静脉瘘
肝肺综合征、肺动静脉畸形或瘘管、Osler-Weber-Rendu 综合征

二、临床表现及诊断

斜卧呼吸 - 直立性低氧综合征的临床表现可能不明显，通过详细的问诊可获得线索。老年人、立位或者坐位时气短、呼吸困难，氧分压及血氧饱和度低，这些症状在卧位时减轻或者正常。传统的针对慢性肺疾病、冠状动脉疾病或左心衰的治疗没有效果。文献报道表明，POS 患者还可以有心动过速、直立位时收缩压降低、直立位时血氧饱和度降低，即使吸氧也不能改善。上述症状是 POS 的诊断线索。诊断 POS 的第一步是对患者的临床评估。首先，初步评估呼吸困难和直立体位之间的可能联系。为此，血氧饱和度的测量和血气分析（指脉氧监测）应在仰卧位和直立位进行。如果在直立位观察到 SaO_2（动脉血氧饱和度）下降 $>5\%$，而卧位时有改善，则可以考虑 POS。存在较大 RLS 的情况下，即使患者用 100% 氧气治疗，低氧血症也可能没有明显的改善。其次，明确低氧血症的潜在机制。由于心脏相关的 POS 是最常见的病因，应该完善超声心动图和右心声学造影（直立位和卧立位），这可以鉴别心内分流和心外分流。左心房在 3 个心动周期内出现微泡提示心内分流，左心房混浊延迟（多数为 6 个心动周期后）提示心外分流，最常见于肺血管畸形。若经胸超声心动图不明确，食管超声可以更直观地显示心脏缺损或房间隔瘤。如果未发现心内分流，则可能存在肺内分流。在这种情况下，肺通气 - 灌注扫描（ventilation-perfusion scan）、直立和卧立位的核素灌注扫描显像、肺动脉 CTA 等可以用来明确其他病因导致的 POS。诊断流程见图 9-4。肺静脉氧饱和度的测量有助于鉴别心房水平 RLS 患者和因肺疾病而缺氧的 RLS 患者，POS 的诊断标准见表 9-2。

表9-2　POS诊断标准

POS 建议诊断标准：
明确的异常通道
右向左分流
直立位低氧（$SPO_2<90\%$ 或 $PO_2<60mmHg$），卧位时正常
直立姿势引起的呼吸困难，随着卧位消失

SPO_2 为经皮动脉血氧饱和度，PO_2 为氧分压。

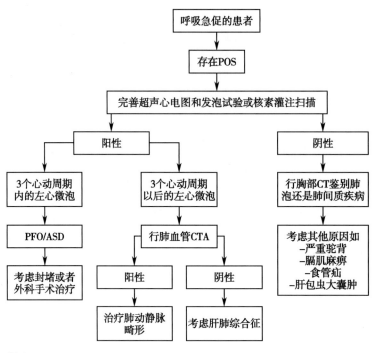

图 9-4

诊断和治疗 POS 的流程图

三、治疗

治疗取决于 POS 的病因。在没有肺动脉高压的情况下，封堵缺损可以使症状快速缓解，封堵可以通过经皮介入或外科手术。目前，经皮导管介入封堵是首选方法，它有微创、成本低、死亡率低等优势。经皮导管介入封堵 PFO 或 ASD 可以用特定的封堵器进行，如 PFO 封堵器或房间隔缺损封堵器。对于直径较大 PFO 或合并 ASA 时，可先用球囊测量缺损直径，并做封堵试验，观察疗效，再决定是否植入封堵器，需要时可根据球囊大小选择合适的封堵器。

Ashish H. Shah 等对 52 例合并 PFO 的 POS 患者行 PFO 封堵研究：所有患者都成功介入封堵，ASA 患者使用 35mm 的封堵器，其余用 25mm 的封堵器。虽然大部分患者都可以用 PFO 封堵器，但是仍有小部分患者需要使用非 PFO 封堵器。非 PFO 封堵器应用的预测因素包括原发隔与继发隔边缘重叠较少、存在房间隔膨出瘤以及冠状切面时中线与房间隔之间的夹角较大。研究结果提示房间隔被拉伸的患者，可能需要更大号的封堵器（如 ASO）来关闭缺损。Godart 等人也对房间隔的水平位移进行了类似的观察，这些移位可以使拉伸的缺损正对着下腔静脉血流方向，需要 ASO 封堵器来实现 PFO 的完全关闭。

封堵术后一般给予 6 个月的抗血小板治疗。右心声学造影（发泡试验）、超声心动图、动脉血氧饱和度的明显改善可以评估术中或术后的残余分流量。2005 年，Guerin 等人经过 15 个月的随访后观察到，78 例患者中只有 1 例需要进行再次干预。最近的一项超过 5 年随访研究显示，经皮封堵 PFO 的患者，显示出良好的长期安全性和有效性，尽管有较高的右向左残余分流率。封堵后，需监测主动脉和外周动脉血氧饱和度，超过 95% 的患者术后观察到症状改善，直立位血氧饱和度增加了 10%～20%。如合并主动脉瘤、缩窄性心包炎或黏液瘤时需要外科手术干预。一些研究者对肺切除的患者行预防性 PFO 封堵，以避免发生 POS。

其他疾病导致的 POS 需要治疗潜在的病因。肺部疾病（慢性阻塞性肺疾病、特发性肺纤维化等）须治疗潜在的肺疾病，以改善通气血流比例。在肝肺综合征患者中，晚期肝病是 POS 的原因，肝移植是唯一的有效治疗。一般治疗包括氧疗、卧床、限制盐和利尿剂。肝移植可改善 80% 患者的血氧饱和度，但严重低氧血症是围手术期死亡的主要原因。应该强调的是，基础疾病的治疗是解决这类 POS 的关键。

（周强　刘文辉）

参考文献

［1］ Godart F, Rey C, Prat A, et al. Atrial right-to-left shunting causing severe hypoxaemia despite normal right-sided pressures. Report of 11 consecutive cases corrected by percutaneous closure. Eur Heart J, 2000, 21(6): 483-489.

［2］ Shah AH, Osten M, Leventhal A, et al. Percutaneous Intervention to Treat Platypnea-Orthodeoxia Syndrome: The Toronto Experience. JACC Cardiovasc Interv, 2016, 9(18): 1928-1938.

［3］ 张婷婷，成革胜，张玉顺. 卵圆孔未闭与斜卧呼吸 - 直立性低氧血症研究进展. 国际心血管杂志病杂志, 2015, 42(2): 98-100.

［4］ Agrawal A, Palkar A, Talwar A. The multiple dimensions of Platypnea-Orthodeoxia syndrome: A review. Respir Med, 2017, 129: 31-38.

［5］ De Vecchis R, Baldi C, Ariano C, et al. Platypnea-orthodeoxia syndrome: Orthostatic dyspnea and possible pathophysiological substrates. Herz, 2017, 42(4): 384-389.

［6］ Toffart AC, Bouvaist H, Feral V, et al. Hypoxemia-orthodeoxia related to patent foramen ovale without pulmonary hypertension. Heart Lung, 2008, 37(5): 385-389.

［7］ Snijder RJ, Suttorp MJ, Berg JM, et al. Percutaneous closure of secundum type atrial septal defects: More than 5-year follow-up. World J Cardiol, 2015, 7(3): 150-156.

［8］ Vallurupalli S, Lodha A, Kupfer Y, et al. Platypnea-Orthodeoxia syndrome after repair of a paraesophageal hernia. BMJ Case Rep, 2013, 2013: bcr2012007444.

［9］ Sakagianni K, Evrenoglou D, Mytas D, et al. Platypnea-orthodeoxia syndrome related to right hemidiaphragmatic elevation and a 'stretched' patent foramen ovale. BMJ Case Rep, 2012, 2012: bcr-2012-007735.

［10］ Patakas D, Pitsiou G, Philippou D, et al. Reversible platypnoea and orthodeoxia after surgical removal of an hydatid cyst from the liver. Eur Respir J, 1999, 14(3): 725-727.

［11］ Shiraishi Y, Hakuno D, Isoda K, et al. Platypnea-orthodeoxia syndrome due to PFO and aortic dilation. JACC Cardiovasc Imaging, 2012, 5(5): 570-571.

［12］ Eicher JC, Bonniaud P, Baudouin N, et al. Hypoxaemia associated with an enlarged aortic root: a new syndrome. Heart, 2005, 91(8): 1030-1035.

［13］ Blanche C, Noble S, Roffi M, et al. Platypnea-orthodeoxia syndrome in the elderly treated by percutaneous patent foramen ovale closure: a case series and literature review. Eur J Intern Med, 2013, 24(8): 813-817.

［14］ Rodrigues P, Palma P, Sousa-Pereira L. Platypnea-orthodeoxia syndrome in review: defining a new disease. Cardiology, 2012, 123(1): 15-23

第十章
卵圆孔未闭与减压病

减压病(decompression sickness, DCS)是由于高压环境作业后减压不当,体内原已溶解的气体超过了过饱和界限,在血管内外及组织中形成气泡所致的全身性疾病。减压病的病例数随着深水作业、娱乐性潜水等情况的增加而增多,临床表现为疲劳、乏力、关节痛、淋巴结大、瘙痒等,影响较重的可出现神经系统和肺部症状。DCS的基本病因是在减压过饱和条件下,机体内的气泡生成。大量研究提示气泡常见于静脉系统,所谓原发性气泡生成,目前尚处于理论认知阶段,尚缺乏实验证据的支持。一般认为导致神经系统症状的气泡来自动脉气体栓塞。动脉气泡的来源有以下四种可能:①动脉血肿原发性气泡生成;②静脉系统中的气泡通过毛细血管进入动脉系统;③静脉系统中的气泡通过心脏的右向左分流;④肺细支气管在减压时的破裂。动脉高压力状态的存在使原发性气泡生成较难在动脉血中出现;而肺毛细血管床作为一个有效的过滤器,一般气泡难以直接通过;肺细支气管破裂多见于严重的迅速减压。因此,在减压时通过心内分流,如卵圆孔或者肺动静脉瘘出现动脉气泡的现象逐渐被国内外学者关注。

第一节　流行病学与发病机制

卵圆孔是位于分隔左右心房隔膜上的瓣,它是一个单向阀,胎儿时期允许血液从右心房直接流向左心房。富含氧的血液从母体经胎盘进入右心房,通过卵圆孔然后进入胎儿的左心房。左心房将血液泵入胎儿循环系统,提供生长和健康发育所需的氧气和营养物质。正常情况下,胎儿出生时由于肺发育扩张,肺循环建立,肺循环的压力下降,左心房压力大于右心房压力,卵圆孔达到功能性闭合,1岁以内大部分婴儿基本闭合完全。但仍有部分人群出生后卵圆孔未闭合,即卵圆孔未闭(patent foramen ovale, PFO)。正常情况下,这种心脏缺陷不会对患者造成严重的症状,因为左心房的压力总是大于右心房,这往往会使瓣膜保持关闭。然而,当进行Valsalva动作或从事剧烈活动时,例如举起沉重的潜水设备,右心房的压力可能增高大于左心房压力。因此,PFO对潜水员来说是一个潜在危险,在减压或浮出水面后,体内会形成游离的惰性气体,直接通过卵圆孔而绕过肺部的重要过滤器。如今,随着社会的发展,越来越多的人在业余时间追求挑战和刺激,佩戴自给式水下呼吸器的潜水已经成为一种流行的休闲活动。在瑞士,每年大约有5万人以娱乐为目的进行潜水,大多数人使用压缩空气呼吸(即四份氮气和一份氧气)。虽然潜水是个越来越流行的追求刺激的休闲活动,但也存在一定风险,如果他们在潜水过程中未遵守减压规定(深度过深、上升速度过快等），可能会对潜水员造成伤害，如减压疾病（decompression disease，DCI）就是潜水的并发症之一。幸运的是，很少有潜水员经历过 DCI，科学潜水界报告的减压病发病率最低，为 0.324/ 10 000 人。潜水按目的分类可分为休闲潜水、商业潜水、军事潜水，潜水员警报网（Divers Alert Network，DAN）估计休闲潜水减压病的发病率为 2.0～4.0/10 000 人。商业潜水中 DCS 的发生率已被报道高达 35.3 /10 000 人。最近对商业潜水 DCS 的研究表明，发病率为 1.4～10.3 /10 000 人，主要取决于潜水作业的深度。潜水者中 PFO 的患病率与一般人群相似，但对于患 DCS 潜水员，PFO 的总体患病率高于无患 DCS 的潜水员。卵圆孔作为一个通道可使潜水后产生的静脉气体栓子动脉化，即气体栓子通过左心房流入右心房，产生神经系统和一些皮肤症状等。研究表明大型 PFO 与潜水中缺血性脑事件之间存在统计学相关性，而小型 PFO 则没有这种相关性。一项对 965 例尸检案例的研究表明，PFO 的大小和患病率随着年龄的增长而增加（30 岁前为 34.3%，4～8 岁为 25.4%，9～10 岁为 20.2%）。此外，不明原因 DCS 潜水员的心脏右至左分流与动脉气体栓塞有高度相关性。统计显示，有减压病皮肤表现、不明原因 DCS 和右向左分流诊断的 18 名潜水员中，83.3%（15/18）表现为心脏分流，16.7%（3/18）表现为非心脏分流。在 15 例心脏分流患者中，5.6%（1/18）为房间隔缺损，77.8%（14/18）为 PFO。在 3 例非心脏分流的患者中，有 2 例（11.1%）显示为肺动脉分流（图 10-1）。PFO 是最常见的静脉气泡动脉化途径，因此 PFO 与减压病存在紧密的联系。

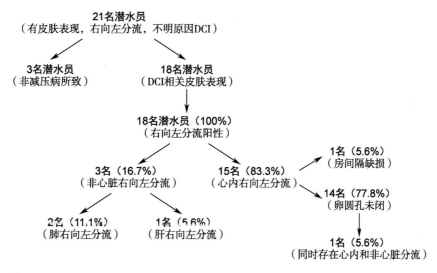

图 10-1

Hartig F 等研究中不明原因减压病患者病因分布图

　　减压病旧称沉箱病、潜水员病，是指人体在高压环境下停留一定时间后，在转向正常气压时，因减压过速，气压降低幅度过大，血液或组织中原先溶解的氮气游离为气相，出现气泡而引起血液循环障碍和组织损伤。减压疾病（decompression disease，DCI）包括 DCS 和动脉气体栓塞（arterial gas embolism，AGE）。DCS 是指在减压期间或之后，由于溶解的惰性气体形成气泡而出现的症状,这些气泡在组织中形成,也出现在静脉血中(可能在组织毛细血管中形成)。AGE 是指由于肺气压伤导致气泡直接进入动脉循环而产生的症状(图 10-2)。PFO 就处于一个尴尬的位置,如果静脉气泡通过卵圆孔进入动脉,那么任何由此产生的症状都应被认为是"动脉气体栓子"的表现,但也有学者反对使用"AGE"来描述通过

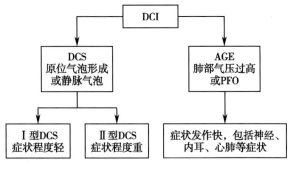

图 10-2
减压疾病的临床分类

右至左分流的静脉惰性气体气泡,因为由溶解惰性气体形成的气泡病理生理应被视为减压病(DCS),所以关于 PFO 导致减压疾病的术语还待商榷。DCS 起病较慢,进展较慢,症状多变,分为 I 型和 II 型,局部气泡的形成通常导致"I 型"DCS(肌肉骨骼和皮肤症状及淋巴系统堵塞表现,如关节周围疼痛、皮疹和瘙痒),而静脉气泡的形成可能在存在右至左分流的情况下导致"II 型"DCS(神经、前庭、内耳或心肺症状)(表 10-1)。DCS 还存在其他类型的分类。由于减压病是一种全身疾病,往往涉及多个器官,对于临床医生来说,不一定需要区分 I 型和 II 型 DCS,无论如何,最终的治疗方法都相似。对于与 PFO 相关的动脉气体栓塞,表现为更快速发病(通常在出现时立即出现),主要表现为皮肤损伤、内耳损伤、卒中样局灶性神经损伤。I 型、II 型 DCS 都可能发生在潜水员、压缩空气工人、沉箱工人和宇航员身上。

表 10-1　减压病的临床分型及鉴别诊断

特点	I 型 DCS	II 型 DCS
	非系统性、轻微的	系统性、严重的
症状	皮肤系统: 皮疹 瘙痒 发绀 大理石斑纹	脑部: 意识改变 视觉受损 内耳损伤(耳鸣、听力丧失、眩晕或头晕、恶心、呕吐和平衡障碍)
	肌肉骨骼系统: 疼痛	脊髓: 麻痹 膀胱、胃肠功能紊乱 感觉障碍
	淋巴系统: 局部淋巴管堵塞	心肺: 窒息 干咳 胸骨后疼痛 呼吸困难 粉红色的泡沫痰

潜水时，使用自给式水下呼吸器的潜水员吸入的混合气体包括氧气、二氧化碳、氮气和氦气。水下作业时，身体每下潜10m，大致相当于增加一个大气压的压力。机体在高气压环境下，肺泡内各种气体的分压随之增加，并立即与吸入压缩空气中的各种气体分压平衡。潜水员下沉的距离越远，在水下停留的时间越长，在血液和身体组织中溶解的惰性气体就越多。因肺泡中气体的分压高于血液中气体的压力，气体根据波意耳定律，相应地增加了气体在血液中的溶解量，再通过血液循环将其输送到各个组织中。其中大部分的氧气和二氧化碳会被血红蛋白和血浆成分所吸收，只有少数以物理状态游离于体液中。溶解在体液中氮的量与气压高低和停留时间的长短成正比。氮在不同组织中的溶解度不同，在脂肪组织中的溶解度大约是在血液中的5倍，所以大部分氮存在于脂肪组织和神经组织中。在环境由高压下降过程中，惰性气体溶解度下降，将从组织游离到血液，这些氮气气泡大多被困在肺毛细血管中，因为它们比毛细血管的微小直径还要大。一旦被捕获，气泡就会破裂，氮气被呼出，缓慢排出体外，无不良后果。但如果存在以下情况，会导致无法从肺泡中完全排出气体，从而造成损伤。

1. 如果在减压过程中，环境压力降低的速率超过了惰性气体从组织中冲刷出来的速率，而惰性气体会于几秒钟或是几分钟内形成气泡，积聚于组织和血液中，那么就会出现过饱和现象。减压越快，产生气泡越快速，积聚量也越多。在脂肪较多而血运较少的组织中，容易脱氮困难。如脂肪组织和黄骨髓中的氮气泡会导致一些症状，如缺血性骨坏死；股骨、肱骨等长骨黄骨髓含脂质量高，血流缓慢，减压时产生大量气泡，直接压迫骨髓内血管。

2. 若潜水员出现右至左分流，则发生静脉气泡动脉化。正常情况下，静脉气泡是通过肺清除的。但存在PFO、房间隔缺损或者其他异常分流的情况下，静脉气泡会直接从右心房移至左心房，引起气泡动脉化，导致气泡无法清除，进入动脉系统，堵塞脑、产生神经、前庭、内耳等一系列症状；堵塞骨髓内的营养血管形成气栓，造成局部梗死，引起无菌性的缺血性骨坏死。气体阻碍左心室舒张填充，导致心血管完全受损。空气也可以从左心室泵入冠状血管，导致心肌缺血。

有两个基本的气体定律可以解释这种现象。波意耳定律指出，在定量定温下，理想气体体积与所受压力成反比，这解释了空气栓塞和气压创伤的病因学·在下降过程中，由于压力上升，肺泡中的气体被压缩，从而吸入更多的气体；减压的过程中，压力下降从而导致气体体积增大膨胀，肺部过度扩张可能引起气压创伤，气泡进入血液释放造成空气栓塞引起组织损伤。亨利定律指出，溶解在液体中的气体量与气体的分压成正比，这解释了减压病和氮气麻醉的机制：在潜水下降过程中，随着压力增大，气体溶解量增多，而上升过程中，压力增高，溶解量下降，释放的气体也增多。如同一瓶没有开盖的汽水，二氧化碳溶解在饮料液体中，没有气泡形成。然而在开盖时，压力瞬间释放，溶解在液体中的气体量瞬间下降，超过过饱和状态，从而产生气泡。一旦开了盖子的饮料放置一段时间后，压力平衡，饮料内不再生成气泡了。因此在压力快速下降过程中，气体溶解量下降，气体释放增多引起组织损伤。另外,道尔顿定律指出一种气体的总压强等于它各组分压的和。在气体总压力增高时,其各部分分压的压力也增高,例如升压过程中,气体总压力增高,氧气和氮气的压力也逐渐增高,当氧气和氮气达到一定的压力会造成氧中毒和氮中毒,影响各系统功能。

PFO引起气泡的动脉化,不仅可以造成气体栓塞导致外流减少的缺血症状,也可引起内皮损伤,微血管痉挛,气泡激起的炎症级联反应,导致毛细血管渗漏、血小板活化;也可能是沉积,就像白细胞-内皮黏附。当气泡导致组织缺氧及损伤,细胞释放钾离子、肽、组胺类物质及蛋白水解酶等,后者又可刺激组胺及5-羟色胺,血管平滑肌麻痹、微循环血管阻塞等,进而减低组织与体液内的氮脱饱和速度,环环相扣,恶性循环。根据动脉气泡的大小、数量和位置不同,可扩散到全身,引起皮肤症状、肌肉骨骼疼痛、神经型减压病以及循环和呼吸损伤。

以下列出的是DCS初始表现,以及每种表现的频率估计:①疼痛,特别是关节附近(68%);②麻木或感觉异常(63%);③全身症状(41%);④头晕或眩晕(19%);⑤运动减弱(19%);⑥皮肤改变(10%);⑦精神状态损伤(8%);⑧协调性受损(8%);⑨肌肉不适(7%);⑩肺部症状(6%);⑪胃肠道功能紊乱(3%);⑫听觉症状(2%);⑬意识损伤(2%);⑭影响淋巴系统(2%);⑮影响心血管功能(<1%)。减压病的临床表现系统描述可归纳为表10-2。

表10-2 减压病的临床表现

系统	症状	体征
皮肤	瘙痒	不具特征性的皮疹,大理石斑纹
淋巴系统	局部淋巴结疼痛	局部皮肤或组织肿胀
肌肉骨骼	关节或关节周围疼痛	通常没有关节周围肿胀和红肿
静脉血流(肺循环)	呼吸困难,咳嗽,呼吸窘迫,胸骨后疼痛	呼吸急促,心动过速,低血压,痰中有泡沫带血,低氧饱和度
中枢神经症状	头痛,不明原因疲劳,不适,头晕,认知过程受损,感觉异常,肢体无力,言语困难,视力丧失,共济失调,恶心,呕吐,抽搐	意识状态改变,意识混乱,视野障碍,感觉障碍异常分布,运动障碍,协调障碍,步态和行走障碍,共济失调,Romberg征(龙贝格征)阳性
脊髓	背部疼痛,腹痛,麻木,感觉异常,四肢无力,排尿或粪便功能障碍(排尿异常更常见)	运动或感觉障碍,肛门括约肌无力,尿潴留,球海绵体反射丧失,深腱反射丧失
周围神经症状	周围神经分布的麻木或感觉异常	感觉缺失
内耳症状	耳聋,眩晕,恶心,呕吐,共济失调,耳鸣	急性感音神经性听力丧失,眼球震颤

关于皮肤减压病,潜水后会出现多种皮肤症状。迄今为止,文献记载中最常见的类型之一是大理石斑纹(cutis marmorata)。这是一种非特异性的红斑性皮疹,偶尔伴有瘙痒或疼痛

卵圆孔未闭规范化诊疗 从指南到实践

的皮肤红 - 蓝变色。皮疹多位于四肢、躯干和臀部,形状多为不规则、破碎、圆形节段,男性与女性的分布范围也有所不同,男性多位于脐周和肩膀,女性多位于臀部和躯干两侧。潜在的病理机制是小的真皮血管阻塞(上行的供血小动脉栓塞性阻塞引起),导致不规律的、局部的毛细血管氧合变化和供血区域缺乏灌注,可见缺血(苍白色)与静脉淤血(青紫色)共存,而呈现为大理石斑纹。这种皮疹通常伴随神经系统症状的出现,可能与心脏 PFO 的右向左分流有关。有研究发现大理石斑纹的组织学分析显示局部有炎症,有局部血管收缩与血管扩张交替,但在皮肤微循环中没有气泡的迹象。故近期有学说表明减压病大理石斑纹皮肤可能与脑干气泡栓塞有关,提出可能由于自主神经系统调节皮肤血管扩张和收缩,脑干血管运动调节神经元的中断是由于在右向左分流患者潜水减压后静脉气体栓子(venous gas emboli,VGE)栓塞入椎动脉所致。这种破坏在受影响神经元控制的皮肤区域引起不适当的血管舒张和血管收缩。反过来,这引起皮肤炎症反应,特征是白细胞激活,生化炎症通路兴奋,液体渗出,最后是敏感神经纤维的刺激。但还没有确切的研究证实这一假设。"表皮炎"的潜在病理机制可能是由皮肤小动脉、毛细血管的栓塞性梗阻引起。这些栓塞性动脉闭塞可能主要是由血管气泡的右向左分流或由活性疏水部位产生的局部气泡引起,但这一理论仍有争议。

脊髓和脑是神经系统中最常见的受累部位,胸脊髓因其血管解剖和脂肪含量高,而且其相对较低的活动度和血液流动,导致上升期间氮气泡冲刷不良,从而增加缺血风险。当减压病累及神经系统,最常见的神经症状是感觉异常、感觉障碍、不协调、运动无力和头晕。氮气泡引起脑和脊柱损伤的确切机制仍有很大的争议,目前有 3 种理论支持 3 种不同的病理生理机制:动脉闭塞、静脉梗死和原位氮毒性。支持第一种动脉闭塞理论的依据主要有:①部分患者 MRI 病灶的位置与体格检查所诊断的神经功能缺损相符;②氮气泡可以通过直接阻塞小毛细血管或在血 - 气泡界面激活病理凝血来阻断大脑和脊柱的动脉血液供应;③在患有减压病的患者中,PFO 的患病率较高可能支持氮气泡或病理形成的血栓,随后在脑或脊柱中发生缺血性梗死,此处侧支循环较弱;④一些神经减压病病例中存在广泛的灰质病变,灰质病变通常见于动脉梗死过程;⑤当使用单光子发射计算机断层成像(single photon emission computed tomography,SPECT)与六亚甲基丙胺肟(hexamethylene propylamine oxime,HMPAO)标记为放射性同位素技术的亚稳核异构体 Tc-99m,在一些减压病患者中观察到与栓塞性脑动脉闭塞相容的低灌注区。支持第二种静脉梗死理论的依据有:研究调查发现脊髓损伤性减压病时硬膜外椎静脉系统阻塞,提示减压病时脊髓梗死是由于硬膜外椎静脉系统水平的脊髓静脉引流阻塞所致。第三种原位氮毒性理论认为在细胞间发现的氮气泡可能对神经元产生直接的毒性作用,导致神经元的改变,膜的电学性质和离子流调节的损伤,导致随后的细胞毒性水肿和细胞死亡。此外,髓鞘内的气泡可能会导致神经传导的改变。这种原位氮毒性理论也被称为"本地理论"。有研究表明,氧化应激以及激活炎症通路的兴奋性氨基酸和细胞因子释放也被认为是由于对内皮细胞的直接氮中毒而起作用。

内耳前庭器官 DCI 的发病率较高,典型症状常在浮出水面后约 30 分钟内出现,可导致突发性眩晕、恶心、呕吐和共济失调。内耳由前庭耳蜗器官组成,与听觉、位置感和平衡感有关。这个器官被骨性的外部包围,并含内淋巴,与声音传导和位置改变相关。耳蜗负责将机械声波转换为神经元动作电位,而前庭系统则调节位置感和平衡感。调查显示在 115 名休闲潜水者中,内耳减压病占所有患者的 24%,单纯前庭病变占 76.5%,耳蜗功能障碍占 6%,合并症状占 17.5%。77% 的患者检测到大的右向左分流,同时内耳减压病的右侧偏侧占优势(80%,$p=0.001$)。关于内耳减压病的病理机制有两个假设:①由于在快速上升过程中内淋巴和外淋巴间隙中的气泡沉淀,前庭器官的动脉灌注较低,惰性气体冲刷较慢,因此其风险大于耳蜗,解释了为何前庭患病率高于耳蜗;②出现动脉气体栓子从静脉循环通过从右到左分流(特别是 PFO)至小迷路动脉内,引起血管阻塞并继发缺血。然而,出现内耳减压病的患者很少伴大脑其他动脉阻塞的症状,故也有研究者提出了一个"双重打击假说",提示内耳对气泡动脉化的局部选择脆弱性。与大脑相比,内耳清除气体速度更慢,更容易到达过饱的环境,气泡生长,最终阻塞迷宫动脉。由于迷路动脉相对较小,气泡进入的概率很低;这可能解释了 PFO 在一般人群中的高流行率(25%~30%)和压缩空气潜水中内耳减压病的极低发病率(约 0.005%)之间的不成比例。此外,考虑到迷宫动脉通常起源于小脑下动脉,或直接来自基底动脉,分流气泡会更迅速地涌向整个大脑。然而,在这种情况下,大脑内的气体清除较快,可能它在不破坏脑组织的情况下被重新吸收。与这种情况相一致的是,内耳减压病出现提示大脑受累的伴随症状可能性很低(约 15%)。报告调查一个 44 岁的潜水教练常规潜水后约 10 分钟内患上内耳 DCS,导致严重的左耳蜗前庭损害(完全耳聋和明显的眩晕,只有后者在几小时后缓慢消退)。几个月后,经颅多普勒超声显示中重度分流(>30 个气泡),可能是由于 PFO,而脑 MRI 显示无腔隙性梗死。理论和神经成像上证实了发生内耳减压而大脑损伤可以完全幸免。这将支持两种假设中的任何一种:大脑确实得到相对保护,动脉气泡优先伤害内耳或在内耳直接形成气泡,也可能是 PFO 与内耳减压病关联,只是间接的。目前,更多学者赞成内耳减压病可能与在解剖学上脆弱的区域发生动脉气体栓塞有关。

第二节 减压病的诊断要点

减压病没有特异的诊断方法。其诊断基于病史、临床表现和一些不具有特异性的辅助检查。在减压后不久出现的任何症状都可能是减压病,特别是当潜水深度和暴露时间接近或超过可接受的范围时。动脉气体栓塞的特征是快速出现(上岸后 15 分钟)的大脑体征或症状,快速发生的脑部病理表现包括意识损伤、失语症、视力丧失、复视、眩晕、偏瘫、感觉体征或情感、认知体征。DCS 患者更可能出现疼痛、四肢偏瘫、主观或客观的非皮肤感觉效应或尿潴留。

1. 病史和体格检查是对可疑 DCS 诊断的重要信息，临床上，我们需要了解的信息包括以下几条。

（1）症状和体征的出现时间和演变：浮出水面后不到 10 分钟出现症状可能表明动脉气体栓塞。症状出现超过 10 分钟后，更有可能与 DCS 有关。

（2）最近潜水的概况：暴露的深度和时间、上升速率、上升停止、重复潜水。更大的深度和持续时间意味着更大的惰性气体负荷，但不能仅使用最大深度来评估疾病的严重性。

（3）呼吸使用的气体：使用富氧混合物（氮混合物）逐渐成为主流，使用氦 - 氧和氦 - 氧 - 氮混合物（氦 - 氧 - 氮混合气体）也普遍存在。在空气暴露限制内使用氮化物可以大幅降低减压压力。使用氮化物到等效空气深度表的极限，与使用空气到空气深度表的极限的风险相似，但使用氮化物延长了潜水时间。其他混合气体通常用于较深的潜水，目的是限制氮气/氧气麻醉作用和优化减压。

（4）热应力（水温、自觉体温变化）：在下降或潜水至底部阶段，温度过高会增加惰性气体的吸收，从而增加随后减压时的压力。上升或停止阶段的寒冷会抑制惰性气体的消除，增加减压压力。在上升或停止阶段过度加热会降低周围组织的溶解度，促进气泡的形成，增加减压压力。

（5）运动压力：在下降或潜水至底部阶段的运动将增加惰性气体的吸收，增加随后的减压压力。上升或停止阶段的轻微运动促进惰性气体的消除，减少减压压力。在上升或停止阶段进行更剧烈的运动可以促进气泡的形成，增加风险。潜水后的运动，特别是关节力量过大的运动，会促进气泡的形成，增加风险。

（6）高度暴露和潜水：在潜水前飞到一个接近海平面的目的地没有风险（除了可能出现轻度脱水或由于长时间相对静止而造成的损害）。因为飞行已结束，乘客的组织在着陆时将处于不饱和状态，随后积累惰性气体，与环境压力重新建立平衡。然而，潜水后飞行会增加减压压力，因为机舱内的压力低于地面大气压。

（7）水化状态：相对的脱水状态可以提高特定暴露的减压压力。

（8）影响因素：包括身体和健康状况（慢性疾病或当前健康状况）、健康史（包括 DCS）和药物使用史（目前尚无药物预防减压病的研究数据）。

2. 体格检查应侧重以下方面。

（1）耳检查：寻找可能与内耳损伤相关的中耳气压创伤的迹象。圆窗破裂与内耳 DCS 较难鉴别。

（2）神经学检查：包括精神状态，认知功能，步态和行走评估，脑神经，感觉功能，四肢力量，小脑功能，腱反射。怀疑有脊髓 DCS 和可能有脊髓休克的患者要检查肛门括约肌张力和球海绵体反射；感觉缺损通常是斑片状的，可能不符合急性血栓性脑卒中患者常见的皮层分布，也不符合外伤性脊髓损伤患者常见的皮节。气泡可导致神经系统不同分布部位的血管闭塞，神经学检查发现的异常神经疾病症状或体征，需要考虑排除减压病。

（3）皮肤检查：检查是否有皮疹或肿胀。

（4）关节检查：仅伴有疼痛的 DCS 的关节检查通常不明显，因为通常没有关节炎症的迹象，关节运动很少改变疼痛。通常情况下，当血压计袖带在疼痛的关节上膨胀时，疼痛的缓解可以支持对肌肉骨骼 DCS 的诊断。该检测灵敏度低，特异性未知。

（5）腹部检查：评估可能伴有脊髓减压症的膀胱膨胀。如有，则必须导尿。

诊断 DCS 前 5 个因素的重要性排序为：①作为主要症状的神经系统症状；②症状出现时间；③以关节疼痛为表现症状；④加压治疗后的任何缓解；⑤最后一次潜水的最大深度。诊断动脉气体栓塞的前 5 个因素为：①症状出现的时间；②改变意识；③作为首发症状的任何神经症状；④以癫痫发作为主要表现；⑤运动减弱。年龄、性别或身体特征并没有统计学意义。

3. 确定可用的诊断指标的研究还在进行中，以下为一些可考虑的途径。

（1）血红蛋白 - 红细胞压积：在一些严重的减压病中，可以看到血液浓缩，这是由内皮损伤和激肽释放介导的血管通透性增加引起的。

（2）胸部 X 光片：最重要的是在怀疑有肺气压性创伤的病例中要排除气胸和纵隔气肿。未经治疗的气胸是高压氧舱再压迫的禁忌证。DCS 可能不会致患者死亡，但张力性气胸很容易造成生命威胁。并且胸片也可以用在鉴别诊断(溺水和浸泡性肺水肿)中。

（3）CT 和 MRI：已被用于描绘神经性 DCS 患者的大脑和脊髓病变。尽管这些成像技术可以检测到这样的病变，但这两种方式都不敏感，并且往往不能检测出潜水员明显的神经缺陷病变。MRI 在脊髓 DCS 显示异常比在中枢神经系统 DCS 有更好的灵敏度。主要以动脉闭塞为主，通常表现为临床和影像学上的卒中样表现[DWI 为高信号，表观弥散系数（ADC）图为低信号，T_2WI 为高信号，通常无造影增强]，MRI 也可能有助于预测临床结果与潜水员脊髓 DCS。CT 扫描可以排除其他原因造成的神经症状，如蛛网膜下腔出血或脑血管意外。在明显的神经性减压病病例中，应该明确指出不优先考虑这些成像技术，避免造成再压迫治疗的延迟。

（4）肢体 X 线片偶尔可以作为显示软组织和关节周围间隙有气体存在的证据，但如果没有显示出气体，也不能排除减压病。肢体 X 线片的诊断价值非常小，因此，不推荐作为 DCS 常规评估的一部分。

（5）目前正在进行确诊 DCI 的研究。已有研究表明，DCI 中存在凝血激活。已经发现血浆 D- 二聚体水平与神经 DCS 中后遗症之间存在关系。血液中微粒的积累也作为减压压力的可能指标。尽管所有这些研究都是有效的，但目前没有临床相关性。

由于 PFO 患病率高，DCS 发病率低，不建议对所有潜水员进行 PFO 常规筛查。PFO 的检测不适用于只有轻微减压病症状的潜水者，如关节疼痛、肿胀和 I 型皮疹。但是，对于高危人群，包括有脑、脊柱、内耳或皮肤减压病史的潜水员，有先兆偏头痛、有 PFO 或房间隔缺损家族史的潜水员，以及有先天性心脏病和可能有分流的潜水员，应该进行筛查，需要对 RLS 进行评估。有不明原因 DCS 或复发 DCS 事件的潜水员也应进行 PFO 筛选。根据南太平洋水下医学协会和英国运动潜水医学委员会提出的建议，如果高质量的经胸超声心动图和盐水注射记录了 PFO，潜水员应由有经验的心脏病专家建议进行潜水操作，以减少 DCS 的风险。然而，确定由右至左分流引起的 DCS 的治疗方法是禁止潜水或 PFO 闭合。专家建议具有 PFO 高风险特征或有 PFO 引起的 DCS 发作，但仍希望继续潜水的患者进行 PFO 闭合，然后进行重复的 TTE 与发泡试验对比研究，证明没有残余分流。

经食管超声心动图（TEE）被认为是检测心房右向左分流的"金标准"。临床怀疑 PFO 时，筛查方法主要参见本书第四至第六章。

第三节　循证医学证据解读

数据统计 2008—2014 年新西兰休闲潜水活动的详细记录，其中 57 072 名潜水人员共下潜 97 144 次，共记录了 55 起伤害事件。其中 20 例与潜水有关，9 例疑似 DCI，35 例非潜水损伤（主要是撕裂伤和轻度肌肉骨骼损伤）。非潜水性轻伤是最常见的不良事件。虽然非潜水性轻伤是最常见的不良事件，但由于数据报告不足，DCI 的轻微症状经常被潜水者忽视，潜水相关的不良事件发生率还是占有较高比例。

2019 年 DAN 统计 2014—2017 年潜水损伤 14 474 个病例与潜水相关有 8 468 例，非潜水相关病例 6 006 例，非潜水相关损伤占比由 2014 年的 37.5% 上升至 2017 年的 44.5%。说明潜水相关损伤占比逐年下降。与潜水相关的损伤以耳气压伤最多见（4 031 例），其次就是减压病（2 423 例），动脉气体栓塞排名第五（258 例），减压病与动脉气体栓塞是与 PFO 相关损伤，故对于 PFO 与潜水和减压病相关性的研究很有意义。

Ranapurwala SI 等调查发现 2011 年夏季潜水员警报网络会员健康调查的自我报告数据表明，潜水相关损伤的总体比率为 3.02/100 次潜水，减压症状为 1.55/1 000 次潜水，治疗的减压症状为 5.72/10 万次潜水。潜水员认证水平越高、年龄越大、平均每年潜水次数越多以及男性，与潜水相关的伤害和减压病症状率越低。潜水伤害率偏高，说明潜水群体的负担更大。

美国水下科学学会回顾了 1998—2007 年的所有潜水记录，结果共报告 95 起受伤事件，1019 159 次科学潜水，总发生率为 0.93/10 000 人潜水。共有 33 例被确定涉及减压疾病（DCI），包括减压病和空气栓塞。DCI 发生率为 0.324/10 000 人次。水肺潜水的死亡率是每百万人 1.8，水肺潜水的死亡率相对较低。水肺潜水损伤中，3～17 岁患者水肺潜水相关损伤发生率为 1.5/105，18～62 岁患者水肺潜水相关损伤发生率为 16.5/105。其中中年患者患病率较高，但可能与年龄增长身体机能损伤影响相关。

有学者研究统计，DCS潜水员PFO的总体患病率为22/37(59.5%)，而配对对照组的患病率为13/36(36.1%, $p=0.06$)。在有脑DCS的潜水员亚组中，PFO的患病率(16/20)明显高于对照组(5/20)($p=0.012$)。相比之下，有脊髓DCS的潜水者亚组的PFO患病率(5/20)与对照组的患病率(8/16)，两组比较差异无统计学意义($p=0.17$)。故认为PFO与DCS有潜在关系，特别是脑性DCS患者中，PFO的影响较大，对于脊柱DCS则无明显关系。

Cantais E等调查发现，在101例有减压病的潜水者中，经颅多普勒超声检测到右向左分流59例(58.4%)，而对照组显示右向左分流25例(24.8%；比值比，4.3；95%置信区间，2.3～7.8; $p=0.09$)。当检测到右向左分流时，对照组25例患者中有12例是大量右向左分流，减压病组59例患者中有49例是右向左分流(优势比，8.7；95%置信区间，4.2～18.0; $p<0.001$)。在减压病组中，大量右向左分流的比例为24/34(优势比，29.7；95%置信区间10.0～87.2; $p<0.0001$)，在耳蜗前庭亚组，比例为13/21(优势比，24.1；95%置信区间，6.8～86.0; $p<0.0001$)，在大脑减压病亚组，比例为10/31(优势比，3.9；95%置信区间，1.5～10.3; $p<0.01$)，在减压病潜水员小组，比例为2/2(优势比，1.1；95%置信区间，0.2～5.7; $p=0.9$)。基于以上的结果，研究者认为大量的右向左分流与耳蜗前庭和大脑减压病的发病率增加有关，提示矛盾栓塞可能是一个潜在的机制。

关于DCI导致皮肤表现的机制有以下几种假说：

假说一：气泡会在皮肤局部形成；要么在血管外组织中，要么在皮下微血管中。这些气泡可通过物理损伤、促血栓和炎症过程产生症状。这一理论的一个弱点是，气泡以前没有被证明在皮肤上表现出大理石色皮。Wilmshurst PT等对13只巴马猪在高压氧动物舱中模拟潜水，超声检查病变区域血管回声反射增强。诱发实验未发现中枢神经系统功能障碍。右心室流出道(RVOT)和肺动脉(PA)超声图像上可见明显气泡(运动亮点)。存活猪主动脉、左心室和左心房均未见气泡。目前的结果表明，皮肤损伤主要是由局部气泡引起，而不是中枢神经系统损伤或动脉气泡。

假说二：大的PFO和大理石色皮之间的联系强烈暗示静脉惰性气体气泡穿越进入动脉循环作为损伤的载体。这些气泡到达皮肤后，可以通过局部过饱和惰性气体向内扩散而增长，Wilmshurst将这个过程称为"外围放大"。它们可以再一次通过物理损伤、促血栓和促炎症过程产生症状。如上所述，这一理论的一个弱点是，气泡以前没有在皮下的微血管中被发现表现为大理石样皮肤。

假说三：有学者认为，大理石色皮与大PFO的相关性可能是动静脉气泡进入脑循环所致。Kemper博士和他的同事报告说，当空气被注射到猪的大脑循环中时，其出现了一种皮疹，这种皮疹看起来非常类似皮肤型减压病的大理石色皮炎，他们推测潜水员的皮肤型减压病可能是脑气体栓塞的结果。Wilmshurst通过超声造影，在数百名右向左分流的患者中发现了动脉气体栓塞，一些气泡进入了他们的脑循环，但从未见过，也没有患者报告出现皮疹。因此皮疹与动静脉气泡进入脑部循环的关系还不能证实。

García E 和 Mitchell SJ 对 4 名呈现大理石色皮的潜水员的皮肤都进行了超声检测,在所有病例中,在小动脉和小静脉以及相互连接的血管和毛细血管中均检测到运动气泡,经胸超声心动图中使用气泡对比剂来测试右向左分流,所有病例均呈阳性(2 例为大,2 例为小)。研究结果证实可移动的血管气泡存在于大理石色皮皮下组织的皮下微循环中。病因不能准确推断(不能确定这些气泡是由局部形成的,还是通过右向左分流形成的小静脉气泡),但气泡的发现加强了假说二,即气泡在穿过右向左分流后局部形成或分布到皮肤上,并进行外周放大可能是红斑皮肤损伤的主要原因。

Wilmshurst PT 和 Pearson MJ 对 60 名有皮肤型减压病史的潜水员和 1 名沉箱工人,以及 123 名有病史的对照组潜水员进行了一项回顾性病例对照研究。发现在 61 例皮肤型减压疾病中有 47 例(77.0%)有分流,而对照组 123 例中有 34 例(27.6%)有分流($p < 0.001$)。潜水员与皮肤型减压疾病分流的大小显著大于对照组。DCI 相关大理石色皮肤通常伴随大量右至左分流,其机制可能是当气泡栓子侵入过饱和氮的组织时伴有外周放大的矛盾气体栓塞,支持假说二。皮肤型减压疾病也可以发生在没有分流的个人。在这些患者中,机制可能是气泡栓子通过"超载"的肺过滤器或本地气泡形成,支持假说一。

Guillén-Pino F 等统计潜水损伤 130 例,其中 56 例(43%)患者诊断为 I 型减压病(DCS),67 例(52%)患者诊断为 II 型减压病。出院时 122 例(94%)无症状,5% 有残留感觉或其他变化。研究结果说明 II 型减压病还占大数,而 II 型减压病可能与 PFO 相关,值得肯定的是,减压病治疗效果尚满意,大部分(94%)已出院,无后遗症。

关于 DCI 导致内耳损伤表现:Azzopardi CP 回顾性分析回顾了马耳他 1987—2017 年 30 年间所有 DCI 潜水员的医疗记录。统计 DCI 发病症状的分布如图 10-3 所示。其中,在 DCI 中肌肉骨骼型 DCI 的发病率最高,其次是前庭耳蜗损伤。亚型中,肌肉骨骼型 DCI 的发病率呈下降趋势,而前庭耳蜗 DCI 的发病率呈上升趋势。具体数值如图 10-3 所示。

Gempp E 和 Louge P 回顾性分析 115 名休闲潜水者的潜水资料、临床资料、右至左分流的存在及实验室检查。内耳减压病(99 例男性,44 岁 ±11 岁)占所有治疗患者的 24%。浮潜后出现症状的平均延迟时间为 20 分钟。纯前庭功能障碍占 76.5%,耳蜗功能障碍占 6%,合并症状占 17.5%。另外 15% 的病例报告有皮肤和神经系统疾病。在 77% 的患者中,发现大量的右向左

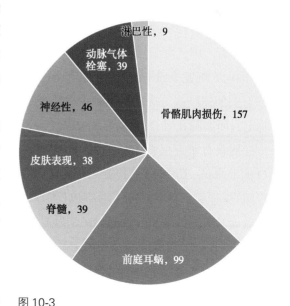

图 10-3
1987—2017 年马耳他 DCI 潜水员发病症状分布图

分流,并且内耳减压病明显右侧偏多(80%,$p<0.001$)。右向左分流的高发病率和右耳功能障碍的优势提示通过血管解剖选择性的矛盾动脉气体栓子的优先机制。

内耳的生理特性使它选择性地易受减压病的攻击。内耳的气体冲刷速度比大脑慢,因此,当气泡穿过卵圆孔(PFO)进入基底动脉时,内耳更容易受到有害影响,同时内耳保持过饱和,而大脑没有。Guenzani S 对 126 名潜水员进行完整的问卷调查,结果显示 126 例应答者中有 9 例(7.1%)报告至少有 1 次内耳减压病发作。其中 7 名患者中,有 4 名患者仅影响了内耳,有 3 名患者还累及皮肤、关节和膀胱。9 名受影响的潜水员中有 5 人被发现患有 PFO。所有受累潜水员均有前庭症状,其中 2 人还报告有耳蜗症状。内耳减压病的高 PFO 患病率提示内耳疾病与 PFO 的高度相关性。

对于矛盾气体栓塞是否为神经减压病的重要病因,特别是当脊柱受到影响时,还存在争议。Wilmshurst 等调查了 100 名有神经减压病的潜水员和 123 名未受影响的对照潜水员神经减压病的表现和病因之间的关系。该实验仅探讨大、中型分流与神经 DCS 的关系。实验表明:在 100 名 DCS 潜水员中脊髓 DCS 占 24%,脑 DCS 占 54%,同时患有脊髓和脑 DCS 占 14%;没有分流的神经 DCS 潜水员(48 名)中脊髓 DCS 占 13%,脑 DCS 占 63%,同时患有脊髓和脑 DCS 占 13%;有分流的神经 DCS 潜水员(52 名)中脊髓 DCS 占 18%,脑 DCS 占 46%,同时患有脊髓和脑 DCS 占 15%;还有一些为不确定病变部位的。其中在 52 名有大或中型分流的潜水员中 26 人发生了脊柱 DCS(无论是否有大脑受累),48 名没有分流的潜水员中有 12 人发生了脊柱 DCS($p<0.02$)。数据表明脊柱 DCS 可能与分流相关性较大。其中 26 例中有 22 例,仅在第一次注射对比剂时发现大、中型分流,提示可能与 PFO 相关(若为肺部分流一般出现在注射 5 次后)。

对于患有 PFO 的患者进行潜水是否要进行治疗还存在争议。Walsh KP 等调查研究了接受治疗的 7 名神经损伤潜水员(初步诊断为 PFO 所致)。其中 3 人是职业潜水员,4 人是业余爱好者。因为有强烈的欲望进行再次潜水,故进行治疗。7 名患者行卵圆孔封堵治疗,治疗顺利,6 例完全没有分流,1 例有少量气泡通过。7 名患者均允许重新返回潜水,这为 PFO 有关的神经减压疾病的患者提供了一种非手术性选择。但还是无后续追踪随诊,其无法确定封闭卵圆孔对 DCS 是否有效果。

近期就有研究探索闭合卵圆孔对于预防 DCS 是否有效。这项研究调查了 65 名患有 PFO 的潜水员,其中 42 名接受封闭卵圆孔的治疗即"封闭组",23 名不接受封闭卵圆孔的治疗即"保守组",并且记录了两组成员干预前后发生 DCS 的情况。数据显示,保守组在干预前确诊 DCS 为 12 名,可能患 DCS 为 10 名,干预后确诊 DCS 为 10 名,可能患 DCS 为 11 名;封闭组在干预前确诊 DCS 为 24 名,可能患 DCS 为 30 名,干预后确诊 DCS 为 2 名,可能患 DCS 为 10 名(表 10-3)。研究结果证实了封闭组每 10 000 次潜水 DCS 在发生率在干预后由 13.1 减少为 2.7;保守组中则由 12.8 减少为 6.2。保守组报告的可能 DCS 发生率显著升高(RR=4.2, 95% CI 2.5~7.1;$p<0.000\ 1$),而封闭组显著降低(RR=0.3, 95% CI 0.2~

表 10-3　保守组和封闭组的受试者在干预前后报告 DCS 发作的人数

组别	DCS	干预前	干预后
保守组	确诊	12	10
	可能	10	11
封闭组	确诊	24	2
	可能	30	10

0.4；$p<0.000\,1$）。由此可表明封闭 PFO 对预防 DCS 的发生有一定益处。

此研究还调查了卵圆孔大小和 DCS 的相关性：根据能了解到 PFO 大小的信息显示保守组大型 PFO 为 7 人，小型 PFO 为 10 人，在干预前大型 PFO 预计每 10 000 次潜水的可能 DCS 的发生率为 45，小型为 30，干预后大型 PFO 预计每 10 000 次潜水的可能 DCS 的发生率为 445，小型为 131；封闭组大型 PFO 为 26 人，小型 PFO 为 18 人，在干预前大型 PFO 预计每 10 000 次潜水的可能 DCS 的发生率为 219，小型为 38，干预后大型 PFO 预计每 10 000 次潜水的可能 DCS 的发生率为 48，小型为 31（表 10-4）。调查结果表明保守组小型 PFO 的潜水员干预后可能发生 DCS 的发生率较高，而封闭组小型 PFO 的潜水员干预后可能发生 DCS 的发生率无明显变化。保守组中、大型 PFO 的潜水员干预后可能发生 DCS 的发生率较高，而封闭组中、大型 PFO 的潜水员干预后可能发生 DCS 的发生率较低。故在闭合 PFO 中，对于闭合大型 PFO 预防 DCS 的效果更好。

表 10-4　根据心房缺损大小分层的干预前后每 10 000 次潜水的可能 DCS 的发生率

组别	PFO	干预前	干预后	相关性	p 值
保守组	大型	45	445	9.7	$<0.000\,1$
	小型	30	131	4.4	<0.05
封闭组	大型	219	48	0.2	$<0.000\,1$
	小型	38	31	0.8	NS

但在 42 名寻求闭合的受试者中，有 8 人发生了与 PFO/ASD 闭合相关的不良事件。这些症状包括术后出血、短暂性心房颤动、有先兆偏头痛、心律失常、心房和心室过早收缩、室上性心动过速和对手术中使用的肌肉松弛剂过敏反应。综合以上论述，研究者认为 PFO 的闭合应单独考虑，特别是对于 DCS 负荷较大、大型 PFO 或寻求高级潜水的人，可以从封闭中获益。但由于基于证据的风险 - 效益分析还不存在，具体问题仍然存在争议。关闭 PFO 有一定的风险，其并发症发生率为 2%～5%，而休闲潜水中发生 DCS 事件的风险要低得多，为 0.02%～0.05%。因此，只有在对手术的风险和益处进行认真的讨论和评估后，才能进行闭合手术。

（邱丹阳　陈晓彬　张刚成）

参考文献

[1] Honěk J, Šefc L, Honěk T, et al. Patent Foramen Ovale in Recreational and Professional Divers: An Important and Largely Unrecognized Problem. Can J Cardiol, 2015, 31(8): 1061-1066.

[2] Homma S, Messé SR, Rundek T, et al. Patent foramen ovale. Nat Rev Dis Primers, 2016, 2: 15086.

[3] Hagen PT, Scholz DG, Edwards WD. Incidence and sizeof patent foramen ovale during the first 10 decades of life: an autopsy study of 965 normal hearts. Mayo Clin Proc, 1984, 59(1): 17-20.

[4] Wilmshurst PT, Byrne JC, Webb-Peploe MM. Relation between interatrial shunts and decompression sickness in divers. Lancet, 1982, 2(1989): 1302-1306.

[5] Schwerzmann M, Seiler C. Recreational scuba diving, patent foramen ovale and their associated risks. Swiss Med Wkly, 2001, 131(25-26): 365-374.

[6] Germonpré P, Dendale P, Unger P, et al. Patent foramen ovale and decompression sickness in sports divers. J Appl Physiol(1985), 1998, 84(5): 1622-1626.

[7] Germonpre P, Hastir F, Dendale P, et al. Evidence for increasing patency of the foramen ovale in divers. Am J Cardiol, 2005, 95(7): 912-915.

[8] Hartig F, Reider N, Sojer M, et al. Livedo Racemosa-The Pathophysiology of Decompression-Associated Cutis Marmorata and Right/Left Shunt. Front Physiol, 2020, 11: 994.

[9] Vann RD, Butler FK, Mitchell SJ, et al. Decompression illness. Lancet, 2011, 377(9760): 153-164.

[10] Lee YC, Wu YC, Gerth WA, et al. Absence of intravascular bubble nucleation in dead rats. Undersea Hyperb Med, 1993, 20(4): 289-296.

[11] Mitchell SJ. DCS or DCI? The difference and why it matters. Diving Hyperb Med, 2019, 49(3): 152-153.

[12] Smart D, Mitchell S, Wilmshurst P, et al. Joint position statement on persistent foramen ovale (PFO) and diving. South Pacific Underwater Medicine Society (SPUMS) and the United Kingdom Sports Diving Medical Committee (UKSDMC). Diving Hyperb Med, 2015, 45(2): 129-131.

[13] Bendrick GA, Ainscough MJ, Pilmanis AA, et al. Prevalence of decompression sickness among U-2 pilots. Aviat Space Environ Med, 1996, 67(3): 199-206.

[14] 陈灏珠, 林果为, 王吉耀. 实用内科学. 14版. 北京: 人民卫生出版社, 2013.

[15] Kamtchum Tatuene J, Pignel R, Pollak P, et al. Neuroimaging of diving-related decompression illness: current knowledge and perspectives. AJNR Am J Neuroradiol, 2014, 35(11): 2039-2044.

[16] Newton HB, Padilla W, Burkart J, et al. Neurological manifestations of decompression illness in recreational divers-the Cozumel experience. Undersea Hyperb Med, 2007, 34(5): 349-357.

[17] Dattilo PB, Kim MS, Carroll JD. Patent foramen ovale. Cardiol Clin, 2013, 31(3): 401-415.

[18] Vann RD, Moon RE, Freiberger JJ, et al. Decompression illness diagnosis and decompression study design. Aviat Space Environ Med, 2008, 79(8): 797-798.

[19] Freiberger JJ, Lyman SJ, Denoble PJ, et al. Consensus factors used by experts in the diagnosis of decompression illness. Aviat Space Environ Med, 2004, 75(12): 1023-1028.

[20] Gempp E, Lyard M, Louge P. Reliability of right-to-left shunt screening in the prevention of scuba diving related-decompression sickness. Int J Cardiol, 2017, 248: 155-158.

[21] Schneider B, Zienkiewicz T, Jansen V, et al. Diagnosis of patent foramen ovale by transesophageal echocardiography and correlation with autopsy findings. Am J Cardiol, 1996, 77(14): 1202-1209.

[22] Anderson G, Ebersole D, Covington D, et al. The effectiveness of risk mitigation interventions in divers with persistent (patent)

foramen ovale. Diving Hyperb Med, 2019, 49（2）: 80-87.

［23］Soliman OI, Geleijnse ML, Meijboom FJ, et al. The use of contrast echocardiography for the detection of cardiac shunts. Eur J Echocardiogr, 2007, 8（3）: S2-S12.

［24］Rana BS, Thomas MR, Calvert PA, et al. Echocardiographic evaluation of patent foramen ovale prior to device closure. JACC Cardiovasc Imaging, 2010, 3（7）: 749-760.

［25］Koopsen R, Stella PR, Thijs KM, et al. Persistent foramen ovale closure in divers with a history of decompression sickness. Neth Heart J, 2018, 26（11）: 535-539.

［26］Walsh KP, Wilmshurst PT, Morrison WL. Transcatheter closure of patent foramen ovale using the Amplatzer septal occluder to prevent recurrence of neurological decompression illness in divers. Heart, 1999, 81（3）: 257-261.

［27］Warren LP Jr, Djang WT, Moon RE, et al. Neuroimaging of scuba diving injuries to the CNS. AJR Am J Roentgenol, 1988, 151（5）: 1003-1008.

［28］Hubbard M, Davis FM, Malcolm K, et al. Decompression illness and other injuries in a recreational dive charter operation. Diving Hyperb Med, 2018, 48（4）: 218-223.

［29］Ranapurwala SI, Bird N, Vaithiyanathan P, et al. Scuba diving injuries among Divers Alert Network members 2010-2011. Diving Hyperb Med, 2014, 44（2）: 79-85.

［30］Dardeau MR, Pollock NW, McDonald CM, et al. The incidence of decompression illness in 10 years of scientific diving. Diving Hyperb Med, 2012, 42（4）: 195-200.

［31］Buzzacott P, Schiller D, Crain J, et al. Epidemiology of morbidity and mortality in US and Canadian recreational scuba diving. Public Health, 2018, 155: 62-68.

［32］Wilmshurst PT. The role of persistent foramen ovale and other shunts in decompression illness. Diving Hyperb Med, 2015, 45（2）: 98-104.

［33］Wilmshurst PT. Cutis marmorata and cerebral arterial gas embolism. Diving Hyperb Med, 2015, 45（4）: 261.

［34］Wilmshurst PT, Pearson MJ, Walsh KP, et al. Relationship between right-to-left shunts

and cutaneous decompression illness. Clin Sci（Lond）, 2001, 100（5）: 539-542.

［35］García E, Mitchell SJ. Bubbles in the skin microcirculation underlying cutis marmorata in decompression sickness: Preliminary observations. Diving Hyperb Med, 2020, 50（2）: 173-177.

［36］Qing L, Ariyadewa DK, Yi H, et al. Skin Lesions in Swine with Decompression Sickness: Clinical Appearance and Pathogenesis. Front Physiol, 2017, 8: 540.

［37］Guillén-Pino F, Morera-Fumero A, Henry-Benítez M, et al. Descriptive study of diving injuries in the Canary Islands from 2008 to 2017. Diving Hyperb Med, 2019, 49（3）: 204-208.

［38］Arieli R. Taravana, vestibular decompression illness, and autochthonous distal arterial bubbles. Respir Physiol Neurobiol, 2019, 259: 119-121.

［39］Klingmann C. Inner ear decompression sickness in compressed-air diving. Undersea Hyperb Med, 2012, 39（1）: 589-594.

［40］Cantais E, Louge P, Suppini A, et al. Right-to-left shunt and risk of decompression illness with cochleovestibular and cerebral symptoms in divers: case control study in 101 consecutive dive accidents. Crit Care Med, 2003, 31（1）: 84-88.

［41］Money KE, Buckingham IP, Calder IM, et al. Damage to the middle ear and the inner ear in underwater divers. Undersea Biomed Res, 1985, 12（1）: 77-84.

［42］Azzopardi CP, Caruana J, Matity L, et al. Increasing prevalence of vestibulo-cochlear decompression illness in Malta-an analysis of hyperbaric treatment data from 1987-2017. Diving Hyperb Med, 2019, 49（3）: 161-166.

［43］Gempp E, Louge P. Inner ear decompression sickness in scuba divers: a review of 115 cases. Eur Arch Otorhinolaryngol, 2013, 270（6）: 1831-1837.

［44］Guenzani S, Mereu D, Messersmith M, et al. Inner-ear decompression sickness in nine trimix recreational divers. Diving Hyperb Med, 2016, 46（2）: 111-116.

［45］Buttolph TB, Dick EJJ, Toner CB, et al.

Cutaneous lesions in swine after decompression: histopathology and ultrastructure. Undersea Hyperbaric Med, 1998, 25(2): 115-121.

[46] Germonpre P, Balestra C, Obeid G, et al. Cutis Marmorata skin decompression sickness is a manifestation of brainstem bubble embolization, not of local skin bubbles. Med Hypotheses, 2015, 85(6): 863-869.

[47] Tremolizzo L, Malpieri M, Ferrarese C, et al. Inner-ear decompression sickness: 'hubble-bubble' without brain trouble. Diving Hyperb Med, 2015, 45(2): 135-136.

[48] Mitchell SJ, Doolette DJ. Selective vulnerability of the inner ear to decompression sickness in divers with right-to-left shunt: the role of tissue gas supersaturation.J Appl Physiol (1985), 2009, 106(1): 298-301.

[49] Wilmshurst P, Bryson P. Relationship between the clinical features of neurological decompression illness and its causes. Clin Sci (Lond), 2000, 99(1): 65-75.

[50] Hallenbeck JM, Bove AA, Elliott DH. Mechanisms underlying spinal cord damage in decompression sickness. Neurology, 1975, 25 (4): 308-316.

[51] Zhang K, Jiang Z, Ning X, et al. Endothelia-targeting protection by escin in decompression sickness rats. Sci Rep, 2017, 7: 41288.

[52] Boussuges A, Succo E, Juhan-Vague I, et al. Activation of coagulation in decompression illness. Aviat Space Environ Med, 1998, 69 (2): 129-132.

[53] Palmer AC, Calder IM, Yates PO. Cerebral vasculopathy in divers. Neuropathol Appl Neurobiol, 1992, 18(2): 113-124.

[54] Mastaglia FL, McCallum RI, Walder DN. Myelopathy associated with decompression sickness: a report of six cases. Clin Exp Neurol, 1983, 19: 54-59.

[55] Reuter M, Tetzlaff K, Hutzelmann A, et al. MR imaging of the central nervous system in diving-related decompression illness. Acta Radiol, 1997, 38(6): 940-944.

[56] Macleod MA, Adkisson GH, Fox MJ, et al. ^{99}Tc^{m}-HMPAO single photon emission tomography in the diagnosis of cerebral barotrauma. Br J Radiol, 1988, 61(732): 1106-1109.

[57] Adkisson GH, Macleod MA, Hodgson M, et al. Cerebral perfusion deficits in dysbaric illness. Lancet, 1989, 2(8655): 119-122.

[58] Kei PL, Choong CT, Young T, et al. Decompression sickness: MRI of the spinal cord. J Neuroimaging, 2007, 17(4): 378-380.

[59] Grønning M, Risberg J, Skeidsvoll H, et al. Electroencephalography and magnetic resonance imaging in neurological decompression sickness. Undersea Hyperb Med, 2005, 32(6): 397-402.

[60] Gempp E, Morin J, Louge P, et al. Reliability of plasma D-dimers for predicting severe neurological decompression sickness in scuba divers. Aviat Space Environ Med, 2012, 83 (8): 771-775.

[61] Thom SR, Milovanova TN, Bogush M, et al. Microparticle production, neutrophil activation and intravascular bubbles following open-water scuba diving. J Appl Physiol, 2012, 112(8): 1268-1278.

[62] Thom SR, Milovanova TN, Bogush M, et al. Bubbles, microparticles and neutrophil activation: changes with exercise level and breathing gas during open-water scuba diving. J Appl Physiol, 2013, 114(10): 1396-1405.

[63] Wang Q, Mazur A, Guerrero F, et al. Antioxidants, endothelial dysfunction, and DCS: in vitro and in vivo study. J Appl Physiol (1985), 2015, 119(12): 1355-1362.

[64] Luby J. A study of decompression sickness after commercial air diving in the Northern Arabian Gulf: 1993-95. Occup Med (Lond), 1999, 49 (5): 279-283.

[65] Neal WP, Dominique B. Updates in Decompression Illness.Emerg Med Clin North Am, 2017, 35(2): 301-319.

[66] Pearson AC, Labovitz AJ, Tatineni S, et al. Superiority of transesophageal echocardiography in detecting cardiac source of embolism in patients with cerebral ischemia of uncertain etiology. J Am Coll Cardiol, 1991, 17(1): 66-72.

[67] Fahlman A, Dromsky DM. Dehydration effects on the risk of severe decompression sickness in a swine model. Aviat Space Environ Med, 2006, 77(2): 102-106.

［68］ Rudge FW, Stone JA. The use of the pressure cuff test in the diagnosis of decompression sickness. Aviat Space Environ Med, 1991, 62 （3）: 266-267.

［69］ Gempp E, Blatteau JE, Stephant E, et al. MRI findings and clinical outcome in 45 divers with spinal cord decompression sickness. Aviat Space Environ Med, 2008, 79（12）: 1112-1116.

［70］ Lee M, Oh JH. Echocardiographic diagnosis of right-to-left shunt using transoesophageal and transthoracic echocardiography. Open Heart, 2020, 7（2）: e001150.

［71］ Clarke NR, Timperley J, Kelion AD, et al. Transthoracic echocardiography using second harmonic imaging with Valsalva manoeuvre for the detection of right to left shunts. Eur J Echocardiogr, 2004, 5（3）: 176-181.

［72］ Mojadidi MK, Roberts SC, Winoker JS, et al. Accuracy of transcranial Doppler for the diagnosis of intracardiac right-to-left shunt: a bivariate meta-analysis of prospective studies. JACC Cardiovasc Imaging, 2014, 7（3）: 236-250.

［73］ Thanigaraj S, Valika A, Zajarias A, et al. Comparison of transthoracic versus transoesophageal echocardiography for detection of right-to-left atrial shunting using agitated saline contrast. Am J Cardiol, 2005, 96（7）: 1007-1010.

［74］ Yue L, Zhai YN, Wei LQ. Which technique is better for detection of right-to-left shunt in patients with patent foramen ovale: comparing contrast transthoracic echocardiography with contrast transesophageal echocardiography. Echocardiography, 2014, 31（9）: 1050-1055.

［75］ Marriott K, Manins V, Forshaw A, et al. Detection of right-to-left atrial communication using agitated saline contrast imaging: experience with 1162 patients and recommendations for echocardiography. J Am Soc Echocardiogr, 2013, 26（1）: 96-102.

［76］ Johansson MC, Helgason H, Dellborg M, et al. Sensitivity for detection of patent foramen ovale increased with increasing number of contrast injections: A descriptive study with contrast transesophageal echocardiography. J Am Soc Echocardiogr, 2008, 21（5）: 419-424.

［77］ Abushora MY, Bhatia N, Alnabki Z, et al. Intrapulmonary shunt is a potentially unrecognized cause of ischemic stroke and transient ischemic attack. J Am Soc Echocardiogr, 2013, 26（7）: 683-690.

［78］ Schuchlenz HW, Weihs W, Hackl E, et al. A large Eustachian valve is a confounder of contrast but not of color Doppler transesophageal echocardiography in detecting a right-to-left shunt across a patent foramen ovale. Int J Cardiol, 2006, 109（3）: 375-380.

［79］ Rodrigues AC, Picard MH, Carbone A, et al. Importance of adequately performed Valsalva maneuver to detect patent foramen ovale during transesophageal echocardiography. J Am Soc Echocardiogr, 2013, 26（11）: 1337-1343.

［80］ Vitarelli A. Patent Foramen Ovale: Pivotal Role of Transesophageal Echocardiography in the Indications for Closure, Assessment of Varying Anatomies and Post-procedure Follow-up. Ultrasound Med Biol, 2019, 45（8）: 1882-1895.

［81］ Yamashita E, Oshima S. Transesophageal echocardiography for the detection of patent foramen ovale（Authors' Reply）. J Am Soc Echocardiogr, 2017, 30（9）: 934-935.

［82］ Mojadidi MK, Bogush N, Caceres JD, et al. Diagnostic accuracy of transesophageal echocardiogram for the detection of patent foramen ovale: a meta-analysis. Echocardiography, 2014, 31（6）: 752-758.

［83］ Johansson MC, Guron CW. Leftward bulging of atrial septum is provoked by nitroglycerin and by sustained valsalva strain. J Am Soc Echocardiogr, 2014, 27（10）: 1120-1127.

［84］ Johansson MC, Eriksson P, Guron CW, et al. Pitfalls in diagnosing PFO: characteristics of false-negative contrast injections during transesophageal echocardiography in patients with patent foramen ovales. J Am Soc Echocardiogr, 2010, 23（11）: 1136-1142.

［85］ Mojadidi MK, Winoker JS, Roberts SC, et al. Two-dimensional echocardiography using second harmonic imaging for the diagnosis of intracardiac right-to-left shunt: a meta-analysis of prospective studies. Int J Cardiovasc Imaging, 2014, 30（5）: 911-923.

［86］Mojadidi MK，Winoker JS，Roberts SC，et al. Accuracy of conventional transthoracic echocardiography for the diagnosis of intracardiac right-to-left shunt: a meta-analysis of prospective studies. Echocardiography，2014，31（9）：1036-1048.

［87］Hamann GF，Schatzer-Klotz D，Frohlig G，et al. Femoral injection of echo contrast medium may increase the sensitivity of testing for a patent foramen ovale. Neurology，1998，50（5）：1423-1428.

第十一章
卵圆孔未闭与睡眠呼吸暂停低通气综合征

睡眠呼吸暂停低通气综合征（sleep apnea hypopnea syndrome，SAHS）是一种常见的睡眠呼吸紊乱疾病，指各种原因导致睡眠状态下反复出现呼吸暂停和 / 或低通气、高碳酸血症、睡眠中断，从而使机体发生一系列病理生理改变的临床综合征。临床上常表现为睡眠过程中口鼻呼吸气流消失或明显减弱，包括阻塞性睡眠呼吸暂停低通气综合征（obstructive sleep apnea hypopnea syndrome，OSAHS）、中枢性睡眠呼吸暂停综合征（central sleep apnea syndrome，CSAS）和混合性睡眠呼吸暂停综合征（mixed sleep apnea syndrome，MSAS）三种类型。其中OSAHS 最常见，发生在 20%～30% 的男性人群和 10%～15% 的女性人群中。OSAHS 通常被定义为每次发作时口鼻气流停止时间超过 10 秒，并伴血氧饱和度下降，成人每晚 7 小时睡眠期间，发作次数长达 30 次以上。其特点为睡眠打鼾，打鼾与呼吸暂停间歇交替发作，严重者出现窒息后憋醒，心慌、胸闷和心前区不适，白天嗜睡和困倦。由于夜间反复呼吸暂停和低氧血症，久之，可出现全身多脏器功能损害，如肺动脉高压、肺源性心脏病、红细胞增多症、代谢紊乱、高血压和性欲减退等。OSAHS 还与脑卒中和夜间猝死（恶性心律失常）的发生密切相关。

先天性心脏病中的卵圆孔未闭（patent foramen ovale，PFO）在正常人群中有约 25% 的发生率，OSAHS 与 PFO 一样在人群中均有很高的发生率，推测二者共存的情况也很普遍。过去 PFO 和 OSAHS 多被分开单独研究，尽管人们知道二者均能增加脑卒中的风险，但它们之间有无关联以及通过何种机制增加脑卒中风险尚不太清楚。经导管 PFO 封堵术在PFO 与 OSAHS 共存患者中可否预防缺血性卒中的作用亦不明确。本章结合近年的研究证据，对 PFO 与 OSAHS 及二者关系的研究进展进行探讨。

第一节　流行病学与发病机制

一、阻塞性睡眠呼吸暂停低通气综合征患者中卵圆孔未闭的患病率

流行病学研究指出，OSAHS 和 PFO 在普通人群中均有较高的患病率，提示它们之间可能存在共存或某种发病关联。目前的研究在探讨 OSAHA 患者中 PFO 的患病率方面也看到了一些趋势，即 OSAHS 人群中 PFO 比例较普通人群明显升高。Shanoudy 等在一项研究中，对 72 例男性行经食管超声心动图检查发现，OSAHS 组 48 例中有 33 例合并 PFO，而对照组 24 例中仅有 4 例合并 PFO（69% vs. 17%，$p<0.01$）。该研究还发现，OSAHS 合并 PFO与不合并 PFO 患者的动脉血氧饱和度差别不大，但 Valsalva 动作后，前者的动脉血氧饱和度明显下降（−2.4%±1.5% vs. −1.3%±0.6%；$p=0.007$），表明 OSAHS 合并右向左分流的 PFO

可能导致更严重的低氧血症。在另一项研究中，Beelke M 等收集 78 例 OSAHS 患者及 89 名对照人群，采用经颅多普勒超声诊断 PFO，发现 78 例 OSAHS 患者中有 21 例合并 PFO，而 89 名对照组中仅 13 例合并 PFO（27% vs. 15%，$p < 0.05$）。Mojadidi MK 等在另一项研究对 100 例 OSAHS 患者和 200 名性别、年龄均匹配的健康对照人群，应用经颅多普勒超声评价右向左分流的患病率，结果显示 OSAHS 患者中合并 PFO 明显高于健康对照组（42% vs. 19%，$p < 0.0001$）。上述 3 项研究虽然样本量不同、入选标准不同以及诊断 PFO 的方法不同，但得出的结论是一致的，即 OSAHS 人群中 PFO 的患病率更高。

二、阻塞性睡眠呼吸暂停低通气综合征与卵圆孔未闭之间是否存在因果联系

阻塞性睡眠呼吸暂停低通气综合征与 PFO 之间是否存在因果关系目前尚无定论，相互影响的病理生理学机制可能为：

（一）阻塞性睡眠呼吸暂停低通气综合征使卵圆孔重新开放

阻塞性睡眠呼吸暂停低通气综合征患者睡眠时呼吸暂停，动脉二氧化碳分压升高，促使呼吸运动加强，以对抗声门关闭，这种深大的呼吸运动，类似于 Valsalva 动作，使右心房压升高超过左心房压，使得本来关闭的 PFO 重新开放，大量低氧的静脉血通过 PFO 分流入左心房，使动脉血氧饱和度下降。另外，OSAHS 夜间的低通气和低氧血症，使肺动脉收缩，产生肺动脉高压，也间接促使 PFO 的开放。

（二）卵圆孔未闭可能加重阻塞性睡眠呼吸暂停低通气综合征的低通气程度

短暂的心房间右向左分流，继之低氧血症，又加重了 OSHSA 患者已经紊乱的中枢性呼吸调节，使得睡眠呼吸暂停或低通气的节律和程度更显著。临床上也观察到，OSAHS 合并 PFO 患者在经过持续气道正压通气（continuous positive airway pressure，CPAP）治疗后，原有持续大量右向左分流可得到改善。另外，OSAHS 患者接受 PFO 封堵后，夜间睡眠呼吸障碍程度及动脉低氧血症程度也得到明显改善。

目前的证据支持 PFO 作为 OSAHS 患者的一个新的心血管疾病的危险因素，但没有充分的证据支持 OSAHS 与 PFO 存在相互的因果关系。由于二者本身均能引起脑卒中和心血管疾病，OSAHS 是不是通过 PFO 来影响其心血管疾病的发病机制，需设计完善的动物实验或者人体临床试验结果来验证。如果 OSAHS 患者合并 PFO 的 RCT 研究能够证实 PFO 封堵术可以降低 OSAHS 患者心脑血管事件风险，则 PFO 封堵术可作为 OSAHS 常规治疗以外的有效治疗措施。

三、卵圆孔未闭合并阻塞性睡眠呼吸暂停低通气综合征的病理生理学关联

（一）卵圆孔未闭的分流原理

PFO 的产生是源自第二房间隔的卵圆孔与源自第一房间隔的卵圆瓣没有融合而形成的

膜状缝隙样结构。当二者覆盖贴紧时,PFO 可没有分流;当二者被外力推开时,即右心房压力大于左心房压力时,可出现心房右向左的分流,分流量的大小受左右心房压力阶差的影响。在左心房压大致不变的情况下,右心房压的升高就成为决定右向左分流的重要因素。右心声学造影的发泡试验应用的就是这一原理。

(二)卵圆孔未闭合并阻塞性睡眠呼吸暂停低通气综合征患者情况

在一项超声心动图观察 OASHS 患者是否存在右向左分流的研究中,Beelke M 等发现 OSAHS 患者在清醒状态时(无呼吸暂停)没有 PFO 相关的右向左分流,但在睡眠时(呼吸暂停时)则出现明显的右向左分流,说明清醒时右心房压并不高,而睡眠时右心房压升高。患者睡眠时右心房压升高的原因可能是:睡眠状态下,OSAHS 患者上气道关闭后,肺泡缺氧的同时,血中二氧化碳大量潴留,呼吸中枢兴奋加强,患者反复用力呼吸(Müller 状态),此时可使胸腔内负压低至 $-80cmH_2O$(7.84kPa)。如果梗阻持续存在,此时的用力呼吸状态与 Valsalva 动作的效果是一致的,可导致瞬间胸腔内压力的剧烈变化。当胸腔内压力急剧下降时,静脉回心血量增加,导致右心压力和容积的一过性升高,对于合并 PFO 的患者来说,诱发通过 PFO 的右向左分流增加。混入左心房的大量静脉血造成动脉血氧饱和度下降。肺泡的缺氧与动脉血氧饱和度的下降也会导致缺氧性肺血管收缩,肺动脉压力升高。在另一研究中,Schäfer H 等发现 OSAHS 患者从阻塞性呼吸暂停开始到结束,肺动脉收缩压有超过 10mmHg 的上升。OSAHS 期间的肺动脉压升高,势必会增加右心室、右心房压力,促进 PFO 的右向左分流量。

因此,对于 PFO 来说,OSAHS 期间胸腔内压力的剧烈波动伴随着缺氧性肺血管收缩,肺动脉压升高,促进 PFO 开放,并产生右向左分流。其结果是 OSAHS 期间由于呼吸性缺氧,本来血氧含量已经下降的动脉血同时又混入大量静脉血,使得动脉低氧血症进一步加重。

第二节　阻塞性睡眠呼吸暂停低通气综合征的诊断要点

一、阻塞性睡眠呼吸暂停低通气综合征的主要危险因素

临床上 OSAHS 的主要危险因素有以下几点:

1. **肥胖**　体重≥标准体重的 20%,或体重指数(BMI)≥25kg/m²。

2. **年龄**　成年后随年龄增长患病率增加;女性绝经期后患病者增多,70 岁以后患病率趋于稳定。

3. **性别**　男性患病率明显高于生育期内女性。

4. **上气道解剖异常**　包括鼻腔阻塞(鼻中隔偏曲、鼻甲肥大、鼻息肉及鼻部肿瘤等)、Ⅱ°以上扁桃体肥大、软腭松弛、悬雍垂过长/过粗、咽腔狭窄、咽部肿瘤、咽腔黏膜肥厚、舌体肥大、舌根后坠、下颌后缩及小颌畸形等。

5. OSAHS 的家族史。

6. 长期大量饮酒和 / 或服用镇静催眠类或肌肉松弛类药物。

7. 长期吸烟。

8. **其他相关疾病** 包括甲状腺功能减退、肢端肥大症、心功能不全、脑卒中、胃食管反流及神经肌肉疾病等。

二、诊断阻塞性睡眠呼吸暂停低通气综合征的相关检查

对于 OSAHS 患者应进行多导睡眠监护仪测试。近年来，睡眠研究中心的建立对 OSAHS 的诊断和治疗发挥很大作用。患者在研究中心可以得到整夜连续的睡眠观察、监测和自动记录。标准多导睡眠监测（polysomnography，PSG）除肺功能测试和心脏监护外，还包括脑电图、眼电图、肌电图（二腹肌、咽肌、颏肌等）、耳血氧饱和度等。通过以上检测，可以了解患者睡眠期机体的变化，以及睡眠呼吸暂停的性质（分型）和程度。此外，需做全面的体格检查，如身高、体重、体重指数、颈围、血压、五官及口腔检查；心、肺、脑神经系统检查；动脉血气；肺功能；甲状腺功能等检查。

三、阻塞性睡眠呼吸暂停低通气综合征的诊断与病情分度

1. **阻塞性睡眠呼吸暂停低通气综合征诊断标准** 主要根据病史、体征和 PSG 监测结果。临床有典型的夜间睡眠打鼾伴呼吸暂停、日间嗜睡［Epworth 嗜睡评分（Epworth sleepiness score，ESS）≥9 分］等症状，查体可见上气道任何部位的狭窄及阻塞，呼吸暂停低通气指数（apnea-hypopnea index，AHI）≥5 次 /h，可诊断 OSAHS；对于日间嗜睡不明显（ESS 评分＜9 分）者，AHI≥10 次 /h 或 AHI≥5 次 /h，存在认知功能障碍、高血压、冠心病、脑血管疾病、糖尿病和失眠等 1 项或以上 OSAHS 合并症也可确立诊断。

2. **阻塞性睡眠呼吸暂停低通气综合征的病情分度** 应当充分考虑临床症状、合并症情况、AHI 及夜间动脉血氧饱和度（arterial oxygen saturation，SaO_2）等实验室指标。其中以 AHI 作为主要判断标准，夜间最低 SaO_2 作为参考指标。现有的分级标准有：①AHI 分级，轻度 5～15 次 /h，中度 16～30 次 /h，重度＞30 次 /h；②夜间最低 SaO_2 分级，轻度 86%～90%，中度 80%～85%，重度＜80%。根据 AHI 和夜间 SaO_2 将 OSAHS 分为轻、中、重度。

第三节　循证医学证据的解读

一、卵圆孔未闭和阻塞性睡眠呼吸暂停低通气综合征增加脑卒中的发生风险

2005 年 Yaggi HK 等在 *N Engl J Med* 公布的研究结果表明 OSAHS 是脑卒中的一个独立危险因素，在睡眠时易发生缺血性卒中。而且，OSAHS 越严重，脑卒中发生风险越高。Arzt

等报道了 1 475 名普通人群的横断面和纵向分析结果，AHI≥20 与 AHI≤5 的人群相比，脑卒中的发生率增加了 4.33 倍（95%CI：1.32~14.24），该研究的前瞻性分析表明，AHI≥20 与 AHI≤5 的人群在随后 4 年发生脑卒中风险的危险比为 3.08。Redline 等研究表明，在中重度 OSAHS 患者中，AHI 每增加 1 个单位，脑卒中的发生风险增加 6%。在一项为期 10 年的前瞻性研究中，Valham F 等长期随访观察 392 例患者时发现，OSAHS 患者的脑卒中发生风险增加 3 倍。随着 AHI 的增加，脑卒中的发生风险也随之升高。Ahn SH 等在 2013 年的研究中也证实合并 OSAHS 的脑卒中患者预后较差。

OSAHS 导致脑卒中的机制可能有：①睡眠结构破坏和神经调节失常，血压升高，加速血管硬化。②OSAHS 患者简短的胸腔负压导致心排血量减少，易发生脑血流下降，脑灌注不足；同时血压升高，心脏后负荷增加，心肌收缩力下降，脑血流量下降；另外因长期的低氧血症和高碳酸血症可出现脑动脉粥样硬化改变以及脑血管的自动调节能力减低。Furtner M 在一项观察重症 OSAHS 患者的研究中也发现，OSAHS 可引起颅内压增高致脑灌注下降；以及 OSAHS 使脑血管化学感受器敏感性降低，使脑缺血的易感性增加，进一步削弱了脑血管对缺血缺氧的适应能力，易诱发脑卒中。③反复发生的呼吸障碍引起血流急速变化，除了加速血管硬化外，同时激活血小板并引起血小板聚集，继之纤维蛋白沉积，微血栓形成，加重微循环淤滞和病变。④慢性缺血缺氧可刺激骨髓造血，引起继发性红细胞增多，使血液黏滞度增加和血流减慢。⑤OSAHS 患者心律失常发生率增加，尤其是心房颤动，这是脑卒中的一个独立危险因素。

PFO 患者受右心房压增高而产生的间歇性右向左分流被认为是发生矛盾栓塞的主要机制。而 OSAHS 患者受周期性呼吸影响而产生的右心房压升高，以及 OSAHS 患者夜间血氧饱和度下降和低氧血症，导致低氧性肺动脉压升高及右心房压增加，故 OSAHS 合并 PFO 患者更易发生右向左分流，从而增加了发生矛盾栓塞的风险。因此可以推测，OSAHS 和 PFO 同时存在时增加了脑卒中的风险。如果 OSAHS 患者有不明原因卒中病史，就应该积极进行 PFO 的筛查，对其应用药物或行 PFO 封堵术进行卒中的二级预防，从而降低卒中风险，特别是对于那些不能耐受夜间呼吸机治疗的患者。这项推论还需要 OSAHS 合并 PFO 封堵治疗后改善卒中发病的 RCT 研究的支持。

二、卵圆孔未闭封堵治疗对阻塞性睡眠呼吸暂停低通气综合征的影响

目前缺乏 OSAHS 合并 PFO 患者的封堵治疗后改善 OSAHS 症状的 RCT 研究，临床多见于单中心的病例报道。Rigatelli G 等在 2012 年的研究结果显示 PFO 封堵术可减轻 OSAHS 症状，改善白天瞌睡状态，减少 CPAP 的使用以及血氧饱和度的提高。也有研究显示 PFO 封堵后除了 OSAHS 的症状得以改善，呼吸暂停及低通气发生率也有所下降。Silver 等报道一例男性，因不明原因卒中而接受 PFO 封堵，治疗后白天嗜睡的症状也得到明显改善，多导睡眠监测呼吸暂停减少。这些 OSAHS 临床症状和通气指标的改善不能被生活方

式的改善以及药物治疗所解释,故认为与PFO封堵的疗效有关。

有些研究的效果较明显,如Rimoldi SF等在一项非随机的观察性研究纳入新诊断OSAHS患者40例,其中14例(占35%)合并有PFO,并接受了PFO封堵治疗,结果显示,PFO封堵能明显改善OSAHS患者的AHI和ODI(血氧饱和度下降指数),并且PFO封堵后,严重OSAHS的发生率更低。也有一些研究得出的结果不尽相同,如Shaikh等在一项前瞻性研究评价PFO封堵术对严重OSAHS伴有大量右向左分流患者的影响,该研究中严重OSAHS患者100例(AHI:54±18),对照组50例(AHI:2±2),随访12个月;严重OSAHS合并PFO比例明显增高(18% vs. 6%,$p=0.049$);18例大量分流患者中的6例患者接受PFO封堵治疗,随访显示并没有明显减少夜间低氧血症、改善AHI及生活质量。这项研究的结论由于病例数过少还有待进一步分析,同时也需要更多、更大样本的临床研究来进行验证。

综上所述,流行病学及临床病例研究已经证实了OSAHS与PFO之间的相互关系,即OSAHS患者中有较高的PFO患病率,OSAHS合并PFO者在睡眠中更易发生夜间右向左分流及夜间低氧血症,提示OSAHS合并PFO进一步增加脑卒中的风险。因此,临床对于OSAHS伴不明原因卒中患者应行PFO筛查,从而选择适当的治疗策略以降低脑卒中的复发风险。但经导管PFO封堵术对于OSAHS患者临床疗效尚不确定,需要进一步的研究来评估其临床改善和对脑卒中预防的效果。

(刘文辉 周强)

参考文献

[1] 中华医学会呼吸病学分会睡眠呼吸疾病学组. 阻塞性睡眠呼吸暂停低通气综合征诊治指南(2022年修订版). 中华结核和呼吸杂志, 2012, 35(1): 9-12.

[2] Shanoudy H, Soliman A, Raggi P, et al. Prevalence of patent foramen ovale and its contribution to hypoxemia in patients with obstructive sleep apnea. Chest, 1998, 113(1): 91-96.

[3] Beelke M, Angeli S, Del Sette M, et al. Prevalence of patent foramen ovale in subjects with obstructive sleep apnea: a transcranial Doppler ultrasound study. Sleep Med, 2003, 4(3): 219-223.

[4] Mojadidi MK, Bokhoor PI, Gevorgyan R, et al. Sleep apnea in patients with and without a right-to-left shunt. J Clin Sleep Med, 2015, 11(11): 1299-1304.

[5] Rimoldi SF, Ott S, Rexhaj E, et al. Patent foramen ovale closure in obstructive sleep apnea improves blood pressure and cardiovascular function. Hypertension, 2015, 66(5): 1050-1057.

[6] Pinet C, Orehek J. CPAP suppression of awake right-to-left shunting through patent foramen ovale in a patient with obstructive sleep apnoea. Thorax, 2005, 60(10): 880-881.

[7] Agnoletti G, Iserin L, Lafont A, el al. Obstructive sleep apnoea and patent foramen ovale: successful treatment of symptoms by percutaneous foramen ovale closure. J Interv Cardiol, 2005, 18(5): 393-395.

[8] Beelke M, Angeli S, Del Sette M, et al. Obstructive sleep apnea can be provocative for right-to-left shunting through a patent foramen ovale. Sleep, 2002, 25(8): 856-862.

[9] Shiomi T, Guilleminault C, Stoohs R, et al. Leftward shift of the interventricular septum and pulsus paradoxus in obstructive sleep apnea syndrome. Chest, 1991, 100(4): 894-902.

[10] Schäfer H, Hasper E, Ewig S, et al. Pulmonary

haemodynamics in obstructive sleep apnoea: time course and associated factors. Eur Respir J, 1998, 12(3): 679-684.

[11] Yaggi HK, Concato J, Kernan WN, et al. Obstructive sleep apnea as a risk factor for stroke and death.N Engl J Med, 2005, 353 (19): 2034-2041.

[12] Arzt M, Young T, Finn L, et al. Association of sleep-disordered breathing and the occurrence of stroke. Am J Respir Crit Care Med, 2005, 172(11): 1447-1451.

[13] Redline S, Yenokyan G, Gottlieb DJ, et al. Obstructive sleep apnea — hypopnea and incident stroke: the sleep heart health study. Am J Respir Crit Care Med, 2010, 182(2): 269-277.

[14] Valham F, Mooe T, Rabben T, et al. Increased risk of stroke in patients with coronary artery disease and sleep apnea: A 10-year follow-up. Circulation, 2008, 118(9): 955-960.

[15] Loke YK, Brown JW, Kwok CS, et al.Association of obstructive sleep apnea with risk of serious cardiovascular events: a systematic review and meta-analysis. Circ Cardiovasc Qual Outcomes, 2012, 5(5): 720-728.

[16] Ahn SH, Kim JH, Kim DU, et al. Interaction between sleep-disordered breathing and acute ischemic stroke. J Clin Neurol, 2013, 9(1): 9-13.

[17] Furtner M, Staudacher M, Frauscher B, et al. Cerebral vasoreactivity decreases overnight in severe obstructive sleep apnea syndrome: a study of cerebral hemodynamics.Sleep Med, 2009, 10(8): 875-881.

[18] Mohsenin V. Sleep-related breathing disorders and risk of stroke. Stroke, 2001, 32(6): 1271-1278.

[19] Rexhaj E, Scherrer U, Rimoldi SF. Patent foramen ovale: a novel cardiovascular risk factor in patients with sleep disordered breathing and high altitude dwellers. Swiss Med Wkly, 2016, 146: w14371.

[20] Rigatelli G, Sharma S. Patent foramen ovale-obstructive sleep apnea relationships: pro and COUS. Cardiovasc Revasc Med, 2012, 13(5): 286-288.

[21] Silver B, Greenbaum A, McCarthy S. Improvement in sleep apnea associated with closure of a patent foramen ovale. J Clin Sleep Med, 2007, 3(3): 295-296.

[22] Shaikh ZF, Jaye J, Ward N, et al. Patent foramen ovale in severe obstructive sleep apnea: clinical features and effects of closure. Chest, 2013, 143(1): 56-63.

第十二章
卵圆孔未闭与其他栓塞性疾病

卵圆孔是胎儿时期血液循环的一个生理通道,通常在出生后不久就关闭。约有25%左右的成年人仍会保持卵圆孔未闭(patent foramen ovale, PFO)。当PFO存在时,右心静脉循环中形成的血栓和血管活性物质有可能不通过肺循环而直接通过PFO进入左心动脉系统,从而引起矛盾栓塞。临床上大多数的PFO患者终生无不适症状,但部分PFO可能因矛盾栓塞导致脑卒中、偏头痛、减压病和高原肺水肿等。矛盾栓塞所致的缺血性事件可发生于所有器官中,包括大脑、眼睛、肾脏、脾脏、消化道以及四肢,尤以脑卒中为最常见。在患有不明原因脑卒中或TIA患者中,PFO为致病因素的概率约为45%。一项从2001—2009年期间对416例PFO患者进行的回顾性研究发现,PFO导致的脑卒中以外的矛盾栓塞发病人数很少($n=12$),其中75%患者表现为心肌梗死($n=8$),而PFO诱发的肾动脉梗死更为罕见。

第一节　卵圆孔未闭与冠状动脉栓塞

多种非动脉粥样硬化病因均可在正常冠脉中诱发急性心肌梗死。除了血管炎、创伤、血管痉挛、先天性冠状动脉畸形、其他解剖结构异常、Tako-Tsubo心肌病(Tako-Tsubo cardiomyopathy, TTC,又称应激性心肌病)等病因,冠状动脉栓塞也是急性冠脉综合征(acute coronary syndrome, ACS)的常见病因,其包括感染性心内膜炎、二尖瓣脱垂、心脏黏液瘤、房颤,矛盾栓塞等。由于矛盾栓塞临床相对较为少见,因而常常会发生漏诊。如果患者出现胸痛且出现冠状动脉粥样硬化的风险较低,应该高度考虑该病因,而且PFO介导的矛盾栓塞诱发的急性心肌梗死常常发生于年轻患者。在治疗上除了对急性冠状动脉事件对症处理,还应考虑行PFO封堵术以防止复发。

Konstantinides等回顾性研究发现PFO是肺栓塞患者死亡率的独立预测因子,可能是矛盾栓子进入脑血管循环和外周(冠状动脉)循环。PFO是致使其罹患心肌梗死的潜在原因,矛盾栓塞性心肌梗死(myocardial infarction, MI)的患病率随年龄的增长而下降,这种现象被称为"选择性死亡率"。同样,在一项PFO患者相关脑卒中事件后随机选择PFO封堵术或药物治疗的长期随访研究中,研究者发现脑卒中事件发生后,PFO与死亡率升高相关。这个选择性死亡率的假说也被Konstantinides等的研究所支持。

一、冠状动脉栓塞的病因

目前临床上对PFO介导的矛盾栓塞引起冠状动脉闭塞的认识尚不足。导致冠状动脉栓塞的机制可能有三种：直接栓塞、矛盾栓塞和医源性栓塞。直接冠脉栓塞是由源自肺静脉、左心房（尤其是在房颤时的左心耳）、二尖瓣、左心室、主动脉瓣或 Valsalva 窦的血栓引起的。有研究结果提示心房颤动是引起冠状动脉栓塞最常见的罪魁祸首（占栓塞性 MI 的 28%～73%），其次为扩张型心肌病（10%～25%）、感染性心内膜炎（4%～8%）、瓣膜性心脏病（0～15%）、心脏内瘤样病变（如黏液瘤，0～6%）或恶性肿瘤患者的非感染性心内膜炎。能促进动脉系统内血栓/栓塞形成的因素也可直接导致冠状动脉栓塞，例如全身性自身免疫性疾病和恶性肿瘤。尽管 PFO 是矛盾栓塞产生的最常见解剖基础，但也须考虑其他途径，例如房间隔缺损、肺动静脉瘘，在有血栓存在的前提下，右心房压的短暂升高都可引起矛盾栓塞。冠状动脉栓塞的另一个常见原因是在心脏介入治疗（如心胸外科手术、冠脉造影及介入治疗或经皮瓣膜介入治疗）期间，血栓或钙化斑块的医源性脱位并栓塞至冠脉远端。

二、矛盾性冠状动脉栓塞的患病率

冠状动脉与脑血管的每分钟血流流量比约为 1∶3（225ml/min vs. 750ml/min）。但在临床实践和文献报道中，心肌梗死和脑卒中远非以 1∶3 的比例发病。以下因素虽不能完全解释这种差异，但也不可忽视：

（1）因流体动力学及左心室流出道解剖相关因素：经主动脉瓣的栓塞会优先沉积在外周动脉远端或脑动脉，而相对较不易栓塞于冠脉开口处。

（2）侧支循环的建立：冠状动脉栓塞的临床后果取决于栓子的大小、受累动脉的直径、侧支循环的存在以及受累心肌的生存能力。大的栓子通常会阻塞在左主干近端甚至于开口处，继而引起急性广泛性的心肌缺血，从而导致心肌梗死或恶性心律失常。而较小的栓子更倾向在血管远端引起病变，从而导致局部的心外膜冠脉梗死。动脉粥样硬化斑块引起的冠状动脉栓塞因为病情发展缓慢，所以能建立起侧支循环；而血栓栓塞导致的突发性心肌梗死则不会在短时间内出现侧支血流，因此临床症状往往表现得更为严重。

（3）矛盾栓塞引起的心肌梗死的患病率：临床上实际患病率目前尚不清楚，由于经胸超声心动图诊断 PFO 的准确率较低，当发生急性心肌梗死（acute myocardial infarction，AMI）时，尤其是存在其他可能的病因时，临床很少主动检测 PFO。然而实际上，各个年龄层的 PFO 患者都有可能发生矛盾栓塞性的冠状动脉栓塞。与 PFO 引起的脑卒中类似，在大多数情况下，该诊断仍是回顾推定性的，临床上很难有直接证据证明 MI 是由矛盾栓塞引起。此外，栓塞性心肌梗死（尤其是小栓塞）可能无症状或临床症状较轻而被患者忽视，从而导致漏诊。Kleber FX 等在研究中发现，心房间隔缺损产生的矛盾栓塞引起的急性心肌梗死发生率低于 1%。基于现代社会 MI 的高发病率，矛盾性冠状动脉栓塞（paradoxical coronary embolism，PCE）患者的绝对数量不容忽视。Princel 等在一项尸检研究中发现，约 13% 的急性心肌梗死病例中没有在急性斑块破裂的情况下发现血栓物质，推测其栓子有其他来源。

由于存在一些无法被检测到的斑块侵蚀而产生的血栓，这个数据有可能被高估。在临床实践和研究中，PFO 作为引起栓塞性心肌梗死的病因比房颤更为重要。Charles 等早在 1983 年就提出，作为远端栓塞的急性冠状动脉闭塞需要鉴别其栓子来源，特别是在有可能出现矛盾栓塞的情况下。

三、鉴别诊断

对于没有传统心血管危险因素且冠状动脉正常的年轻心肌梗死患者，最需要考虑的是 PFO 介导的冠状动脉栓塞。即使合并动脉粥样硬化或心房颤动，也不能忽略矛盾栓塞所致的可能性，尤其是存在诱发因素的情况下。矛盾性冠状动脉栓塞的诱发因素与矛盾栓塞性脑卒中的诱发因素相同。血栓前状态（prothrombotic state，PTS）增加了静脉血栓形成的概率，并作为矛盾栓子的来源。与缺血性事件（卒中、心肌梗死、肾脏梗死、肠系膜或周围肢体梗死）相关的肺栓塞都提示与矛盾栓塞相关。

冠状动脉栓塞的诊断有时很难与 MI 区分。最重要的鉴别诊断是与自发性冠状动脉夹层（spontaneous coronary artery dissection，SCAD）进行鉴别。《2020 ESC 非持续性 ST 段抬高型急性冠脉综合征患者的管理指南》新增 SCAD 为一种特殊的非 ST 段抬高心肌梗死（non-ST segment elevation myocardial infarction，NSTEMI）。SCAD 是指冠状动脉壁非动脉粥样硬化性、非创伤性或非医源性分离形成血管假腔，占 ACS 患者的 4%，其中 60 岁以下女性发病率更高，占 ACS 的 22%～35%。

自发性冠状动脉夹层的主要发病特点有：

1. SCAD 主要发生在围产期妇女中，SCAD 的易感性被认为是激素水平的变化和 PFO 引起矛盾栓塞。所以服用激素避孕药、肥胖或吸烟的女性也可能更容易发生 SCAD、静脉血栓栓塞和矛盾栓塞。

2. 高强度运动（等距或有氧运动）、剧烈的 Valsalva 动作以及强大的精神压力也可导致 SCAD 发病。有报道指出约有 30% 的 SCAD 患者发病前做过额外的剧烈体育锻炼，而且男性的发病率更高。研究者认为可能与 Valsalva 动作相关，该动作促进血栓通过 PFO，从而导致矛盾栓塞。

3. 相当一部分 SCAD 患者有偏头痛，研究资料提示先兆偏头痛与 PFO 相关。

4. SCAD 可能会同时或在不同时间发生于多支血管中。

矛盾性冠状动脉栓塞的另一个显著特征是多支血管病变，这是血栓扩散造成的。由于在冠状动脉造影时血栓有可能会自溶或被溶栓药物溶解，因此，冠状动脉栓塞可作为冠状动脉造影未见血管异常的 MI 的鉴别诊断。

由于共同的危险因素，临床上，患者同时罹患动脉粥样硬化和静脉血栓比较常见，而且患病率都随着年龄的增长而增加，其中肥胖者、糖尿病患者以及烟民的患病率更高。因此，矛盾栓塞的心肌梗死患者也可能伴有一定程度的冠状动脉粥样硬化。但既往的研究资料提示患有冠状动脉粥样硬化的患者发生矛盾性冠状动脉栓塞的可能性较小,以致研究矛盾栓塞性心肌梗死时,常常将动脉粥样硬化性冠状动脉狭窄＞25%的患者排除在外,从而导致临床实践中矛盾栓塞性心肌梗死的漏诊率较高。

血栓是矛盾栓塞性心肌梗死的最常见来源,临床上也时有气体性矛盾栓塞和医源性矛盾栓塞的病例报道。德国心脏病研究所的 Schneeweis 医生曾于 2012 年报道一例潜水后出现迟发减压病导致 PFO 患者发生气态栓塞性心肌梗死。也有学者报道医源性矛盾栓塞:起搏器植入后的 PFO 患者发生 MI,发现栓子物质为铅;择期髋关节置换术后假体骨折的 PFO 患者发生 MI;肿瘤性矛盾栓塞引起 MI;骨科手术后发现矛盾性脂肪栓塞等。矛盾栓塞来自羊水或胎盘则可能是围产期妇女 MI 的主要来源。

四、矛盾栓塞性心肌梗死的管理

因为急性期临床表现相似,矛盾栓塞性心肌梗死的初始治疗与动脉粥样硬化引起的急性冠脉综合征相同:包括监测血流动力学、缓解疼痛、服用抗血小板药物和紧急冠状动脉造影。

基于以下三个原因,血栓抽吸可考虑作为其治疗手段,特别是在血栓栓塞负担高的情况下。

1. 血栓抽吸术减少了可能栓塞到冠脉循环远端的血栓形成物的数量,从而降低了进一步微血管心肌损伤的风险。

2. 可以对抽吸出来的栓子进行组织学检查,可有助于明确栓子来源。动脉血栓主要含有血小板和纤维蛋白,而矛盾栓塞栓子的组成物质往往能够提示其源头。有时病理检查可证实栓塞是由肿瘤、异物、感染或其他罕见来源引起的。

3. 去除血栓物质可以更好进行影像学评估,血栓部位的斑块破裂或糜烂可明确为动脉粥样硬化;壁内血肿或内膜 - 内皮瓣可明确为 SCAD。

冠状动脉血运重建后必须筛查栓塞来源以及可能的其他栓塞。对于疑似矛盾栓塞的患者,在行血管造影时还应行右心导管检查,以筛查并立即封堵 PFO。如果存在 PFO,可以一站式行冠状动脉介入和 PFO 封堵治疗。与择期 PFO 封堵术不同,有学者建议首先从左前斜的远处进行右心房对比剂注射,以排除因血栓嵌入 PFO 中的急性栓塞事件,并可以评估 PFO 的解剖结构来选择封堵器规格,而无需额外进行超声心动图检查。

栓塞性心肌梗死患者发生的其他栓塞缺血事件的风险增加。有研究发现约 23% 的冠状动脉栓塞患者同时发生其他栓塞事件(大多数为脑栓塞,其次是外周、肾脏和脾脏栓塞)。在 49 个月的中位随访期间,有 10% 的患者发生了缺血性再发事件(4.2% MI,6.3% 卒中)。因此,预防矛盾性动脉栓塞的再发至关重要。从病理生理学的角度来看,给予抗凝药物以预防和抑制静脉血栓栓塞的形成与发展,关闭静脉 - 动脉间的异常通道都是可供选择的治疗方案。临床医生应根据病情做个体化治疗方案,选择药物保守治疗或者介入封堵术。但是迄今为止,关于矛盾栓塞性心肌梗死的二级预防的循证医学证据很少,目前主要是借鉴临床评估不明原因脑卒中的治疗策略。

对于大多数冠状动脉栓塞患者，根据经验推荐口服抗凝药治疗是预防继发的主要手段。具有血栓栓塞性疾病可逆危险因素的患者应接受口服抗凝药治疗至少3个月。对于患有心房颤动或无可逆危险因素的患者，需长期口服抗凝药。冠状动脉支架植入术后的患者，抗血小板治疗与抗凝治疗相结合是标准方案，但应避免三联治疗。

由于口服抗凝药不能预防非血栓栓塞（例如减压病中的气体栓塞），与终身口服抗凝药相比，PFO封堵术显示出独有的优势：只需一次介入治疗，关闭异常通道；PFO封堵术目前技术成熟，成功率高，并发症发生率低。

五、小结

矛盾栓塞性心肌梗死是一种临床上相对常见但又缺乏直接诊断依据的疾病。常见于心房颤动患者或合并有PFO、肺动静脉瘘的患者。合并有动脉粥样硬化证据时，临床医生常常会忽略MI是由矛盾性栓子引起的可能性，这也是临床上最常见的漏诊原因。因此，建议冠状动脉栓塞性心肌梗死患者，临床需常规筛查是否合并有PFO。在没有其他明确栓子来源的前提下，可考虑进行PFO封堵术，以有效预防矛盾栓塞性心肌梗死的再发。在存在其他可能的MI病因（如动脉粥样硬化）的情况下，除了对其病因进行治疗，在评估合并有房水平右向左分流时，即使伴有心房颤动，也推荐考虑关闭PFO。

口服抗凝药不能预防所有矛盾栓塞，而且伴有累积性的出血风险，外科手术需停药以及需要每日服药，因此尽管尚未有相关的研究证实，但仍建议对所有的矛盾栓塞性心肌梗死患者进行PFO封堵术，以防止潜在的致命性复发事件。对于年轻患者，强烈建议PFO封堵术作为二级预防措施。对于高出血风险或其他禁忌证而不能耐受口服抗凝药的患者也建议行PFO封堵术。

六、典型病例分享

病例一

一名40岁的妇女因"胸骨后闷痛"急诊就诊，心电图提示Ⅰ导联、aVL导联和心前区导联的ST段抬高而在下壁导联中出现镜像ST压低（reciprocal ST depression），因而被诊断为"广泛前壁心肌梗死"。使用链激酶溶栓治疗后症状缓解，患者在几天后接受了冠状动脉造影检查。造影显示冠脉正常，伴有前向运动受限以及心尖动脉瘤。

患者既往无静脉血栓形成史、无吸烟史，也无冠状动脉疾病家族史。患者有两次流产史（一次为人工流产，另一次为自然流产），并至少在过去的14年中一直口服避孕药。体格检查发现第二心音固定性分裂，于心底处可闻及收缩期Ⅱ～Ⅵ杂音，未发现深静脉血栓形成迹象。经胸超声心动图（TTE）显示左心室中度扩大及收缩功能重度受限［左室射血分数（LVEF）：35%］，并伴有心尖部的动脉瘤以及前间壁及前壁搏动障碍，此外还伴有二尖瓣和三尖瓣轻度反流,收缩期肺动脉压估计为35mmHg。

血生化检查结果除了心功酶均在正常参考值范围内,其中风湿免疫指标均未发现异常。盆腔和下肢静脉的超声检查也未发现异常。患者出院后的6个月随访发现心脏的前壁运动异常没有得到明显的改善。由于动态心电图以及超声心动图的检查结果都提示局限性室壁运动异常,因此诊断为应激性心肌病的可能性不大,从而考虑其左前降支存在矛盾栓塞。经食管超声心动图声学造影检查发现有右向左分流明显的8mm隧道型PFO。与患者讨论了包括阿司匹林抗血小板和抗凝在内的不同治疗方案之后,患者选择了进行PFO封堵。采用Amplatzer封堵装置成功完成了PFO封堵。在术后6个月的随访中病情稳定,患者也未再使用抗血小板药,随访超声心动图未发现室壁运动异常的征象。

病例二

一名75岁的老年女性因胸痛和呕吐入急诊室。心电图和实验室检查结果提示后壁心肌梗死。超声心动图提示主动脉夹层,并且胸部CTA显示大量肺动脉血栓栓塞和右冠状动脉的血栓栓塞。该女性患者入院不久后死亡。尸检证实右肺动脉及其大叶分支中存有血栓;其前主动脉窦被一条9cm的血栓堵塞,该血栓一直延伸至右冠状动脉并使其完全闭塞。另外一条3.5cm的血栓从左锁骨下动脉起始部开始延伸。尸检发现PFO,并发现心肌梗死区域位于左心室后壁,组织病理学检查证实梗死时差24~48小时。冠状动脉循环是"共同支配的"。血栓来源于左下肢深静脉。死亡原因是右冠状动脉梗阻导致的心肌梗死,血栓来自PFO引起的矛盾栓子。该病例说明尽管深部静脉血栓形成、肺部血栓栓塞和PFO并不罕见,但它们可以共同导致相对罕见的矛盾栓塞后致命性冠状动脉闭塞。

第二节　卵圆孔未闭与急性肾梗死

急性肾梗死(acute renal infarction,ARI)是肾动脉主干或分支因栓塞或血栓形成造成血流完全中断而导致的急性坏死性肾脏病变。由于临床较少见且又具有非特异性临床表现,急性肾梗死的诊断常常被漏诊或延误,导致不可逆的肾损害。血栓栓塞和原位血栓形成是肾梗死的两个主要病因,前者常常起源于心脏或主动脉的血栓栓塞,例如心房颤动、心内膜炎、肾动脉夹层;后者则通常由于高凝状态、肾动脉损伤、解剖异常所致。血栓栓塞或原位血栓均可能导致主要肾动脉或较小的节段性分支动脉完全闭塞。

对于血栓栓塞风险增加的患者,临床表现为无法解释的腹痛时应怀疑是否发生了急性肾梗死,以避免被误诊为其他常见病,例如肾结石或肾盂肾炎,导致漏诊或延迟了肾梗死的临床诊断。PFO介导的矛盾栓塞(paradoxical embolism,PDE)也是导致肾梗死的较常见的病因,但国内外鲜有矛盾性肾栓塞(paradoxical renal embolism,PRE)的报道。

一、肾梗死的病因

肾梗死通常与肾动脉病变相关,主要病因包括心脏栓塞性疾病、肾动脉损伤(最常见的病因是动脉夹层)和高凝状态。Oh YK 等对 1993 年 1 月至 2013 年 12 月在韩国 9 家医院接受治疗的 438 例肾梗死患者进行了一项回顾性研究,结果显示有 244 例(占 55.7%)患有心源性肾梗死,其中有 211 例患有心房颤动,研究发现近一半肾梗死的栓子来自心脏,其中约 80% 的心源性肾梗死由心房颤动引起。除此之外还有 33 例患者(7.5%)患有潜在的肾动脉损伤,29 例患者为高凝状态(6.6%),132 例患者没有发现明确病因(30.1%)。

二、肾梗死的发病率

肾梗死的发生率目前尚无准确的统计学数据,国内外关于此类研究的报道也非常有限,尤其是人群流行病学调查资料更为匮乏。Hoxie 等于 1940 年对洛杉矶县医院过去 9 年中的 14 411 次尸检结果进行回顾性分析,研究结果显示 205 名患者存在肾梗死,发生率为 1.4%。韩国学者 Oh YK 的研究中,有 132 名肾梗死患者(30.1%)因为没有发现明确病因,被定义为特发性。在另一项连续 27 例非创伤性急性肾梗死患者的研究中,有 16 例(59%)没有发现明显的结构性异常或心律失常,也被研究者归为特发性。遗憾的是,上述研究者均没有对患者进行经胸超声心动图或右心声学造影检查,从而无法明确"特发性"肾梗死是真正的不明原因,还是漏诊了其他因素,例如 PFO 介导的矛盾性栓子。所以矛盾栓塞性肾梗死,尤其是 PFO 介导的矛盾栓塞性肾梗死的发生率目前尚无数据。

三、肾梗死的诊断

由于肾梗死缺乏典型的临床症状,因此发病后的确诊时间通常超过两天,其中不到一半的患者会被立即确诊。肾梗死的临床特征是腰痛和难治性高血压。急性肾梗死患者通常会出现突发性腰部疼痛或腹痛,并常伴有恶心、呕吐和发热。Oh YK 等报道的 438 例肾梗死患者中,腰部疼痛占 50%,腹痛占 53%,恶心占 16.9%,呕吐占 13%,发热占 10%,双侧肾脏受累率为 16.9%。也有部分肾梗死无临床症状,一般是因为其他疾病进行了影像学检查从而发现。

对于具有全身性栓塞风险并表现出肾梗死症状的患者,建议进行以下检查:

1. **影像学检查**　腹部 CT 平扫、腹部增强 CT、MRI、经食管超声心动图(TEE)、经胸超声心动图(TTE)等影像学检查。

2. **实验室检查**　血肌酐、血清氨基转移酶和乳酸脱氢酶(LDH)。

3. 尿液分析和尿培养。

4. 心电图评估房颤。

临床上,CT 平扫是诊断肾/输尿管结石的"金标准",可作为首选的检查手段进行筛查。如临床表现支持肾梗死的诊断时,也可直接选择增强 CT,其典型表现为楔形灌注缺损。美国放射学院(American College of Radiology, ACR)建议,对于估算的肾小球滤过率(estimated glomerular filtration rate, eGFR)<30ml/(min·1.73m^2)或患有急性肾损伤的患者,

尽可能避免使用对比剂,可选择 MRI 替代增强 CT。TEE 或 TTE 可排除心内膜炎、瓣膜病和心脏血栓,并可明确诊断房间隔缺损或 PFO。肾脏多普勒超声可排除肾脏动脉血栓,但较于 CT,其敏感性不高。

有系列研究表明,乳酸脱氢酶(lactate dehydrogenase,LDH)升高(通常为正常上限的 $2\sim4$ 倍)合并血清氨基转移酶轻微升高甚至没有升高,可强烈提示肾梗死。与急性肾梗死的临床表现最相似的两种情况分别是肾绞痛(腰痛和血尿)和急性肾盂肾炎(腰痛和发热),但两者均不会导致 LDH 升高。在另一项研究中,患有双侧疾病或较大的单侧栓塞的患者肾功能下降最为明显,其肌酐平均浓度为 84.0mmol/L($31\sim95$mmol/L)。

肾梗死通常伴有血尿,也可伴有脓尿,但无菌尿。急性肾盂肾炎的特点是大量的脓尿、菌尿,有时在尿液镜检中发现白细胞管型。肾结石通常不会引起尿常规出现病理性改变。以上两点可为肾梗死的鉴别诊断。

临床上,肾梗死在心房颤动患者中较为常见。因此,在没有明确诊断的情况下,所有肾梗死患者均应接受心房颤动评估。丹麦学者在一项包括近 30 000 名心房颤动患者的队列研究中发现患有心房颤动的男性和女性发生血栓栓塞事件的相对风险增加,在 621 例明确动脉血栓栓塞发生的事件中有 2% 涉及肾动脉。而矛盾性肾梗死的患者常表现为多器官受累,并有多种急性缺血性症状,例如呼吸困难和腹痛。其典型的特征表现为患者出现急性腰腹痛,但仅在肾脏中证实发生栓塞,而没有其他器官受累。

目前还没有矛盾性肾梗死的诊断标准,有学者建议借鉴其他器官的矛盾栓塞的诊断标准。如借鉴"矛盾性脑卒中"的诊断标准,结合相关文献,建议满足以下条件时,临床可考虑诊断为 PFO 介导的"矛盾性肾梗死":①影像学证实肾动脉栓塞。②排除血栓形成和其他原因导致的血栓。③超声心动图发现房水平右向左分流。④出现静脉血栓形成或肺栓塞。

如果满足上述所有条件,则该病例可被"明确诊断";如果仅有第 4 项不满足,则该案例可被定义为"疑似"。但是在临床上,栓子的来源并不容易确诊。据报道,深静脉血栓形成(deep venous thrombosis,DVT)是最容易被明确诊断的,但其彩色多普勒超声检出率也不到 10%,甚至 MRI 的检出率也只有 20%。所以在实际临床诊疗中,这些诊断标准可能会产生许多"疑似"病例。

四、矛盾性肾梗死的治疗及预防

当肾梗死明确诊断后,可以通过以下 4 点对病情进行评估后选择是否行肾动脉 CTA 恢复灌注:缺血时间(症状和体征的持续时间)、肾实质的梗死灶面积、肾功能(即肾小球滤过率)以及肾脏血管是否完全或部分梗阻。血运重建术(percutaneous endovascular therapy,PET)可改善肾梗死病情的情况包括以下几点:

①肾主动脉或主要节段分支动脉完全梗阻时间<6 小时,或肾功能明显下降[eGFR<50ml/($\min\cdot1.73m^2$)]。②肾主动脉或主要节段分支动脉部分梗阻时间≤24 小时。③出现腰腹痛、血

尿、发热等症状时，以及新发的高血压或高血压恶化。④肾动脉夹层。

临床上如无诸如腰腹痛之类的急性症状或其他症状，又或者 CT 显示肾脏出现萎缩或楔形致密瘢痕，则意味着肾实质远端梗死，侧支循环有可能已形成。此时行肾动脉 CTA 的获益不大，而需要开始抗凝治疗。由于缺乏相关比较性研究，目前尚不确定因血栓栓塞、原位血栓形成或肾动脉夹层引起的肾梗死的最佳治疗方法。

建议对有肾梗死的患者进行超声心动图检查可诊断出心脏结构异常或血栓形成，以便尽早开始抗凝治疗。矛盾性肾梗死患者建议使用直接口服抗凝药（direct oral anticoagulants，DOACs）治疗。所有 DOACs 都会在一定程度上通过肾脏排泄，肾脏排泄的大致程度依次如下：达比加群酯（dabigatran）80%～85%；艾多沙班（edoxaban）35%；利伐沙班（rivaroxaban）35%；阿哌沙班（apixaban）25%。因阿哌沙班的肾脏清除率最低，所以可作为首选药物用于矛盾性肾梗死患者的抗凝治疗。华法林可作为替代抗凝剂。对于使用华法林治疗的患者，国际标准化比值（international normalized ratio，INR）目标应为 2～3；如果在华法林进行治疗过程中新发肾梗死，可将 INR 目标值提高到 2.5～3.5。2020 年发表的一项系统性回顾研究，包括 9 项针对慢性肾脏病或接受透析的心房颤动或深静脉血栓患者的研究（其中两项为随机试验），研究结果提示 DOACs 与华法林的疗效相似，而阿哌沙班与华法林的出血风险相似。抗凝治疗的预后总体上是令人满意的，但尚无与未治疗患者预后对比的研究报道。在完成 6 个月的抗凝治疗后，临床上经验性开始使用低剂量阿司匹林抗血小板终生治疗，以防止再次发生血栓栓塞事件。遗憾的是，目前尚无足够的数据支持某项具体的抗栓方案。

除了药物抗栓治疗，也需要对造成矛盾性肾梗死的心脏右向左分流的解剖异常（如 PFO、肺动脉静脉瘘等）进行封堵。对于有复发性栓塞事件高风险的患者，建议在首次栓塞后行 PFO 封堵术。危险因素包括 PFO 大于 3.4mm、PFO 瓣的活动性较高以及复发性栓塞事件。来自澳大利亚的 Bissessor 等对 70 例 PFO 封堵术进行了前瞻性研究，结果显示 PFO 诱发矛盾栓塞事件发生率可随着 PFO 封堵而降低，并且可降低相关的并发症。在 PFO 封堵术后长达 4 年的中期随访期内，未发现患者再次发生矛盾栓塞事件。综上所述，目前对 PFO 所致的矛盾性肾梗死的最佳管理仍不确定。应根据具体情况决定是否使用药物保守治疗或 PFO 封堵术。对于复发性矛盾栓塞，PFO 封堵治疗似乎更合适，尤其是在患者接受药物治疗期间以及抗凝禁忌证患者中。

五、小结

肾梗死是一种临床较少见的疾病，由于缺乏典型症状，多以腰腹痛和高血压为表现，从而在临床上往往被误诊为其他常见病或出现漏诊。对于血栓栓塞风险增加的患者出现无法解释的腰腹痛应高度怀疑出现急性肾梗死，并首选腹部 CT 进行筛检；如高度怀疑出现栓塞事件，可直接选择腹部增强 CT 用于肾梗死的检查并评估梗死程度，其典型表现为楔形灌注缺损。尽管矛盾性肾梗死是引起肾动脉梗死的罕见原因，但是立即识别矛盾栓塞非常重要。

肾脏多普勒超声可排除肾动脉血栓经胸或经食管超声心动图检查可排除心内膜炎、瓣膜病、心脏血栓以及心房间隔缺损、PFO 等结构异常病变；ECG 和 24 小时动态心电图可对心房颤动进行检查；其他实验室检查包括全血细胞计数、肌酐、乳酸脱氢酶、尿液分析和尿培养。

如果肾梗死反复发生，特别在抗凝治疗期间出现无明显诱因的血栓栓塞，应考虑是否为 PFO 介导的矛盾性肾梗死。尽管缺乏相关研究数据的支持，矛盾性肾梗死的最佳治疗方案仍存在争议。但是，对有症状或 PFO 介导的矛盾性肾梗死治疗，优先推荐抗栓治疗（华法林、DOACs 抗凝或阿司匹林抗血小板或同时抗凝抗血小板治疗）联合 PFO 封堵术，以预防肾梗死的再发。

第三节　卵圆孔未闭与其他外周动脉栓塞

自 1877 年 Cohnheim 首次描述 PFO 患者存在矛盾栓塞以来，在过去的研究和临床实践中均提示 PFO 在脑卒中及 TIA、偏头痛、低氧血症等疾病的发病机制中扮演重要作用。但是，对 PFO 引起的矛盾栓塞作为体循环外周血管栓塞的病因，目前仍无足够的认识。有学者认为符合以下 3 个标准可诊断为体循环外周血管的矛盾栓塞，符合其中 2 个标准就可高度怀疑为矛盾栓塞：①出现静脉血栓伴或不伴有肺栓塞。②心脏内部结构缺损伴右向左分流。③出现外周动脉栓塞。

虽然有临床意义的矛盾栓塞性外周动脉栓塞的发生频率比不明原因卒中少得多，但其可能会导致危及生命或肢体残疾。

一、流行病学资料

矛盾栓塞性外周动脉栓塞患者相比于其他形式的外周动脉栓塞患者更为年轻。但是迄今为止 PFO 介导的外周动脉栓塞发病率尚无确切数据。患者中 PFO 的确切发病率仍不清楚。英国的一项多中心研究表明，外周动脉栓塞患者中 PFO 的检出率为 20%，低于一般人群中 PFO 的患病率。

PFO 介导的矛盾栓塞最常见为脑卒中，而 PFO 介导的全身性、非脑性或脑外性栓塞的发病率要低得多，只占所有矛盾栓塞的 5%～10%。由 PFO 介导的外周动脉栓塞的真实发生率可能会更低。有学者报道，1%～7.5% 的 PFO 患者会出现外周动脉栓塞。

二、临床表现

由 PFO 介导的矛盾栓塞性外周动脉栓塞往往以急性下肢缺血为临床表现，且通常累及下肢股、腘动脉。除此以外，也有文献报道涉及其他部位的栓塞事件：因锁骨下动脉和 / 或肱动脉栓塞而累及上肢急性缺血、眼的动脉栓塞、肾梗死、脾梗死、急性肠系膜缺血和腹主动脉血栓形成综合征（又名 Leriche 综合征，一种由动脉粥样硬化引起的主动脉闭塞性疾病）。

三、诊断

Johnson 于 1951 年首次描述了矛盾栓塞的临床三联征：①深静脉血栓形成（DVT）和 / 或肺栓塞。②心内结构缺损导致的右向左分流。③非左心系统引起的动脉栓塞。Loscalzo 在 1986 年添加了第 4 个标准：促进右向左分流的压力梯度。

在临床实践中，部分深静脉血栓形成（deep venous thrombosis，DVT）表现隐匿，有研究发现超过 40% 的矛盾栓塞患者无法检测到 DVT。也有研究揭示，近 1/3 的 DVT 是反复发作的，而且 DVT 患者更易有全身血栓栓塞病史。因此，DVT 的临床病史和与 Valsalva 动作有关的症状发作可能是诊断矛盾栓塞的一条重要线索。

近年来，一项 RoPE 评分系统用于评估 PFO 与不明原因卒中之间是否有因果关系。RoPE 得分越高提示 PFO 与不明原因卒中相关的可能性越大。但是，RoPE 评分系统尚未在 PFO 与全身性非脑栓塞患者中验证和应用。

对于患有急性外周动脉缺血的患者，有学者提出以下标准来针对矛盾栓塞进行诊断：

1. 首先排除心源性栓塞（例如，房颤或房扑、左心耳血栓、左心室血栓、感染性心内膜炎、非细菌性血栓性心内膜炎、风湿性二尖瓣狭窄、人工心脏瓣膜、心房黏液瘤等）。

2. 其次排除动脉缺血可能（例如，外周动脉疾病、动脉瘤、解剖异常、外伤、血管炎、医源性损伤、高凝）。

3. 最后明确有右向左分流的 PFO，并定义为高风险特征（例如，房间隔动脉瘤、大分流）。如伴有 DVT 或肺栓塞的存在将进一步支持对矛盾栓塞性外周动脉栓塞的诊断；但如果缺少这类伴发症状也并不能排除诊断。

四、治疗

针对 PFO 患者外周动脉栓塞的初始治疗需要对急性起病的临床表现（例如急性肢体缺血）进行双重治疗，长期治疗方案是对矛盾栓塞复发进行二级预防。初始治疗方案取决于临床表现，其中包括全身抗凝、导管定向溶栓、血管内或外科血栓栓塞切除和血运重建、截肢。

最近发表的随机对照试验及其荟萃分析的数据已明确显示在不明原因卒中患者中，PFO 封堵术较之单纯药物治疗可减少脑卒中复发的风险，接受 PFO 封堵术作为矛盾栓塞事件再次发作的二级预防。由于外周动脉栓塞事件复发的发生率相对较低，目前仍然缺乏证据支持患有矛盾栓塞的外周动脉栓塞患者需要接受 PFO 封堵术。

五、小结

在伴随相关性缺血事件的 PFO 患者人群中，1%～7.5% 会伴随发生外周动脉栓塞事件。

矛盾栓塞性外周动脉栓塞经常累及下肢股、腘动脉,导致急性肢体缺血;有时也会涉及主动脉、锁骨下、肱、眼、肾、脾动脉和肠系膜动脉。诊断需先排除其他较常见的周围血栓形成的原因(如,心源性/左心系统源性、外周动脉疾病)和高凝性疾病,并确定存在右向左分流,以及是否伴有 DVT 和/或肺栓塞的证据。但是,这些标准并不能自动排除 PFO 介导的栓塞事件。目前也缺乏有关 PFO 封堵术用于复发性外周动脉栓塞二级预防的证据。对外周动脉栓塞患者进行 PFO 封堵术的决定应包括彻底检查以排除心源性栓塞和动脉栓塞的其他来源,进行多学科小组讨论以及良好的医患沟通共同做出决策以权衡介入治疗的风险和潜在益处。

总之,PFO 封堵术是一种简单且安全的干预措施,可为 PFO 引起的矛盾栓塞提供终生保护。尽管到目前为止尚无足够的随机研究来证明 PFO 封堵术可以有效预防矛盾性心肌梗死和脑卒中,但另一方面,药物治疗不能在相近风险下为矛盾栓塞提供相似程度的保护。

由于目前尚无设计严谨的临床注册研究来探讨 PFO 封堵术与矛盾性体循环血管栓塞之间的关系,在临床实践中,为了避免矛盾栓塞给患者带来反复伤害,可以在无绝对禁忌证时,考虑 PFO 封堵术来预防体循环血管再发矛盾栓塞事件。

(赖迪生　张曹进　张刚成)

参考文献

[1] Tobis MJ, Azarbal B. Does patent foramen ovale promote cryptogenic stroke and migraine headache. Tex Heart Inst J, 2005, 32(3): 362-365.

[2] Meier B. Closure of the patent foramen ovale with dedicated Amplatzer occluders: closing in on a mechanical vaccination. Cathet Cardiovasc Interv, 2008, 72(1): 80-81.

[3] Bissessor N, Wong AW, Hourigan LA, et al. Percutaneous patent foramen ovale closure: outcomes with the Premere and Amplatzer devices. Cardiovasc Revasc Med, 2011, 12(3): 164-169.

[4] Dao CN, Tobis JM. PFO and paradoxical embolism producing events other than stroke. Catheter Cardiovasc Interv, 2011, 77(6): 903-909.

[5] Konstantinides S, Geibel A, Kasper W, et al. Patent foramen ovale is an important predictor of adverse outcome in patients with major pulmonary embolism. Circulation, 1998, 97(19): 1946-1951.

[6] Wahl A, Jüni P, Mono ML, et al. Long-term propensity score-matched comparison of percutaneous closure of patent foramen ovale with medical treatment after paradoxical embolism. Circulation, 2012, 125(6): 803-812.

[7] Raphael CE, Heit JA, Reeder GS, et al. Coronary embolus: an underappreciated cause of acute coronary syndromes. JACC Cardiovasc Interv, 2018, 11(2): 172-180.

[8] Kleber FX, Hauschild T, Schulz A, et al. Epidemiology of Myocardial Infarction Caused by Presumed Paradoxical Embolism via a Patent Foramen Ovale. Circ J, 2017, 81(10): 1484-1489.

[9] Prizel KR, Hutchins GM, Bulkley BH. Coronary artery embolism and myocardial infarction. Ann Intern Med, 1978, 88(2): 155-161.

[10] Charles RG, Epstein EJ. Diagnosis of coronary embolism: a review. J R Soc Med, 1983, 76(10): 863-869.

[11] Tweet MS, Gulati R, Williamson EE, et al. Multimodality imaging for spontaneous coronary artery dissection in women. JACC Cardiovasc Imaging, 2016, 9(4): 436-450.

[12] Popovic B, Agrinier N, Bouchahda N, et al. Coronary embolism among ST-segment-elevation myocardial infarction patients: mechanisms and

management. Circ Cardiovasc Interv, 2018, 11 (1): e005587.

[13] Schneeweis C, Fleck E, Gebker R. Myocardial infarction after scuba diving. Eur Heart J, 2012, 33(17): 2224.

[14] Namazi MH, Biglari M, Khani M, et al. Acute Myocardial Infarction Secondary to Suspected Paradoxical Emboli through Patent Foramen Ovale in a Young Woman. American Heart Hospital Journal, 2011, 9(2): 122-124.

[15] Cvetković D, Živković V, Nikolić S. Patent foramen ovale, paradoxical embolism and fatal coronary obstruction. Forensic Sci Med Pathol, 2018, 14(2): 258-262.

[16] Hoxie HJ, Coggin CB. Renal Infarction: Statistical study of two hundred and five cases and detailed report of an unusual case. Arch Intern Med, 1940, 65: 587-589.

[17] Paris B, Bobrie G, Rossignol P, et al. Blood pressure and renal outcomes in patients with kidney infarction and hypertension. J Hypertens, 2006, 24(8): 1649-1654.

[18] Hazanov N, Somin M, Attali M, et al. Acute renal embolism. Forty-four cases of renal infarction in patients with atrial fibrillation. Medicine(Baltimore), 2004, 83(5): 292-299.

[19] Oh YK, Yang CW, Kim YL, et al. Clinical Characteristics and Outcomes of Renal Infarction. Am J Kidney Dis, 2016, 67(2): 243-250.

[20] Bolderman R, Oyen R, Verrijcken A, et al. Idiopathic renal infarction. Am J Med, 2006, 119(4): 356.e9-e12.

[21] Lumerman JH, Hom D, Eiley D, et al. Heightened suspicion and rapid evaluation with CT for early diagnosis of partial renal infarction. J Endourol, 1999, 13(3): 209-214.

[22] Bourgault M, Grimbert P, Verret C, et al. Acute renal infarction: a case series. Clin J Am Soc Nephrol, 2013, 8(3): 392-398.

[23] Domanovits H, Paulis M, Nikfardjam M, et al. Acute renal infarction. Clinical characteristics of 17 patients. Medicine(Baltimore), 1999, 78(6): 386-394.

[24] Gerhard-Herman MD, Gornik HL, Barrett C, et al. 2016 AHA/ACC guideline on the management of patients with lower extremity peripheral artery disease: a report of the American College of Cardiology/American heart association task force on clinical practice guidelines. Circulation, 2017, 135(12): e726-e779.

[25] Frost L, Engholm G, Johnsen S, et al. Incident thromboembolism in the aorta and the renal, mesenteric, pelvic, and extremity arteries after discharge from the hospital with a diagnosis of atrial fibrillation. Arch Intern Med, 2001, 161(2): 272-276.

[26] Nara M, Komatsuda A, Fujishima M, et al. Renal paradoxical embolism in a hypertensive young adult without acute ischemic symptoms. Clin Exp Nephrol, 2011, 15(4): 582-585.

[27] Ueno Y, Iguchi Y, Inoue T, et al. Paradoxical brain embolism may not be uncommon-prospective study in acute ischemic stroke. J Neurol, 2007, 254(6): 763-766.

[28] Lethen H, Flachskampf F, Schneider R, et al. Frequency of deep vein thrombosis in patients with patent foramen ovale and ischemic stroke or transient ischemic attack. Am J Cardiol, 1997, 80(8): 1066-1069.

[29] Cramer S, Rordorf G, Maki J, et al. Increased pelvic vein thrombi in cryptogenic stroke: results of the Paradoxical Emboli from Large Veins in Ischemic Stroke(PELVIS) study. Stroke, 2004, 35(1): 46-50.

[30] Cheung CYS, Parikh J, Farrell A, et al. Direct Oral Anticoagulant Use in Chronic Kidney Disease and Dialysis Patients With Venous Thromboembolism: A Systematic Review of Thrombosis and Bleeding Outcomes. Ann Pharmacother, 2021, 55(6): 711-722.

[31] Stollberger C, Slany J, Schuster I, et al. The prevalence of deep venous thrombosis in patients with suspected paradoxical embolism. Ann Intern Med, 1993, 119(6): 461-465.

[32] Iwasaki M, Joki N, Tanaka Y, et al. A suspected case of paradoxical renal embolism through the patent foramen ovale. Clin Exp Nephrol, 2011, 15(1): 147-150.

[33] Jeong H, Woo Lee H, Young Joung J, et al. Renal infarction caused by paradoxical embolism through a patent foramen ovale. Kidney Res Clin Pract, 2012, 31(3): 196-199.

[34] Pizzino F, Khandheria B, Carerj S, et al. PFO: Button me up, but wait … Comprehensive

evaluation of the patient. J Cardiol, 2016, 67（6）: 485-492.

［35］Ali Kausar RY, Hina H, Patel B, et al. The incidence of peripheral arterial embolism in association with a patent foramen ovale（right-toleft shunt）. JRSM Short Rep, 2011, 2（5）: 35.

［36］Hagen PT, Scholz DG, Edwards WD. Incidence and size of patent foramen ovale during the first 10 decades of life: an autopsy study of 965 normal hearts. Mayo Clin Proc, 1984, 59（1）: 17-20.

［37］Crump R, Shandling AH, Van NB, et al. Prevalence of patent foramen ovale in patients with acute myocardial infarction and angiographically normal coronary arteries. Am J Cardiol, 2000, 85（11）: 1368-1370.

［38］Johnson BI. Paradoxical embolism. J Clin Pathol, 1951, 4（3）: 316-332.

［39］Loscalzo J. Paradoxical embolism: clinical presentation, diagnostic strategies, and therapeutic options. Am Heart J, 1986, 112（1）: 141-145.

第十三章
卵圆孔未闭与其他疾病

近年来，随着对卵圆孔未闭（patent foramen ovale，PFO）研究的不断深入，人们逐渐认识到，不影响血流动力学的卵圆孔，可引起各种各样的临床综合征。临床上除脑卒中、短暂性脑缺血发作、偏头痛、斜卧呼吸-直立性低氧综合征、减压病等 PFO 相关综合征之外，成年 PFO 患者常合并有其他获得性心血管病疾病或其他亚健康状态。如何识别它们之间的相互关系，进而如何处理这些合并症，也被越来越多的学者关注。

第一节　卵圆孔未闭合并心房颤动

PFO 导致的矛盾栓塞是不明原因卒中的重要病因，而心房颤动（简称房颤）则为脑栓塞的第二位病因。当 PFO 合并房颤时，将进一步增加患者脑血管意外的发生风险。在房颤患者中，PFO 的检出率为 17%～24%。在 PFO 人群中，根据植入的封堵器型号不同，封堵术后新发房颤发生率为 1.8%～8.4%，其中 Amplatzer 封堵器术后早期和中期随访中的新发房颤发生率为 2.9%～3.0%。已公开发表的 PFO 相关疾病的临床试验为排除干扰，患者入选标准中均排除了房颤的患者，因此，现有资料尚无法确认 PFO 本身是否会导致房颤发生率的升高。但是，上述临床试验均观察到 PFO 封堵术后患者较药物治疗人群的房颤发生率（0.5%）显著升高，推测这一现象可能与术中刺激、封堵器压迫相关。除脑血管栓塞外，PFO 合并房颤也可能使左心系统栓子通过卵圆孔导致肺栓塞。因此近年来该部分患者人群的综合管理越来越受到关注。

一、心房颤动的一般管理

心房颤动的长期管理主要分为栓塞预防以及症状控制。两者均包含药物、介入治疗、外科手术等多种方法，不同的治疗方案有各自的适应证、禁忌证以对应不同的患者人群。

（一）栓塞预防

房颤患者是否需要进行栓塞预防治疗需要根据患者的栓塞风险。目前临床上常使用 CHA_2DS_2-VASc 评分进行栓塞风险评估，女性评分大于等于 3 分，男性大于等于 2 分建议使用口服抗凝药；男性 0 分，女性 1 分属于卒中低风险，无需使用抗凝治疗；男性 1 分，女性 2 分需要综合考虑患者的血栓风险及出血风险进行评估。该评分以外的卒中风险包括结构性心脏病、肾功能减退、睡眠呼吸暂停综合征、肥厚型心肌病、心肌淀粉样变、高脂血症、吸烟、代谢综合征、恶性肿瘤。

在评估栓塞风险外,还应考虑服用抗凝药物后患者的出血风险。临床上目前最常使用HAS-BLED评分进行出血风险预测,HAS-BLED评分大于等于3分提示出血高风险。需要注意的是,高出血风险评分并不是放弃使用抗凝药物的指征。由于部分因素同时提示出血、栓塞风险为高危,高出血风险的患者仍可通过抗凝药物获得临床净获益,但这类患者需要更严密地进行随访并动态评估栓塞、出血风险。抗凝药物的绝对禁忌包括:严重活动性出血、严重血小板缺乏、未查明病因的严重贫血、近期出现高风险出血事件(如脑出血等)。

对于栓塞高风险患者,推荐使用的长期口服药物包括维生素K拮抗剂,即华法林,以及新型口服抗凝药(NOACs)。

1. **华法林** 华法林是香豆素类抗凝药的一种,在体内有对抗维生素K的作用,可以抑制维生素K参与的凝血因子Ⅱ、Ⅶ、Ⅸ、Ⅹ在肝脏的合成。对血液中已有的凝血因子Ⅱ、Ⅶ、Ⅸ、Ⅹ并无抵抗作用。因此,不能作为体外抗凝药使用,体内抗凝也须有活性的凝血因子消耗后才能有效,起效后作用和维持时间亦较长,临床上主要用于防治血栓栓塞性疾病。作为经典的抗凝药物,多年来的临床应用实践和临床试验数据均已验证其能有效降低房颤患者的卒中风险。华法林的剂量反应(国际标准化比值,international normalized ratio,INR)关系变异很大,其预防栓塞有效性与INR覆盖率相关,因此服用华法林的患者需要定期检测INR,调节剂量。当INR覆盖率大于70%时,华法林的卒中预防有效性与NOACs类似,且出血风险相对更低。但华法林的血药浓度与患者基因、合并用药、进食的食物、肝肾功能以及患者依从性等多种因素相关。因此,尽管华法林与NOACs同为一线治疗方案,其推荐优先级不如后者。在风湿性二尖瓣疾病和/或机械瓣的房颤患者中,华法林目前仍为预防卒中的一线治疗药物。

2. **新型口服抗凝药** 新型口服抗凝药(new oral anticoagulants,NOACs)是指不同于华法林等抗凝药那样作用于多个凝血因子,而是仅抑制某一个凝血因子,其中最重要的两个靶点分别为Ⅹa和Ⅱa。根据NOACs的作用靶点,可以将其分为两类:直接Ⅹa因子抑制剂和直接凝血酶抑制剂。

凝血因子Ⅹa是外源性及内源性凝血途径的交汇点。通过在磷脂膜表面形成磷脂复合物,即凝血酶复合物,进而激活凝血酶原。直接Ⅹa因子抑制剂即通过与Ⅹa因子的活性位点结合,阻止凝血酶原转变为凝血酶从而发挥抗凝作用,且抗凝作用不依赖内源性抗凝血酶。代表药物包括:阿哌沙班、利伐沙班、艾多沙班。

凝血酶(凝血因子Ⅱa)在凝血过程中具有核心作用。直接凝血酶抑制剂特异性阻滞凝血酶的活性,从而阻止纤维蛋白原裂解为纤维蛋白,阻断了"凝血瀑布"的最后步骤。直接凝血酶抑制剂的抗凝作用不需辅因子,且与维生素K无关;其抗凝效果具浓度依赖性;可以灭活游离凝血酶,也可灭活与纤维蛋白结合的凝血酶。代表药物为达比加群酯。

新型口服抗凝药针对单个有活性的凝血因子,抗凝作用不依赖于抗凝血酶,而且口服起效快,与华法林相比,具有良好的剂效关系,与食物和药物之间很少相互作用。最突出的优势在于其药物有效性与凝血功能监测相关性较小，可延长监测时间窗，因而对患者的依从性要求较低。因此，口服使用无需监测常规凝血指标，可以减少或者尽量避免因用药不当造成的药物疗效下降或者出血不良事件，且剂量个体差异小，只需固定剂量服用。在目前的多项临床试验中，阿哌沙班、达比加群酯、艾多沙班、利伐沙班预防脑卒中、体循环栓塞的有效性均不劣于华法林。并且，在对上述临床试验的荟萃分析中，NOACs可有效降低出血性脑卒中等严重出血事件及全因死亡率。总体而言，在非瓣膜病房颤中，NOACs的推荐优先级高于华法林。需要注意的是，NOACs的剂量调节应根据药物各自的减量指征，如高龄、肾功能不全、低体重、合并用药等，不恰当的减量在提高卒中风险的同时，并不能减少出血风险。

3. 左心耳封堵或结扎 由于心房栓子90%以上来源于左心耳，近年来有多项大型临床试验探讨左心耳封堵预防房颤患者脑卒中的可行性。在对比左心耳封堵与华法林预防房颤患者卒中的随机对照试验中，左心耳封堵器预防脑卒中的有效性不劣于华法林。并且，在针对使用Watchman封堵器的荟萃分析中，接受左心耳封堵器治疗在长期随访中的出血风险低于华法林。尽管有文献提示左心耳封堵可能会导致缺血性脑卒中发生概率增高，但这可能与围手术期抗凝不充分、术中操作相关。随着器械改进、医师经验累积，围手术期不良事件均有显著下降。目前国内外的指南及共识均推荐对有较高卒中风险，且对抗凝药物不能耐受的房颤患者进行左心耳封堵以替代药物治疗。

与左心耳封堵相比，左心耳外科结扎的临床试验数据多局限于观察性研究，且大部分左心耳结扎术均与其他心外科手术同时进行，可能存在较多混杂因素。2021年美国心脏病学会（ACC）年会公布的LAAOS Ⅲ研究结果提示心脏外科手术同时封堵左心耳能降低缺血性卒中或系统性栓塞事件的发生，且安全性良好，尤其在术后30天更明显，在口服抗凝药基础上仍可获益。遗憾的是，此研究缺乏左心耳封堵与口服抗凝药治疗有效性的比较，也未观察手术方式、抗凝方案对研究结果的影响。尽管上述研究以及既往临床实践已说明左心耳结扎具有良好的安全性及可行性，目前仍缺乏随机临床试验评估左心耳结扎、药物抗凝方案、左心耳封堵三种治疗方式之间的优劣性。

总体而言，左心耳封堵及左心耳外科结扎适用于高出血风险、对口服抗凝药不耐受的患者。但此前的PROTECT-AF研究以及Prevail研究中进行对比的为左心耳封堵与华法林，而前文已介绍NOACs较华法林出血风险更低，左心耳封堵对比NOACs是否同样能达到更低的出血风险尚无结论。因此在2020年欧洲心脏病学会（ESC）房颤指南中，对该类人群进行左心耳封堵、左心耳结扎均为Ⅱb类推荐等级，证据等级分别为B类和C类。但另一方面，目前并无针对抗凝药禁忌的患者进行左心耳封堵或结扎的随机对照试验，左心耳封堵或结扎在出血高危人群中的有效性、安全性可能被低估。

（二）症状控制

房颤的症状控制包括节律控制及心率控制。出于直观的推论及循证医学证据，更少的房颤发作提示更好的预后。然而目前多项临床研究表明，尽管节律控制较心率控制策略更能减轻症状、提高生活质量，两种策略在患者心功能改善、卒中预防中并无区别。但需要注意的是，上述研究中的患者并未对房颤病程的长短作区分，而慢性房颤对心肌重构的作用是不可逆的。此外，控制节律分组的患者恢复窦性心律的比例仅为 60%。这提示早期节律控制，尤其是成功率更高的导管消融在预后改善中的作用可能被低估。综合目前的循证医学证据，选择节律控制或心率控制策略，应基于患者的病程时长、症状与房颤的相关性、心肌重构程度等因素进行判断。

1. **节律控制** 对于下列情况，建议优先选择节律控制策略：①年轻患者；②首次房颤发作或发作时间较短；③心律失常致心肌病；④心房重建不明显；⑤无或较少房颤合并症状；⑥心率控制难以达标；⑦房颤为急性疾病所致；⑧患者选择节律控制策略。

确定节律控制策略后，需要评估患者血流动力学。对于血流动力学不稳定的患者，需急诊进行电复律。而对于血流动力学稳定的患者，则可根据房颤类型、心功能、患者选择决定药物治疗、导管消融、外科手术消融。无论采取何种方式，电复律前均应排查心房内血栓风险，对于房颤发作大于 48 小时或无法明确持续时间，应接受大于等于 3 周的抗凝药物预防或行经食管彩超排查血栓。电复律后则应根据 $CHA_2DS_2\text{-}VASc$ 评分进行 4 周的抗凝治疗或长期抗凝。

（1）抗心律失常药物：抗心律失常药物多作为择期患者的一线治疗方案。由于抗心律失常药物有致心律失常作用及其他副作用，因而药物的选择应根据房颤类型、严重程度及禁忌证，并定期进行随访。目前国内常用的抗心律失常药物包括普罗帕酮、胺碘酮、伊布利特等。其中，静脉用药需在心电监护下使用。上述三种药物的特点、常见禁忌证如表 13-1 所示。

表 13-1 普罗帕酮、胺碘酮、伊布利特的特点和常见禁忌证

药物	特点	常见禁忌证
普罗帕酮	可能导致低血压、QT 间期延长、QRS 增宽、非持续性室性心动过速	禁用于低血压、1 个月内急性冠脉综合征、NYHA 心功能Ⅲ或Ⅳ级、长 QT 间期、严重主动脉狭窄患者
胺碘酮	可导致静脉炎、低血压、心动过缓、房室传导阻滞、QT 间期延长、肺纤维化具有甲状腺毒性	甲状腺功能异常或有既往史者；碘过敏者；未安装起搏器的Ⅱ或Ⅲ度房室传导阻滞，双束支传导阻滞；病态窦房结综合征
伊布利特	可用于房扑复律可导致 QT 间期延长、尖端扭转型室性心动过速，应在严密监护下使用，心电监护应持续至用药后至少 4 小时后	禁用于长 QT 间期、严重左心肥厚、LVEF 受损患者

（2）经导管消融：导管消融的指征取决于房颤的类型、病程时长、有无房颤再发风险、心功能以及患者选择，决策选择及推荐等级如图 13-1 所示。简要而言，经导管消融一般作

为抗心律失常药物失败的二线治疗方案。尽管射频消融相较抗心律失常药物能更为安全、有效地改善症状、维持窦性心律,但对于全因死亡率、卒中风险、严重出血事件,两种治疗方案并无区别。需要注意的是,这一结论仅针对未进行心功能分级的一般房颤人群。在2016年的AATAC研究及2018年的CASTLE-AF研究中,接受经导管射频消融的房颤心衰患者相较接受药物节律控制或心率控制的患者死亡率及计划外住院率更低。因此,对于合并射血分数(EF)下降心衰的房颤患者,基于患者选择的导管消融为一线治疗方案(图13-1)。

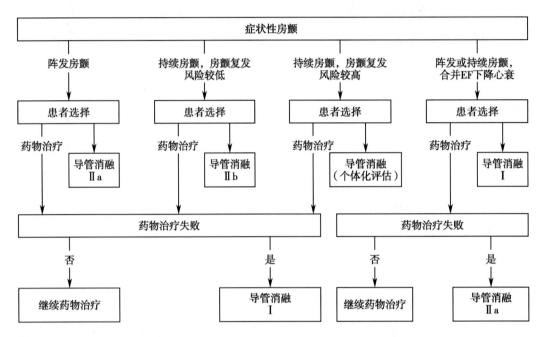

图 13-1
症状性房颤患者治疗策略流程图

（3）外科迷宫消融:外科迷宫消融通常在二尖瓣修复/置换手术中同时进行,各项临床试验及临床经验均已证明其可有效预防房性心律失常,但其对短期随访的生活质量、卒中风险、死亡率的影响尚存争议。此外,一项荟萃分析提示,双房迷宫消融将显著增加起搏器植入风险。因此,外科术中进行迷宫消融同样应评估维持窦性心律的获益与风险。

（4）胸腔镜消融:胸腔镜消融指通过胸腔镜对肺静脉、左心房外侧壁进行射频消融。与导管消融相比,胸腔镜消融成功率更高,但其并发症发生率也更高。在胸腔镜消融的基础上,还可序贯进行杂交导管消融。与导管消融相比,单独胸腔镜消融或杂交消融均可以达到更高的消融成功率,但由于操作流程、创伤的增加,其并发症风险亦显著增加。基于上述优缺点,胸腔镜消融和/或杂交导管消融更适合作为抗心律失常药物无效、导管消融失败或导管消融有较高可能失败的次选方案。

2. 心率控制　不管选择何种治疗策略,心率/心室率控制均应作为治疗基石。心率控制目标目前尚无确切的指标,RACE Ⅱ研究中,严格的心率控制(静息时心室率<80次/min,

中等活动度心室率<110 次 /min）以及宽松的心率控制（心室率<110 次 /min）预后并无差异。因此，宽松心率控制可作为起始治疗目标，并根据治疗后的症状改善作进一步调整。需要注意的是，心律失常相关心肌病应以严格心率控制作为起始治疗目标。

对于下列患者，心率控制策略应作为一线治疗方案：①无症状或仅有轻微症状。②节律控制失效。③节律控制风险大于获益。

心率控制首选药物治疗，包括β受体拮抗剂、非二氢吡啶钙离子通道拮抗剂、地高辛、胺碘酮。上述药物的选择应基于有无高血压、心功能情况、有无严重肺部疾病等情况进行选择、联用。使用二线治疗药物仍无法达到目标心率，或症状、生活质量仍有下降，可考虑进行 3 种药物联用或考虑进行心脏再同步治疗、房室结消融。

二、卵圆孔未闭合并房颤的处理策略

PFO 合并房颤治疗原则与一般房颤患者一致，需分别评估抗栓方案以及心率 / 节律控制方案，并评估 PFO 是否需要封堵。为避免赘述，下文均默认 PFO 需要进行封堵或药物治疗预防 PFO 相关脑卒中。

心率 / 节律控制策略

PFO 合并房颤如选择心率控制方案，绝大多数情况下为 PFO 封堵联合药物控制心室率，需进行心脏再同步化治疗的 PFO 患者一般病情较重，难以制定普遍性的治疗策略，应基于患者个体的卒中风险、手术获益进行评估。

如选择节律控制策略，则主要分为 PFO 封堵联合导管射频消融、PFO 封堵联合药物治疗。与一般房颤患者不同的是，进行 PFO 封堵后，已置入的镍钛合金封堵器将增加房间隔穿刺的难度，限制了房间隔穿刺点的自由选择。因此，如进行节律控制，射频消融相较抗心律失常药物在该类患者人群中的地位要更为优先。另一方面，由于 PFO 封堵绝大部分情况均为择期手术，因此也可优先选择药物复律并继续抗凝治疗，根据复律情况评估下一步心率 / 节律控制方案，待长期治疗方案确定后再考虑进行 PFO 封堵。

1. **PFO 患者进行导管射频消融**　无论是传统的射频消融或是冷冻球囊消融，均需将消融器械经下腔静脉、右心房，通过房间隔，送入左心房到达肺静脉。对于 PFO 合并房颤患者，则可直接通过卵圆孔送入左心房。与传统的房间隔穿刺操作相比，卵圆孔生理通道一般更靠近患者头侧、腹侧，这在一定程度上限制了导管的入路。尤其是长隧道型 PFO 或需进行二尖瓣峡部消融等大角度操作时，经 PFO 操作可能导致消融导管较难到达理想的消融靶点，必要时甚至仍需要进行房间隔穿刺。尽管如此，目前病例对照研究表明经卵圆孔进行射频消融相比房间隔穿刺对消融成功率并无影响，并且可以降低围手术期并发症的发生率，减少手术时长、X 射线曝光时间及剂量。PFO 封堵及射频消融是否同期进行目前尚无定论。但如前文所述，PFO 封堵后将限制房间隔穿刺点的选择，而房颤射频消融可能需要多次进行。此外，射频消融后的心肌水肿可维持至少 1 周以上。因此一般而言，PFO 封堵建议在射频消融术后,最好半年之后,在患者节律稳定后进行。

2. 脑卒中预防

(1)药物抗凝:PFO 合并房颤患者抗凝治疗与普通非瓣膜病房颤患者类似,应基于 CHA_2DS_2-VASc 评分决定具体治疗方案。如需使用药物抗凝,可选药物包括:维生素 K 拮抗剂华法林、新型口服抗凝药、肝素等。药物具体的选择应基于患者的禁忌证、依从性、经济能力考虑。服用抗凝药物的 PFO 患者,卵圆孔封堵术后建议可单纯使用抗凝药物进行治疗。如患者因禁忌证、依从性差,或基于其他原因无法长期服用抗凝药物,则可考虑进行左心耳封堵合并卵圆孔封堵术。

(2)左心耳封堵合并卵圆孔封堵术:对于 PFO 合并房颤的出血高危患者以及无法服用抗凝药的患者,可考虑经卵圆孔堵闭左心耳后序贯进行卵圆孔封堵的一站式治疗。需要注意的是,尽管 PFO 的存在免去了房间隔穿刺,但也同样限制了器械进入左心房的路径。而且与前文提及的经卵圆孔射频消融相比,左心耳更难定位,且其皱褶间组织较薄,暴力操作可能会导致左心耳破损、心脏压塞。在左心耳封堵后,卵圆孔封堵器左心房伞盘的释放也应控制与左心房游离壁的距离以避免对左心耳封堵器的影响。一站式治疗与单纯左心耳封堵相比,操作时间、心脏压塞、出血、脑缺血等围手术期事件发生率并无显著区别。在术后半年随访中,接受一站式治疗的患者出现栓塞事件(0)、出血事件(3.1%)分别低于 CHA_2DS_2-VASc 评分及 HASBLED 评分的预测概率。

(3)PFO 联合左心耳封堵一站式治疗术后抗凝/抗血小板方案:左心耳、卵圆孔一站式封堵后的术后抗凝、抗血小板方案目前尚无统一意见。对单纯左心耳封堵,多个 RCT 均采取了 45 天的单纯抗凝,序贯双联抗血小板至半年,并长期使用阿司匹林。这一方案并无严格的循证医学证据,而是基于动物实验中 Watchman 封堵器内膜化时间大约为 45 天。近年亦有影像学观察研究表明左心耳封堵后内膜化时间具有个体差异。由于部分患者即使短期使用抗凝药亦无法耐受,术后双联抗血小板药物方案越来越多地被采用。其中国内的 LAmbre 左心耳封堵器临床研究中采取了双联抗血小板 3 个月,序贯长期使用阿司匹林的方案,在 1 年的随访期中器械相关血栓事件发生率为 1.3%。而对比两种方案的荟萃分析中,术后抗凝与双联抗血小板两种方案的再发脑梗(1.0% vs. 1.8%)、大出血事件(3.0% vs. 4.0%)、器械相关血栓事件(2.0% vs. 5.0%)以及全因死亡率(2.0% vs. 6.0%)均无明显差异。因此术后的抗血栓方案应基于个体的栓塞、出血风险评分进行综合评估。而在一站式治疗中,由于植入了更多的器械,术后的随访以及抗血栓方案应更严格地执行,并重点关注器械相关血栓事件,据此及时调整抗凝、抗血小板方案。此外,尽管单纯卵圆孔封堵后仅需要服用抗血小板药物半年,但由于左心耳封堵内皮化后仍可在器械心房面发现栓子,目前仍建议加强抗栓治疗完成后长期服用阿司匹林。

(4)药物预防与左心耳封堵的选择:到目前为止,对于 PFO 合并房颤的患者,并无随机对照试验评估药物预防与左心耳封堵的优劣性。根据一般房颤患者中的经验,使用 NOACs

以及规律监测下使用华法林,其预防脑卒中的有效性、安全性已经过临床试验、临床实践的验证,药物的适应证、副作用、使用方法较为熟知。相比而言,左心耳封堵为有创介入治疗,存在手术相关风险,尤其是在缺乏经验的中心进行。左心耳封堵的优势主要在于出血风险小于华法林,但与NOACs相比是否仍有较低的出血风险暂无临床试验数据。综上,PFO封堵联合左心耳封堵一站式治疗目前仅适合于抗凝药禁忌或无法耐受抗凝药的PFO患者。

第二节　卵圆孔未闭与精神疾患的关系

自卵圆孔封堵器投入临床应用以来,偶有封堵后改善精神疾患的病例报道。2018年,周振东、李亚平等人报道了一例无明显诱因的精神异常,患者症状主要表现为言语逻辑丢失,伴有肢体不自主运动等,每年发作3~5次,3~4小时自行缓解,对发作过程有记忆。该患者在多家医院完善头部核磁共振成像、脑电图、心电图、24小时动态心电图等检查均无明显异常,曾服用抗癫痫药物、抗精神异常药物均无明显改善。由于患者经胸超声心动图及右心声学造影、经颅多普勒超声及发泡试验均提示大量右向左分流,且患者精神异常发作前常伴有类Valsalva动作,经与患者及家属充分沟通,对患者进行经皮卵圆孔封堵,术程顺利。术后2年随访患者无类似症状发作,并且类Valsalva动作亦无法诱发。该病例提示了PFO与精神疾患的潜在关系,但总体来说PFO与精神疾患以及情绪状态的关系目前缺乏相关研究,笔者对该类病例的致病机制提出下列假说。

一、卵圆孔未闭所致并发症引起继发性精神心理改变

个体的心理健康,与其生理健康、社会状态相关,而PFO导致的并发症则可导致生活质量的下降甚至致残。如在PFO导致的卒中患者中,肢体障碍等神经系统后遗症,可影响生活质量及心理健康。病例对照研究表明,脑卒中患者进行PFO封堵后,较药物治疗患者更为乐观,且生活质量更高。这可能一定程度上预防患者出现精神心理疾病。此外,PFO导致的另一常见并发症偏头痛,则与其他种类的慢性疼痛类似,可导致焦虑、抑郁、双向障碍等情绪及精神疾病发生风险增加。

二、卵圆孔未闭相关低氧血症导致精神异常

PFO患者在进行类Valsalva动作时,可导致胸腔压力增高、右心房压力升高。如此时右心房压力高于左心房则可引起一过性的右向左分流,从而导致低氧血症。当患者反复多次出现类似情况,则有可能导致脑部组织缺乏,影响神经系统功能,并进一步导致情绪障碍以及精神疾患。

基于目前有限的循证医学证据,尚无法判断PFO与精神疾患的直接相关性。该类患者是否需要封堵,应基于PFO风险评分及右心声学造影评分。仅当存在有临床意义的右向左

分流时，才应基于预防脑卒中、治疗其他 PFO 并发症的目的进行卵圆孔封堵，同时对精神疾患进行试验性治疗，并且需充分告知患者及家属 PFO 封堵与精神疾患的缓解并不一定有必然性。

第三节 卵圆孔未闭与癫痫的关系

PFO 与癫痫的关系目前主要体现在癫痫作为 PFO 相关脑卒中的并发症。癫痫与 PFO 独立相关的病例罕见报道。笔者研究团队曾于国内学术会议详细报道 1 例 POF 相关癫痫样发作病例：患者为 44 岁女性，藏族人，长期生活于青海高原地区，因"反复发作性意识障碍 20 年"就诊。患者于 20 年前起反复无明显诱因出现意识障碍，每次发作前均伴有颈部紧张感、头痛、胸闷、气促，无出现眼前光晕，无心悸、停搏感。意识丧失时伴有四肢抽搐、牙关紧闭、两眼翻白，症状持续约数分钟可自行恢复意识。意识恢复后无四肢乏力、言语障碍、嘴角歪斜等症状。患者平素活动耐量无明显受限。无夜间呼吸困难，无腹胀、纳差。近 20 年来未正规诊治，平素每日发作 1 次，多在情绪激动时诱发，与活动、饮食、节律无明显相关。就诊前 1 个月患者发作频率较前明显增多，最多时数十分钟发作一次，且患者从高原地区到广州后，等待就医过程中均有发作。2021 年 1 月患者曾到某医院就诊，行视频脑电图提示睡眠期局灶性尖波，睡眠期左侧前、中颞、前额导联偶见少量单发尖波发放，并可见少量阵发性短程 2.5～4Hz θ 节律；行头颅 MRI 及 MRA 未见血管狭窄等异常情况，行超声心动图提示 PFO，行 TCD 发泡试验阳性且头颅血管监测到大量气泡通过，考虑症状与卵圆孔异常分流相关。患者为求进一步诊治，到笔者医院门诊就诊，行右心声学造影提示静息时右向左分流 3 级。患者入住心内科后，予阿司匹林 100mg/d 口服，入院后当天及第 2 日均未再出现意识障碍。经多学科团队讨论后考虑患者症状与卵圆孔大量分流相关，且为预防远期体循环栓塞，于入院后第 3 日为患者行经皮卵圆孔封堵术，术后继续予口服阿司匹林 100mg/d 及氯吡格雷 75mg/d 抗血小板治疗。目前患者术后随访期间未再出现意识障碍发作，远期效果尚有待进一步观察。在该病例中，尽管患者未出现棘慢波等痫样放电，但患者的临床症状与癫痫十分类似，或为 PFO 独立相关的癫痫样发作，或为右向左分流导致一过性脑部缺血所致癫痫样发作。目前公共文献库中未检索到卵圆孔与癫痫的相关病例报道或系统研究。但由于 PFO 与脑卒中、偏头痛具有相关性，而该两种疾病均与癫痫相关，因此 PFO 可能与癫痫亦存在相关性，可能的假说如下。

一、卵圆孔未闭相关脑栓塞后癫痫

癫痫是卒中的常见并发症之一，发病机制与神经元损伤、死亡相关。国外的流行病学调查中，缺血性卒中后早发癫痫（1 周内）发生率为 2%～4%，而迟发性癫痫（1 周后）的风险与年龄、血肿量、有无皮质损伤及早发癫痫相关，发生概率自 0.6%～46.2% 不等，平均约为

9.5%。由于相对较低的发生率，目前指南不建议对卒中后癫痫进行预防性用药。但如出现迟发性癫痫，由于复发风险接近70%，建议进行药物治疗。在这一假说中，癫痫为脑卒中的并发症，PFO与癫痫并无直接相关性。

二、卵圆孔未闭相关偏头痛致癫痫

尽管偏头痛与癫痫的发生机制并未完全探明，但两者的患病群体存在明显的重叠关系，癫痫患者发生偏头痛的概率约为正常人的2倍，偏头痛患儿出现癫痫的风险约为正常儿童4倍，而与PFO相关性更强的先兆偏头痛风险则为8倍以上。根据近年来的研究结果，偏头痛和癫痫可能是近似病因导致的不同疾病结果。偏头痛和癫痫发作过程均起源于神经元的异常兴奋，如神经元兴奋后伴随皮层广泛兴奋性降低，则引起偏头痛；如引起神经元反复"开-关"状态，则引起癫痫。而目前较为被接受的PFO致偏头痛的机制包括：右向左分流致低氧血症；5-羟色胺进入脑循环增加；微血栓矛盾栓塞，上述改变可能引起亚临床性质的神经元电生理改变而表现为偏头痛，但是否同样能引起癫痫等病理性改变有待进一步研究。

对于PFO合并癫痫的患者，应首先明确诊断，排除感染、颅脑损伤等其他继发性因素。如患者存在脑梗病史，和/或长期偏头痛，影像学提示心房水平存在右向左分流证据，可基于预防再发脑梗或缓解偏头痛进行PFO封堵。由于目前尚无PFO与癫痫直接相关性的证据，尚无法判断封堵卵圆孔是否有助于预防癫痫复发，因此封堵不应作为药物治疗的替代手段。

（杨子阳　张曹进　张宏伟）

参考文献

[1] Webster MW, Chancellor AM, Smith HJ, et al. Patent foramen ovale in young stroke patients. Lancet, 1988, 2(8601): 11-12.

[2] Cabanes L, Mas JL, Cohen A, et al. Atrial septal aneurysm and patent foramen ovale as risk factors for cryptogenic stroke in patients less than 55 years of age. A study using transesophageal echocardiography. Stroke, 1993, 24(12): 1865-1873.

[3] Mas JL, Arquizan C, Lamy C, et al. Recurrent cerebrovascular events associated with patent foramen ovale, atrial septal aneurysm, or both. N Engl J Med, 2001, 345(24): 1740-1746.

[4] January CT, Wann LS, Alpert JS, et al. 2014 AHA/ACC/HRS guideline for the management of patients with atrial fibrillation: a report of the American College of Cardiology/American Heart Association Task Force on Practice Guidelines and the Heart Rhythm Society. J Am Coll Cardiol, 2014, 64(21): e1-e76.

[5] Kirchhof P, Benussi S, Kotecha D, et al. 2016 ESC Guidelines for the management of atrial fibrillation developed in collaboration with EACTS. Eur J Cardiothorac Surg, 2016, 50(5): e1-e88.

[6] Yu J, Liu X, Zhou J, et al. Long-term safety and efficacy of combined percutaneous LAA and PFO/ASD closure: a single-center experience (LAAC combined PFO/ASD closure). Expert Rev Med Devices, 2019, 16(5): 429-435.

[7] Miyazaki S, Shah AJ, Nault I, et al. Impact of patent foramen ovale on left atrial linear lesions in the context of atrial fibrillation ablation. J Cardiovasc Electrophysiol, 2011, 22(8): 846-850.

[8] Sweda R, Haeberlin A, Seiler J, et al. How to Reach

the Left Atrium in Atrial Fibrillation Ablation? Patent Foramen Ovale Versus Transseptal Puncture. Circ Arrhythm Electrophysiol, 2019, 12(4): e006744.

[9] Knecht S, Wright M, Lellouche N, et al. Impact of a patent foramen ovale on paroxysmal atrial fibrillation ablation. Journal of cardiovascular electrophysiology, 2008, 19(12): 1236-1241.

[10] Furlan AJ, Reisman M, Massaro J, et al. Closure or medical therapy for cryptogenic stroke with patent foramen ovale. N Engl J Med, 2012, 366 (11): 991-999.

[11] Meier B, Kalesan B, Mattle HP, et al. Percutaneous Closure of Patent Foramen Ovale in Cryptogenic Embolism. N Engl J Med, 2013, 368(12): 1083-1091.

[12] Rengifo-Moreno P, Palacios IF, Junpaparp P, et al. Patent foramen ovale transcatheter closure vs. medical therapy on recurrent vascular events: a systematic review and meta-analysis of randomized controlled trials. Eur Heart J, 2013, 34(43): 3342-3352.

[13] Knerr M, Bertog S, Vaskelyte L, et al. Results of percutaneous closure of patent foramen ovale with the GORE((R)) septal occluder. Catheter Cardiovasc Interv, 2014, 83(7): 1144-1151.

[14] Edwards-Lehr T, Franke J, Bertog SC, et al. Safety and performance of the Spider patent foramen ovale occluder. Catheter Cardiovasc Interv, 2013, 81(2): 317-323.

[15] Sievert K, Yu J, Bertog S, et al. Post-market clinical follow-up with the patent foramen ovale closure device IrisFIT(Lifetech) in patients with stroke, transient ischemic attack or other thromboembolic events. Cardiovasc Revasc Med, 2021, 30: 72-75.

[16] 黄浩佳, 胡海波, 徐仲英, 等. 经导管封堵术治疗卵圆孔未闭合并隐匿性卒中或短暂性缺血发作的近中期疗效观察. 中国循环杂志, 2017, 32(4): 377-379.

[17] Carroll JD, Saver JL, Thaler DE, et al. Closure of patent foramen ovale versus medical therapy after cryptogenic stroke. N Engl J Med, 2013, 368 (12): 1092-1100.

[18] Fauveau E, Cohen A, Bonnet N, et al. Surgical or medical treatment for thrombus straddling the patent foramen ovale: impending paradoxical embolism? Report of four clinical cases and literature review. Arch Cardiovasc Dis, 2008, 101 (10): 637-644.

[19] Lip GY, Nieuwlaat R, Pisters R, et al. Refining clinical risk stratification for predicting stroke and thromboembolism in atrial fibrillation using a novel risk factor-based approach: the euro heart survey on atrial fibrillation. Chest, 2010, 137(2): 263-272.

[20] Szymanski FM, Lip GY, Filipiak KJ, et al. Stroke Risk Factors Beyond the CHA_2DS_2-VASc Score: Can We Improve Our Identification of "High Stroke Risk" Patients With Atrial Fibrillation. Am J Cardiol, 2015, 116(11): 1781-1788.

[21] Pisters R, Lane DA, Marin F, et al. Stroke and thromboembolism in atrial fibrillation. Circ J, 2012, 76(10): 2289-2304.

[22] Decker JJ, Norby FL, Rooney MR, et al. Metabolic Syndrome and Risk of Ischemic Stroke in Atrial Fibrillation: ARIC Study. Stroke, 2019, 50(11): 3045-3050.

[23] Chang G, Xie Q, Ma L, et al. Accuracy of HAS-BLED and other bleeding risk assessment tools in predicting major bleeding events in atrial fibrillation: A network meta-analysis. J Thromb Haemost, 2020, 18(4): 791-801.

[24] Lip GY, Lane DA. Bleeding risk assessment in atrial fibrillation: observations on the use and misuse of bleeding risk scores. J Thromb Haemost, 2016, 14(9): 1711-1714.

[25] Chao TF, Lip GYH, Lin YJ, et al. Incident Risk Factors and Major Bleeding in Patients with Atrial Fibrillation Treated with Oral Anticoagulants: A Comparison of Baseline, Follow-up and Delta HAS-BLED Scores with an Approach Focused on Modifiable Bleeding Risk Factors. Thromb Haemost, 2018, 118(4): 768-777.

[26] Amin A, Deitelzweig S, Jing Y, et al. Estimation of the impact of warfarin's time-in-therapeutic range on stroke and major bleeding rates and its influence on the medical cost avoidance associated with novel oral anticoagulant use-learnings from ARISTOTLE, ROCKET-AF, and RE-LY trials. J Thromb Thrombolysis, 2014, 38(2): 150-159.

[27] Själander S, Sjögren V, Renlund H, et al. Dabigatran, rivaroxaban and apixaban vs. high TTR warfarin in atrial fibrillation. Thromb Res, 2018, 167: 113-118.

[28] Hindricks G, Potpara T, Dagres N, et al. 2020 ESC Guidelines for the diagnosis and management of atrial fibrillation developed in collaboration with the European Association of Cardio-Thoracic

Surgery（EACTS）. Eur Heart J, 2021, 42（5）:
373-498.

[29] Connolly SJ, Ezekowitz MD, Yusuf S, et al.
Dabigatran versus warfarin in patients with atrial
fibrillation. N Engl J Med, 2009 361（12）: 1139-
1151.

[30] Granger CB, Alexander JH, McMurray JJ, et al.
Apixaban versus warfarin in patients with atrial
fibrillation. N Engl J Med, 2011, 365（11）: 981-
992.

[31] Patel MR, Mahaffey KW, Garg J, et al.
Rivaroxaban versus warfarin in nonvalvular atrial
fibrillation. N Engl J Med, 2011, 365（11）: 883-
891.

[32] Giugliano RP, Ruff CT, Braunwald E, et al.
Edoxaban versus warfarin in patients with atrial
fibrillation. N Engl J Med, 2013, 369（22）: 2093-
2104.

[33] Ruff CT, Giugliano RP, Braunwald E, et al.
Comparison of the efficacy and safety of new oral
anticoagulants with warfarin in patients with atrial
fibrillation: a meta-analysis of randomised trials.
Lancet, 2014, 383（9921）: 955-962.

[34] Yao X, Shah ND, Sangaralingham LR, et al.
Non-Vitamin K Antagonist Oral Anticoagulant
Dosing in Patients With Atrial Fibrillation and
Renal Dysfunction. J Am Coll Cardiol, 2017, 69
（23）: 2779-2790.

[35] Blackshear JL, Odell JA. Appendage obliteration
to reduce stroke in cardiac surgical patients with
atrial fibrillation. Ann Thorac Surg, 1996, 61（2）:
755-759.

[36] Reddy VY, Doshi SK, Sievert H, et al.
Percutaneous left atrial appendage closure
for stroke prophylaxis in patients with atrial
fibrillation: 2.3-Year Follow-up of the PROTECT
AF（Watchman Left Atrial Appendage System
for Embolic Protection in Patients with Atrial
Fibrillation）Trial. Circulation, 2013, 127（6）:
720-729.

[37] Holmes DR, Kar S, Price MJ, et al. Prospective
randomized evaluation of the Watchman Left
Atrial Appendage Closure device in patients
with atrial fibrillation versus long-term warfarin
therapy: the PREVAIL trial. J Am Coll Cardiol,
2014, 64（1）: 1-12.

[38] Huang H, Liu Y, Xu Y, et al. Percutaneous Left
Atrial Appendage Closure With the LAmbre
Device for Stroke Prevention in Atrial Fibrillation:

A Prospective, Multicenter Clinical Study. JACC
Cardiovasc Interv, 2017, 10（21）: 2188-2194.

[39] Holmes DR, Doshi SK, Kar S, et al. Left Atrial
Appendage Closure as an Alternative to Warfarin
for Stroke Prevention in Atrial Fibrillation: A
Patient-Level Meta-Analysis. J Am Coll Cardiol,
2015, 65（24）: 2614-2623.

[40] Reddy VY, Holmes D, Doshi SK, et al. Safety
of percutaneous left atrial appendage closure:
results from the Watchman Left Atrial Appendage
System for Embolic Protection in Patients with AF
（PROTECT AF）clinical trial and the Continued
Access Registry. Circulation, 2011, 123（4）: 417-
424.

[41] 中华医学会心血管病学分会, 中华心血管病杂
志编辑委员会. 中国左心耳封堵预防心房颤
动卒中专家共识（2019）. 中华心血管病杂志,
2019, 47（12）: 937-955.

[42] January CT, Wann LS, Calkins H, et al. 2019
AHA/ACC/HRS Focused Update of the 2014
AHA/ACC/HRS Guideline for the Management
of Patients With Atrial Fibrillation: A Report of
the American College of Cardiology/American
Heart Association Task Force on Clinical Practice
Guidelines and the Heart Rhythm Society in
Collaboration With the Society of Thoracic
Surgeons. Circulation, 2019, 140（2）: e125-e151.

[43] Healey JS, Crystal E, Lamy A, et al. Left Atrial
Appendage Occlusion Study（LAAOS）: results
of a randomized controlled pilot study of left atrial
appendage occlusion during coronary bypass
surgery in patients at risk for stroke. Am Heart J,
2005, 150（2）: 288-293.

[44] Whitlock RP, Vincent J, Blackall MH, et al. Left
Atrial Appendage Occlusion Study II（LAAOS
II）. Can J Cardiol, 2013, 29（11）: 1443-1447.

[45] Tsai YC, Phan K, Munkholm-Larsen S, et al.
Surgical left atrial appendage occlusion during
cardiac surgery for patients with atrial fibrillation:
a meta-analysis. Eur J Cardiothorac Surg, 2015,
47（5）: 847-854.

[46] Steinberg BA, Hellkamp AS, Lokhnygina Y, et
al. Higher risk of death and stroke in patients with
persistent vs. paroxysmal atrial fibrillation: results
from the ROCKET-AF Trial. Eur Heart J, 2015,
36（5）: 288-296.

[47] Vanassche T, Lauw MN, Eikelboom JW, et al.
Risk of ischaemic stroke according to pattern of
atrial fibrillation: analysis of 6563 aspirin-treated

patients in ACTIVE-A and AVERROES. Eur Heart J, 2015, 36(5): 281-287.

[48] Sethi NJ, Feinberg J, Nielsen EE, et al. The effects of rhythm control strategies versus rate control strategies for atrial fibrillation and atrial flutter: A systematic review with meta-analysis and Trial Sequential Analysis. PLoS One, 2017, 12(10): e0186856.

[49] Roy D, Talajic M, Nattel S, et al. Rhythm control versus rate control for atrial fibrillation and heart failure. N Engl J Med, 2008, 358(25): 2667-2677.

[50] Wyse DG, Waldo AL, DiMarco JP, et al. A comparison of rate control and rhythm control in patients with atrial fibrillation. N Engl J Med, 2002, 347(23): 1825-1833.

[51] Hakalahti A, Biancari F, Nielsen JC, et al. Radiofrequency ablation vs. antiarrhythmic drug therapy as first line treatment of symptomatic atrial fibrillation: systematic review and meta-analysis. Europace, 2015, 17(3): 370-378.

[52] Nielsen JC, Johannessen A, Raatikainen P, et al. Long-term efficacy of catheter ablation as first-line therapy for paroxysmal atrial fibrillation: 5-year outcome in a randomised clinical trial. Heart, 2017, 103(5): 368-376.

[53] Chen C, Zhou X, Zhu M, et al. Catheter ablation versus medical therapy for patients with persistent atrial fibrillation: a systematic review and meta-analysis of evidence from randomized controlled trials. J Interv Card Electrophysiol, 2018, 52(1): 9-18.

[54] Packer DL, Mark DB, Robb RA, et al. Effect of Catheter Ablation vs Antiarrhythmic Drug Therapy on Mortality, Stroke, Bleeding, and Cardiac Arrest Among Patients With Atrial Fibrillation: The CABANA Randomized Clinical Trial. JAMA, 2019, 321(13): 1261-1274.

[55] Marrouche NF, Brachmann J, Andresen D, et al. Catheter Ablation for Atrial Fibrillation with Heart Failure. N Engl J Med, 2018, 378(5): 417-427.

[56] Di Biase L, Mohanty P, Mohanty S, et al. Ablation Versus Amiodarone for Treatment of Persistent Atrial Fibrillation in Patients With Congestive Heart Failure and an Implanted Device: Results From the AATAC Multicenter Randomized Trial. Circulation, 2016, 133(17): 1637-1644.

[57] Gillinov AM, Bakaeen F, McCarthy PM, et al. Surgery for paroxysmal atrial fibrillation in the setting of mitral valve disease: a role for pulmonary vein isolation. Ann Thorac Surg, 2006, 81(1): 19-26.

[58] Gillinov AM, Gelijns AC, Parides MK, et al. Surgical ablation of atrial fibrillation during mitral-valve surgery. N Engl J Med, 2015, 372(15): 1399-1409.

[59] Blomström-Lundqvist C, Johansson B, Berglin E, et al. A randomized double-blind study of epicardial left atrial cryoablation for permanent atrial fibrillation in patients undergoing mitral valve surgery: the SWEDish Multicentre Atrial Fibrillation study (SWEDMAF). Eur Heart J, 2007, 28(23): 2902-2908.

[60] Budera P, Straka Z, Osmančík P, et al. Comparison of cardiac surgery with left atrial surgical ablation vs. cardiac surgery without atrial ablation in patients with coronary and/or valvular heart disease plus atrial fibrillation: final results of the PRAGUE-12 randomized multicentre study. Eur Heart J, 2012, 33(21): 2644-2652.

[61] Osmancik P, Budera P, Talavera D, et al. Five-year outcomes in cardiac surgery patients with atrial fibrillation undergoing concomitant surgical ablation versus no ablation. The long-term follow-up of the PRAGUE-12 Study. Heart Rhythm, 2019, 16(9): 1334-1340.

[62] Badhwar V, Rankin JS, Ad N, et al. Surgical Ablation of Atrial Fibrillation in the United States: Trends and Propensity Matched Outcomes. Ann Thorac Surg, 2017, 104(2): 493-500.

[63] McClure GR, Belley-Cote EP, Jaffer IH, et al. Surgical ablation of atrial fibrillation: a systematic review and meta-analysis of randomized controlled trials. Europace, 2018, 20(9): 1442-1450.

[64] Kim HJ, Kim JS, Kim TS. Epicardial thoracoscopic ablation versus endocardial catheter ablation for management of atrial fibrillation: a systematic review and meta-analysis. Interact Cardiovasc Thorac Surg, 2016, 22(6): 729-737.

[65] van der Heijden CAJ, Vroomen M, Luermans JG, et al. Hybrid versus catheter ablation in patients with persistent and longstanding persistent atrial fibrillation: a systematic review and meta-analysis. Eur J Cardiothorac Surg, 2019, 56(3): 433-443.

[66] Van Gelder IC, Groenveld HF, Crijns HJ, et al.

Lenient versus strict rate control in patients with atrial fibrillation. N Engl J Med, 2010, 362(15): 1363-1373.

[67] Groenveld HF, Crijns HJ, Van den Berg MP, et al. The effect of rate control on quality of life in patients with permanent atrial fibrillation: data from the RACE II (Rate Control Efficacy in Permanent Atrial Fibrillation II) study. J Am Coll Cardiol, 2011, 58(17): 1795-1803.

[68] Stoffregen WC, Rousselle SD, Rippy MK. Pathology Approaches to Determine Safety and Efficacy of Cardiac Ablation Catheters. Toxicol Pathol, 2019, 47(3): 311-328.

[69] Koermendy D, Nietlispach F, Shakir S, et al. Amplatzer left atrial appendage occlusion through a patent foramen ovale. Catheter Cardiovasc Interv, 2014, 84(7): 1190-1196.

[70] Reddy VY, Sievert H, Halperin J, et al. Percutaneous left atrial appendage closure vs warfarin for atrial fibrillation: a randomized clinical trial. JAMA, 2014, 312(19): 1988-1998.

[71] Granier M, Laugaudin G, Massin F, et al. Occurrence of Incomplete Endothelialization Causing Residual Permeability After Left Atrial Appendage Closure. J Invasive Cardiol, 2018, 30(7): 245-250.

[72] Osman M, Busu T, Osman K, et al. Short-Term Antiplatelet Versus Anticoagulant Therapy After Left Atrial Appendage Occlusion: A Systematic Review and Meta-Analysis. JACC Clin Electrophysiol, 2020, 6(5): 494-506.

[73] 张玉顺, 朱鲜阳, 孔祥清, 等. 卵圆孔未闭预防性封堵术中国专家共识. 中国循环杂志, 2017, 32(3): 209-214.

[74] Plicht B, Konorza TF, Kahlert P, et al. Risk factors for thrombus formation on the Amplatzer Cardiac Plug after left atrial appendage occlusion. JACC Cardiovasc Interv, 2013, 6(6): 606-613.

[75] Dilling-Boer D, Benit E, Herbots L, et al. Late organized left atrial thrombus on a left atrial appendage closure device. J Cardiovasc Electrophysiol, 2014, 25(4): 445-446.

[76] 周振东, 李亚平, 刘群会, 等. 卵圆孔未闭致精神异常 1 例. 中国介入心脏病学杂志, 2018, 26(12): 719-720.

[77] Mirzada N, Ladenvall P, Hansson PO, et al. Quality of life after percutaneous closure of patent foramen ovale in patients after cryptogenic stroke compared to a normative sample. Int J Cardiol, 2018, 257: 46-49.

[78] Ligthart L, Gerrits MM, Boomsma DI, et al. Anxiety and depression are associated with migraine and pain in general: an investigation of the interrelationships. J Pain, 2013, 14(4): 363-370.

[79] Schröder CM, O'Hara R. Depression and Obstructive Sleep Apnea (OSA). Ann Gen Psychiatry, 2005, 4: 13.

[80] Goussakov I, Synowiec S, Yarnykh V, et al. Immediate and delayed decrease of long term potentiation and memory deficits after neonatal intermittent hypoxia. Int J Dev Neurosci, 2019, 74: 27-37.

[81] Holtkamp M, Beghi E, Benninger F, et al. European Stroke Organisation guidelines for the management of post-stroke seizures and epilepsy. Eur Stroke J, 2017, 2(2): 103-115.

[82] Quirins M, Dussaule C, Denier C, et al. Epilepsy after stroke: Definitions, problems and a practical approach for clinicians. Rev Neurol (Paris), 2019, 175(3): 126-132.

[83] Haapaniemi E, Strbian D, Rossi C, et al. The CAVE score for predicting late seizures after intracerebral hemorrhage. Stroke, 2014, 45(7): 1971-1976.

[84] Ottman R, Lipton RB. Comorbidity of migraine and epilepsy. Neurology, 1994, 44(11): 2105-2110.

[85] Ludvigsson P, Hesdorffer D, Olafsson E, et al. Migraine with aura is a risk factor for unprovoked seizures in children. Ann Neurol, 2006, 59(1): 210-213.

[86] Nye BL, Thadani VM. Migraine and epilepsy: review of the literature. Headache, 2015, 55(3): 359-380.

[87] Takagi H, Umemoto T. A meta-analysis of case-control studies of the association of migraine and patent foramen ovale. J Cardiol, 2016, 67(6): 493-503.

第十四章
卵圆孔未闭封堵术

关于卵圆孔未闭（patent foramen ovale，PFO）相关性综合征治疗方案的选择，学术界争论持续了较长时间。自 2017 年 9 月新英格兰杂志同期发表三项涉及 PFO 的临床试验后，医学界逐渐达成共识：预防缺血性脑卒中的复发，介入治疗关闭 PFO 将优于单独抗凝 / 抗血小板治疗。而其他 PFO 相关性综合征是否也会从 PFO 介入治疗中获益，尚需要更多循证医学证据支持。

第一节　卵圆孔未闭封堵术的适应证及禁忌证

一、卵圆孔未闭封堵术的适应证

（一）经皮卵圆孔未闭封堵术在卵圆孔未闭相关脑卒中二级预防中的作用

近 10 年来，国内外 PFO 与不明原因卒中（cryptogenic stroke，CS）研究进展迅速。早在 2012 年和 2013 年，CLOSURE、PC 和 RESPECT 三大随机对照试验（randomized controlled trial，RCT）对比了经皮 PFO 封堵术与单纯药物（抗血小板药）治疗的疗效，但结果却令人失望。其中，CLOSURE I 研究随访了 18～60 岁 PFO 合并 CS、短暂性脑缺血性发作（transient ischemic attack，TIA）的患者，随访 2 年结果显示相对药物组，封堵组（STARFLEX 封堵器）未能使该类患者获益更多（p=0.37）。PC 研究研究了 PFO 合并缺血性脑卒中、TIA、外周血栓栓塞事件的患者，封堵组随访 4.1 年，药物组随访 4.0 年，结果显示封堵组在减少终点事件的发生上不优于药物组（p=0.34）。RESPECT 研究随访了 18～60 岁 PFO 合并 CS 的患者，尽管主要观察事件未达到具备统计意义的差异（p=0.08），但是亚组分析显示伴有大量右向左分流（right to left shunt，RLS）或房间隔膨出瘤（atrial septal aneurysm，ASA）的患者能从 PFO 封堵术中获益（p 值分别为 0.01、0.02）。Stortecky 等结合以上三项 RCT、Hornung 等和 Margaret 等关于 PFO 的临床研究，认为脑卒中二级预防的效果与使用的封堵器类型相关。其中，Amplatzer 封堵器可显著降低脑卒中复发（$p<0.05$），STARFLEX 封堵器未能使患者获益。此外，RCT 在统计学上未见显著意义，还与试验设计、纳入标准不合理有关。

2017 年 9 月，新英格兰医学杂志（*NEJM*）同期连续刊登了 REDUCE、CLOSE 和 RESPECT 随访研究的远期随访结果，2018 年美国心脏病学会杂志（*JACC*）上发表了一项有关亚洲人高危 PFO 患者的 DEFENSE 研究。这四项 RCT 研究均获得阳性结果，经皮 PFO 封堵术在预防再发性脑卒中的应用迎来新的拐点。这些研究证实了相比单纯

药物治疗,经皮 PFO 封堵术治疗可显著降低再发性脑卒中或 TIA 的发生率。REDUCE
(2017)随访了 PFO 合并 CS(血管危险因素控制良好、<60 岁、排除脑卒中的其他可能原因)患者,中位随访 3.2 年,证实了 PFO 封堵术可显著降低缺血性脑卒中(包括临床无症状脑梗死)的再发,且优于抗血小板治疗($p<0.05$)。其中,亚组分析显示,较大的 RLS(声学对比剂出现在右心房之后,在前 3 个心动周期内观测到左心房微泡数量>5 个)患者更能从 PFO 封堵中获益。REDUCE(2021)远期随访结果显示 PFO 封堵术相比单纯药物治疗,可降低再发性脑卒中风险达 69%($p=0.007$)。RESPECT 长期随访研究也对 18~60 岁 PFO 合并 CS 患者进行研究,中位随访时间为 5.9 年,结果均证实 PFO 封堵优于药物治疗($p=0.046$)。亚组分析中显示,伴有 ASA、大量 RLS 或梗死灶位表浅的患者更能从 PFO 封堵中获益。CLOSE 研究考虑了 PFO 形态学解剖结构的影响,纳入了 16~60 岁 PFO 合并 PFO 相关脑卒中伴有 ASA(原发隔活动度>10mm)或大量 RLS(左心房微泡数量>30 个)的患者,随访 5.2 年 ±2.0 年观察其再发性脑卒中发生率,结果证实了 PFO 封堵术相比血小板治疗更有效($p<0.001$),PFO 封堵组未见再发性脑卒中。DEFENSE 研究纳入了 PFO 合并 CS 伴 ASA(活动度>10mm)或 PFO>2mm 患者,且对入组患者没有做年龄限制(最大年龄为 66 岁)。PFO 封堵组未见再发性脑卒中,显著优于药物组($p=0.013$)。因此,对 PFO 形态学解剖的筛选或使 PFO 合并 CS 患者获益更多。经皮 PFO 封堵术的 RCT 研究详见表 14-1。四大主要随机对照研究的 PFO 患者纳入标准详见表 14-2。

表 14-1 主要经皮 PFO 封堵术 vs. 药物治疗的 RCT 研究一览表

研究	患者数	主要终点事件	患者平均/中位随访年数	主要事件发生率:封堵组 vs. 药物组	*p* 值
Closure 2012	909	2 年随访期间出现卒中、TIA、随机化后前 30 天内任何原因的死亡、随机化后 31 天到 2 年内神经源性死亡	2.0	5.5% vs. 6.8%	0.37
PC 2013	414	死亡、非致命性脑卒中、TIA、外周栓塞	4.1	3.4% vs. 5.2%	0.34
RESPECT 2012	980	复发非致命性脑卒中、致命性脑卒中、随机化后早期死亡(植入封堵器后 30 天或随机化后 45 天任何原因的死亡)	2.0	0.66 事件/人年 vs. 1.38 事件/人年(意向集分析)	0.08
RESPECT 2017	980	复发非致命性脑卒中、致命性脑卒中、早期发生死亡	5.9		0.046

研究	患者数	主要终点事件	患者平均/中位随访年数	主要事件发生率：封堵组 vs. 药物组	p 值
REDUCE 2017	664	1) 24 个月后出现缺血性脑卒中（再发性） 2) 24 个月后出现新发脑梗死（包括无症状但有影像学证据梗死）	3.2	1) 1.4% vs. 5.4% 2) 5.7% vs. 11.3%	1) 0.002 2) 0.04
CLOSE 2017	473	脑卒中再发	5.3	0 vs. 5.9%	<0.001
DEFENSE 2018	120	2 年内出现脑卒中、TIA、血管源性死亡、主要出血事件（心肌梗死溶栓出血分级，TIMI）	2.8	0 vs. 12.9%	0.013
REDUCE（2021）	664	24 个月后出现缺血性脑卒中（再发性）	5.0	1.8% vs. 5.4%	0.007

表 14-2　四大主要随机对照试验的 PFO 患者纳入标准

RCTs	年龄/岁	合并症	PFO 形态学解剖特点
REDUCE 2017*	18～60	CS，血管危险因素控制良好、排除脑卒中的其他可能原因	无
RESPECT 2017#	18～60	CS	无
CLOSE 2017	16～60	PFO 相关脑卒中	1) ASA（原发隔活动度＞10mm） 2) 大量 RLS（左心房微泡数量＞30 个）
DEFENCE 2018	无年龄限制	CS	1) ASA（活动度＞10mm） 2) PFO＞2mm

* 亚组分析中显示：较大 RLS 的患者更能从 PFO 封堵中获益。

亚组分析中显示：ASA、大量 RLS、梗死灶位表浅的患者更能从 PFO 封堵中获益。

　　Shah 等综合了 PC、REDUCE（2017）、CLOSE（2017）、RESPECT（2017）四项 RCT 的结果，显示封堵组相比药物组可降低 3.3% 的再发性脑卒中发生率（$p=0.037$）。Ahmad 等荟萃分析了六大 RCT 结果［包括 CLOSUREI、PC、REDUCE（2017）、CLOSE（2017）、RESPECT（2013）、RESPECT（2017）的资料］，结果显示封堵组预防再发性脑卒中优于药物组（$p=0.018$）。其中，伴有大量 RLS 的患者，再发脑卒中发生风险差异更显著（$p=0.005$）；而伴有 ASA 的患者，封堵组脑卒中发生率与药物组相比主要事件发生率未见明显下降,这与 ASA 难以实现完全封堵有关。Rosa 等人综合了 PC、REDUCE(2017)、CLOSE、RESPECT(2013)四项 RCT 结果,研究结果与 Ahmad 相似。美国神经病学学会(ANN)在 2020 发布 PFO 与脑卒中二级预防临床实践建议,对所有七大 RCT 进行分析,亚组分析结果与上述类似,且强调了伴有小而深的脑梗死灶的患者,封堵组与药物组无显著差异。然而,Turc 等纳入 2 项前瞻观察性研究以及 2 项 RCT 研究(CLOSE、DEFENCE)的数据,分别分析 RLS 与 ASA 对再发性脑卒中的影响,结果却显示 ASA 是再发性脑卒中的独立危险因素。PFO 形态学解剖对 PFO 组再发性脑卒中的影响详见表 14-3。

表 14-3 荟萃分析:PFO 形态学解剖对 PFO 封堵术预防再发性脑卒中的影响

荟萃分析	纳入研究	大量 RLS	ASA
Ahmad 等	CLOSURE Ⅰ、PC、REDUCE(2017)、CLOSE、RESPECT(2013)、RESPECT(2017)	显著降低	无降低
DE 等	PC、REDUCE(2017)、CLOSE、RESPECT(2013)	显著降低	无降低
美国 PFO 与脑卒中二级预防临床实践建议	CLOSURE 1、PC、REDUCE(2017)、CLOSE、RESPECT(2013)、RESPECT(2017)、DEFENSE	显著降低	无降低
Turc 等	LOSE、DEFENCE、2 项前瞻观察性研究	无降低	独立危险因素

因此,基于 REDUCE(2017)、RESPECT、CLOSE(2017)以及其他 2 项荟萃分析的结果,加拿大卒中学会更新脑卒中二级预防专家指南(2017),指出 PFO 封堵术指征为:18～60 岁 PFO 合并非腔隙性栓塞性缺血性脑卒中或 TIA 患者(皮质症状或影像学改变)且排除其他可能栓子来源。德国神经病学会推荐 16～60 岁 PFO 合并 CS 伴有中大量 RLS 患者可行 PFO 封堵术。2018 年英国医学杂志(BMJ)发布的 PFO 专家指南推荐年龄<60 岁且伴有 CS(排除其他可能脑卒中病因)的患者可行 PFO 封堵。美国神经病学学会(ANN)在 2020 发布 PFO 与脑卒中二级预防临床实践建议提出:年龄<60 岁。PFO 伴有栓塞性脑梗死且其他机制无法解释的患者进行 PFO 封堵(证据级别 C),并指出 PFO 所致的典型的栓塞性或腔隙性脑梗影像学特点为:单一深穿支梗死,梗死灶小于 15mm。2019 年法国 PFO 专家共识的 PFO 封堵适应证采用了 DEFENCE 的入组标准,但是年龄限制为 18～60 岁。基于 DEFENCE 的结果,2019 年欧洲 PFO 管理共识将适合封堵的年龄提高到 65 岁,指征为:18～65 岁 PFO 合并 CS、TIA 或体循环栓塞的患者,且经过临床、解剖、影像评估高度认为 PFO 为临床事件存在因果关系。2020 年发表的亚太专家共识,认为 RoPE 评分≥6 分的患者应该可以从 PFO 封堵术中获益;2021 年我国也发布了《卵圆孔未闭相关卒中预防中国专家指南》指出 PFO 封堵合适适应证为年龄为 18～60 岁,未发现其他卒中发病机制的血栓栓塞性脑梗死患者。各国 PFO 相关指南或专家建议有关 PFO 封堵术适应证见表 14-4。

表 14-4　各国 PFO 相关指南或专家建议针对脑卒中二级预防的 PFO 封堵适应证标准

指南共识	年龄/岁	合并症	PFO 形态学解剖
加拿大指南 2017	18～60	非腔隙性栓塞性缺血性脑卒中或 TIA 患者（皮质症状或影像学改变）且排除其他可能栓子来源	无
德国指南 2018	16～60	CS	中大量 RLS
英国指南 2018	<60	CS 且排除其他可能脑卒中病因	无
美国 ANN 指南 2020	<60	栓塞性脑梗死且其他机制无法解释，单一深穿支梗死，梗死灶小于 15mm	无
法国指南 2019	18～60	CS	1）ASA：活动度>10mm 2）PFO>2mm
欧洲专家共识 2019	18～65	CS、TIA 或体循环栓塞，且经过临床、解剖、影像评估高度认为 PFO 为临床事件存在因果关系	无
亚太专家共识 2020		RoPE 评分≥6 分的 PFO 患者	无
《卵圆孔未闭相关卒中预防中国专家指南》2021	16～60	1）血栓栓塞性脑梗死，未发现其他卒中发病机制 2）>60 岁者：传统血管风险因素（如高血压、糖尿病、高脂血症或吸烟等）少，全面评估（包括长程心电监测除外房颤）后没有发现其他卒中机制 3）年轻、单一深部小梗死（<1.5cm）者，无小血管疾病的危险因素如高血压、糖尿病或高脂血症等 4）合并有明确的 DVT 或 PE 患者，不具备长期抗凝条件	1）ASA 2）中大量 RLS 3）PFO>2mm

其他 PFO 形态学解剖因素未在以上 RCT 中体现。但是，临床上发现，PFO 伴有临床高危因素（包括 DVT、PE）以及解剖高危因素（ASA、PFO>4mm，Chiari 网、下腔静脉瓣>10mm、长隧道型 PFO 等）再发性脑卒中发生概率高。

临床上常用 RoPE 评分来预测 CS 与 PFO 相关性（见表 3-1）。RoPE 评分越高，卒中与 PFO 相关性越大；RoPE 评分 0～3 分，几乎不考虑 PFO 为其病因。目前将 RoPE 评分>6 分定义为 PFO 相关卒中。但 RoPE 评分对于预后及复发的判断不能"个体化"，不能仅依靠该评分用于 PFO 患者治疗的选择。

目前认为，PFO 封堵术不推荐作为脑卒中的初级预防手段。

（二）卵圆孔未闭封堵术在偏头痛治疗中的作用

尽管 PFO 封堵术在脑卒中二级预防获得了强有力的证据支持，但是在关于偏头痛与 PFO 介入治疗的 RCT 研究（MIST、PREMIUM 和 PRIMA）中，相比药物治疗组，PFO 介入组的主要终点事件（包括偏头痛完全缓解率无差异、60 天偏头痛发作减少 50% 的应答率、每月偏头痛减少天数）无差异（p 值分别为 0.51、0.32、0.17），详见表 14-6。在 MIST 的亚组分析中，42% 患者自觉头痛天数较术前减少 42%（$p < 0.05$）；在 PREMIUM 的亚组分析中，封堵组患者每月自觉头痛天数显著下降（$p = 0.025$），偏头痛完全缓解率显著优于对照组（$p = 0.01$）；在 PRIMA 亚组分析中，封堵组偏头痛自觉发作天数和频率、完全缓解率均优于对照组（$p = 0.000\ 3, 0.004$）（表 14-5）。Zhang 等一项纳入 7 项研究（3 个 RCT，4 个观察性研究）的荟萃分析中，共 887 人，结果显示封堵组在每月偏头痛发作减少 50% 以上的发生率（RCT 亚组中 OR=3.86，$p = 0, 01$，观察性研究亚组中 OR=8.28，$p = 0.001$）、偏头痛发作频次（RCT 亚组中平均差异 0.57，$p = 0.009$）、偏头痛减少天数（RCT 亚组中平均差异 1.33，$p = 0.008$）均明显改善。目前从临床实践中发现，对于排除其他病因且药物治疗无效的先兆偏头痛患者，如果合并 PFO 伴大量 RLS，封堵术后症状缓解率可达 46%～78%。

表 14-5　经皮 PFO 封堵术 vs. 药物治疗的 RCT 研究（偏头痛治疗）

RCT	患者数	随访时间（月份）	主要终点事件	主要终点事件发生情况：封堵组 vs. 药物组	p 值
MIST	147	6	头痛完全缓解率	4.1% vs. 4.1%	0.51
PREMIUM	230	12	60 天偏头痛发作减少 50% 的应答率	38.4% vs. 32.0%	0.32
PRIMA	107	12	每月偏头痛减少天数	2.9 天 vs. 1.7 天	0.17

（三）卵圆孔未闭与特殊职业从业者（如潜水员、飞行员、空乘人员等）

Honěk 等对 829 名潜水员进行筛查，其中 153 名诊断为 PFO 伴大量 RLS。PFO 伴大量 RLS，且既往有减压病病史或者有强烈 PFO 封堵意愿的潜水员（$n=55$）行经皮 PFO 封堵术，剩余 98 名潜水员限制其只从事业余潜水。封堵组随访 7.1 年 ±3.8 年，对照组随访 6.5 年 ±3.2 年。结果显示封堵组未见减压病发生，而对照组有 11 例出现减压病（$p = 0.012$）。对于特殊职业从业者如潜水员、飞行员、空乘人员，按照职业安全要求，可酌情考虑预防性封堵 PFO。

（四）卵圆孔未闭封堵术目前建议的适应证

2020 年美国学者提出了 PFO 相关卒中（patent foramen ovale-associated stroke, PFO-AS）的概念，这类患者可明确证实卒中与 PFO 相关，可以从经导管封堵手术中获益。根据目前的 RCT 研究、荟萃分析以及各国指南的分析，我们提出了经皮 PFO 封堵术的手术指征。对推荐类别的表述沿用国际通用的方式，见表 14-6。

表 14-6　对推荐级别及证据水平的描述

推荐级别	
Ⅰ类	强推荐。已证实和 / 或一致公认有益、有用和有效的操作或治疗
Ⅱ类	弱推荐。有用和 / 或有效的证据尚有矛盾或存在不同观点的操作或治疗
Ⅱa 类	有关证据 / 观点倾向于有用和 / 或有效,应用这些操作或治疗合理
Ⅱb 类	有关证据 / 观点尚不能被充分证明有用和 / 或有效,可考虑应用
Ⅲ类	不推荐使用。已证实和 / 或一致公认无用和 / 或无效,并对一些病例可能有害的操作或治疗
证据级别	
A	资料来源于多项随机临床试验或多项非随机对照研究
B	资料来源于有重要局限性的随机临床试验或多项非随机对照研究
C	资料来源于观察性研究、非系统性临床研究、有严重瑕疵的随机研究

综合以上各种文献及各国指南共识,我们建议 PFO 封堵术的目前适应证如下:

(1)年龄 16～60 岁,卵圆孔未闭(PFO)伴右向左分流(RLS),具有 PFO 相关脑卒中(或脑缺血)症状和 / 或影像学证据(头颅核磁或 CT),未发现其他脑卒中机制,中 - 大量 RLS(分流标准见表 14-7 和表 14-8),或房间隔膨出瘤(ASA)或 PFO＞2mm(推荐级别Ⅰ类,证据级别 A 级)。PFO 相关脑卒中的影像学证据包括:①梗死灶多位于皮质层;②梗死灶位于多血管分布的区域;③同一血管区域多个不同年龄段的脑梗死灶;④单一深穿支梗死灶＜15mm。

表 14-7　右向左分流的分级标准——cTTE*/cTEE#

RLS 分级	定义
0 级:无	左心腔 0 个微泡 / 帧
Ⅰ级:少量	左心腔内＜10 个微泡 / 帧
Ⅱ级:中量	左心腔内 10～30 个微泡 / 帧
Ⅲ级:大量	左心腔内可见＞30 个微泡 / 帧,或左心腔几乎充满微泡、心腔浑浊

*cTTE:经胸超声心动图右心声学造影(contrast transthoracic echocardiography,cTTE)
#cTEE:经食管超声心动图右心声学造影(contrast transesophageal echocardiography,cTEE)

表 14-8　右向左分流的分级标准——cTCD*

RLS 分级	定义
0 级:无	0 个微泡信号
Ⅰ级:少量	1～20 个微泡信号(单侧 1～10 个)
Ⅱ级:中量	＞20 个微泡信号(单侧＞10 个),非帘状
Ⅲ级:大量	栓子信号呈帘状(curtain)或淋浴型(shower)

*cTCD:对比增强经颅多普勒超声(contrast-enhanced transcranial Doppler,cTCD)

（2）年龄 16～60 岁，卵圆孔未闭（PFO）伴右向左分流（RLS），具有长期（1 年以上）先兆偏头痛病史，经神经内科药物治疗无效或效果不佳，患者手术意愿强烈。（推荐级别Ⅱa 类，证据级别 B 级）。

（3）年龄 16～60 岁，卵圆孔未闭（PFO）伴右向左分流（RLS），具有 PFO 相关脑卒中（或脑缺血）症状和 / 或影像学证据（头颅核磁或 CT），未发现其他脑卒中机制，合并一项或以上临床高危因素包括：下肢深静脉血栓形成（DVT）、反复肺栓塞（PE）等，且没有长期抗凝（推荐级别Ⅱa 类，证据级别 C 级）。

（4）年龄 16～60 岁，卵圆孔未闭（PFO）伴右向左分流（RLS），具有 PFO 相关脑卒中（或脑缺血）症状和 / 或影像学证据（头颅核磁或 CT），未发现其他脑卒中机制（PFO 相关脑卒中证据充分年龄适当可放宽），合并一项或以上解剖高危因素如：PFO>4mm、Chiari 网、下腔静脉瓣>10mm、长隧道型 PFO（≥8mm）等（推荐级别Ⅱa 类，证据级别 C 级）。

（5）年龄 16～60 岁，卵圆孔未闭（PFO）伴右向左分流（RLS），具有体循环其他部位矛盾性栓塞临床症状及影像学证据，排除其他来源栓塞可能。（推荐级别Ⅱa 类，证据级别 C 级）。

（6）年龄 60～65 岁，伴不明原因脑卒中，传统血管风险因素（如高血压、糖尿病、高脂血症或吸烟等）少，经全面评估（包括长程心电监测除外房颤）后没有发现其他卒中机制，PFO 伴 RLS，合并一项或以上临床或解剖高危因素（推荐级别Ⅱa 类，证据级别 C 级）。

（7）特殊职业从业者（如潜水员、飞行员、空乘人员等），合并 PFO 伴大量 RLS，既往有减压病病史，或者有意愿预防减压病发生（推荐级别Ⅱa 类，C 级）。

二、卵圆孔未闭封堵术的禁忌证

综合各国目前公布的 PFO 指南 / 专家共识等纲领性文件，结合相关文献，下列情况一般建议不适合行 PFO 封堵术：

1. 单纯 PFO 不伴右向左分流（RLS）。
2. 抗血小板或抗凝治疗禁忌证患者。
3. 患者 1 个月内存在全身或局部感染、败血症。
4. 合并中度及以上肺动脉高压或 PFO 为特殊有用通道。
5. 患者房间隔及 PFO 解剖条件不适合植入 PFO 封堵器（如巨大型 PFO 等）。
6. 下腔静脉或盆腔静完全梗阻，心腔内血栓形成。

第二节　卵圆孔未闭封堵术的术前准备

经皮 PFO 封堵术具有创伤小、恢复快，经过专业培训后的结构性心脏病介入医师都能很快掌握技术要点。为了手术安全性和患者的安全,介入治疗前需要规范地完善各项术前检查和准备工作。

(一)术前检查需完善的内容

完善术前各项检查,如 12 导心电图及 24 小时心电监测、X 线胸片、超声心动图(包括经胸超声心动图及经食管超声心动图声学造影检查),经颅多普勒超声(TCD)发泡试验,相关实验室检查。必要时还要补充肺动脉增强 CT 检查(排除明显囊状肺动静脉瘘)、下肢血管超声(排除下肢静脉血栓形成)、冠状动脉 CT 检查(排除冠心病)、直立倾斜试验(排除血管迷走性晕厥)、呼吸睡眠监测(排除睡眠呼吸暂停综合征)等。

(二)术前谈话及签署知情同意书

充分与患者及家属沟通,患者接受 PFO 封堵术的目的和意义、临床必要性、手术及住院时长、手术大致过程,术中及术后可能出现的风险和意外情况(比如导丝导管不能通过 PFO 等),术后可能的不适感(头痛、胸闷、过敏反应、异物感等),帮患者分析手术的风险获益比。特别是对于相对适应证的患者(如单纯先兆偏头痛患者)一定更要说明 PFO 封堵手术的局限性、术后症状的缓解率(不是 100%)、患者及家属自身强烈的手术意愿(症状明显影响生活质量采用其他保守治疗方法无效)并记录在知情同意书上。对于病史典型,右心声学造影明确为大量 RLS,但经食管超声心动图形态学未见明确 PFO 的患者可按"导丝导管探查术"的流程进行术前谈话,尊重患者个人意愿酌情决定是否进行"导丝导管探查术"及后续的 PFO 封堵术。

(三)器械准备

1. **穿刺鞘** 6F 穿刺鞘。

2. **导丝** 150cm 0.035 英寸泥鳅导丝或 0.035 英寸直头导丝(150cm)、0.035 英寸加硬交换导丝(200cm 或 260cm)。

3. **导管** 5-6F 端侧孔导管(Cordis MPA1 或 MPA2 导管)

4. **输送鞘管及封堵器** 全套 PFO 封堵器(18/18mm、25/18mm、25/25mm、30/30mm、35/25mm)及配套输送鞘管(8F、9F 或 10F)。

(四)封堵操作前准备

1. 成人患者采用局部麻醉,不需要禁食水。

2. 术前建立静脉通道。

3. 右侧腹股沟区备皮。

第三节　卵圆孔未闭封堵术操作流程与技巧

经皮 PFO 封堵术的操作流程类似于房间隔缺损封堵术,基于 PFO 的解剖形态及合并房间隔膨出瘤,具体操作细节又不完全与房间隔缺损相同。本节主要介绍 PFO 封堵术的操作流程及常用技巧。

一、卵圆孔未闭封堵术介入操作流程

1. 术前经胸超声心动图(TTE)再次核对房间隔、瓣膜、心包情况。根据术前 TEE 及 TTE 结果预先准备好合适的封堵器。

2. **选择合适型号的 PFO 封堵器** 根据 PFO 大小、有无房间隔膨出瘤、房间隔总长等情况合理选择合适型号的封堵器,具体内容见本书第十六章。

3. **入路途径** 常规局麻下穿刺右股静脉。

4. 常规行右心导管检查,排除肺动脉高压。

5. 导丝导管配合将端侧孔导管探查通过 PFO,并将端侧孔导管送入左上肺静脉(图 14-1),经导管给予肝素(100μg/kg),然后交换加硬导丝入左上肺静脉。

6. 选择配套输送鞘管(8-10F),沿加硬导丝将输送鞘管送入左心房。

7. 装载选择好的封堵器,沿鞘管送入左心房(鞘管尾端在水盘中操作注意排气),在左心房释放左心房侧伞盘和细腰,将输送鞘和封堵器推送杆一同后撤至房间隔,然后在右心房侧释放右心房伞。

8. 经透视及 TTE 监测观察封堵器形态、位置良好、无残余分流,且不影响房室瓣运动,无心包积液后,反复轻力推拉封堵器后形态、位置无变化时,逆时针旋转推送杆,释放封堵器(图 14-2)。

9. 撤出输送鞘管,局部穿刺点压迫止血包扎。

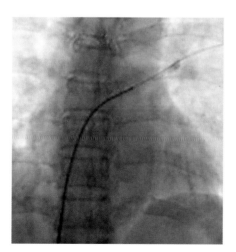

图 14-1
6FMPA2 导管置入左上肺静脉

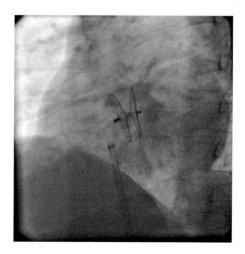

图 14-2
PFO 封堵器释放后形态

二、卵圆孔未闭封堵术后的处理策略

为了尽可能降低术后并发症,降低围手术期风险,PFO 封堵术后常规处理策略建议如下:

1. 术后局部穿刺点压迫 4~6 小时,卧床 12 小时(不需要制动)。

2. 术后 2 小时开始低分子肝素抗凝 24 小时,每 12 小时 1 次,共 2 次(100μg/kg)。

3. 术后第 2 天口服阿司匹林 3mg/(kg·d)和 / 或氯吡格雷 75mg,共 6 个月;伴心房颤动者需长期口服华法林或新型口服抗凝药。

4. 口服抗生素 2~3 天预防感染。

5. 术后心电监测 1~2 天。

6. 术后 6 个月内,若有侵入性操作或手术,则需加强抗感染治疗,预防感染性心内膜炎。

7. 术后 24 小时、1 个月、3 个月、6 个月常规行经胸超声心动图(TTE)和心电图检查,了解封堵器形态、位置、有无封堵器血栓及对心脏结构有无影响。

8. 术后 6 个月应行右心声学造影(cTTE 或 cTCD)检查,判断有无残余 RLS。若发现中 - 大量 RLS,继续随访观察,1 年时再次复查 cTTE 或 cTCD,若仍为中 - 大量 RLS,常规行 TEE 检查。

三、卵圆孔未闭封堵术的操作技巧

临床上大多数 PFO 的封堵操作相对容易,但也有部分患者需要借助一定技巧才能顺利完成手术操作过程。

1. PFO 封堵术中导丝导管探查技巧　　PFO 封堵技术与房间隔缺损封堵技术类似,相对学习曲线较短,比较容易掌握,大部分普通病例都可顺利完成,但部分病例会出现导丝导管不能探查通过 PFO 从而导致手术失败的情况,因此,PFO 导丝导管探查技巧是 PFO 封堵术中的关键技术。PFO 探查通过困难的原因包括:PFO 形态部位多变(裂隙状、隧道状)、PFO 右心房侧开口角度多变、卵圆孔局部解剖的复杂性(房间隔膨出瘤、房间隔囊袋、Chiari 网、下腔静脉瓣冗长等);导丝导管选择不合适、缺乏一定的探查技巧等。我们强调的 PFO 探查是导丝导管配合无创性过隔。目前,大部分国内外 PFO 封堵术相关指南或共识都不主张常规采用房间隔穿刺或其他有创性过隔技术。有创性过隔存在以下问题:①增加心房壁损伤、心脏压塞风险;②是否能完全封堵 PFO 开口疗效存疑(穿刺部位不一定是在 PFO 开口附近);③增加患者经济负担;④伦理风险、医患纠纷风险。目前结合临床实践,我们总结了循序渐进的 5 种无创导丝导管探查通过 PFO 的方法:①常规导丝导管探查法,左前斜位上,采用 5F 或 6F MPA 导管配合泥鳅导丝或普通导丝从上腔静脉下滑至房间隔卵圆窝,自上而下探查通过 PFO,大部分病例(70% 以上)可以通过这种常规方法无创性通过 PFO；②Valsalva 动作配合法，导丝导管探查中嘱咐患者配合深吸气等 Valsalva 动作，增加导丝导管通过 PFO 的机会；③房间隔选择性造影法，5F 或 6F MPA 导管顶住房间隔或卵圆窝附近，手推对比剂选择性房间隔造影，了解房间隔及 PFO 的形态及位置，为下一步导丝导管探查通过提供定位指导；④硬头或加硬导丝支撑法，由于 5F 或 6F MPA 配合普通导丝探查有时支撑力不够，不足以推开卵圆瓣，所以可以通过导丝硬头或加硬导丝加强探查导管的硬度（注意：导丝千万不能出导管头端），通过旋转导管头端探查通过 PFO；⑤输送鞘管支撑法，使用前几种方法都不能顺利过隔时（术前 TEE 诊断明确存在 PFO），可交换 260cm 直头加硬泥鳅导丝入上腔静脉，顺着导丝送入 9F 或 10F ASD 或 PFO 封堵器的输送鞘管，输送鞘管在导丝保护下轻轻下拉直至输送鞘管头端倚靠在卵圆窝上，将卵圆瓣顶开，不断调整导丝头端角度及前后深度，导丝无阻力通过 PFO 进入左心房或肺静脉。一般采用上述几种常规方法不易通过的病例可采用此方法探查通过 PFO。

2. PFO 封堵器选择技巧　PFO 封堵器一般根据右心房侧伞盘直径的不同分为不同型号，封堵时依据卵圆孔距离上腔静脉口及主动脉根部后壁的距离来选择封堵器，要求封堵器右心房伞半径不得大于上述两距离中的最小距离。一般最小距离 9～12.4mm 选 18mm 伞，12.5～17.4mm 选 25mm 伞，大于 17.5mm 以上（或合并 ASA）选 30mm 伞。大部分无 ASA 的病例都可选择 25/18 或者 25/25 的中等大小封堵器（约 70% 以上），大型 PFO（2～4mm）、长隧道型 PFO 或合并 ASA 的病例一般选择 30/30 的封堵器；青少年或者房间隔总长偏小的病例可选择 18/18 的封堵器。直径 4mm 以上超大型 PFO 也可以选择 ASD 封堵器（超标签使用情况需要与患者沟通获得知情同意）。

第四节　卵圆孔未闭封堵术并发
症识别、处理与预防

经导管封堵 PFO 并发症（心脏压塞、房颤、栓塞）很少见，总体并发症发生率为 1%～3%，不影响封堵器植入的建议水平。

一、心脏损伤和穿孔/心脏压塞

心脏穿孔发生率为 0.5%～1.0%，最常见的穿孔位置是左心耳。在射线引导下穿过 PFO 有难度，左心耳容易被误认为是左上肺静脉，错将导丝或导管放置于左心耳（图 14-3）。左心耳非常薄，稍微用力就会导致左心耳穿孔。穿孔后可能因为鞘管堵在穿孔部位，患者可能生命体征依然稳定，一旦鞘管退回，可能会出现严重的心包积液或心脏压塞。因此，反复确定导丝到左上肺静脉非常重要。以下是鉴别是否进入左心耳的方法：首先，送导丝过程

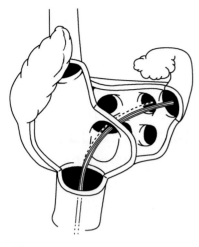

图 14-3
左心耳距离左上肺静脉很近

中,一旦遇到阻力,就必须撤回并将导丝方向向后方调整。其次,如果导管进入到左心耳,导管会随着心房的收缩和舒张跳动;由于肺静脉是固定的,所以进入肺静脉的导管不会跳动。最后,如果导管进入了左心耳,可能会诱发心房早搏。其他穿孔位置较为少见,包括:右心室、右心房、肺静脉。为了避免心包穿孔后快速导致心脏压塞,术中肝素一般在导丝放置于左上肺静脉之后再使用。

术中一旦心脏穿孔发生,最重要的是在发生心脏压塞前及时发现心包积液。术中患者出现胸闷,一旦怀疑发生心包积液,立即用超声心动图观测。超声心动图观察四腔心截面的左心室后壁以及右心房前壁有无积液;胸骨旁心室长轴和短轴面查看左心室后壁有无积液。心包积液的定量如表 14-9 所示。中量以上心包积液及时予以心包穿刺引流。

术后晚发心脏压塞一般与封堵器过大造成心脏磨蚀有关。封堵器磨蚀导致心房壁以及主动脉壁穿孔,PFO 封堵器造成心脏磨蚀很少见。

表 14-9　心包积液的定量

心包积液分级	心包积液定量	超声心动图:超声无回声腔隙的大小
少量	<100ml	<10mm
中量	100～500ml	10～20mm
大量	>500ml	>20mm

二、空气栓塞

在右心导管测压以及封堵过程中,由于心房压力低,如果排气不充分,空气可经导管或输送鞘管进入右心房或左心房,导致空气栓塞。空气的来源:①静脉空气栓塞,右心导管操作时空气进入右心系统。因此每次冲管时应该用注射器回抽明确无气体后再推注生理盐水等。②动脉空气栓塞,回撤扩张管,将输送器进入输送鞘时,空气进入左心房。因此将输送器放入输送鞘的时候,应该盛放一盆水,等待空气排空,在水中将输送器放入输送鞘。③封堵器内有空气残留释放封堵器时造成空气进入左心房。在介入操作过程中,尤其注意患者突然间深吸气,将大量气体抽吸到心腔内,造成严重空气栓塞。

平躺时右冠状动脉开口位于主动脉窦上口,处于最高位,因而冠状动脉空气栓塞最为常见,表现为术中一过性 ST 段抬高或窦性心动过缓、房室传导阻滞等。患者或有轻度症状包括胸闷、心率减慢;ST 段明显抬高者可出现胸闷、脸色苍白、出汗、恶心呕吐伴窦性心动过缓等。当出现局部神经症状,应考虑脑栓塞(动脉空气栓塞);当患者突然出现呼吸困难,应考虑肺栓塞(静脉空气栓塞)。症状的严重程度取决于空气栓塞的程度、所累及的终末器官。轻微的空气栓塞很常见,常常无症状或一过性轻微症状,可自愈。严重的空气栓塞症状以及诊断检查表现详见表14-10和表14-11。

表14-10　空气栓塞的症状与体格检查

症状	体格检查
肺:呼吸困难(100% 发生)、喘息反射 *、吸吮声 #	呼吸加快、干湿啰音、呼吸衰竭
心:胸骨下胸痛	低血压、心率加快、磨轮样杂音(Mill wheel murmur)△,右心衰,休克
神经系统:濒死感、头晕	精神状态变化、局部神经体征
皮肤:皮肤瘙痒,严重者出现皮肤青紫	表浅血管有捻发音(大量空气栓塞,极少见),网状青斑
眼睛:视力模糊	视网膜动脉可见气泡

* 当空气进入肺循环时,患者会出现喘息、咳嗽。

\# 当空气进入血管腔时,偶尔可以听到吸吮的声音。

△Mill wheel 杂音是静脉空气栓塞相对有特异性的杂音,极其少见。由气泡在右心室运动所致,整个心动周期都可听见。

表14-11　空气栓塞的诊断检查

诊断检查	表现
术中 ECG	1)窦性心动过缓 2)P 波高尖 3)非特异性 ST 段抬高以及 T 波改变 4)急性心肌缺血或心肌梗死
术中 X 线透视	1)主肺动脉可见气体(少见)、肺动脉增粗、支气管扩张、局部血量减少(尤其是上叶) 2)心腔内气体 3)肝循环内气体
血流动力学改变	1)中央静脉压升高、肺动脉压升高、右心室压升高 2)平均动脉压下降

对于高度怀疑空气栓塞的患者,立即停止操作,应快速评估气道稳定性、呼吸情况以及其他支持治疗,包括高流量吸氧、剧烈咳嗽、机械通气、输液、血管加压药、高级生命支持。一旦怀疑空气栓塞,所有患者应当予以吸氧。怀疑静脉空气栓塞者,可调整体位头低脚高位,30° 倾斜。

三、心律失常

Ahmad、Shah 等荟萃分析以及 RCT 显示:封堵术后房颤发生率显著增加。综合 PFO 预防脑卒中的 7 项 RCT 表明,非围手术期房颤的绝对发生率是 0.33%/a。绝大多数房颤为一过性或阵发性,发生在手术后 30 天内,予以药物治疗后可缓解,不需要长期抗凝,且与再发性脑卒中无关。CLOSE 的研究显示,房颤 / 房扑发生率为 4.6%(11/238),其中房颤 10 例,房扑 1 例。90.9%(10/11)的房颤房扑属于新发房颤 / 房扑(术后 30 天内发生)。7 例在随访 0.5 年(0.2~2.1 年)后房颤消失,截至随访终点(4.4 年),未见房颤复发。REDUCE 的研究显示,房颤发生率为 6.6%(29/441),其中 1 例出现脑卒中。52% 的房颤发生在术后 2 周内,83% 的房颤发生在术后 45 天内。围手术期的房颤、房扑的发生机制不明,可能与封堵器的选择有关。封堵器刺激局部心肌,增强了心肌细胞自律性;封堵器的机械牵拉张力可能也是导致房颤的原因之一。尽管 PFO 封堵术后房颤的发生率增加,但是 RCT 结果显示再发性脑卒中发生率减低。因此我们认为 PFO 封堵术后的房颤的危害可能不大。

四、残余分流

理论上封堵术后残余分流会消失,然而研究显示封堵术后 1 年完全封堵率为 93%~96%。残余分流的原因可能是:①基于封堵器的设计,残余分流从封堵器的间隙中穿过。残余分流与封堵器类型选择有关;也与封堵器型号有关,封堵器越大,越可能产生残余分流。②存在尚未发现的小房间隔缺损。③存在小的肺动脉静脉瘘。大多数再发性脑卒中患者在术后并无残余分流的出现,术后残余分流可能与再发性脑卒中无关。

五、其他相关并发症

经皮 PFO 封堵术还存在其他可能的少见并发症,包括封堵器移位、封堵器血栓、髂静脉炎、股动静脉瘘、感染性心内膜炎、术后胸部异物感、金属过敏反应等。

第五节 卵圆孔未闭封堵术后管理与康复

PFO 封堵器植入后完全内皮化将能达到解剖学完全治愈的效果,在封堵器完全内皮化之前,临床上尚需要严密随访,并合理指导患者康复。

1. **常规门诊术后随访复查** 术后 1 个月、3 个月、6 个月复查胸片、心电图、经胸超声心动图(TTE)。

2. **术后按医嘱用药** 口服阿司匹林 3mg/(kg·d)和 / 或氯吡格雷 75mg,共 6 个月;伴心房颤动者需长期口服华法林或新型口服抗凝药。如果患者有胃溃疡病史或对阿司匹林、氯吡格雷有胃肠反应,可以酌情给予胃黏膜保护剂或者质子泵抑制剂同时口服。神经内科相关对症用药可以同时服用。一般不影响其他药物的正常使用。

3. 术后 6 个月除了进行心脏科常规复查,还需要神经内科门诊随访 PFO 相关脑卒中有无复发,偏头痛量表有无改善。可复查头颅核磁平扫,了解有无新发缺血灶。

4. **术后注意事项** 术后 3 个月内避免剧烈运动;术后 6 个月内避免核磁检查(其他检

查均正常进行); 术后可正常进行红外或其他物理理疗干预。

5. 心理干预 明确告知患者术后 3 个月内属于恢复期也属于封堵器人体适应期（内皮化完成时间），少数人（特别是敏感体质者）有胸闷、心慌等症状基本属于正常反应，只要超声心动图及心电图复查没有问题手术恢复就没问题，不用过度焦虑。对偏头痛等临床症状的缓解率是有一定比例的，不能达到 100% 缓解，有部分患者可能症状缓解不明显，还需要长期神经内科药物治疗或其他辅助治疗。镍钛合金 PFO 封堵器的植入不影响安检、乘飞机、升学就业甚至婚恋问题，基本和正常人一样。

（胡海波　黄浩佳　张刚成）

参考文献

[1] Furlan A, Reisman M, Massaro J, et al. Closure or medical therapy for cryptogenic stroke with patent foramen ovale. The New England journal of medicine, 2012, 366(11): 991-999.

[2] Meier B, Kalesan B, Mattle H, et al. Percutaneous closure of patent foramen ovale in cryptogenic embolism. The New England journal of medicine, 2013, 368(12): 1083-1091.

[3] Carroll J, Saver J, Thaler D, et al. Closure of patent foramen ovale versus medical therapy after cryptogenic stroke. The New England journal of medicine, 2013, 368(12): 1092-1100.

[4] Stortecky S, da Costa B, Mattle H, et al. Percutaneous closure of patent foramen ovale in patients with cryptogenic embolism: a network meta-analysis. European heart journal, 2015, 36(2): 120-128.

[5] Hornung M, Bertog S, Franke J, et al. Long-term results of a randomized trial comparing three different devices for percutaneous closure of a patent foramen ovale. European heart journal, 2013, 34(43): 3362-3369.

[6] Hornung M, Franke J, Bertog S, et al. TCT-771 Long-term results of a comparison of three patent foramen ovale closure devices in a randomized trial (Amplatzer versus CardioSEAL-STARflex versus Helex occluder). Journal of the American College of Cardiology, 2012, 60(Supplement): B224-B225.

[7] Margaret, Taaffe, Evelyn, et al. Comparison of Three Patent Foramen Ovale Closure Devices in a Randomized Trial (Amplatzer Versus CardioSEAL-STARflex Versus Helex Occluder). The American Journal of Cardiology, 2008, 101(9): 1353-1358.

[8] 中华医学会心血管内科分会, 中国医师协会心血管内科分会. 卵圆孔未闭预防性封堵术中国专家共识. 中国循环杂志, 2017, 32(2): 209-214.

[9] 中国医师协会心血管内科医师分会. 卵圆孔未闭处理策略中国专家建议. 心脏杂志, 2015, 27(4): 373-379.

[10] Søndergaard L, Kasner S, Rhodes J, et al. Patent Foramen Ovale Closure or Antiplatelet Therapy for Cryptogenic Stroke. The New England journal of medicine, 2017, 377(11): 1033-1042.

[11] Mas J, Derumeaux G, Guillon B, et al. Patent Foramen Ovale Closure or Anticoagulation vs. Antiplatelets after Stroke. The New England journal of medicine, 2017, 377(11): 1011-1021.

[12] Saver J, Carroll J, Thaler D, et al. Long-Term Outcomes of Patent Foramen Ovale Closure or Medical Therapy after Stroke. The New England journal of medicine, 2017, 377(11): 1022-1032.

[13] Lee PS, Song JK, Kim JS, et al. Cryptogenic Stroke and High-Risk Patent Foramen Ovale: The DEFENSE-PFO Trial. Journal of the American College of Cardiology, 2018, 71(20): 2335-2342.

[14] Kasner S, Rhodes J, Andersen G, et al. Five-Year Outcomes of PFO Closure or Antiplatelet Therapy for Cryptogenic Stroke. The New England journal of medicine, 2021, 384(10): 970-971.

[15] Shah R, Nayyar M, Jovin I, et al. Device Closure

Versus Medical Therapy Alone for Patent Foramen Ovale in Patients With Cryptogenic Stroke: A Systematic Review and Meta-analysis. Annals of internal medicine, 2018, 168(5): 335-342.

［16］Ahmad Y, Howard J, Arnold A, et al. Patent foramen ovale closure vs. medical therapy for cryptogenic stroke: a meta-analysis of randomized controlled trials. European heart journal, 2018, 39 (18): 1638-1649.

［17］De Rosa S, Sievert H, Sabatino J, et al. Percutaneous Closure Versus Medical Treatment in Stroke Patients With Patent Foramen Ovale: A Systematic Review and Meta-analysis. Annals of internal medicine, 2018, 168(5): 343-350.

［18］Messé S, Gronseth G, Kent D, et al. Practice advisory update summary: Patent foramen ovale and secondary stroke prevention: Report of the Guideline Subcommittee of the American Academy of Neurology. Neurology, 2020, 94 (20): 876-885.

［19］Turc G, Lee J, Brochet E, et al. Atrial Septal Aneurysm, Shunt Size, and Recurrent Stroke Risk in Patients With Patent Foramen Ovale. Journal of the American College of Cardiology. 2020, 75 (18): 2312-2320.

［20］Wein T, Lindsay M, Côté R, et al. Canadian stroke best practice recommendations: Secondary prevention of stroke, sixth edition practice guidelines, update 2017. Int J Stroke, 2018, 13 (4): 420-443.

［21］Diener HC, Grau AJ, Baldus S, et al. Kryptogener Schlaganfall und offenes Foramen ovale: S2e-Leitlinie. Der Nervenarzt, 2018, 89(4): 1143-1153.

［22］Kuijpers T, Spencer FA, Siemieniuk RAC, et al. Patent foramen ovale closure, antiplatelet therapy or anticoagulation therapy alone for management of cryptogenic stroke? A clinical practice guideline. BMJ, 2018, 362: k2515.

［23］Mas J, Derex L, Guérin P, et al. Transcatheter closure of patent foramen ovale to prevent stroke recurrence in patients with otherwise unexplained ischaemic stroke: Expert consensus of the French Neurovascular Society and the French Society of Cardiology. Archives of cardiovascular diseases, 2019, 112(8-9): 532-542.

［24］Pristipino C, Sievert H, D'Ascenzo F, et al.

European position paper on the management of patients with patent foramen ovale. General approach and left circulation thromboembolism. European heart journal, 2019, 40(38): 3182-3195.

［25］Diener H, Akagi T, Durongpisitkul K, et al. Closure of the patent foramen ovale in patients with embolic stroke of undetermined source: A clinical expert opinion and consensus statement for the Asian-Pacific region. Int J Stroke, 2020, 15(9): 937-944.

［26］张玉顺, 蒋世良, 朱鲜阳. 卵圆孔未闭相关卒中预防中国专家指南. 心脏杂志, 2021, 32(1): 1-9.

［27］Kent DM, Ruthazer R, Weimar C, et al. An index to identify stroke related vs. incidental patent foramen ovale in cryptogenic stroke. Neurology, 2013, 81(7): 619-625.

［28］Thaler DE, Ruthazer R, Weimar C. Recurrent stroke predictors differ in medically treated patients with pathogenic vs. other PFOs. Neurology, 2014, 83(3): 221-226.

［29］Diener H, Hankey G. Primary and Secondary Prevention of Ischemic Stroke and Cerebral Hemorrhage: JACC Focus Seminar. Journal of the American College of Cardiology, 2020, 75 (15): 1804-1818.

［30］Dowson A, Mullen M, Peatfield R, et al. Migraine Intervention With STARFlex Technology(MIST) trial: a prospective, multicenter, double-blind, sham-controlled trial to evaluate the effectiveness of patent foramen ovale closure with STARFlex septal repair implant to resolve refractory migraine headache. Circulation, 2008, 117(11): 1397-1404.

［31］Tobis J, Charles A, Silberstein S, et al. Percutaneous Closure of Patent Foramen Ovale in Patients With Migraine: The PREMIUM Trial. Journal of the American College of Cardiology, 2017, 70(22): 2766-2774.

［32］Mattle H, Evers S, Hildick-Smith D, et al. Percutaneous closure of patent foramen ovale in migraine with aura, a randomized controlled trial. European heart journal, 2016, 37(26): 2029-2036.

［33］Zhang Q, Lu J, Yan M, et al. The Efficacy of Percutaneous Patent Foramen Ovale Closure on Migraine: a Meta-Analysis of Randomized Controlled Trials and Observational Studies. BioMed research international, 2021: 6643266.

[34] Kheiri B, Abdalla A, Osman M, et al. Percutaneous Closure of Patent Foramen Ovale in Migraine: A Meta-Analysis of Randomized Clinical Trials. JACC Cardiovascular interventions, 2018, 11 (8): 816-818.

[35] Eyal B, Pablo R, Rasha A, et al. Effect of residual interatrial shunt on migraine burden after transcatheter closure of patent foramen ovale. JACC, 2020, 13(3): 294-302.

[36] Mojadidi M, Kumar P, Mahmoud A, et al. Pooled Analysis of PFO Occluder Device Trials in Patients With PFO and Migraine. Journal of the American College of Cardiology, 2021, 77(6): 667-676.

[37] Honěk J, Šrámek M, Honěk T, et al. Patent Foramen Ovale Closure Is Effective in Divers: Long-Term Results From the DIVE-PFO Registry.

Journal of the American College of Cardiology, 2020, 76(9): 1149-1150.

[38] Elgendy AY, Saver JL, Amin Z, et al. Proposal for updated nomenclature and classification of potential causative mechanism in patent foramen ovale-associated stroke. JAMA Neurology, 2020, 77(7): 878-886.

[39] Amin Z, Hijazi Z, Bass J, et al. PFO closure complications from the AGA registry. Catheter Cardiovasc Interv, 2008, 72(1): 74-79.

[40] Amin Z, Hijazi Z, Bass J, et al. Erosion of Amplatzer septal occluder device after closure of secundum atrial septal defects: review of registry of complications and recommendations to minimize future risk. Catheter Cardiovasc Interv, 2004, 63(4): 496-502.

[41] Alaeddini J, Feghali G, Jenkins S, et al. Frequency of atrial tachyarrhythmias following transcatheter closure of patent foramen ovale. The Journal of invasive cardiology, 2006, 18(8): 365-368.

第十五章
卵圆孔未闭抗栓、抗凝治疗策略的解读

第一节　药物治疗的目的

　　卵圆孔未闭（patent foramen ovale，PFO）抗栓、抗凝治疗是一个系统工程，封堵前静脉系统和右心房的血栓可通过心脏内的交通从右心系统进入左心系统，引起缺血性脑卒中和心、肾以及外周系统栓塞，封堵后植入体内的金属封堵器作为异物会刺激、活化血小板在局部黏附、聚集并进而激活凝血系统形成血栓，引起不良血栓事件。规范化的抗栓、抗凝治疗是预防血栓形成的主要手段，然而目前PFO的抗栓、抗凝治疗仍无统一的标准，我们应根据现有临床证据制定合理的抗栓、抗凝治疗策略，降低患者血栓不良事件的风险。

一、卵圆孔未闭血栓不良事件形成机制

（一）卵圆孔未闭相关栓塞形成机制

　　一般认为，PFO引起相关栓塞的可能机制主要有三种：①矛盾栓塞，该机制认为正常情况下左心房压力微高于右心房压力，由于瓣膜的覆盖，左心房的血液不能流入右心房。当存在某些慢性疾病，如三尖瓣狭窄、慢性阻塞性肺疾病肺动脉压力突然增高，或者某些行为，如 Valsalva 动作、咳嗽等，使右心房压力高于左心房时，卵圆孔瓣膜被推开，右心房的血液可经过未闭的卵圆孔进入左心房，此时静脉各类栓子和血管活性物质绕过肺部毛细血管网，经过右心房和未闭的卵圆孔进入左心房，而后进入体循环，到达颅脑动脉和/或其他动脉的栓塞。但有一些左向右分流的 PFO 青年人也易发生脑卒中。②PFO 相关的房性心律失常导致心房内血栓形成，主要原因是血流动力紊乱，产生涡流导致血栓形成。③PFO 相关的血液高凝状态。其中矛盾栓塞在 PFO 相关栓塞形成机制中认可度最高，诊断标准如下：①无左侧心脏、动脉栓子源的全身性或脑动脉栓塞；②有深静脉血栓形成（deep venous thrombosis，DVT）和/或肺动脉栓塞；③心脏存在 RLS；④有持续性（如原发性或继发性肺动脉高压）或短暂性（如 Valsalva 动作或咳嗽）右心系统压力升高。支持矛盾栓塞的可能证据有：①PFO 平均直径为 4.9mm，足以允许栓子通过以堵塞大脑中动脉主干（直径约 3mm）及其皮层支（直径约 1mm）；②伴 PFO 的不明原因卒中患者脑梗死的解剖学图像常提示为栓塞机制；③伴 PFO 的不明原因卒中患者下肢 DVT 发生率更高。

（二）封堵器血栓形成机制

　　封堵器安置于心脏后，当循环血液流经封堵器，一定程度的纤维蛋白、血浆蛋白及血细胞等血液成分沉着是封堵器植入后必然的反应过程，而后逐渐完成内皮化，但这与封堵

器血栓形成的关系尚不清楚。在动物实验中，Kuhn等将封堵器安置于犬类的心房间隔后，观察到封堵器表面有纤维蛋白的沉积，1个月后不完全内皮化，3个月后则已完全内皮化。Foth等报道了10例由于各类原因以外科方式取出了封堵器的患者，观察到介入术后第5天即有纤维蛋白及各种血液成分覆盖于封堵器上，有1例术后10周的患者发现其封堵器表面已完全内皮化。在封堵器表面完全内皮化以前，合金和纤维材料与循环血液充分接触，血小板和凝血系统被激活，可导致封堵器血栓形成。Rodes-Cabau等的研究发现，在封堵器置入后凝血系统明显被激活，在术后1周达到最大化，但同时也提到，术后血小板的激活效应不甚明朗。

封堵器植入后血栓发生率与所选用的封堵器类型有关，Amplatzer封堵器与CardioSEAL、Star FLEX、PFO-Star等封堵器相比，封堵术后4周末封堵器血栓发生率差异显著。猜测裸露的金属臂可能增加血栓形成的风险，Braun等发现，第一代和第二代PFO-Star封堵器由于镍金属臂裸露在外，封堵PFO后TEE观察到部分患者封堵器上黏附有血栓样结构；第三代PFO-Star封堵器对镍金属臂行包裹处理，再行封堵PFO后TEE未再检出血栓。此外，有研究认为合并心房颤动或房间隔膨出瘤是封堵术后封堵器血栓形成显著性危险预测因素，而患者年龄、性别、术后预防性抗生素用药品种、术后存在残余分流及装置断裂，甚至术前合并凝血功能异常或冠心病、糖尿病、高血压等疾病均未发现与封堵器血栓形成有显著相关性。然而，不同类型的封堵器血栓形成为何差异显著迄今仍无合理解释。

二、卵圆孔未闭血栓不良事件形成的流行病学

与正常人群相比，PFO发生血栓栓塞事件的相对危险性是正常对照组的4倍，PFO并发房间隔膨出瘤发生血栓栓塞事件的危险性是正常对照组的33倍。同时大量的临床观察研究发现，不明原因脑卒中患者PFO的发生率较高，而且年轻和中年不明原因缺血性卒中的PFO比例高达50%～60%。有充足证据表明PFO并发矛盾栓塞的患者发生脑血管事件的危险性增高。PFO-ASA研究分析了581例年轻的不明原因脑卒中患者，其中267例（45.9%）合并有PFO，合并PFO的患者年龄较小，较少存在如高血压、高胆固醇血症、吸烟等传统危险因素。Overel等对55岁以上患有脑卒中的患者进行荟萃分析显示，与对照组相比脑卒中的优势比（odds ratio，OR）在有PFO时是3.1，有房间隔膨出瘤时是61，在PFO和房间隔膨出瘤均存在时是15.6。在任何年龄患有不明原因卒中的患者中，脑卒中的OR值在PFO存在时是3.1（22项研究纳入），在房间隔膨出瘤存在时是3.7（5项研究纳入），在PFO和房间隔膨出瘤并存时是23.3（2项研究纳入）。在55岁因不明原因卒中的患者中，存在PFO的患者较无PFO的患者脑卒中的危险性增加了6倍。

另外，迄今为止，应用于临床的各种类型封堵器均有血栓形成报道。Krumsdorf等统计1 000例ASD/PFO封堵术后6个月内血栓总的发生率为2%，其中70%在术后4周内发现，不同类型的封堵器血栓发生率分别为：CardioSEAL封堵器为7.1%，Star FLEX封堵

器为 5.7%，PFO-Star 封堵器为 6.6%，Helex 封堵器为 0.8%。Amplatzer 封堵器是目前临床最常用的封堵器，尽管尚未见具体统计数据，但也有血栓形成的报道。Amplatzer 封堵器由直径 0.004～0.007 5 英寸（1 英寸 =2.54cm）镍钛合金丝编织成双面伞和连接腰部，内部填充三层涤纶片。近年来国内开发的封堵器材料和结构都与 Amplatzer 封堵器相近，封堵操作及术后用药与 Amplatzer 封堵器均一致。封堵器血栓形成的危害在于脱落潜在风险，如血栓持续增大而不得不接受开胸手术取出封堵器，而血栓脱落则可能导致血管栓塞事件。

一般认为，PFO 血栓风险评估是一个综合评估过程，合并一些高凝状态、久坐、妊娠、肺栓塞史、静脉曲张、睡眠呼吸暂停综合征（OSAS）等因素会增加 PFO 患者血栓风险；同时血栓栓塞发生与 PFO 的大小、RLS 的多少及其结构特征等密切相关，高危 PFO 特征为：PFO 合并房间隔瘤或原发隔活动度大、大型 PFO（>4mm）、大量分流、长隧道型 PFO 以及合并下腔静脉瓣或 Chiari 网等。其相关血栓栓塞多发生在脑部，临床上可以结合一些临床特征，用评分来判定 PFO 相关卒中，目前使用较多的是矛盾栓塞风险量表（RoPE：表 14-5）评分，RoPE 分值 0～3 分，几乎不考虑 PFO 相关脑卒中；预测 PFO 相关卒中的可能性，5 分为 34%，6 分为 62%，在 7 分、8 分和 9 分时预测 PFO 相关卒中的可能性分别可达 72%、84% 和 88%。

第二节　卵圆孔未闭常用抗栓、抗凝药物

一、抗血小板药物

（一）血栓素 A2 抑制剂

花生四烯酸（arachidonic acid，AA）有着重要的作用，不仅是血栓素 A 的重要组成成分，也是生物膜磷脂的重要组成成分，通过某些相关研究表明，血栓素 A2（thromboxane A2，TXA2）可作为传统血小板药物的作用靶点，引起血小板的聚集以及血管的收缩，从而诱发机体血栓形成。其临床常用代表药物为阿司匹林。

（二）腺苷二磷酸 P2Y12 受体拮抗剂

环磷酸腺苷是腺苷三磷酸（adenosine triphosphate，ATP）在腺苷酸环化酶的作用下催化所生成，继而在磷酸二酯酶的相应作用下代谢成为 5- 腺苷一磷酸，通过环磷酸腺苷依赖蛋白进一步调节血小板的功能。钙离子的纤维蛋白原的桥连过程才是血小板聚集的本质，血小板的聚集功能受环磷酸腺苷含量的调节，当环磷酸腺苷含量增加时，会激活蛋白激酶，使蛋白磷酸化，使钙泵兴奋并抑制钙离子的释放，从而达到抑制血小板聚集的目的。所以，腺苷酸环化酶激活剂和磷酸二酯酶抑制剂都可以增加环磷酸腺苷的含量，从而达到抑制血小板聚集的目的。

（1）噻吩吡啶类药物：其临床常见代表药物为氯吡格雷。主要通过血小板腺苷二

磷酸(adenosine diphosphate，ADP)受体拮抗从而抑制 ADP 介导的血小板激活。虽然并不影响环氧化酶活性，但能够减弱其他激活剂通过血小板释放 ADP 从而引起血小板聚集。

（2）非噻吩吡啶类药物：以替格瑞洛为代表药物。其对 P2Y12 受体的抑制作用是可逆的，对于抗血小板作用强于氯吡格雷，更快以及更完全，但是出血风险较氯吡格雷高，并且不良反应也比氯吡格雷增加。

（3）血小板糖蛋白Ⅱb/Ⅲa 受体拮抗剂：黏附糖蛋白存在于人体正常血管内皮下，从而与血液中的血小板隔开。当内皮损伤时，黏附糖蛋白与暴露的血小板表面的糖蛋白受体结合，进而使黏附糖蛋白的构象发生变化，通过与血液中的纤维蛋白及其他糖蛋白亲和力增加，导致血小板发生聚集，从而诱导血栓的形成。

血小板糖蛋白Ⅱb/Ⅲa 受体阻滞剂的原理是通过阻断中间产物，即血小板膜表面的糖蛋白Ⅱb/Ⅲa 受体，使糖蛋白Ⅱb/Ⅲa 无法与纤维蛋白的结合，并最终抑制血小板的聚集。

（三）其他抗血小板药物

蛋白酶激活受体 1(PAR-1)拮抗剂，是一种强效的血小板激活剂，能够促进血小板活化和聚集的过程。可以通过血小板膜表面表达的 G 蛋白偶联受体与体内的凝血酶发生相应的反应，介导血小板的激活过程。因此又将此受体称为蛋白酶激活受体。西洛他唑的作用主要是通过抑制磷酸二酯酶活性从而使环磷酸腺苷浓度上升，以达到抑制血小板聚集的目的，同时可使血管平滑肌细胞内的环磷酸腺苷浓度增高，让血管扩张，增加末梢动脉的血流量。

二、口服抗凝药物

（一）传统口服抗凝药

华法林的抗凝机制：正常肝脏在合成凝血因子Ⅱ、Ⅶ、Ⅸ、Ⅹ等的过程中，需要维生素 K，因此以上凝血因子又称为维生素 K 依赖凝血因子。华法林抗凝机制是与维生素 K 竞争羧化酶，使凝血因子Ⅱ、Ⅶ、Ⅸ、Ⅹ合成过程中的谷氨酸羧基化受抑制，这些依赖维生素 K 的凝血因子无法活化，仅停留在前体阶段(有抗原，无活性)，从而达到较好的抗凝效果。但华法林对于肝脏已经合成的凝血因子无抑制作用，需要等待凝血因子浓度降低才会发挥作用。此外，维生素 K 拮抗剂还能抑制抗凝蛋白 C 和蛋白 S 的羧化。其最佳治疗范围是调整靶 INR 目标值 2.5(范围 2～3)，并定期检测。

（二）新型口服抗凝药

目前比较成熟的新型口服抗凝药(new oral anticoagulants，NOACs)有两大类，即直接凝血酶(Ⅱa 因子)抑制剂和Ⅹa 因子抑制剂。前者代表药物为希美加群与达比加群酯，后者代表药物为利伐沙班与阿哌沙班。新型口服抗凝药的特点见表 15-1。

表 15-1 新型口服抗凝药的特点

药物	作用机制	药代作用特点	适应证	注意事项
达比加群酯（dabigatran etexilate）	与凝血酶的纤维蛋白特异性位点结合，阻断纤维蛋白原裂解	口服吸收后释放达比加群，起效快，作用强，1h达高峰，半衰期14～17h，不受饮食影响，与细胞色素P450之间没有交互作用，药物相互作用少。不用检测凝血指标	2010年首先获得美国食品药品监督局（FDA）批准，适用于有非瓣膜性心房颤动患者中减低卒中和全身栓塞的风险	肾功能不全慎用，消化不良发生率高，无解毒剂逆转其抗凝作用
利伐沙班（rivaroxaban）	直接阻断游离和结合状态的因子Ⅹa与底物相互作用	生物利用度高，1.5～2h达血药高峰，半衰期受年龄影响，健康青年人为9h，老年人可达12h，通过肝、肾双通道（1/3通过肾脏，2/3通过肝脏）清除，起效快，与常用药物无相互作用，不需监测凝血指标	用于预防髋关节和膝关节置换术后深静脉血栓和肺栓塞（PE）的形成。也可用于预防非瓣膜性心房纤颤患者脑卒中和非中枢神经系统性栓塞，降低冠状动脉综合征复发的风险	轻度肾功能不全慎用，肌酐清除率≤30ml/min禁用，严重出血或紧急干预需要快速纠正凝血时，这些药物均缺乏相关的解毒药
阿哌沙班（apixaban）	高选择性和可逆性抑制游离因子Ⅹa的活性	口服生物利用度高，吸收快，3h可达血药高峰，半衰期8～15h，可通过肾脏和粪便等多途径清除，抗凝效应逆转较快，药物相互作用极小，不需监测凝血指标	用于髋关节或膝关节择期置换术的成年患者，预防静脉血栓栓塞（VTE）事件	抗血小板药物合用可增加剂量依赖性出血率
艾多沙班（edoxaban）	直接与因子Ⅹa活性部位结合，抑制活性	不需监测凝血指标。经口给药后1～5h，其血药浓度即可达峰值，而一旦被吸收，主要经肾排泄，消除半衰期为8～11h	1. 用于伴有一个或多个风险因素[如充血性心力衰竭、高血压、年龄≥75岁、糖尿病、既往卒中或短暂性脑缺血发作（TIA）病史]的非瓣膜性房颤（NVAF）成人患者，预防卒中和体循环栓塞 2. 用于治疗成人深静脉血栓形成（DVT）和肺栓塞（PE），以及预防DVT和PE复发	体重≤60kg，中度以上肾功能不全需调整剂量
贝曲沙班（betrixaban）	直接抑制因子Ⅹa	相对分子质量452，生物利用度为34%，有效半衰期20h，每日1次，起效迅速，不依赖于细胞色素P450途径，无药物之间的相互作用。唯一不从肾脏排泄的抗凝药物，基本通过胆汁排泄	用于急性疾病住院的中、重度制动患者或因其他危险因素的患者预防深静脉血栓形成	大剂量较为常见的不良反应为恶心、呕吐、腹泻等消化道症状

三、药物治疗的循证医学证据

药物预防 PFO 患者脑卒中或短暂性脑缺血发作（TIA）复发，目前抗血小板与抗凝治疗孰优孰劣尚无定论，而对于无脑卒中病史的患者一般无需使用药物治疗。

（一）临床观察性研究

PFO 合并不明原因卒中（cryptogenic stroke，CS）患者的脑血管事件复发的概率为 3.4%～14.4%，在单纯应用抗血小板治疗的情况下，临床缺血性卒中的复发率为 1.71/100 人年，这一结果说明 CS 后的药物治疗对预防再发有效。在患有 PFO 相关卒中且无其他原因的患者中，伴有房间隔膨出瘤（ASA）的患者复发率更高，ASA 与卒中复发独立相关，而与分流径大小无关。法国的一项研究显示，服用阿司匹林的 581 例 CS 患者随访 4 年后，单纯 PFO 患者脑血管事件复发风险为 2.3%，而合并 ASA 的患者高达 15.2%，这一结果提示，无论是否应用抗血小板药物，ASA 都大大提高了 PFO 患者的卒中复发风险，需要进一步干预。另一方面，研究表明，不同抗血小板药物对 PFO 相关卒中患者疗效没有显著差异，而另一项研究表明当前可获得的数据并未提供有关 CS 和 PFO 患者中口服抗凝药（OACs）与抗血小板药物的相对获益的确切证据。两项大型的观察性研究显示，接受非心脏手术的 PFO 成年患者，术后 30 天内及其后的 1～2 年缺血性卒中风险显著增加，此类患者是否需要使用药物进行预防仍有待进一步研究。

（二）抗血小板治疗和抗凝治疗的随机对照研究

在较早的随机、双盲、多中心的华法林 - 阿司匹林预防卒中复发研究（WARSS）（n=2 206）中发现，无论是否合并 PFO，服用阿司匹林组（325mg/d）和服用华法林组（维持 INR 值 1.4～2.8）卒中复发率和出血风险没有统计学差异。其亚组分析提示服用华法林并不优于阿司匹林。在 WARSS 研究的子研究伴 PFO 的不明原因卒中研究（PICSS）中，比较了阿司匹林和华法林对 CS 合并 PFO 患者的疗效，共纳入 CS 合并 PFO 患者 203 例，随机分入阿司匹林组（325mg/d）和华法林组（维持 INR 值 1.4～2.8），2 年内两组患者 CS 复发率（13.2% vs. 16.5%）无统计学差异，但华法林小出血风险显著大于阿司匹林，危险比（risk ratio，RR）值为 2.64，大出血并发症两组无统计学差异。综上分析，阿司匹林与华法林在治疗 PFO-CS 中疗效并无明显差异，且两者治疗后均有再发的卒中，相比较而言，华法林的出血风险大，且需要监测 INR 值并调整剂量，其过程较复杂，因此限制其应用。此外，对于 PFO-CS 的治疗，华法林的 INR 目标值应在什么范围能够达到最佳治疗效果，目前缺乏相关研究证据。

Mas JL 等在 CLOSE（n=663）研究中比较了 PFO 封堵加长期抗血小板治疗、单用抗血小板治疗与单用抗凝治疗三者对 PFO-CS 的疗效，结果发现单用抗凝治疗与单用抗血小板治疗的卒中复发率无统计学差异，HR 值为 0.44（95% CI，0.11～1.48）。NAVIGATE-ESUS 临床试验表明，在 PFO 合并 CS 患者中，服用阿司匹林组（100mg/d）和服用利伐沙班组（15mg，每日 2 次）之间卒中复发率无统计学差异（HR 2.05；95% CI，0.51～8.18），而主要出血风险也没有统计学差异，HR 值为 2.05（95% CI，0.51～8.18），在所有的患者中，利伐沙班组和阿司匹林组相比卒中风险（2.6/100 人年 vs.4.8/100 人年）降低了一半，虽然这并不准确，但这也提示我们未来需要专门针对 PFO 合并 CS 患者的大型随机对照试验来研究对比 PFO 封堵、抗血小板治疗及抗凝治疗预防卒中复发的疗效。该试验中全部 7 209 例患者中有 534 例（7.4%）接受经胸超声心动图（transthoracic echocardiography，TTE）或经食管超声心动图（transesophageal echocardiography，TEE）检查到 PFO。进一步的年龄亚组分析结果显示，对于年龄>60 岁的患者，NOACs 的治疗效果优于阿司匹林。对于高复发风险 PFO 合并 CS 患者，若仅选择药物治疗，只适合出血风险低且治疗依从性好的患者。RESPECT-ESUS 临床试验则表明，在 PFO 合并来源不明的栓塞性卒中（embolic stroke of undetermined source，ESUS）患者中，服用阿司匹林组（100mg，每日 1 次）和服用达比加群酯组（150mg 或 110mg，每日 2 次）之间卒中复发率无统计学差异，HR 值为 0.88（95% CI，0.45～1.71），研究中所有接受阿司匹林治疗与所有接受达比加群酯治疗的受试者之间，主要出血风险没有统计学差异，RD 值为 0.5%（95% CI，-0.4%～1.3%），试验中全部 5 390 例患者中有 680 例（12.6%）接受 TTE 或 TEE 检查到 PFO。

（三）其他相关研究证据及评价

最近的多数荟萃分析提示口服抗凝药（oral anticoagulants，OACs）在预防卒中方面优于抗血小板药物，但是其证据质量较低。此外，相较于华法林，新型口服抗凝药（new oral anticoagulants，NOACs）出血风险更小且具有良好的抗凝效果。但是 NOACs 对于亚太地区 ESUS 患者的疗效及安全性却缺乏相关的证据。尽管仍缺少有力证据支持，但是 NOACs 的应用得到了越来越多的重视。对于由 PFO 导致的卒中，其最佳抗栓治疗策略目前仍不明确，而现有的研究证据并没有表明抗血小板治疗与抗凝治疗孰优孰劣。基于现有的研究证据，给我们的提示为：①缺乏氯吡格雷、替格瑞洛等抗血小板药物的应用经验；②PFO-CS 可以通过药物预防复发；③华法林小出血风险高，依从性差；④尚缺乏新型口服抗凝药的研究证据，尤其是针对亚太地区人群的研究；⑤现有的研究未考虑或参考患者的全身状况如高凝状态、静脉血栓形成等，没有对患者进行细致划分后进一步研究，导致研究结果受到多种因素的干扰。

四、卵圆孔未闭封堵与药物的对比研究

经导管卵圆孔封堵术操作较为简单，术后创伤小，对 PFO 可完全封堵，目前治疗方式以经导管卵圆孔封堵为主。近年来，多项针对 CS 患者进行经导管卵圆孔封堵的研究先后发布，探讨了药物与封堵治疗何种方案使患者获益更多。CLOSURE、RESPECT 以及 PC 三项大样本 RCT，研究结果均显示与药物治疗相比，卵圆孔封堵并不能明显减少 CS 患者脑卒中的再次发生。而最近 CLOSE、Gore REDUCE 及 DEFENSE-PFO 三项随访时间较长的研究显示，≤60 岁的 CS 患者行 PFO 封堵治疗具有显著的益处。结合了 8 项 RCT 的荟萃分析表

明，在 3 313 例患者中，5 年内每 1 000 名接受抗血小板治疗的患者中有 100 名缺血性卒中，每 1 000 名接受 PFO 封堵治疗加抗血小板药物治疗的患者中有 13 名缺血性卒中，OR 值为 0.12（95% CI，0～40.27）。这些研究证据大大提升了 PFO 封堵在 PFO-CS 二级预防的治疗地位。

相较于封堵治疗，大多数接受抗栓药物治疗的患者需进行长期甚至终生的治疗，随着年龄的增加，其出血风险将随之增大并成为主要并发症。就安全性而言，一项荟萃分析显示接受抗栓药物治疗的患者中有 1.1% 发生了出血并发症，而在此研究中，患者年龄较小、随访时间较短等不足都限制了其证据可靠性。目前尚缺乏关于抗栓药物出血风险的完整、长期随访的随机对照试验证据。药物治疗的另一个缺点是患者依从性较差，并且在我国服药达标率更低。服用华法林需要定期监测 INR 值，并且其作用也会受到饮食的影响，还需考虑禁忌证，因此需要临床医生综合多种因素给出最佳治疗方案。阿司匹林和新型口服抗凝药不需要监测 INR 值，但亦需要考虑到一些禁忌证情况。此外，新型口服抗凝药价格较昂贵，对于部分经济困难患者，其应用具有局限性。

五、常用抗栓药物治疗的禁忌证

（一）抑制血小板花生四烯酸代谢的药物

花生四烯酸（AA）有着重要的作用，不仅是血栓素 A 的重要组成成分，也是生物膜磷脂的重要组成成分，通过某些相关研究表明，TXA2 可作为传统血小板药物的作用靶点，引起血小板的聚集以及血管的收缩，从而诱发机体血栓形成。

1. **阿司匹林**　出血性疾病；活动性出血，如重要脏器的出血（颅内出血、胃肠道出血、泌尿系统出血等）；活动性消化性溃疡；严重控制不良的高血压；严重过敏反应或不能耐受（表现为哮喘及鼻息肉等）。

2. **氯吡格雷**　出血性疾病；活动性出血，如重要脏器的出血（颅内出血、胃肠道出血、泌尿系统出血等）；严重肝肾功能损害等。

3. **替格瑞洛**　出血性疾病；活动性出血，如重要脏器的出血（颅内出血、胃肠道出血、泌尿系统出血等）；有颅内出血病史者；中 - 重度肝脏损害患者；正在服用强效 CYP3A4 拮抗剂（如酮康唑、克拉霉素、奈法唑酮、利托那韦和阿扎那韦等）。

（二）新型口服抗凝药

1. **利伐沙班**　对利伐沙班或片剂中任何辅料过敏的患者；有临床明显活动性出血的患者。具有大出血显著风险的病灶或病情，例如目前或近期患有胃肠道溃疡，存在出血风险较高的恶性肿瘤，近期发生脑部或脊椎损伤，近期接受脑部、脊椎或眼科手术，近期发生颅内出血，已知或疑似的食管静脉曲张、动静脉畸形、血管动脉瘤或重大脊椎内或脑内血管畸形。除了转换抗凝治疗，或给予维持中心静脉或动脉导管通畅所需剂量普通肝素（unfractionated heparin，UFH）的特殊情况之外，禁用任何其他抗凝剂的伴随治疗，例如 UFH、低分子量肝素（依诺肝素、达肝素等）、肝素衍生物（磺达肝癸钠等）、口服抗凝药（华法林、阿哌沙班、达比加群酯等）。伴有凝血异常和临床相关出血风险的肝病患者，包括达到 Child-Pugh B 和 C 级的肝硬化患者。孕妇及哺乳期妇女。

2. **达比加群酯** 已知对活性成分或本品任一辅料过敏者。重度肾功能损害。临床上显著的活动性出血。有大出血显著风险的病变或状况，如当前或近期消化道溃疡，高出血风险的恶性赘生物，近期脑或脊髓损伤，近期脑、脊髓或眼部手术，近期颅内出血，已知或可疑的食管静脉曲张、动静脉畸形、血管动脉瘤或主要脊柱内或脑内血管异常。联合应用任何其他抗凝药物，如普通肝素（UFH），低分子量肝素（依诺肝素、达肝素等），肝素衍生物（磺达肝癸钠等），口服抗凝药（华法林、利伐沙班、阿哌沙班等），除非在由该种治疗转换至本品或反之，以及 UFH 用于维持中心静脉或动脉置管通畅的必要剂量的这些情况下。有预期会影响存活时间的肝功能损害或肝病。联合使用环孢素、全身性酮康唑、伊曲康唑和决奈达隆。需要抗凝治疗的人工心脏瓣膜。

（三）维生素 K 拮抗剂

华法林：怀孕；出血倾向（血管性血友病、血友病、血小板减少及血小板功能病）；严重肝功能损害及肝硬化；未经治疗或不能控制的高血压；近期颅内出血。颅内出血倾向，例如脑动脉瘤；有跌倒倾向；中枢神经系统或眼部手术；胃肠道或泌尿道出血倾向，例如之前胃肠出血；憩室病或肿瘤；传染性心内膜炎、心包炎或心包积液，痴呆，精神病，酗酒及其他情况患者无法满意地依从剂量指示及无法安全地进行抗凝治疗。对华法林或任何本品片内辅料过敏者。

六、相关的指南与建议

（一）欧美指南及建议

2014 年美国卒中或 TIA 患者的卒中预防指南提出：①缺血性卒中或 TIA 伴 PFO 患者，未接受抗凝治疗可接受抗血小板治疗（Ⅱb 类，B 级）；②缺血性卒中或 TIA 伴 PFO 及静脉源性栓塞，有抗凝指征的，取决于卒中的特征（Ⅰ类，A 级）；当抗凝为禁忌时，使用下腔静脉过滤器也是合理的（Ⅱa 类，C 级）；③CS 或 TIA 伴 PFO 的患者，若没有深静脉血栓不推荐经导管 PFO 封堵术（Ⅲ类，A 级）；④有 PFO 及 DVT 的患者，据 DVT 复发风险，可考虑经导管 PFO 封堵术（Ⅱb 类，C 级）。2019 年欧洲心脏病学会发布的 PFO 患者的管理意见提出，对于年龄在 18～65 岁有 PFO 的 CS 患者，大面积 PFO、有中度及以上右向左分流、存在房间隔瘤、并发深静脉血栓形成（deep venous thrombosis, DVT）或肺栓塞（pulmonary embolism, PE）等是 CS 复发的高危评价指标，符合其中一条，推荐接受封堵治疗。2020 年 4 月，美国神经病学学会（AAN）更新发布了 PFO-CS 二级预防的实践指导，这并不是 PFO-CS 的处理指南，但它基于高质量研究证据对临床实践给出了合理建议，它提出：①CS 伴 PFO 患者，在确保排除其他卒中机制后推荐接受 PFO 封堵治疗（B 级）；②对于倾向接受单独药物治疗的 PFO-CS 患者，若无禁忌，给予阿司匹林或抗凝治疗（C 级）；③对于适合 PFO 封堵治疗的患者，若只针对可疑或有证据的高凝状态接受抗凝治疗，则应向患者说明 PFO 封堵治疗的优势（B 级）。

（二）中国观点

2017年《卵圆孔未闭预防性封堵术中国专家共识》中指出对于CS或TIA合并PFO患者若存在：①1个或多个PFO解剖学高危因素（房间隔瘤，>4mm的PFO，大量右向左分流，下腔静脉瓣>10mm，Chiari网，长隧道型PFO）；②中-大量右向左分流，合并1个或多个临床危险因素；③抗栓治疗仍发生CS（初发/复发）；④有明确DVT或PE；⑤有右心或植入器械表面血栓其中一条，则推荐接受PFO封堵治疗。对于初发临床事件，无解剖学或临床危险因素，推荐药物治疗。推荐抗血小板治疗[阿司匹林3～5mg/（kg·d）或氯吡格雷75mg/d]。在进行抗血小板治疗情况下，仍发生脑卒中或出现脑卒中复发者，若有封堵禁忌或患者拒绝封堵手术者，应采取抗凝治疗来代替抗血小板治疗。2021年《卵圆孔未闭相关卒中预防中国专家指南》对PFO相关卒中预防的建议做了相应调整，详见本书第七章。

（三）亚太地区专家共识

2020年发表的"ESUS患者PFO封堵术后：亚太地区的临床专家意见和共识声明"中指出，在无法行PFO封堵术的情况下，可以采用抗血栓治疗作为替代。与传统口服抗凝药华法林相比，NOACs被证明能有效预防卒中，并降低出血风险。最近的一项荟萃分析得出结论：OACs与抗血小板治疗（APT）相比，卒中复发率大幅降低，而大出血发生率没有显著差异。因此，基于安全性而非有效性，NOACs在亚洲患者预防脑卒中方面优于华法林，而基于有效性，共识认为NOACs是优于APT治疗的。

综上，对于确诊CS或TIA且符合高危PFO特征的患者，应首选PFO封堵治疗方案。对于初发CS，其机制不明确且无高危特征的，建议阿司匹林3～5mg/（kg·d）抗血小板治疗，也建议使用新型口服抗凝药利伐沙班或达比加群酯治疗，但尚缺乏此类药物治疗PFO-CS有效剂量的相关证据，目前看来，NOACs兼具出血风险较小的安全性以及不次于华法林的治疗效果，或许成为将来药物治疗PFO-CS的新希望，我们期待后续更多可靠的数据来得出更可靠的结论。总体来说，随着CLOSE、Gore REDUCE及DEFENSE-PFO等大型临床多中心随机对照试验的高质量证据证明PFO封堵相较于药物治疗的显著获益，目前临床对于PFO-CS患者管理的重点已经倾向于排除PFO外的其他卒中病因或机制，注重对CS合并PFO患者解剖学、临床危险因素、全身状况的评价。PFO封堵治疗正在成为PFO-CS二级预防的首选治疗，对于低危、不能排除其他卒中机制的或拒绝接受PFO封堵治疗的患者，则可以接受抗栓药物治疗。

第三节　卵圆孔未闭药物治疗相关
出血并发症及其处理

目前，抗栓治疗已成为PFO药物治疗的基石，对于PFO及其接受封堵治疗的患者，加用抗血小板治疗五年内缺血性卒中的发生率可能会大幅下降（绝对风险降低8.7%，中等质量的证据)。然而,与其相关的各种出血并发症也日渐增加。抗栓治疗合并出血后会增加死亡等不良事件的风险,现尚缺乏明确指南和共识指导临床实践,是临床上一个尚未解决的难点。

一、抗栓治疗出血的流行病学及机制

在 PFO 治疗中,单一抗血小板治疗主要由阿司匹林组成,双重抗血小板治疗的患者人数很少。此外,使用不同的抗血小板药物及其组合可能会增加研究偏倚。而且,因为这些数据不是在所有研究中统一报告,出血的发生率没有明确的报道。2020 年一项荟萃分析纳入 16 项研究,共 3 953 名患者,记录了 45 次主要出血事件(1.6%),OACs 组 24 例(2.2%)和 APT 组 21 例(1.2%)。两组之间的主要出血风险无差异(RR 1.57;95%CI 0.85~2.90;$p=0.15$)。当对抗凝剂类型进行分层时,没有发现大出血风险的差异(RR NOACs vs. APT 1.22;95%CI 0.40~3.73)。华法林是长期抗凝治疗的重要措施,其主要问题是因剂量难以预测而出血不良反应较高。每年约有 4.5% 接受华法林治疗的患者发生消化道出血,并显著增加患者死亡风险。荟萃分析显示,新型口服抗凝药预防血栓栓塞不劣于华法林,总体出血发生(尤其是颅内出血)明显下降,但新型口服抗凝药相关的胃肠道出血发生率较华法林升高或未降低。

抗栓药物导致出血的机制较为复杂,长期抗栓药物治疗后出血不良反应发生最常见的部位为胃肠道。颅内出血的发生率虽然相对较低,但其极高的致死率与致残率令人担忧。抗栓药物导致消化道出血的机制主要与抗血小板药物引起的胃肠道黏膜损伤及黏膜损伤的愈合相关。此外,华法林因剂量难以预测而出血等不良反应较高,新型抗凝药物所致出血常与用药剂量大,高龄患者及既往消化道出血病史等相关。颅内出血是抗栓治疗的严重并发症之一,重则危及生命。心力衰竭、肝肾功能衰竭、凝血功能降低等为抗栓治疗后颅内出血的独立预测因素。

二、出血的预防策略及治疗对策

(一)出血的预测因素

1. **患者因素**　如高龄、女性、低体重、高血压、糖尿病、慢性肾脏病、贫血、心力衰竭、既往出血病史、血小板减少症等。

2. 抗凝、抗血小板药物联合用药的数量及剂量等。

3. 介入操作因素。

但单一因素预测出血的能力有限,出血往往是多种因素共同作用的结果,因而建议采用综合因素评分的方法进行风险评估。有关出血的定义或分级存在诸多标准,如 TIMI 分级、GUSTO 分级等,现有文献评价 PFO 后出血无统一使用的分级标准指导危险分层。

（二）预防策略

1. 合理使用抗栓药物　过量用药是与大出血风险升高以及住院死亡率增加明确相关的常见因素，在确定抗血栓治疗疗程时，平衡出血相关风险与抗血栓治疗的获益。

2. 减少血管径路相关出血　进一步优化介入操作，强调规范操作，尽量避免发生穿刺及介入过程中的相关出血。

3. 高危人群可联合质子泵抑制剂（PPI）减轻消化道损伤并预防出血。

4. 对高龄（≥75 岁）、低体重（<60kg）、肾功能不全等特殊人群抗凝、抗血小板药物进行剂量调整。需长期服用 OACs 的高龄患者，为降低出血风险，应用华法林调整维持剂量时，应频繁检测 INR，INR 范围随年龄增加而降低。

5. 血液系统疾病　通常认为，平均血小板计数<$50×10^9$/L 是应用抗栓药物治疗的临界值，但单一的血小板计数并不能判定能否接受抗栓治疗。血小板计数升高往往出血风险与缺血风险并存，应积极寻找原发病。

（三）治疗对策

1. 一般原则　依据出血程度、原因、部位及止血方法对出血患者采取不同的干预措施。血红蛋白小于 70g/L 时建议考虑输血，但仅建议将血红蛋白提升至 70～90g/L。

2. 上消化道出血　绝大多数患者的临床表现为黑便或便潜血阳性。超过 2/3 的患者内镜下表现为溃疡。暂无指南及共识高等级证据帮助指导非消化道出血后，恢复抗栓治疗的时机。平衡出血和血栓栓塞事件风险需要消化科和心脏科医师的通力合作。对于长期服用华法林抗凝的患者，一旦发生上消化道出血，应尽快行内镜检查与治疗。此外，PPI 是预防和治疗抗栓药物致消化道损伤的首选药物。

3. 颅内出血　发生颅内出血应尽快联合神经内科、神经外科评估患者病情严重程度，评估患者的生命体征后进行影像学检查，头颅 CT 检查是诊断早期脑出血的"金标准"，进而判断出血量的多少。若考虑脑出血与抗血小板治疗有关，建议停用抗血小板药物。必要时行外科手术治疗。

4. 其他部位出血　如穿刺部位血肿，皮肤黏膜、口腔牙龈出血，泌尿系统出血，眼部出血，鼻出血等多为出血低危，不建议停用抗血小板药物，推荐停用抗凝药物。

PFO 的管理是一个由儿科医生、心脏病专家、介入放射科医生和心脏外科医生组成的跨专业团队进行的。治疗的决定取决于症状的出现、大小和并发症的存在。在高危患者中，应该对患者进行教育，了解他们的治疗选择和每种治疗可能出现的并发症。维生素 K 抑制剂华法林和抗血小板聚集的阿司匹林是目前最常用的两种口服药。抗凝治疗可以提供更好的保护作用，但是临床研究结果并未显示优于抗血小板治疗，且存在出血并发症及依从性问题。抗凝治疗降低卒中复发效果仍不十分明确，哪种出血风险预测模型更适合 PFO 患者少有研究，新型口服抗凝药的出现是否会带来更大的收益值得期待。

（张文琪　李元十）

参考文献

[1] Saver JL, Mattle HP, Thaler D. Patent Foramen Ovale Closure Versus Medical Therapy for Cryptogenic Ischemic Stroke: A Topical Review. Stroke, 2018, 49(6): 1541-1548.

[2] Scurr JH, Machin SJ, Bailey-King S, et al. Frequency and prevention of symptomless deep-vein thrombosis in long-haul flights: a randomised trial. Lancet, 2001, 357(9267): 1485-1489.

[3] Nicholls SC, O'Brian JK, Sutton MG. Venous thromboembolism: detection by duplex scanning. Journal of vascular surgery, 1996, 23(3): 511-516.

[4] Bridges ND, Hellenbrand W, Latson L, et al. Transcatheter closure of patent foramen ovale after presumed paradoxical embolism. Circulation, 1992, 86(6): 1902-1908.

[5] Rana BS, Shapiro LM, McCarthy KP, et al. Three-dimensional imaging of the atrial septum and patent foramen ovale anatomy: defining the morphological phenotypes of patent foramen ovale. Eur J Echocardiogr, 2010, 11(10): i19-i25.

[6] Onorato E, Casilli F. Influence of PFO Anatomy on Successful Transcatheter Closure. Interventional cardiology clinics, 2013, 2(1): 51-84.

[7] Lee PH, Song JK, Kim JS, et al. Cryptogenic Stroke and High-Risk Patent Foramen Ovale: The DEFENSE-PFO Trial. J Am Coll Cardiol, 2018, 71(20): 2335-2342.

[8] Nakayama R, Takaya Y, Akagi T, et al. Identification of High-Risk Patent Foramen Ovale Associated With Cryptogenic Stroke: Development of a Scoring System. J Am Soc Echocardiogr, 2019, 32(7): 811-816.

[9] Kuhn MA, Latson LA, Cheatham JP, et al. Biological response to Bard Clamshell Septal Occluders in the canine heart. Circulation, 1996, 93(93): 1459-1463.

[10] 中国医师协会心血管内科分会先心病工作委员会. 常见先天性心脏病介入治疗中国专家共识. 介入放射学杂志, 2011, 20(1): 3-9.

[11] Aytemir K, Oto A, Özkutlu S, et al. Transcatheter Interatrial Septal Defect Closure in a Large Cohort: Midterm Follow-up Results. Congenital Heart Disease, 2013, 8(5): 418-427.

[12] Johnson BI. Paradoxical embolism. J Clin Pathol, 1951, 4(3): 316-332.

[13] Lippi G, Favaloro EJ, Franchini M. Paradoxical thrombosis part 1: factor replacement therapy, inherited clotting factor deficiencies and prolonged APTT. J Thromb Thrombolysis, 2012, 34(30): 360-366.

[14] Mas JL, Zuber M. Recurrent cerebrovascular events in patients with patent foramen ovale, atrial septal aneurysm, or both and cryptogenic stroke or transient ischemic attack. French Study Group on Patent Foramen Ovale and Atrial Septal Aneurysm. Am Heart J, 1995, 130(5): 1083-1088.

[15] Comess KA, DeRook FA, Beach KW, et al. Transesophageal echocardiography and carotid ultrasound in patients with cerebral ischemia: prevalence of findings and recurrent stroke risk. J Am Coll Cardiol, 1994, 23(7): 1598-1603.

[16] Søndergaard L, Kasner S, Rhodes J, et al. Patent Foramen Ovale Closure or Antiplatelet Therapy for Cryptogenic Stroke. N Engl J Med, 2017, 377(11): 1033-1042.

[17] Turc G, Lee J, Brochet E, et al. Atrial Septal Aneurysm, Shunt Size, and Recurrent Stroke Risk in Patients With Patent Foramen Ovale. J Am Coll Cardiol, 2020, 75(18): 2312-2320.

[18] Mas J, Arquizan C, Lamy C, et al. Recurrent cerebrovascular events associated with patent foramen ovale, atrial septal aneurysm, or both. N Engl J Med, 2001, 345(24): 1740-1746.

[19] Kasner S, Randall B, Andersen G, et al. Comparison of Antiplatelet Therapies for Prevention of Patent Foramen Ovale-Associated Stroke. J Stroke Cerebrovasc Dis, 2020, 29(4): 104632.

[20] Kent D, Dahabreh I, Ruthazer R, et al. Anticoagulant vs. antiplatelet therapy in patients with cryptogenic stroke and patent foramen ovale: an individual participant data meta-analysis. Eur Heart J, 2015, 36(35): 2381-2389.

[21] Ng P, Ng A, Subramaniam B, et al. Association of Preoperatively Diagnosed Patent Foramen Ovale With Perioperative Ischemic Stroke.

JAMA, 2018, 319(5): 452-462.

[22] Friedrich S, Ng P, Platzbecker K, et al. Patent foramen ovale and long-term risk of ischaemic stroke after surgery. Eur Heart J, 2019, 40(11): 914-924.

[23] Mohr J, Thompson J, Lazar R, et al. A comparison of warfarin and aspirin for the prevention of recurrent ischemic stroke. N Engl J Med, 2001, 345(20): 1444-1451.

[24] Homma S, Sacco R, Di Tullio M, et al. Effect of medical treatment in stroke patients with patent foramen ovale: patent foramen ovale in Cryptogenic Stroke Study. Circulation, 2002, 105(22): 2625-2631.

[25] Mas J, Derumeaux G, Guillon B, et al. Patent Foramen Ovale Closure or Anticoagulation vs. Antiplatelets after Stroke. N Engl J Med, 2017, 377(11): 1011-1021.

[26] Kasner S, Swaminathan B, Lavados P, et al. Rivaroxaban or aspirin for patent foramen ovale and embolic stroke of undetermined source: a prespecified subgroup analysis from the NAVIGATE ESUS trial. The Lancet Neurology, 2018, 17(12): 1053-1060.

[27] Diener H, Sacco R, Easton J, et al. Dabigatran for Prevention of Stroke after Embolic Stroke of Undetermined Source. N Engl J Med, 2019, 380(20): 1906-1917.

[28] Agarwal S, Bajaj N, Kumbhani D, et al. Meta-analysis of transcatheter closure versus medical therapy for patent foramen ovale in prevention of recurrent neurological events after presumed paradoxical embolism. JACC Cardiovascular interventions, 2012, 5(7): 777-789.

[29] Orgera M, O'Malley P, Taylor A. Secondary prevention of cerebral ischemia in patent foramen ovale: systematic review and meta-analysis. South Med J, 2001, 94(7): 699-703.

[30] Kitsios G, Dahabreh I, Abu Dabrh A, et al. Patent foramen ovale closure and medical treatments for secondary stroke prevention: a systematic review of observational and randomized evidence. Stroke, 2012, 43(2): 422-431.

[31] Patti G, Pelliccia F, Gaudio C, et al. Meta-analysis of net long-term benefit of different therapeutic strategies in patients with cryptogenic stroke and patent foramen ovale. Am J Cardiol,

2015, 115(6): 837-843.

[32] Diener H, Akagi T, Durongpisitkul K, et al. Closure of the patent foramen ovale in patients with embolic stroke of undetermined source: A clinical expert opinion and consensus statement for the Asian-Pacific region. Int J Stroke, 2020, 15(9): 937-944.

[33] Furlan A, Reisman M, Massaro J, et al. Closure or medical therapy for cryptogenic stroke with patent foramen ovale. N Engl J Med, 2012, 366(11): 991-999.

[34] Carroll J, Saver J, Thaler D, et al. Closure of patent foramen ovale versus medical therapy after cryptogenic stroke. N Engl J Med, 2013, 368(12): 1092-1100.

[35] Meier B, Kalesan B, Mattle H, et al. Percutaneous closure of patent foramen ovale in cryptogenic embolism. N Engl J Med, 2013, 368(12): 1083-1091.

[36] Saver J, Carroll J, Thaler D, et al. Long-Term Outcomes of Patent Foramen Ovale Closure or Medical Therapy after Stroke. N Engl J Med, 2017, 377(11): 1022-1032.

[37] Lee PS, Song JK, Kim JS, et al. Cryptogenic Stroke and High-Risk Patent Foramen Ovale: The DEFENSE-PFO Trial. J Am Coll Cardiol, 2018, 71(20): 2335-2342.

[38] Mir H, Siemieniuk R, Ge L, et al. Patent foramen ovale closure, antiplatelet therapy or anticoagulation in patients with patent foramen ovale and cryptogenic stroke: a systematic review and network meta-analysis incorporating complementary external evidence. BMJ Open, 2018, 8(7): e023761.

[39] Pristipino C, Sievert H, D'Ascenzo F, et al. European position paper on the management of patients with patent foramen ovale. General approach and left circulation thromboembolism. Eur Heart J, 2019, 40(38): 3182-3195.

[40] Messé S, Gronseth G, Kent D, et al. Practice advisory update summary: Patent foramen ovale and secondary stroke prevention: Report of the Guideline Subcommittee of the American Academy of Neurology. Neurology, 2020, 94(20): 876-885.

[41] Kuijpers T, Spencer FA, Siemieniuk RAC, et al. Patent foramen ovale closure, antiplatelet therapy

or anticoagulation therapy alone for management of cryptogenic stroke? A clinical practice guideline. BMJ, 2018, 362: k2515.

[42] Laine L, Jensen DM. Management of patients with ulcer bleeding. Am J Gastroenterol, 2012, 107(3): 345-360.

[43] Ng FH, Wong SY, Chang CM, et.al. High incidence of clopidogrel-associated gastrointestinal bleeding in patients with previous peptic ulcer disease. Aliment Pharmacol Ther, 2003, 18(4): 443-449.

[44] Hart RG, Tonarelli SB, Pearce LA. Avoiding central nervous system bleeding during antithrombotic therapy: recent data and ideas. Stroke, 2005, 36(7): 1588-1593.

[45] Morotti A, Goldstein JN. Diagnosis and Management of Acute Intracerebral Hemorrhage. Emerg Med Clin North Am, 2016, 34(4): 883-899.

[46] Angelini F, Fortuni F, Tsivgoulis G, et al. Comparison of antithrombotic strategies in patients with cryptogenic stroke and patent foramen ovale: an updated meta-analysis. Cardiovasc Drugs Ther, 2021, 35(5): 987-993.

[47] Schelleman H, Brensinger CM, Bilker WB, et al.Antidepressant-warfarin interaction and associated gastrointestinal bleeding risk in a case-control study. PLoS One, 2011, 6(6): e21447.

[48] Chhatriwalla AK, Amin AP, Kennedy KF, et al. Association between bleeding events and in-hospital mortality after percutaneous coronary intervention. JAMA, 2013, 309(10): 1022-1029.

第十六章
卵圆孔未闭介入治疗器械的发展及临床应用前景

卵圆孔未闭（patent foramen ovale，PFO）为出生后原发隔和继发隔未融合所致房间隔内一隧道式通道，成年人发生率为 20%～25%。临床研究显示 PFO 与多种临床疾病相关，包括不明原因卒中、偏头痛、减压病、斜卧呼吸 - 直立低氧综合征和心脏 - 体循环矛盾栓塞等。RESPECT 等多项研究表明 PFO 封堵术可使存有 PFO 的缺血性脑卒中、短暂性脑缺血发作或体循环栓塞患者较单纯药物治疗获得益处，可更好地降低复发性脑卒中风险。

PFO 封堵术治疗的有效性，也极大地促进了 PFO 介入治疗器械的研发，使得不同 PFO 介入治疗器械各具特点，现就 PFO 介入治疗器械的现状与前景做一介绍。

一、卵圆孔未闭介入治疗器械分类

目前临床应用或正在研发的 PFO 封堵器，具有各自不同的设计特点，特别是工程学的进展与各种新型医用材料应用于临床，使 PFO 介入治疗器械突破了以往单纯自膨胀镍钛合金双伞盘封堵器类型，还包括 PFO 隧道内封堵器、新型生物可降解封堵器、PFO 介入缝合装置等类型的介入治疗器械。

（一）自膨胀双伞盘卵圆孔未闭封堵器

自膨胀双伞盘 PFO 封堵器是目前临床上应用最为广泛的 PFO 封堵装置。由两个自膨胀左心房盘和右心房盘通过中心腰部连接，以及传送装置组成。封堵器传送就位后通过伞盘和伞盘中阻隔膜来堵闭 PFO 过隔血流，随时间延长，封堵器表面内皮化至完全将封堵器包裹其中。

此种 PFO 介入装置主要操作过程是在数字减影血管造影（DSA）X 线导引下经股静脉送入导丝至右心房，再经 PFO 至左心房，送至左上肺静脉，在经胸 / 经食管超声心动图或球囊测量 PFO 大小及明确 PFO 解剖结构后，选择合适封堵器型号，沿传送导丝置入传送鞘管至左心房，再将装载好封堵器的传送钢缆经传送鞘管将封堵器送至传送鞘管头端，固定传送钢缆，回撤传送鞘管，将封堵器左心房伞盘于左心房内打开，同时回撤传送鞘管和钢缆至右心房并使左心房伞盘完全贴附于房间隔左侧后，推出右心房伞盘，利用伞盘自膨胀原理夹住房间隔堵闭 PFO（图 16-1）。经心脏超声观察封堵器位置良好，固定牢靠，对周边结构无不良影响后，按介入装置设计，解脱封堵器与传送钢缆的连接，释放封堵器。

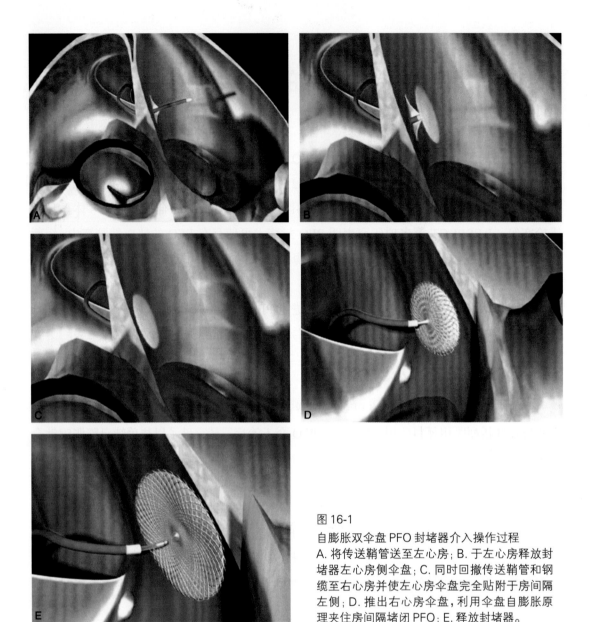

图 16-1

自膨胀双伞盘 PFO 封堵器介入操作过程

A. 将传送鞘管送至左心房；B. 于左心房释放封堵器左心房侧伞盘；C. 同时回撤传送鞘管和钢缆至右心房并使左心房伞盘完全贴附于房间隔左侧；D. 推出右心房伞盘，利用伞盘自膨胀原理夹住房间隔堵闭 PFO；E. 释放封堵器。

　　1. Amplatzer PFO 封堵器　　Amplatzer PFO 封堵器于 1997 年由 Kurt Amplatz 和 Bernhard Meier 首次临床应用。该封堵器的设计已有 20 余年历史，仅近年来在镍钛合金编织中改进了化学工艺，以进一步减少镍的释放量。1998 年，Amplatzer PFO 封堵器在脑卒中二级预防上获得了欧盟 CE 认证，并于 2016 年 10 月获得美国食品药物监督管理局（FDA）的批准，也是目前全球应用最为广泛的 PFO 专用封堵器。

　　Amplatzer PFO 封堵器是一种自膨胀双伞盘装置，由 0.005 英寸镍钛合金丝编织，伞盘内缝合有涤纶织物补片（图 16-2），涤纶补片旨在阻隔血流与促进封堵器内皮化。该封堵器与当代磁共振成像兼容，但可能产生成像伪影。左右心房伞盘以窄短柔性腰部（直径 3mm）连接，允许双盘自由活动，即使在长隧道 PFO 中，伞盘也能灵活适应房间隔，并适应 PFO 解

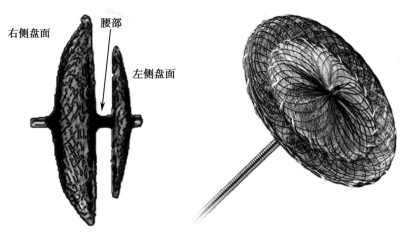

图 16-2
Amplatzer PFO 封堵器模式图

剖特性及减少潜在并发症,如器械血栓和器械对游离心房壁及主动脉磨蚀。左心房伞盘中心有铆,右心房伞盘中心通过螺母与传送钢缆连接,由 8F 或 9F 输送系统承装,通过逆时针方向旋转传送钢缆来释放封堵器。

依据右心房盘面直径大小,该封堵器有四种型号选择,分别为 18mm、25mm、30mm 和 35mm。25mm 和 35mm 型号右心房伞盘直径大于左心房伞盘,18mm 和 30mm 型号封堵器左右盘面直径相等。不同型号的封堵器适应多种解剖条件,包括厚间隔、长隧道或伴有房间隔膨出瘤(atrial septal aneurysm, ASA)等复杂解剖条件。

封堵器型号选择通常根据房间隔厚度、有无膨出瘤及大小,以及 PFO 隧道长度、PFO 距离瓣膜、主动脉根部和上下腔静脉距离等解剖条件为依据。25mm Amplatzer PFO 封堵器通常适合正常解剖条件的 PFO。对存有厚间隔、大 ASA 及长隧道等解剖情况的 PFO,建议选用更大型号 PFO 封堵器,也有因残余分流而植入第 2 个封堵器的文献报道。

直至现在,PFO 封堵术仍存有不同程度争议,RESPECT 试验、Gore-REDUCE 试验、CLOSE 试验三项大型临床研究结果与统计学证据表明在不明原因卒中二级预防方面,经导管 PFO 封堵术优于标准药物治疗,且不增加不良事件风险。在此之前的随机试验显示了 PFO 封堵术多种优势,但无明显统计学意义,归因于样本量小、随访时间短、入组低风险患者等偏倚。其中 RESPECT 研究具有重要意义。该研究共纳入 980 名受试者,主要为中青年 PFO 患者(平均年龄 46 岁)。长期随访表明,PFO 封堵组中脑卒中复发风险降低了 45%(PFO 封堵组 3.6% vs. 药物治疗组 5.8%; $p=0.04$),严重不良事件的风险没有增加。报告的 PFO 封堵组不良事件中,13 例归因于器械,12 例归因于介入手术本身。已知因心房壁局部刺激致心房颤动(AF),PFO 封堵组 499 例患者中发生 7 例(1.4%),出院时全部恢复窦性节律。随访期间 AF 的发生率在 PFO 封堵组和药物治疗组之间没有显著差异,发生率分别为 0.48 例 /(100 例·年)和 0.34 例 /(100 例·年),且无统计学差异($p=0.36$)。因此 RESPECT 研究充分验证了 Amplatzer PFO 封堵器的易用性和高安全性。早前开展的一项前瞻性注册研究中,248例患者应用Amplatzer PFO封堵器进行PFO封堵术,所有封堵器均可成功植入。另一项包括620例患者的临床研究,证实了应用不同大小Amplatzer PFO封堵器行PFO封堵术的可行性。该研究中仅发生5例(0.8%)介入手术并发症,其中包括4例穿刺部位股动静脉瘘和1例空气栓塞致短暂性脑缺血发作(TIA)。住院期间无死亡,随访期间无介入手术并发症。该研究显示在应用较大型号PFO封堵器尺寸患者,经TEE评估术后6个月残余分流率较高(18mm和25mm封堵器7%,35mm封堵器27%;$p<0.001$),这可能是与卵圆窝内较大封堵器盘面无法完全附着,间隔凸起将盘面推离相关。

Amplatzer PFO封堵器植入后相关不良事件也是研究热点。其可能增加远期需穿刺房间隔行心房颤动射频消融、左心耳封堵或其他手术操作的复杂性。进行房间隔穿刺时可在DSA左前斜投照体位下在Amplatzer PFO封堵器右侧伞盘的下缘,对应原发隔中下1/3处进行穿刺操作。

Amplatzer PFO封堵器以及临床应用绝大多数介入封堵器均采用镍钛合金金属丝编织而成,主要由55%镍和45%钛组成。镍钛合金具有超弹性、记忆性、抗疲劳和腐蚀特性,但10%患者存在镍接触过敏。大多数表现为过敏性接触性皮炎,全身表现罕见,可能为非特异性症状。研究显示植入封堵器后近期几个月血液中镍含量可能会上升3~5倍并在心内膜覆盖后6~12个月内恢复到正常范围,因此相应的症状应该是短暂的。既往有报道疑似植入Amplatzer PFO封堵器致镍过敏病例,需要对已知镍过敏或镍过敏筛查阳性的患者植入镍钛合金装置生物相容性进行评估。在数百万植入基于镍钛合金医疗器械的患者中,只有极少数病例因持续全身过敏反应需移除植入器械。一项大型观察研究包括18个机构治疗的13 736名患者,仅有38例患者因镍过敏需手术移除PFO封堵器(0.28%)。而Raouf等报道了6 000例Amplatzer PFO封堵器植入经验,未观察到需要药物或手术治疗的镍过敏案例。为尽量降低Amplatzer PFO封堵器镍的释放量,已对该封堵器的化学工艺进行了改进。

房性心律失常在PFO封堵术后较为常见。PFO封堵前有症状性房性心律失常患者在封堵后近期心律失常症状可能会加重,应在围手术期详细告知患者此潜在风险,在相关症状持续的患者和发作持续数小时的患者中,需明确有无新发心房颤动。封堵术后心房颤动的发生率随年龄增加而增加,不同封堵器型号发生率为2%~6%。大多数心房颤动发生在封堵术后早期,多为自限性,很少需要口服抗凝药物治疗,也未见Amplatzer PFO封堵器植入后发生封堵器相关栓塞报道,对存在厚间隔或房间隔膨出瘤等解剖条件时更换更大型号封堵器需加以注意。PFO封堵术后器械血栓是非常罕见的严重并发症。Krumsdorf等报道了1 000例患者,其中593例PFO封堵术,407例ASD封堵术,应用9种不同类型封堵器。术后应用足量阿司匹林和氯吡格雷抗血小板聚集药物,随访期间报告了20例器械相关血栓并发症,应用CardioSEAL或STARFlex封堵器患者术后器械血栓发生率高于Amplatzer PFO封堵器。特别是在新发或术后持续心房颤动患者以及合并房间隔膨出瘤患者中,器械相关血栓的发生率显著增高。据统计约85%的器械血栓在充分抗凝治疗后消失,其余15%

器械血栓需外科手术处理。Hornung 等报道了另一项前瞻性研究,包括 660 例患者,比较了 3 种不同 PFO 封堵装置(Amplatzer、CardioSEAL/STARFlex 和 Helex)研究结果。在 5 年的随访期中,660 例患者中有 12 例术后出现器械相关血栓:11 例在 CardioSEAL/STARFlex 组(220 例),1 例在 Helex 组(220 例),而在 Amplatzer 组(220 例)($p < 0.000\ 1$)中未见器械相关血栓;其中 83% 器械血栓应用抗凝治疗后消失,17% 则必须手术处理。

PFO 封堵术后最严重并发症是封堵器磨蚀,封堵器边缘有可能穿透主动脉根部。Amplatzer PFO 封堵器设计上利于封堵器避开主动脉,降低了磨蚀风险。此外,18mm 封堵器盘面通常不能到达主动脉根部。Amplatzer PFO 封堵器非对称设计,左侧盘面直径较小,仅有右侧盘面可能磨蚀心房壁。磨蚀现象发生率较难评估,根据全世界有超过 10 万例植入案例仅有少数报告,估计发生率约为 19 000 例植入发生 1 例。磨蚀现象一旦发生可能需要紧急干预以防止致命后果。

Amplatzer PFO 封堵器是第一个专用于 PFO 的封堵器,也是第一个经美国 FDA 批准用于不明原因卒中的二级预防的介入治疗装置。Amplatzer PFO 封堵器具有技术简单、操作简便、安全、有效等特点。据文献统计 Amplatzer PFO 封堵器植入后完全封堵率约为 90%,封堵器相关严重并发症罕见。

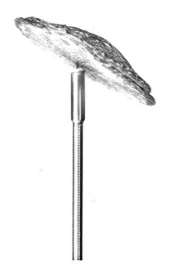

图 16-3
Figulla Flex Ⅱ PFO 封堵器

2. Figulla Flex Ⅱ PFO 封堵器 Occlutech 公司于 2003 年推出了第一代封堵器,目前所应用的 Figulla Flex Ⅱ PFO 封堵器为其第三代产品,于 2011 年 10 月始应用于临床。

该封堵器与 Amplatzer PFO 封堵器相似,设计上仅有很小差异。该封堵器由镍钛合金丝网通过独特的编织技术形成双伞盘状结构,每侧伞盘内部均有聚乙烯补片以增加封堵效果,且左心房侧伞盘无铆样结构,减少了左侧伞盘镍钛合金含量(图 16-3)。该封堵器根据直径大小有 16/18mm、23/25mm、27/30mm 和 31/35mm 四种型号,左心房盘面直径较右心房侧稍小。该介入装置另一独特之处在于传送钢缆与封堵器连接处采用球窝样结构替代了传统的螺旋连接方式,使该封堵器可根据不同房间隔解剖形态呈现不同的倾斜角度,与 Amplatzer PFO 装置相比,更具灵活性。

2016 年一项在德国应用 Figulla Flex Ⅱ PFO 封堵器行 PFO 封堵术的中期随访研究纳入不明原因卒中、短暂性脑缺血发作或外周矛盾栓塞共 57 例 PFO 患者,所有患者均介入封堵成功,围手术期未见主要并发症;术后 6 个月随访显示仅有 3 例可见微量残余分流;未见封堵器相关器械血栓;1 例术后新发心房颤动,1 例随访期间 TIA 复发。2017 年一项纳入 100 例 PFO 患者,应用 Figulla Flex Ⅱ PFO 封堵器行 PFO 封堵术的 OPPOSE 研究结果公布。所有患者 PFO 均成功封堵,术后 6 个月主要终点 0 或 1 级残余分流率为 79.3%,1 例封堵器移位选用更大尺寸再次成功植入，1 例出现新发 AF。这项首个 Figulla Flex Ⅱ PFO 封堵器的前瞻性临床研究的中期随访结果验证了该封堵器临床应用的安全性和有效性。

3. **Gore Cardioform 间隔封堵器**　Gore Cardioform 间隔封堵器根据封堵器盘面直径分为 15mm、20mm、25mm、30mm 四种型号（图 16-4），是一种柔顺的双盘设计装置，其花瓣样自膨胀镍钛合金框架表面覆盖聚四氟乙烯膜，以利于快速内皮化。其左右盘面推出鞘管后可展开成类似 5 个花瓣样结构，以提高封堵器贴附间隔能力，降低封堵器滑脱和栓塞风险。该封堵器预装载在输送系

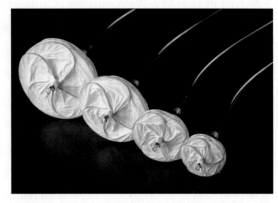

图 16-4
Gore Cardioform 间隔封堵器

统中，输送鞘管外径为 10F，长度 75cm，与控释手柄连接。术者可操纵手柄来装载、展开、锁定封堵器，控释操作灵活，可根据具体操作情况重新定位或必要时收回封堵器（图 16-5）。

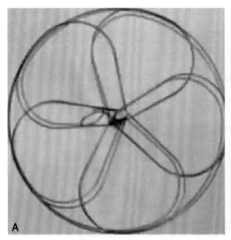
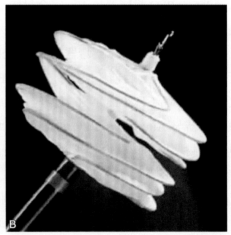

图 16-5
Gore Septal Occluder 封堵器模式图与传送装置
A. 5 个金属丝框架结构图；B. 左心房侧与右心房侧盘面结构与传送系统相连接。

该封堵器早期小样本短中期随访研究表明，Gore Cardioform 间隔封堵器介入成功率为 89%～100%。在一项 60 例 PFO 患者的临床研究显示 Cardioform 间隔封堵器行经导管 PFO 封堵术，术后卒中、血栓形成和心房颤动 / 扑动分别 1 例（1.7%）、1 例（1.7%）和 5 例（8.3%），栓塞等严重不良事件发生风险较低，未见磨蚀现象报道。合适型号封堵器的选择及定位对手术成功至关重要。Gore Cardioform 间隔封堵器设计初衷适用于缺损直径＜18mm 的 ASD，因此在欧美国家该封堵器最早批准用于治疗 ASD，并于 2018 由美国 FDA 批准用于 PFO 封堵。

4. **STARFlex 封堵器**　STARFlex 封堵器是一种改良的 CardioSEAL 封堵器，包括连接

在对臂之间的镍钛合金弹簧、一个允许设备旋转预释放的套筒接头（图16-6）。这种设计可获得更小的封堵器/缺损尺寸比和输送鞘管尺寸，并提高完全封堵率。镍钛合金弹簧设计确保在释放期间和术后将封堵器定位在缺损中央，而不拉伸缺损或扭曲隔膜的解剖结构，旨在减少残余分流和降低器械栓塞风险。另一个临床上显著的优势是通过降低封堵器与缺损大小比，从而保护相邻的心内结构，如房室结、二尖瓣或三尖瓣等。STARFlex封堵器有23mm、28mm、33mm、38mm、40mm和43mm六种型号可供选择。

2012年纳入909例PFO患者的CLOSURE I研究结果显示，应用STARFlex封堵器行PFO封堵术后2年随访未能降低主要终点事件，即脑血管意外死亡、卒中或TIA，且封堵组多例发现左心房血栓形成。STARFlex封堵器系统右盘展开后无法回退及再次定位设计，以及临床应用较同类其他双盘封堵器更高的器械血栓发生率和房性心律失常发生率，目前该封堵器已退市。

5. **其他双盘封堵器**　多年来多种双盘封堵器被研发设计，仅有少数成功推广至临床应用，而大多数已经退出临床使用。其中一个装置是Intrasept封堵器，远端和近端的帆伞盖状盘面由一个铰接的中心柱连接。该装置的设计是为了提高间隔贴合性以适应各种患者的房间隔解剖特点（图16-7）。

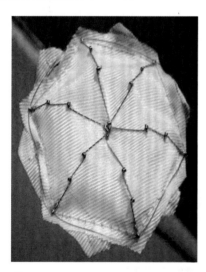

图 16-6
STARFlex 封堵器

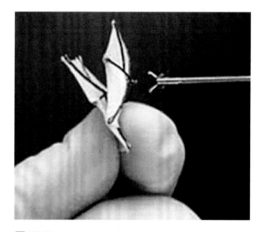

图 16-7
Intrasept 封堵器

（二）卵圆孔未闭隧道内封堵器

PFO隧道内封堵器是直接将该封堵器置入PFO隧道内，并通过两个可调的左心房和右心房锚定设计，使原发隔和继发隔紧密结合。这种设计的基本原理是尽量减少封堵器在血液循环中暴露，从而减少封堵器相关并发症，如血栓形成、心律失常和磨蚀。此外，结构上无较大金属盘便于未来因左心手术操作可能需要的房间隔穿刺。

Coherex FlatStent封堵器就是一种应用该原理设计用于放置在PFO隧道内的自膨胀封

堵器。其体积小、质量低，可以使得植入异物的质量最小化，从而减少封堵装置相关并发症。与当前可获得的封堵器伸展至双房不同，该封堵器仅有极小部分暴露于左心房。这种封堵器由具有超弹性的镍钛合金网构成，在封堵器隧道内部分由聚氨酯泡沫构成，用于刺激隧道内组织生长。封堵器具有微小锚钉，这些锚钉从 PFO 通道延伸出并附着在左右心房壁上。不透射线的标记物可以在植入过程中显示。单轨设计的输送导管易于单一术者操作，也有利于操作，导管尖端形状使其更加容易穿过 PFO。

2007 年 10 月法国法兰克福 Horst 教授将 Flatstent PFO 封堵器首次应用于人体。随后进行的多项临床研究显示该封堵器安全、有效、手术成功率高，未发生与封堵器相关的不良事件。目前已获得欧洲 CE 认证。2015 年 Marko 等报道了该封堵器的临床应用情况，研究中 46 例拟行 PFO 封堵术的患者术前经食管超声测量后有 26 例患者符合隧道长度 4～12mm，其中 21 例成功应用 Flatstent PFO 封堵器进行封堵。TEE 评价在术后 162 天 ±40 天与 317 天 ±162 天 PFO 功能性闭合率分别为 90% 与 95%，均未发现封堵器或空气栓塞、心脏压塞或血栓形成。封堵器周围彩色多普勒超声检测 10% 患者隧道内有小量血流信号，14% 患者封堵器突出右心房侧 2～6mm 且没有任何残余血流或微泡分流，另 5 例因闭合性欠佳换用其他类型封堵器。证实使用该封堵器进行 PFO 隧道内封堵，在经过仔细选择的长隧道患者中是安全有效的（图 16-8）。

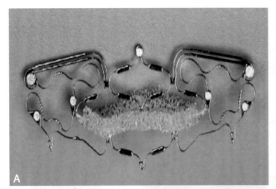
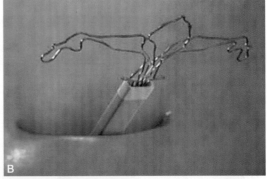
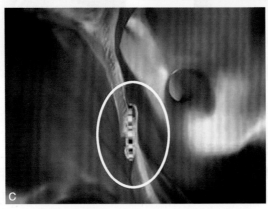

图 16-8
Coherex FlatStentTM 封堵器
A. Coherex FlatStent 封堵器；B. 通过卵圆孔未闭释放模式图；C. Coherex FlatStent 封堵器位于卵圆孔未闭内模式图。

(三）生物可降解卵圆孔未闭封堵器

随着医学材料的进步和器械的研发,部分或完全生物可降解 PFO 封堵器是一个正在进行研究开发的新领域。目前所研发的生物可降解 PFO 封堵器大多具有基本的自膨胀双盘设计,类似于传统金属双盘封堵器的释放方式。构成盘面的聚合物和其内阻隔膜会随时间逐渐降解被组织吸收直至消失,而降解时间已足够封堵器完成内皮化时间,从而达到既封闭 PFO,又避免金属封堵器永久存留于人体内部的目的。由于可降解材料较镍钛合金金属丝软,理论上可减少甚至避免心律失常和心脏磨蚀并发症发生的风险,但由于内皮化时间存在差异,封堵器降解后有可能增加残余分流发生率。许多生物可降解装置已进行了临床应用评估,早期结果表明,与更广泛使用的传统金属封堵器相比,生物可降解装置术后残余分流率更高。

1. BioSTAR 封堵器　2006 年,美国马萨诸塞州波士顿 NMT 医疗中心公布了其所研制的用于治疗 ASD 和 PFO 的 BioSTAR 封堵器(图 16-9)。该封堵器由双侧伞盘构成,每侧伞盘由 4 根金属合金丝支撑构成框架,上面覆盖阻隔膜。金属框架由无磁镍钴铬钼合金(MP35N)构成,所覆盖阻隔膜为胶原膜(猪黏膜下层中高度纯化的 I 型胶原)作为血流阻隔膜。与传统 Amplatzer 封堵器不同,BioSTAR 封堵器需 11F 以上的输送鞘管传送,且由于采用了传统的合金框架,不能完全降解,为部分可降解封堵器。

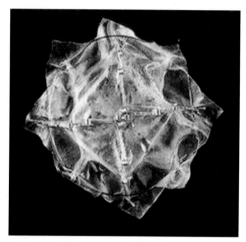

图 16-9
生物可吸收 BioSTAR 封堵器

该封堵器是全球第一个生物可降解封堵器,也是目前可降解封堵器中研究数据较为全面的部分可降解类型封堵器。第一次临床研究(9 例患者)证实其对小于 18mm 中 / 小 ASD 封堵治疗安全有效。Gareth 团队对 58 例年龄为 28～68 岁有临床症状的 ASD 或 PFO 患者进行了一项前瞻、开放、多中心临床研究,58 例患者中 57 例(98%)成功植入,30 天和 6 个月封堵率分别为 52 例(92%)和 56 例(96%),5 例植入后发生短暂性房性心律失常,未出现严重并发症,证实了其近期良好的封堵 ASD 和 PFO 治疗效果。BEST 临床试验显示了 BioSTAR 封堵器高效、完整封堵 ASD 及 PFO 的效果。但长期随访研究有置入 BioSTAR 封堵器后晚期因金属框架导致心脏穿孔的病例报道。Ussia 等在使用 BioSTAR 封堵器封堵 PFO 后,有 9% 患者出现了心律失常。因此,操作技术不熟练时,BioSTAR 封堵器容易脱落或造成不良反应,尤其对于主动脉侧边缘不足的患者,上述不良事件限制了其在临床上的应用。

尽管该封堵器未能真正地应用于临床,且封堵器本身仍存在金属部分,未能实现完全降解,但该封堵器的设计理念是真正意义上的可降解封堵器,标志着从合金封堵器向可降解封堵器的巨大进步。

2. Double umbrella(DU)封堵器　Double umbrella(DU)封堵器(简称 UC 封堵器)是由新加坡南洋理工大学研发的一款完全可降解的 ASD 和 PFO 封堵器。该封堵器由左、右心房两伞盘与其间的连接杆构成,左右心房伞盘类似镍钛合金封堵器,可自膨胀展开。伞盘采用聚己内酯材料制成的辐条作为骨架,具有更好的锚定性,其上覆盖由聚己内酯-丙交酯共聚物制成的薄膜,使该封堵器更易通过传送鞘管输送至靶目标位置,置入方法与目前广泛应用的镍钛合金封堵器相同(图16-10)。该封堵器已进行的动物实验结果表明,若左

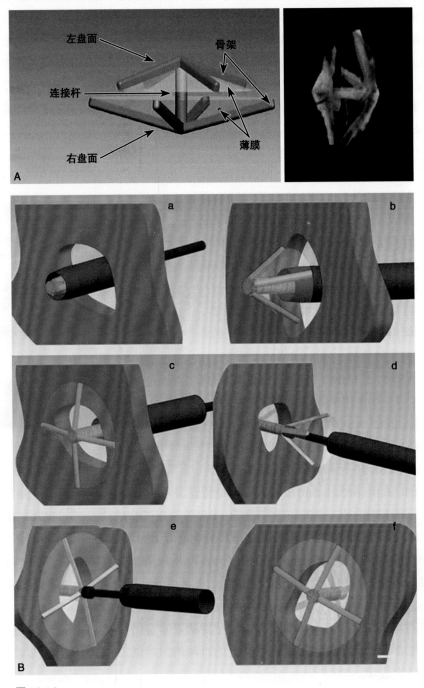

图 16-10

DU 封堵器

A. DU 封堵器结构与模式图;B. DU 封堵器封堵操作过程示意图。

右心房伞盘已打开但未成功封堵,撤回封堵器则该封堵器将彻底破坏,只能重新置入新封堵器。动物实验病理结果显示有大量炎性细胞、出血和血栓形成及纤维肉芽和结缔组织聚集。该封堵器置入后至 ASD 或 PFO 最终闭合,是否完全降解,有待长期研究。

3. **Chinese Lantern 封堵器** Chinese Lantern 封堵器也是由新加坡南洋理工大学研发的另一款可降解间隔缺损封堵器。该封堵器采用聚己内酯材料为框架,PLLA 膜作盘状结构,由“头膜”“腰”“尾膜”三个柔软部分和“锁管”“头管”“尾管”“环线”四部分结构框架组成,操作过程中通过收缩环线、折叠头膜和尾膜的方法实现封堵。封堵器腰长度取决于心脏间隔实际厚度,确保更好地封闭间隔缺损。具体操作方法:先将封堵器前半部分推出传送鞘管并在左心房内保持未折叠状态,后拉操纵线折叠头膜,头膜锚定在间隔缺损处,后退传送鞘管使封堵器后半部分释放,稳定操纵线推送传送鞘管折叠尾膜,尾膜锚定缺损处从而完成封堵。该封堵器设计上特殊的“折叠”机制使其具有很强回收和重新定位能力,在封堵特殊缺损和复杂 PFO 通道,具独特优势(图 16-11)。动物实验结果表明该封堵器内皮化结果很好,仅在其“头膜”处发现少许血栓;病理免疫组化结果表明该封堵器体内炎症反应较 DU 封堵器低,其与心脏解剖切面的贴合顺应性更好。但存在锚定力不足和覆盖面较小,且较传统封堵器操作过程更复杂等缺陷。解决这些缺陷问题,需进一步相关研究。

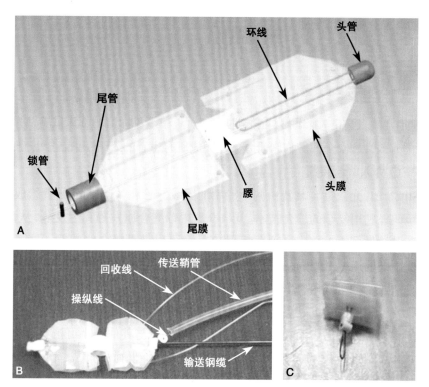

图 16-11

Chinese Lantern 封堵器

A. 封堵器结构模式图;B. 传送系统结构模式图;C. 封堵器释放后形态。

4. Pansy 可降解 PFO 封堵器　Pansy 可降解 PFO 封堵器是由中国上海锦葵医疗器械股份有限公司生产的新型可降解 PFO 封堵器。封堵器采用单铆双盘自膨式网体结构,该主体的一端为闭合式,即双层内敛网罩,封堵器通过导管推送后,即能很好地恢复所需外形,从而封堵住缺损部位(图 16-12)。机制是通过输送装置将可降解材料封堵器置于缺损处,封堵器的隔层膜通过机械性阻挡血流,可降解材料的网架结构为缺损部位的修复提供良好的支撑作用,以达到闭合 PFO 的治疗目的,封堵器左盘无铆的设计更利于局部内皮化。封堵器网体在修复过程中会被机体逐渐吸收,最终降解为对人体无害的小分子(二氧化碳和水),排出体外,使心脏结构中无金属植入物,避免相关的远期风险。

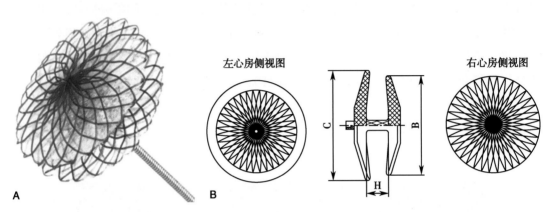

图 16-12
Pansy 可降解卵圆孔未闭封堵器
A. 封堵器;B. 封堵器结构型式图。

自 2019 年开始,已在中国开展了前瞻性、多中心、单组目标值的临床试验,评价该封堵器及输送装置的有效性和安全性。临床研究已经完成所有患者的入组,目前正处于随访阶段。

(四) PFO 介入缝合装置

NobleStitch EL 介入缝合装置由两个专用的缝线导管和 KwiKnot 导管组成,参考股动脉闭合装置原理,利用复杂的缝合技术,用 4-0 聚丙烯缝合原发隔和继发隔,从而产生一个"S"形的 PFO 封闭(图 16-13)。该装置远端有一个可以携带缝合线的臂,这个臂在心脏内部打开,以便正确地连接上间隔,并且有一个内部针穿过房间隔组织,在打开的缝合臂上抓取缝合线。手术原理是应用亚厘米级的 KwiKnot 紧固件将两个单独的聚丙烯缝合在一起,一侧位于原发隔,一侧位于继发隔,在右心房侧打一个小结,通过固定缝合线和修剪多余的缝合材料实现缝合,而心房表面无金属裸露(图 16-14)。与其他最小可植入材料装置相比,NobleStitch EL 可以避免之前许多封堵器相关的问题,降低血栓形成、心律失常和磨蚀效应风险。2019 年报道意大利 12 家医学中心进行的前瞻性注册研究,旨在评估 NobleStitch EL 这种新型的经皮无装置缝合系统的 PFO 封闭系统的安全性和有效性。连续评估的 200 例患者中,192 例被认为适合于缝合介导的 PFO 关闭(44 岁 ±13 岁,114 名女性)。186 例(96%)患者成功完成房间隔缝合术。透视时间中位数为 16.1(13.0～22.5)分钟,对比剂量为

200（150~270）ml，随访 206 天 ±130 天，139 例（75%）经胸超声右心声学造影显示无 RLS（0 级），166 例（89%）显示 RLS≤1 级，其中 139 例（75%）Valsalva 动作后出现。20 例（11%）患者存在显著的 RLS（2 级 11 例，3 级 9 例），没有器械相关并发症发生。研究早期结果表明缝合介导的 PFO 关闭在大多数房间隔解剖中是可行的，中期随访具有良好的安全性。

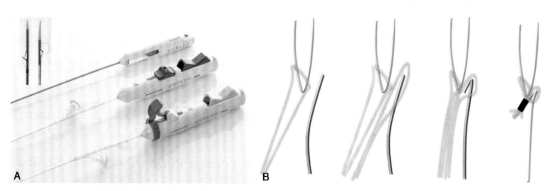

图 16-13
NobleStitch EL 介入缝合装置
A. NobleStitch EL 介入缝合装置组成部分；B. 缝合技术原理示意图。

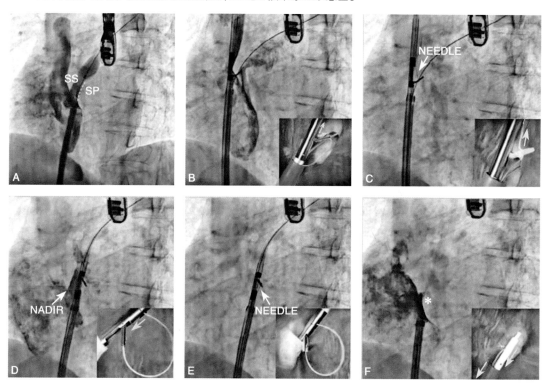

图 16-14
NobleStitch EL PFO 装置介入操作过程
A. 测量球囊通过 PFO 并于右心房内造影明确 PFO 解剖情况；B~E. NobleStitch 介入装置依次缝合 PFO 的继发隔（SS）和原发隔（SP），特别注意的是穿刺针（NEEDLE）穿刺继发隔时需在继发隔的最低点（NADIR）。根据操作者情况推注对比剂观察缝合情况，每一次缝合后，传送系统将被撤出，轻拉缝线末端以使原发隔弯向右心房。F. 保持缝线张力，然后使用 KwiKnot 传送系统在房间隔右侧打结（＊所示）并剪断远端缝线。

二、卵圆孔未闭封堵器械比较

目前临床研究中最多的还是对 Amplatzer PFO 封堵器与其他双伞盘 PFO 封堵器的对比研究。

一项意大利观察性研究纳入 406 名 PFO 患者并分为两组，分别应用 Amplatzer PFO 封堵器和 Oclutech Figulla 封堵器行 PFO 封堵，在手术和 X 线透视时间、术后并发症发生率方面，两种封堵器间无统计学差异。Amplatzer PFO 封堵器组室上性心律失常发生率更高（30/179=17% 与 20/227=9%；p=0.02）。两组均未见主动脉磨蚀现象，随访期间无 TIA 或脑卒中复发，PFO 封堵后 6 个月残余分流发生率均较低且无统计学意义（Amplatzer 组 17/179=9.5%，Figulla 组 19/227=8.4%；p=0.86）。

另一项包括 100 例患者的前瞻性研究中，将 Amplatzer PFO 封堵器与 PFO-STAR 封堵器进行了比较，Ultrasept PFO 封堵器由 PFO-STAR 封堵器改进而来。结果表明，与接受 PFO-STAR 封堵器（n=50）相比，Amplatzer PFO 封堵器（n=50）治疗组手术和透视时间更短（p=0.004），手术并发症较少（p=0.01）。此外，与 Amplatzer PFO 封堵器相比，PFO-STAR 封堵器需要更多次植入尝试。术后 6 个月 TEE 随访结果表明 Amplatzer PFO 封堵器组完全封堵率更高。Amplatzer 封堵器组 47 例（94%）患者实现 PFO 完全闭合，而 PFO-STAR 封堵器组仅实现了 33 例（66%）（p<0.001）。

一项荟萃分析对 Amplatzer PFO 封堵器与 STARFlex 装置进行了比较，结果显示 Amplatzer PFO 封堵器新发 AF（相对风险 0.25）和 TIA 或缺血性脑卒复发风险较低（相对风险 0.35）。针对新发 AF 相关事件风险聚类排序图中，Amplatzer PFO 封堵器优于 Gore 和 STARFlex 封堵器。一项 5 年随访研究显示，Amplatzer PFO 封堵器在疗效和安全性方面优于 STARFlex 和 Helex 封堵器。

2019 年一项美国单中心回顾性研究结果公布，467 名 PFO 患者选用 Amplatzer ASO、Amplatzer PFO、Amplatzer Cribriform、Gore Helex、Gore Cardioform 或 NMT CardioSEAL 封堵器进行了 PFO 封堵，其中 320 例（68.5%）进行了长期随访。目前 Helex 和 CardioSEAL 封堵器已退市，但相关数据对于评价有效性具有重要的参考价值。与其他封堵器组相比，Amplatzer ASO 组的 PFO 孔道尺寸更大，因为在早期选用 ASD 封堵器来治疗较大的 PFO。除 Cardioform 组外各组 PFO 隧道长度大致相同，CardioSEAL 组植入 14 例（4.4%），Amplatzer ASO 植入 17 例（5.3%），Amplatzer PFO 组植入 33 例（10.3%），Amplatzer Cribriform 组植入 14 例（4.4%），Gore Helex 植入 137 例（42.8%），Cardioform 组植入 105 例（32.8%）。封堵术后各组均有轻度胸痛（平均 13.3%）。除 Amplatzer Cribriform 组外，各组均有阵发性心悸患者。不良事件包括：Cardioform 组封堵器磨蚀引起心脏压塞 1 例后经外科手术治疗并移除该封堵器；Helex 组封堵器发生栓塞 1 例，通过介入方式移除并重新植入封堵器，CardioSEAL 组发生器械相关血栓 3 例。随访期内 4 例 MRI 证实脑卒中复发，3 例在 Helex 组，1 例在 Cardioform 组，其中 3 例有明确原因，1 例在无残余左向左分流情况下原因不明。对 Gore Helex 和 Gore Cardioform 组患者的亚组分析表明，PFO 封堵术后新发 AF 发生率有显著性差异：Helex 组为 4%（5/137），Cardioform 组为 13%（11/85）（$p<0.01$）。研究表明，接受 6 种不同 PFO 封堵器的 320 例 PFO 患者中，Cardioform 封堵器组完全封堵率最高，但术后新发 AF 率较高。与早先的 Helex 封堵器相比，这样的结果可能与 Cardioform 封堵器两个盘面之间连接强度更高相关。强度增大可提高封堵率，但可能会产生更多的局部刺激。将 PFO 封堵器与 PFO 及间隔解剖相结合是成功进行 PFO 封堵术的重要因素。与 ASD 椭圆形孔解剖情况不同，PFO 经常是马蹄形类似风岩的隧道。为促进内皮化，PFO 封堵装置必须近似于两个间隔的末端，并机械地将其结合。PFO 尺寸较大、合并房间隔膨出瘤、下腔静脉瓣或 Chiari 网存在以及其他相关的先天性畸形将加大封堵器植入技术难度，可能会影响完全封堵率。本研究值得注意的是残余分流发生率在尺寸较大的封堵器中更高，其中 30mm Helex 封堵器发生率为 73%（8/11），35mm Amplatzer PFO 封堵器比 35mm Amplatzer Cribriform 封堵器（33% vs. 0，$p=0.009$）发生率更高。RESPECT 研究中，Amplatzer PFO 封堵器完全封堵率 99%（458/462），明显高于这项研究中的完全封堵率 85%（28/33）。这种差异可能是 RESPECT 研究应用 TEE 与该项研究应用 TCD 对分流大小敏感度相比较低所造成。

PFO 孔道较大给细腰非自中心设计的 PFO 封堵器带来了挑战，因为细腰靠在缺损周边，封堵器释放时倾向于不对称地放置在 PFO 单侧。此外，Helex 封堵器夹闭力欠佳，增大封堵器移位和栓塞风险。30mm Helex 封堵器与 25mm 封堵器相比间隔贴壁性较差是增加残余分流率可能原因，这一结论与 Matsumura 等研究结果相符。为解决 PFO 孔道大和早期 PFO 封堵器夹闭力不足（Cardioform 封堵器问世前）问题，介入医生经常选择 Amplatzer ASO 封堵器超说明书替代应用。Amplatzer PFO 和 Amplatzer ASO 封堵器均可提供足够夹闭力，但已证实镍钛合金盘面的高硬度与植入后胸痛和封堵器磨蚀相关。Amplatzer Cribriform 封堵器由于其较大的左心房盘直径和强度，可适用于房间隔膨出瘤型 PFO。Rigatelli 等研究显示，与 Gore Helex 封堵器相比，Amplatzer Cribriform 封堵器残余分流发生率较低。REDUCE 研究中，Cardioform PFO 封堵器占比 61%，其余 39% 是 Helex 封堵器，完全封堵率为 98.8%，与前述研究结果类似。此外，Cardioform 封堵器可以适应不同变化卵圆窝解剖特点。鉴于这些优势，在 Cardioform 封堵器广泛应用后，Amplatzer ASO 封堵器对于孔道尺寸较大 PFO 的应用率下降。Cardioform 封堵器的新发 AF 发生率（13%）高于 Helex 封堵器（4%）（$p<0.01$）。在使用 Amplatzer PFO 封堵器的 RESPECT 试验中，中位随访时间为 5.9 年，随访期间 AF 发生率为 4%（20/499）。REDUCE 研究 Cardioform 封堵器组 AF 发生率为 7%（20/269），Helex 封堵器组 AF 发生率为 5%（9/172）。虽然 Cardioform 封堵器术后残余分流率较低，但术后短暂性新发 AF 风险较高，从而强调在封堵器选择时需要平衡风险和利益。所有将 PFO 封堵术作为预防复发性不明原因卒中措施的临床试验，术后没有进行

持续的心电图监测都可能低估新发 AF 真实发生率。植入式心电监护优于常规随访,可检测不明原因卒中后的心律失常。

三、临床应用前景

自 1975 年经导管 ASD 封堵技术(在经皮冠状动脉介入治疗之前)问世,Amplatzer PFO 封堵器作为第一个专用 PFO 封堵器于 1997 年开始应用于临床,经导管 PFO 封堵术目前已成为介入心脏病领域最常见的手术类型之一。目前有多种封堵器在临床应用,大多是 Amplatzer PFO 封堵器改进或类似器械。已有大量观察性临床研究证实 Amplatzer PFO 封堵器的有效性及安全性。Amplatzer PFO 封堵器的不对称双盘设计旨在进一步降低对左心房和邻近结构磨蚀的风险。较小的左盘减少心房游离壁接触,较大的右盘最大限度地降低封堵器栓塞风险。观察研究比较 Amplatzer PFO 封堵器与其他类似双盘设计封堵器,显示 Amplatzer PFO 封堵器在疗效(随访 TEE 时的残余分流)和安全性(血栓形成、封堵器栓塞或其他并发症)方面更具优势。Amplatzer PFO 封堵器围手术期并发症罕见,术后早期出现新发 AF 和室上性心律失常预后较好。虽然口服抗凝药治疗是预防缺血性事件另一有效措施,但存在出血和依从性较差等问题。

鉴于 Amplatzer PFO 封堵器自 20 多年前推出以来未曾进行显著修改,金属双盘封堵器的重大革新可能性小,多种经导管 PFO 介入治疗装置和替代技术仍在研发改进中。已有的介入治疗装置有的已停用,有的仍处于临床研究过程中。隧道内装置仅限于低危、长隧道小孔道直径的 PFO,因效果不佳已不再使用。介入缝合系统操作复杂,且 PFO 完全闭合效果问题需加以关注,由于其复杂性和疗效问题目前研究已停滞;可降解封堵器尽管取得了令人鼓舞的结果,其完全封堵率、器械血栓形成、碎片栓塞风险、降解过程中的局部刺激或炎症等问题仍有待于进一步观察。基于上述原因,过去的 20 年里,尽管有多种 PFO 介入装置已研发或处于正在研发过程中,却仅有 Amplatzer PFO 封堵器、Cardi-O-Fix PFO 封堵器和 MemoSorb 可降解 PFO 封堵器获得国家药品监督管理局批准用于临床。

随着医学专家对微创技术和理想疗效的追求,PFO 介入治疗装置仍处于不断探索、研发的进程中。随着医用材料的进步、工学与医学进步结合,PFO 介入治疗装置也愈将趋向简便、安全、有效。其中生物可降解技术和介入缝合技术减少体内金属含量、避免镍过敏、减少心律失常发生和心脏磨蚀等优势,使其仍有进一步研发意义。

生物可降解封堵器在冠状动脉性心脏病(CHD)介入治疗中的应用已成为目前全球范围内的研究热点问题。随着研究的深入展开,生物可降解封堵器有望成为介入治疗 CHD 安全有效的新方法,并开拓介入治疗的新领域,为患者带来更大的益处。介入缝合技术避免了金属封堵器的植入和生物可降解材料所带来的相关问题,且由于 PFO 孔道小及其解剖特点,也具有介入缝合可能性,使该种介入方式的研发具有较好的临床意义和前景。

(王琦光　王建铭　周强)

参考文献

[1] Dattilo PB, Kim MS, Carroll JD. Patent foramen ovale. Cardiol Clin, 2013, 31(3): 401-415.

[2] Meier B. Patent foramen ovale and closure technique with the amplatzer occluder. Scientifica (Cairo), 2014, 2014: 129196.

[3] Collado FMS, Poulin MF, Murphy JJ, et al. Patent Foramen Ovale Closure for Stroke Prevention and Other Disorders. J Am Heart Assoc, 2018, 7(12): e007146.

[4] Susuri N, Obeid S, Ulmi M, et al. Second transcatheter closure for residual shunt following percutaneous closure of patent foramen ovale. EuroIntervention, 2017, 13(7): 858-866.

[5] Saver JL, Carroll JD, Thaler DE, et al. Long-Term Outcomes of Patent Foramen Ovale Closure or Medical Therapy after Stroke. N Engl J Med, 2017, 377(11): 1022-1032.

[6] Sondergaard L, Kasner SE, Rhodes JF, et al. Patent Foramen Ovale Closure or Antiplatelet Therapy for Cryptogenic Stroke. N Engl J Med, 2017, 377(11): 1033-1042.

[7] Mas JL, Derumeaux G, Guillon B, et al. Patent Foramen Ovale Closure or Anticoagulation vs. Antiplatelets after Stroke. N Engl J Med, 2017, 377(11): 1011-1021.

[8] Agarwal S, Bajaj NS, Kumbhani DJ, et al. Meta-analysis of transcatheter closure versus medical therapy for patent foramen ovale in prevention of recurrent neurological events after presumed paradoxical embolism. JACC Cardiovasc Interv, 2012, 5(7): 777-789.

[9] Onorato E, Melzi G, Casilli F, et al. Patent foramen ovale with paradoxical embolism: mid-term results of transcatheter closure in 256 patients. J Interv Cardiol, 2003, 16(1): 43-50.

[10] Wahl A, Tai T, Praz F, et al. Late results after percutaneous closure of patent foramen ovale for secondary prevention of paradoxical embolism using the amplatzer PFO occluder without intraprocedural echocardiography: effect of device size. JACC Cardiovasc Interv, 2009, 2(2): 116-123.

[11] Zaker-Shahrak R, Fuhrer J, Meier B. Transseptal puncture for catheter ablation of atrial fibrillation after device closure of patent foramen ovale. Catheter Cardiovasc Interv, 2008, 71(4): 551-552.

[12] Honari G, Ellis SG, Wilkoff BL, et al. Hypersensitivity reactions associated with endovascular devices. Contact Dermatitis, 2008, 59(1): 7-22.

[13] Fukahara K, Minami K, Reiss N, et al. Systemic allergic reaction to the percutaneous patent foramen ovale occluder. J Thorac Cardiovasc Surg, 2003, 125(1): 213-214.

[14] Ries MW, Kampmann C, Rupprecht HJ, et al. Nickel release after implantation of the Amplatzer occluder. Am Heart J, 2003, 145(4): 737-741.

[15] Verma SK, Tobis JM. Explantation of patent foramen ovale closure devices: a multicenter survey. JACC Cardiovasc Interv, 2011, 4(5): 579-585.

[16] Madhkour R, Wahl A, Praz F, et al. Amplatzer patent foramen ovale occluder: safety and efficacy. Expert Rev Med Devices, 2019, 16(3): 173-182.

[17] Mojadidi MK, Elgendy AY, Elgendy IY, et al. Transcatheter Patent Foramen Ovale Closure After Cryptogenic Stroke: An Updated Meta-Analysis of Randomized Trials. JACC Cardiovasc Interv, 2017, 10(21): 2228-2230.

[18] Krumsdorf U, Ostermayer S, Billinger K, et al. Incidence and clinical course of thrombus formation on atrial septal defect and patent foramen ovale closure devices in 1,000 consecutive patients. J Am Coll Cardiol, 2004, 43(2): 302-309.

[19] Hornung M, Bertog SC, Franke J, et al. Long-term results of a randomized trial comparing three different devices for percutaneous closure of a patent foramen ovale. Eur Heart J, 2013, 34(43): 3362-3369.

[20] Amin Z, Hijazi ZM, Bass JL, et al. PFO closure complications from the AGA registry. Catheter Cardiovasc Interv, 2008, 72(1): 74-79.

[21] Neuser J, Akin M, Bavendiek U, et al. Mid-term results of interventional closure of patent foramen ovale with the Occlutech Figulla® Flex II

Occluder. BMC Cardiovasc Disord, 2016, 16(1): 217.

[22] Hildick-Smith D, Williams T, MacCarthy P, et al. Occlutech percutaneous patent foramen ovale closure: Safety and efficacy registry (OPPOSE). Int J Cardiol, 2017, 245 : 99-104.

[23] Freixa X, Ibrahim R, Chan J, et al. Initial clinical experience with the GORE septal occluder for the treatment of atrial septal defects and patent foramen ovale. EuroIntervention, 2013, 9(5): 629-635.

[24] Lombardi M, Tagliente MR, Pirolo T, et al. Feasibility and safety of a new generation of gore septal occluder device in children. J Cardiovasc Med (Hagerstown), 2016, 17 (Suppl 2): e249-e251.

[25] Nyboe C, Hjortdal VE, Nielsen-Kudsk JE. First experiences with the GORE((R)) Septal Occluder in children and adults with atrial septal defects. Catheter Cardiovasc Interv, 2013, 82(6): 929-934.

[26] Knerr M, Bertog S, Vaskelyte L, et al. Results of percutaneous closure of patent foramen ovale with the GORE((R)) septal occluder. Catheter Cardiovasc Interv, 2014, 83(7): 1144-1151.

[27] Smith B, Thomson J, Crossland D, et al. UK multicenter experience using the Gore septal occluder (GSO(TM)) for atrial septal defect closure in children and adults. Catheter Cardiovasc Interv, 2014, 83(4): 581-586.

[28] Furlan AJ, Reisman M, Massaro J, et al. Closure or medical therapy for cryptogenic stroke with patent foramen ovale. N Engl J Med, 2012, 366 (11): 991-999.

[29] Reinthaler M, Aggarwal SK, Mert A, et al. Closure of Long-Tunnel PFOs With the Coherex Flatstent EF-A Tailored Approach. J Invasive Cardiol, 2015, 27(9): E190-E195.

[30] Mullen MJ, Hildick-Smith D, De Giovanni JV, et al. BioSTAR Evaluation STudy (BEST): a prospective, multicenter, phase I clinical trial to evaluate the feasibility, efficacy, and safety of the BioSTAR bioabsorbable septal repair implant for the closure of atrial-level shunts. Circulation, 2006, 114(18): 1962-1967.

[31] Snijder RJ, Post MC, Mulder TB, et al. Persistent high residual shunt rate 2 years after patent foramen ovale closure using a bioabsorbable device. JACC Cardiovasc Interv, 2014, 7(1): 106-107.

[32] Rong JJ, Sang HF, Qian AM, et al. Biocompatibility of porcine small intestinal submucosa and rat endothelial progenitor cells in vitro. Int J Clin Exp Pathol, 2015, 8(20): 1282-1291.

[33] Jux C, Bertram H, Wohlsein P, et al. Interventional atrial septal defect closure using a totally bioresorbable occluder matrix: development and preclinical evaluation of the BioSTAR device. J Am Coll Cardiol, 2006, 48 (1): 161-169.

[34] Cikirikcioglu M, Cherian S, Lerch R, et al. Late tamponade secondary to aortic root perforation by BioSTAR septal closure device. Ann Thorac Surg, 2011, 91(2): 604-606.

[35] Ussia GP, Cammalleri V, Mule M, et al. Percutaneous closure of patent foramen ovale with a bioabsorbable occluder device: single-centre experience. Catheter Cardiovasc Interv, 2009, 74 (4): 607-614.

[36] Duong-Hong D, Tang YD, Wu W, et al. Fully biodegradable septal defect occluder-a double umbrella design. Catheter Cardiovasc Interv, 2010, 76(5): 711-718.

[37] Wu W, Yip J, Tang YD, et al. A novel biodegradable septal defect occluder: the "Chinese Lantern" design, proof of concept. Innovations (Phila), 2011, 6(4): 221-230.

[38] Gaspardone A, De Marco F, Sgueglia GA, et al. Novel percutaneous suture-mediated patent foramen ovale closure technique: early results of the NobleStitch EL Italian Registry. EuroIntervention, 2018, 14(3): e272-e279.

[39] Trabattoni D, Gaspardone A, Sgueglia GA, et al. AMPLATZER versus Figulla occluder for transcatheter patent foramen ovale closure. EuroIntervention, 2017, 12(17): 2092-2099.

[40] Schwerzmann M, Windecker S, Wahl A, et al. Percutaneous closure of patent foramen ovale: impact of device design on safety and efficacy. Heart, 2004, 90(2): 186-190.

[41] Tsivgoulis G, Katsanos AH, Mavridis D, et al. Percutaneous patent foramen ovale closure for secondary stroke prevention: Network meta-

analysis. Neurology, 2018, 91(1): e8-e18.

[42] Poommipanit P, Levi D, Shenoda M, et al. Percutaneous retrieval of the locked helex septal occluder. Catheter Cardiovasc Interv, 2011, 77 (6): 892-900.

[43] Anzai H, Child J, Natterson B, et al. Incidence of thrombus formation on the CardioSEAL and the Amplatzer interatrial closure devices. Am J Cardiol, 2004, 93(4): 426-431.

[44] Marek D, Sovova E, Kocianova E. The prevalence of eustachian valve on transoesophageal echo examination. Biomed Pap Med Fac Univ Palacky Olomouc Czech Repub, 2011, 155(3): 283-285.

[45] Fox ER, Picard MH, Chow CM, et al. Interatrial septal mobility predicts larger shunts across patent foramen ovales: an analysis with transmitral Doppler scanning. Am Heart J, 2003, 145(4): 730-736.

[46] Kerut EK, Norfleet WT, Plotnick GD, et al. Patent foramen ovale: a review of associated conditions and the impact of physiological size. J Am Coll Cardiol, 2001, 38(3): 613-623.

[47] Carroll JD, Saver JL, Thaler DE, et al. Closure of patent foramen ovale versus medical therapy after cryptogenic stroke. N Engl J Med, 2013, 368 (12): 1092-1100.

[48] Mojadidi MK, Winoker JS, Roberts SC, et al. Accuracy of conventional transthoracic echocardiography for the diagnosis of intracardiac right-to-left shunt: a meta-analysis of prospective studies. Echocardiography, 2014, 31(9): 1036-1048.

[49] Goel SS, Aksoy O, Tuzcu EM, et al. Embolization of patent foramen ovale closure devices: incidence, role of imaging in identification, potential causes, and management. Tex Heart Inst J, 2013, 40(4): 439-444.

[50] Matsumura K, Gevorgyan R, Mangels D, et al. Comparison of residual shunt rates in five devices used to treat patent foramen ovale. Catheter Cardiovasc Interv, 2014, 84(3): 455-463.

[51] Rigatelli G, Dell' avvocata F, Cardaioli P, et al. Long-term results of the amplatzer cribriform occluder for patent foramen ovale with associated atrial septal aneurysm: impact on occlusion rate and left atrial functional remodelling. Am J Cardiovasc Dis, 2012, 2(1): 68-74.

[52] Sanna T, Diener HC, Passman RS, et al. Cryptogenic stroke and underlying atrial fibrillation. N Engl J Med, 2014, 370(26): 2478-2486.

[53] Rigatelli G, Zuin M. Transcatheters for closure of patent foramen ovales. Expert Rev Med Devices, 2018, 15(4): 277-281.

[54] Majunke N, Baranowski A, Zimmermann W, et al. A suture not always the ideal solution: problems encountered in developing a suture-based PFO closure technique. Catheter Cardiovasc Interv, 2009, 73(3): 376-382.

[55] Sievert H, Ruygrok P, Salkeld M, et al. Transcatheter closure of patent foramen ovale with radiofrequency: acute and intermediate term results in 144 patients. Catheter Cardiovasc Interv, 2009, 73(3): 368-373.

[56] Pavcnik D, Takulve K, Uchida BT, et al. Biodisk: a new device for closure of patent foramen ovale: a feasibility study in swine. Catheter Cardiovasc Interv, 2010, 75(6): 861-867.

[57] Happel CM, Laser KT, Sigler M, et al. Single center experience: Implantation failures, early, and late complications after implantation of a partially biodegradable ASD/PFO-device(BioStar (R)). Catheter Cardiovasc Interv, 2015, 85(6): 990-997.

第十七章
卵圆孔未闭相关指南解读

卵圆孔是胚胎时期心脏房间隔的一个生理性通道,出生后大多数人原发隔和继发隔相互靠近、粘连、融合,逐渐形成永久性房间隔,若未融合则形成卵圆孔未闭(patent foramen ovale,PFO)。随着医学影像技术的发展,超声检查清晰显示活体心脏PFO处骑跨的长血栓,使PFO与脑卒中及系统栓塞的关系被广泛关注。近年来,越来越多的研究发现,PFO患者发生脑卒中、偏头痛、外周动脉栓塞、减压病等风险较正常人群呈数倍升高,PFO的致病作用才引起了广大专家和学者的关注,临床探索采用闭合PFO的方法来预防脑卒中复发事件。本章主要从诊断、治疗以及预后方面对各国PFO合并不明原因卒中(cryptogenic stroke,CS)治疗推荐意见进行解读,结合我国具体情况,优化PFO诊疗方案。

一、卵圆孔未闭的解剖特征

各国指南对PFO的解剖特征描述无太大差异。尸检发现PFO的发生率约为25%。房间隔原发隔和继发隔重叠的程度为PFO的长度,不融合的距离为PFO的宽度或大小。PFO长度范围为3~18mm,平均为8mm。PFO大小范围从1~19mm不等,平均4.9mm。PFO大小随着年龄增加而增大。PFO在功能上与瓣膜相类似,正常人左心房压力比右心房高3~5mmHg(1mmHg=0.133kPa),PFO应处于关闭状态,一般并不引起血液分流。解剖上,原发隔为纤维样组织,薄、摆动大,继发隔为肌性组织,较厚。当慢性或短暂右心房压力升高超过左心房压力时,左侧薄弱的原发隔被推开,出现右向左分流(right to left shunt,RLS)。

二、卵圆孔未闭与矛盾栓塞

大部分人群的PFO为"良性",没有任何影响。但是,PFO可增加血凝块(例如来自下肢深静脉的栓子)从右心系统进入左心系统,从而进入动脉循环而造成体循环栓塞的风险。若脑动脉系统发生栓塞,则表现为脑卒中或短暂性脑缺血发作(transient ischemic attack,TIA)。这种血栓或化学物质通过特殊通道,从右心系统进入左心系统导致体循环栓塞的现象,称为矛盾栓塞。2019年ESC指南指出合并房间隔膨出瘤(atrial septal aneurysm,ASA)的PFO患者与不合并ASA的PFO患者相比,大分流以及矛盾栓塞的概率更高。合并ASA的PFO开放时间更长,增加了矛盾栓塞风险。法国神经血管学会和心脏病学会专家共识同样提出大内径以及合并ASA的PFO患者与不包含上述解剖因素的PFO患者相比,矛盾栓塞可能性更大,卒中概率更高。

不明原因卒中是指经现代化的各种检查手段广泛评估仍找不到病因的脑卒中,是一项排除性诊断。目前较为公认的 CS 发病率约占缺血性卒中总数的 25%。1988 年,两个有影响力的病例对照研究提供了第一个证据表明 PFO 与 CS 密切相关:40%～50% 的年轻或有 CS 的患者中存在 PFO,而对照组中只有 10%～15% 的患者存在 PFO。在接下来的 30 年里,多个病例对照和前瞻性队列研究,对纳入 3 364 例患者的 23 项病例对照研究的累积荟萃分析表明,CS 患者的 PFO 发生率比对照组高 2.9 倍,PFO 常见于中青年 CS 患者(≤55 岁; OR 值为 5.1)以及老年 CS 患者(>55 岁; OR 值为 2.0)。累积病例对照数据表明,在患有 CS 的中青年患者(≤55 岁)中,42% 患者是由于 PFO 导致的脑卒中,存在 PFO 但非病因的人数占 14%,不存在 PFO 的人数占 44%。在患有 CS 的中老年患者(>55 岁)中,PFO 是导致脑卒中原因的人数占 15%,存在但非病因的占 13%,而不存在的占 72%。以上研究结果表明:PFO 和 CS 高度相关,且年轻患者两者关联性更大。2019 年 ESC 指南指出目前还没有单一工具可以准确预测出这种关联性,多国指南均指出需要心脏科专家以及神经科专家结合各项检查结果共同评判合并 CS 的 PFO。

三、诊断

各国诊断 PFO 方法类似,2017 年我国《卵圆孔未闭预防性封堵术中国专家共识》指出 PFO 主要通过超声诊断,包括经胸超声心动图右心声学造影(contrast transthoracic echocardiography, cTTE)、经食管超声心动图右心声学造影(contrast transesophageal echocardiography, cTEE)和对比增强经颅多普勒超声(contrast-enhanced transcranial Doppler, cTCD)等来检查。我国指南认为经食管超声心动图可清楚观察房间隔解剖结构,是诊断 PFO 的"金标准"和首选方法。ESC 于 2018 年在提出一种诊断评级来综合评判患者是否有 PFO 的基础上,于 2019 年确定 cTEE 为 PFO 诊断标准。

近年来心腔内超声(intracardiac echocardiography, ICE)逐渐兴起,患者的舒适度增加,心腔内壁的结构显示更清晰。对于 PFO 的检测,有研究显示 ICE 敏感度及特异度均高于 TEE。但由于 ICE 使用成本较高及现有设备的局限性,导致其实际应用仍然有限。

四、卵圆孔未闭与不明原因卒中相关联的临床评估

矛盾栓塞风险量表(RoPE)用于预测 CS 与 PFO 相关的可能性。RoPE 评分越高,脑卒中与 PFO 相关的可能性越大。有学者认为 RoPE 评分>6 分为 PFO 相关卒中。2020 年 *JAMA Neurology* 指出患有 CS 和 PFO 且 RoPE 评分在 7 分或更高的患者中,CS 可归因于 PFO 的比例估计为 80%。

PFO 与 CS 常见的临床危险因素见表 17-1。

表 17-1 PFO 与 CS 的常见临床危险因素

年龄＜55 岁	睡眠呼吸暂停
CT/MRI 显示多发缺血性病灶	长途旅行 / 静止状态下相关临床事件
临床栓塞事件复发者	同时发生体循环 / 肺循环栓塞
DVT/PE 病史或易栓症者	RoPE 评分＞6 分者
Valsalva 动作相关血栓栓塞事件	

PFO: 卵圆孔未闭; CS: 不明原因卒中; DVT: 深静脉血栓形成; PE: 肺栓塞。

2019 年 ESC 指南对 RoPE 评分更新: ①评分越高, 卒中复发率越低; ②未考虑其他已被证明是卒中高风险相关的重要决定因素, 如静脉血栓栓塞(venous thromboembolism, VTE), 因此 RoPE 评分在指导治疗决策方面的价值仍然有限。同年, 法国神经血管学会和心脏病学会专家共识以及 SCAI 均提出仅 RoPE 评分可能不适合挑选出可从 PFO 封堵术获益最大的患者, 因此不应单独使用。

综上, 临床上还需要开发一种综合考虑患者特征、缺血事件、PFO 解剖和生理学特征以及它们对个别临床事件综合影响的风险预测工具。

五、治疗

完成 PFO 的诊断评估后, 对 CS/TIA 的患者可进行药物治疗。对于初发临床事件, 无解剖学 / 临床危险因素, 推荐合适的药物治疗。2020 年美国 AAN 指南指出对于 CS 合并 PFO 患者, 抗凝药物和抗血小板药物在减少卒中复发具有同等效应(HR 0.73, 95% CI 0.45～1.17)。我国 2017 年《卵圆孔未闭预防性封堵术中国专家共识》推荐抗血小板治疗阿司匹林 3～5mg/(kg·d)或氯吡格雷 75mg/d 作为首选治疗。尽管药物治疗无手术风险, 但需长期治疗。出血是药物治疗最主要的并发症, 患者的依从性差为其缺陷。且对于 PFO 合并 ASA 者, 即使有效的抗血小板治疗, 其脑卒中的复发率仍较高。2019 年法国神经血管学会和心脏病学会专家共识提出维生素 K 拮抗剂在预防 PFO 患者卒中复发方面似乎比抗血小板药更有效, 但未经临床试验证实。

对于 CS/TIA 合并 PFO 且包含一个或多个解剖学 / 临床危险因素的患者, 推荐 PFO 封堵治疗预防卒中复发。2020 年美国 AAN 指南表示对于 CS 合并 PFO 患者, 经皮 PFO 封堵术可能降低卒中复发风险(HR 0.41, 95%CI 1.30～5.68)。近年来许多临床观察均证实封堵 PFO 预防脑栓塞复发事件是一种安全、有效的治疗方法。有关荟萃分析显示, 3 819 例患者行经皮 PFO 封堵术后, 脑卒中年复发率为 0.47%, TIA 为 0.85%。在一项对 CLOSURE、REFERENCE、PC、CLOSE 和 Gore REDUCE 研究包括 3 627 名患者平均随访时间 3.7 年的荟萃分析中, 经皮 PFO 封堵组和仅进行抗血栓治疗组之间缺血性卒中复发率有显著差异(每 100 名患者年分别为 0.53 和 1.1, OR 0.43; 95%CI 0.21～0.90)。相关的相对风险降低为 50.5%, 绝对风险降低为 2.11%, TIA 发生率和全因死亡率无明显差异, 心肌梗死的发生率没有差异,以及其他严重不良事件发生率没有差异。经皮 PFO 封堵术相比于单独药物治疗而言更大概率降低卒中复发率。

封堵 PFO 安全性高,且并发症少见。58 项观察性研究的荟萃分析发现,心包积液或心脏压塞的发生率为 0.3%,封堵器栓塞或移位的发生率为 0.4%。2018 年德国不明原因卒中和 PFO 指南指出手术封堵并发症非常罕见,不应该影响封堵术的推荐水平。

2018 年加拿大指南更新,将封堵 PFO 作为 CS 患者的二级预防策略(证据级别 Ia)。随后,德国指南也将封堵 PFO 预防卒中列为 Ia 类适应证。同年,来自英国 *BMJ* 杂志的专家指南意见指出,对于年龄<60 岁,伴有 CS 的 PFO 人群,尤其是详细和广泛排查仍找不出卒中病因时,封堵 PFO 是常规治疗方案,且优于药物治疗。2019 年 ESC 指南指出 PFO 封堵术在卒中二级预防中的作用现已确定,然而封堵器的长期安全性以及缺乏封堵器与口服抗凝药或者抗血小板策略的有效性比较问题仍然悬而未决。2022 年 SCAI 学会公布的 PFO 管理指南指出:18~60 岁 PFO 相关卒中患者,不论是否有 PFO 解剖高危因素,建议关闭 PFO,而不是仅使用抗血小板治疗,RoPE 评分≥7 分者,关闭 PFO 的获益更大;60 岁以上 PFO 相关卒中患者,术前评估 PFO 封堵术的获益与介入相关操作的风险,无其他抗凝治疗指征时,建议关闭 PFO 及抗血小板治疗,而不是单独长期抗凝治疗;合并有易栓症、需要终身抗凝的深静脉血栓病史、有肺栓塞病史且需要终身抗凝的 PFO 相关卒中患者,术前评估 PFO 封堵术的获益与介入相关操作的风险,建议关闭 PFO 和 / 或抗凝或抗血小板治疗;有心房颤动病史的缺血性卒中患者,不建议 PFO 封堵术作为常规治疗手段;经规范药物治疗不能缓解偏头痛发作者或者反复低氧血症发作的非 PFO 相关卒中患者,术前评估 PFO 封堵术的获益与介入相关操作的风险,关闭 PFO 也可能给患者带来获益。基于已公布的临床研究结果,参考各国 PFO 诊疗的相关指南,对 PFO 相关卒中患者临床处理策略建议如下:

1. 不论是否有 PFO 解剖高危因素,强烈建议 18~60 岁 PFO 相关卒中患者关闭 PFO,而不是仅使用抗血小板治疗,RoPE 评分≥7 分者,获益更大。

2. 不论是否有 PFO 解剖高危因素,建议 18~60 岁 PFO 相关卒中患者,无其他抗凝治疗指征时,关闭 PFO 及抗血小板治疗,而不是单纯抗凝治疗,RoPE 评分≥7 分者,获益更大。

3. 60 岁以上 PFO 相关卒中患者,建议关闭 PFO,而不是仅抗血小板治疗。但需要术前评估 PFO 封堵术的获益与介入相关操作的风险。

4. 60 岁以上 PFO 相关卒中患者,无其他抗凝治疗指征时,建议关闭 PFO 及抗血小板治疗,而不是单独长期抗凝治疗。但需要术前评估 PFO 封堵术的获益与介入相关操作的风险。

5. 有心房颤动病史的缺血性卒中的患者,建议 PFO 封堵术不作为常规治疗手段。

6. 对于接受抗血小板治疗而非抗凝治疗的易栓症患者,如有 PFO 相关卒中病史,建议关闭 PFO 而不是单独使用抗血小板治疗。但需要术前评估 PFO 封堵术的获益与介入相关操作的风险。

7. 患有易栓症的 PFO 相关卒中患者，建议在终身抗凝治疗的基础上关闭 PFO，而不是单独抗凝治疗。但需要术前评估 PFO 封堵术的获益与介入相关操作的风险。

8. 对于有需要终身抗凝的深静脉血栓、肺栓塞病史 PFO 相关卒中患者，建议关闭 PFO 及终身抗凝，而不是仅终身抗凝。但需要术前评估 PFO 封堵术的获益与介入相关操作的风险。

9. 儿童及青少年患者，必须有充分的临床证据支持诊断 PFO 相关卒中，否则不建议关闭 PFO。

10. 建议经皮 PFO 封堵术后第 1 个月口服阿司匹林加氯吡格雷，之后口服阿司匹林 5 个月。

六、多学科诊疗模式

多国指南均强调了多学科诊疗（multi disciplinary team，MDT）模式的重要性。以患者为中心的 MDT 由心脏科专家以及神经科专家共同组成，根据其对手术评估而获得的益处已经得到了令人信服的证明。这种心脑 MDT 综合评估可极大降低血栓事件发生，有效预防卒中风险。

七、结论

对于临床上确诊 CS/TIA 合并 PFO 且有解剖学 / 临床危险因素的患者，建议在 MDT 综合评估后施行经皮 PFO 封堵以及术后抗血小板治疗 [通常是阿司匹林 3～5mg/（kg·d）和 / 或氯吡格雷 75mg 的联合治疗]6 个月，双重抗血小板治疗的确切持续时间取决于患者的病史、出血风险以及多学科综合评估结果。对于临床上确诊 CS/TIA 合并 PFO 但无解剖学 / 临床危险因素的患者，建议在 MDT 综合评估后施行抗血栓形成药物治疗或 PFO 封堵治疗。

（张刚成　李兴邦　张文琪）

参考文献

[1] Alkhouli M, Sievert H, Holmes DR.Patent foramen ovale closure for secondary stroke prevention. Eur Heart J, 2019, 40(28): 2339-2350.

[2] Mas JL, Derex L, Guérin P, et al. Reprint of: Transcatheter closure of patent foramen ovale to prevent stroke recurrence in patients with otherwise unexplained ischaemic stroke: Expert consensus of the French Neurovascular Society

and the French Society of Cardiology. Rev Neurol(Paris), 2020, 176(1-2): 53-61.

[3] Liberman AL, Prabhakaran S. Cryptogenic stroke: how to define it? How to treat it? Curr Cardiol Rep, 2013, 15(12): 423.

[4] Lechat P, Mas JL, Lascault G, et al. Prevalence of patent foramen ovale in patients with stroke. N Engl J Med, 1988, 318(18): 1148-1152.

[5] Alsheikh-Ali AA, Thaler DE, Kent DM. Patent

foramen ovale in cryptogenic stroke: incidental or pathogenic. Stroke, 2009, 40(7): 2349-2355.

[6] Saver JL, Mattle HP, Thaler D. Patent Foramen Ovale Closure Versus Medical Therapy for Cryptogenic Ischemic Stroke: A Topical Review. Stroke, 2018, 49(6): 1541-1548.

[7] Ntaios G, Tzikas A, Vavouranakis E, et al. Expert consensus statement for the management of patients with embolic stroke of undetermined source and patent foramen ovale: A clinical guide by the working group for stroke of the Hellenic Society of Cardiology and the Hellenic Stroke Organization. Hellenic J Cardiol, 2020, 61(6): 435-441.

[8] Pristipino C, Sievert H, D'Ascenzo F, et al. European position paper on the management of patients with patent foramen ovale. General approach and left circulation thromboembolism. Eur Heart J, 2019, 40(38): 3182-3195.

[9] Kent DM, Thaler DE, RoPE Study Investigators. The Risk of Paradoxical Embolism (RoPE) Study: developing risk models for application to ongoing randomized trials of percutaneous patent foramen ovale closure for cryptogenic stroke. Trials, 2011, 12: 185.

[10] Elgendy AY, Saver JL, Amin Z, et al. Proposal for Updated Nomenclature and Classification of Potential Causative Mechanism in Patent Foramen Ovale-Associated Stroke. JAMA Neurol, 2020, 77(7): 878-886.

[11] Horlick E, Kavinsky CJ, Amin Z, et al. SCAI expert consensus statement on operator and institutional requirements for PFO closure for secondary prevention of paradoxical embolic stroke: The American Academy of Neurology affirms the value of this statement as an educational tool for neurologists. Catheter Cardiovasc Interv, 2019, 93(3): 859-874.

[12] Messé SR, Gronseth GS, Kent DM, et al. Practice advisory update summary: Patent foramen ovale and secondary stroke prevention: Report of the Guideline Subcommittee of the American Academy of Neurology. Neurology, 2020, 94(20): 876-885.

[13] Ntaios G, Papavasileiou V, Sagris D, et al. Closure of Patent Foramen Ovale Versus Medical Therapy in Patients With Cryptogenic Stroke or Transient Ischemic Attack: Updated Systematic Review and Meta-Analysis. Stroke, 2018, 49(2): 412-418.

[14] Stortecky S, da Costa BR, Mattle HP, et al. Percutaneous closure of patent foramen ovale in patients with cryptogenic embolism: a network meta-analysis. Eur Heart J, 2015, 36(2): 120-128.

[15] Kavinsky CJ, Szerlip M, Goldsweig AM, et al. SCAI Guidelines for the Management of Patent Foramen Ovale. Journal of the Society for Cardiovascular Angiography & Interventions, 2022, 1(4): 100039.

[16] Wein T, Lindsay MP, Côté R. Canadian stroke best practice recommendation. Int J Stroke, 2018, 13(4): 420-443.

[17] Kuijpers T, Spencer FA, Siemieniuk RAC, et al. Patent foramen ovale closure, antiplatelet therapy or anticoagulation therapy alone for management of cryptogenic stroke? A clinical practice guideline. BMJ, 2018, 362: k2515.

[18] 中华医学会心血管内科分会, 中国医师协会心血管内科分会. 卵圆孔未闭预防性封堵术中国专家共识. 中国循环杂志, 2017, 32(3): 209-214.

[19] 张玉顺, 蒋世良, 朱鲜阳. 卵圆孔未闭相关卒中预防中国专家指南. 心脏杂志, 2021, 33(1): 1-10.

第十八章
卵圆孔未闭相关多学科团队建设

第一节 多学科诊疗的发展与定义

多学科诊疗（multidisciplinary team，MDT）模式概念源于二十世纪六七十年代的美国。1965 年美国加利福尼亚北部儿童发展中心提出了关于发展非大城市智力障碍儿童多学科诊断咨询门诊的计划，并指出该门诊的建立需要多个学科合作，将 MDT 模式首先应用于社区卫生保健工作。这一理念在欧美国家的癌症诊疗中首先得到认可。数十年间，MDT 模式在国外蓬勃发展，为一线临床和宏观层面提供了巨大的价值。随着 MDT 模式被普遍认可，它的发展方向也由恶性肿瘤的诊疗逐渐延伸至其他领域。

英国卫生部对 MDT 的定义是：不同专业的专家在特定时间、同一地点或电视电话会议，为特定患者共同讨论并制定诊治方案。国家卫生健康委员会将其定义为：以患者为中心、以多学科专业人员为依托，为患者提供科学诊疗服务的模式，具体通过 MDT 病例讨论会形式开展。时至今日，MDT 通常指由 2 个或以上学科的专业人员组成相对固定的多学科团队，针对某个临床问题或特定疾病，开展定期、定时的联合查房与讨论，提出最适合患者的治疗方案，继而由相关学科单独或联合执行该治疗方案。

传统医疗模式的基础是专科医生对患者的单边服务。随着医疗技术的进步，临床医学深度提高，其广度不免缩减。学科之间的关系异常复杂。各学科乃至亚专科的发展常常独树一帜，为其他学科所不了解；而学科之间又广泛存在相互交叉和包容。患者作为完整个体，所患疾病可能涉及多种因素、多个脏器。患者经历多个专科才能达到治疗目的，就诊过程中的检查与治疗手段等往往就会迭代递增，患者几经周折诸多不便，医疗资源白白消耗。如果不同学科间产生的意见不尽相同甚至有分歧之处，就更让患者无所适从。传统的单学科诊疗模式显然无法满足患者个体的综合治疗需求。

MDT 模式不是专家会诊，它有相对固定的成员和系统的组织结构。相反地，MDT 可以在必要时邀请专家扩大讨论，对团队进行补充。MDT 使得不同学科的医生能够在同一时间看到患者全部的临床资料，通过对具体病例会诊和讨论，促进学科专业间的沟通和了解，保障最佳治疗方案的决定和实施。MDT 使不同科室的工作相互联系，优化诊疗衔接，减少不必要的时间与资源的浪费。

MDT 模式的根本目的，是以患者为中心，将多学科专家组有机结合，保障患者得到规范、个体化的"一站式"诊疗。

第二节　卵圆孔未闭多学科诊疗的必要性

PFO 是最常见的先天性心脏畸形，一般认为成年人的发生率约为 25%。人群中大部分 PFO 呈"良性"，不造成任何影响。预防性封堵 PFO 对于多数患者而言增加了不必要的痛苦和风险，对医疗资源也是巨大的浪费。然而，数量上占少数的病理性 PFO，却可能造成缺血性脑卒中等严重的并发症，威胁患者健康。筛选出"正确"的 PFO，并加以干预，是个复杂的问题。

在心血管内科，经胸超声心动图几乎是就诊患者常规检查项目，一部分患者还会接受经胸超声心动图声学造影和经食管超声心动图。PFO 的检出率较高。然而，如果对相关领域缺乏关注，接诊的心内科医生往往便对 PFO 视而不见；即便主观上试图厘清 PFO 与其症状及病史的相关性，也可能因为对应专业知识匮乏而难以准确判断。

绝大多数需要干预的 PFO，其常见首发表现如不明原因卒中、偏头痛、短暂性脑缺血发作等，都与神经系统有关。从临床问题的角度判断干预指征是神经内科的强项。遗憾的是，作为神经内科常用的心脏筛查项目，经胸超声心动图受肥胖、胸廓形态、肺气过多等各种因素的影响，对 PFO 检出率较低。对比增强经颅多普勒超声敏感性高，却难以判断右向左分流的来源。要想清楚观察房间隔解剖结构，确诊 PFO，判别解剖学高危因素，进一步明确手术指征，还是需要借助心血管内科领域的专业经验。手术和围手术期管理通常也由心血管内科主导。

还有少数患者 PFO 可能引起晕厥、精神异常、心肌梗死等罕见症状和表现。减压病高危人群如战斗机飞行员、潜水员等对诊疗也有特殊需求。实际临床工作中，个体化的精准诊疗更加复杂和困难。这也对 MDT 团队建设的兼容性和灵活性提出了更高的要求和挑战。成熟的 MDT 能够将各方学术观点相互融合，优化诊疗思路，提高患者的救治效率。

第三节　如何开展卵圆孔未闭多学科诊疗

MDT 模式按学科区别通常可以分为核心成员与扩展专家。核心成员应出席每次会议，扩展专家则在必要时对团队进行补充。以 PFO MDT 来说，核心成员通常至少应包括心血管内科、神经内科和超声科的专家。根据患者病情不同可以邀请血液内科、呼吸内科、检验科、精神科、肿瘤科等专家参加讨论。

按职能区分，MDT 成员又可分为主席、讨论专家和协调员。主席常由讨论专家兼任，负责 MDT 会议的组织开展，引导讨论充分而有序进行，是 MDT 的重要角色。主席需要通晓每个相关学科的特点，确保所有成员能够参与讨论、充分交流，营造专业的讨论气氛；运用综合治疗的理念和基础研究的经验，对不同手段的合理应用和平滑衔接做出最终决定；

以循证医学为基础，个体化诊疗为目的，带领多学科团队，打破学科壁垒，为患者制定最佳的多学科综合治疗方案。在PFO MDT中，主席一般由经验丰富的心内科医生担任。讨论专家是MDT的主体，每位专家都应具有独立的诊断与治疗能力，熟练掌握PFO相关的最新指南与进展，临床经验丰富，善于与他人合作，善于思辨，并可针对具体问题提出有说服力的意见，能关注本专业诊疗的最新进展并应用于临床。协调员负责会议的准备与善后工作，是MDT规范、高效运行的必要组成人员。包括病例资料的准备、设备与场地的安排、讨论结果的记录与追踪落实等，该职务多由医疗经理或科研护师担任（图18-1）。

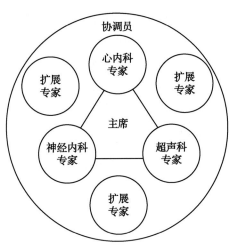

图 18-1
卵圆孔未闭多学科团队构成

开展MDT需要神经内科、心内科、超声科对PFO诊疗规范的学习和再认识。神经内科专家重视心源性卒中，在科内介绍心源性卒中最新进展，参加院外神经领域相关的学术活动，让更多神经内科医生关注PFO。心内科专家要在科内介绍PFO进展，参加院内外相关的学术活动，让更多的医生重新认识PFO。超声科专家要了解PFO，培训推广右心声学造影技术规范，提高检测水平。MDT会议可以针对PFO的热点问题进行学术讨论与研讨，在学术交流获益后针对特殊病例进行不定期的病例讨论和定期常态化的病例会诊制度与联合查房模式。通过会诊和查房，力图为每一位患者选择"正确"的处理方式（图18-2）。

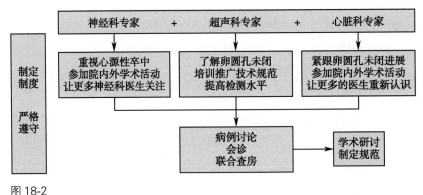

图 18-2
卵圆孔未闭 MDT 会议内容

MDT模式是一项日常性的医疗工作，规范化运行和制度建设是运营的基础保障。应当有固定的时间和地点，每次会议的时长与病例数也应相对固定，以保证讨论质量。要明确主席的责任与义务，鼓励学科带头人和首席专家积极参与MDT管理与发展规划，起到示范带头作用。要制定共同遵守的制度，这其中包括工作和会议管理制度，如签到制度、请假替换制度、各成员职责、病历资料规范、发言制度、病例反馈制度等；也包括经济管理制度、薪酬激励制度、考核监管制度、效果评价制度等。完善而固定的制度可以规范 MDT 成员的行为。普及相关知识和提升信念则能调动与会者的主观能动性。以酬劳效益和提升价值的双重目标，根据需求的不同层次达到多样化的激励效果，鼓励人员参与。酬劳上可以与专家技术能力、管理水平、投入时间等挂钩，做到动态化。低年资医务人员可以通过病例经验积累提高业务能力，中高年资医务人员可以展现个人影响力及科室品牌提升。MDT 团队应注重自我检查、自我完善的机制，形成 PDCA 循环（计划、实施、检查、处理），及时总结反馈运行情况，在持续开展中不断完善，提高质量。

PFO 相关的临床问题复杂多变，其诊治充满挑战。如果 MDT 决策使患者产生不适，甚至造成了医疗伤害，那么 MDT 团队是否要承担相应的责任，这个问题国内外法律都没有给出明确的解答。不论 MDT 的主导者或参与者，都应了解其中的医疗法律责任，增强自己的个人责任意识。专家们相互尊重，公开讨论，以减少错误，提高决策质量。尤其是针对决策提出异议时，应说明理由并及时记录。协调员或会议记录者要清晰地记录决策的制定过程。制定决策时应考虑患者个体而不只是疾病本身，应充分囊括患者的情感、心理、社会因素等。决策内容，特别是产生的分歧应在会后完全告诉患者，并将决策的选择权充分交由患者。

目前国内大多数医疗机构已逐渐开展 MDT，但 PFO 相关的 MDT 尚处萌芽阶段。这要求 MDT 主席不仅具有丰富的专业知识，还具备相当的管理才能和领导素质，对 MDT 给予不懈的引导与支持，明确阶段性的目标和实现目标的具体工作安排，并加以制度化的规范。医疗机构则应进行顶层设计，充分发挥协调作用，提供空间、时间以及各种物质上的保障，使这种工作模式得到巩固和发展。

第四节　卵圆孔未闭多学科团队建设的展望

根据国家先心病介入专业质控中心发布的数据，2019 年大陆开展先心病介入治疗的地方医院仅有 313 家。与之对应，2018 年我国卒中筛查与防治基地医院达 327 家。相对于开设神经内科的医疗机构特别是基层医疗机构而言，开展先心病介入治疗的医疗机构是稀缺的。在保质保量的工作基础上，PFO MDT 不必局限于单个医疗机构。MDT 主席和团队可以联络本地区基层医疗机构，通过专家查房、业务培训、学术会议等技术层面的支持，人员、药品、检验检查设备、信息系统等医疗资源的调配共享，双向转诊、绿色通道、检查互认等流程优化等方式，促进地区医疗机构交流，打造区域合作体系建设，为患者提供疾病预防、诊治、康复等连续医疗服务，达成患者有序流动、医疗资源有效调配的一体化诊疗格局。随着信息时代的到来，互联网、物联网、互联网＋等新技术蓬勃发展，远程医疗、云平台、多地会议等新载体应运而生。优秀的 MDT 通过技术水平、品牌形象与突破常规的运营思路,可以辐射到周边地区乃至其他地区,吸引非本地医疗机构积极参与,从而提高整体医疗质量,带动医疗水平的共同进步。

MDT 模式目前仍处于探索发展阶段,对医院学科实力、专家团队、诊疗指南制定、管理水平等都有较高要求,也存在许多困难与问题。MDT 为多学科合作提供适当的平台,发挥其多学科优势,博采众长,集中多个学科专家的知识与经验,获得最佳的治疗性价比。除了临床治疗方案制定和学术研讨,MDT 专家组之间也可以加强交流互通,制定指南纲要,编写教材,规范诊疗,促进 PFO 筛查与防治技术水平的整体提升。

(张刚成　李丁扬　张宏伟)

参考文献

[1] 张陈平.口腔癌的多学科协作诊治模式.中国肿瘤临床,2015,42(16):787-790.

[2] 中华医学会心血管内科分会,中国医师协会心血管内科分会.卵圆孔未闭预防性封堵术中国专家共识.中国循环杂志,2017,32(3):209-214.

[3] 周振东,李亚平,刘群会,等.卵圆孔未闭致精神异常1例.中国介入心脏病学杂志,2018,26(12):719-720.

[4] 江涛,王冰,朱靓.多学科协作决策的法律意义及责任归属.中国医院管理,2020,40(11):58-60.

[5] 喻文菡,江恬雨,王曼丽.基于内容分析法的肿瘤 MDT 运行管理现状研究.中国医院管理,2020,40(1):50-53.

[6] 狄建忠,张弘玮,曹建文,等.我国公立医院实施多学科合作的思考.中国医院,2016,20(7):1-2.

[7] 《中国脑卒中防治报告》编写组.《中国脑卒中防治报告2019》概要.中国脑血管病杂志,2020,17(5):272-281.

[8] 黄培,易利华.3种不同类型医联体模式的实践与思考.中国医院管理,2015,35(2):16-19.

第十九章
卵圆孔未闭介入治疗病例集锦

PFO 介导的右向左分流导致部分患者罹患心脑血管疾病，临床表现各异，如 PFO 相关卒中已被大量循证医学证据支持，介入治疗关闭 PFO 能有效降低卒中再发。临床实践中也发现诸如先兆偏头痛、低氧血症、减压病等也可能与 PFO 存在一定关联，关闭 PFO 能缓解患者临床症状，提高生活质量。本章汇编部分临床易见，但需要进一步积累循证医学证据的病例供读者参考。

第一节　卵圆孔未闭介导的右向左分流致精神异常一例

一、临床资料

（一）病史简介

患者未婚女性，33 岁，因"发作性精神异常 12 年，再发 1 小时"入院。患者从 21 岁开始出现发作性精神异常，表现为胡言乱语，夹杂垢语，语无伦次，言语间无逻辑性，同时伴有肢体的不自主运动、颤抖，时有手舞足蹈现象，有时还伴有幻听、幻视。不伴抽搐、流涎、凝视、大小便失禁。平均每年发作 3～5 次，有时 1 个月发作 1～2 次。发作前均无明显精神刺激事件，每次发作时间十几分钟到半小时不等，最长达 2 小时左右，发作后有头昏，嗜睡，一般 3～4 小时后恢复正常，对发作过程能回忆。既往有慢性咽炎史，无脑外伤史。家庭和睦，幼年时期无不良刺激事件发生，平素个性不偏激，不固执，性格文静，有礼貌，工作压力大时有轻微焦虑、失眠现象。既往多次头部磁共振成像（magnetic resonance imaging，MRI）未提示明显异常，多次脑电图脑电地形图、动态脑电图未见异常。多次心脏彩超、心电图、动态心电图记录无明显异常。多次查肝肾功能、甲状腺功能、电解质均正常。曾试用过抗癫痫药物半年无效，先后给予帕罗西汀、氟哌噻吨美利曲辛、阿立哌唑等抗焦虑、抗抑郁、抗精神异常药物治疗，效果也不明显，仍然间有发作。反复细询问病史，尤其是发作前的情况，患者幼时患慢性扁桃体炎但未手术治疗，常有干咳现象。工作后从事文秘，经常在空气流通性差的"烟雾缭绕"的会议室进行会议记录工作，"慢性咽炎"较严重，常有干咳。大多数精神异常发作前都伴有"咽炎"发作，干咳明显加重，类似 Valsalva 动作。

（二）辅助检查

本次入院躯体及神经系统检查无阳性发现。住院期间记录的发作时脑电图无异常，动态脑电图连续监测 2 次无异常（图 19-1）。头部 MRI 提示点状缺血灶，脑白质变性改变（图 19-2）。脑动脉造影（图 19-3）正常。

经神经内科会诊讨论后考虑诊断"癔症：分离性发作"。结合患者本次头颅 MRI 结果，行经颅多普勒超声（transcranial Doppler，TCD）发泡试验（图 19-4、图 19-5），以及右心声学造影（图 19-6），Valsalva 动作下监测到大量气泡右向左分流，诊断 PFO 右向左分流。

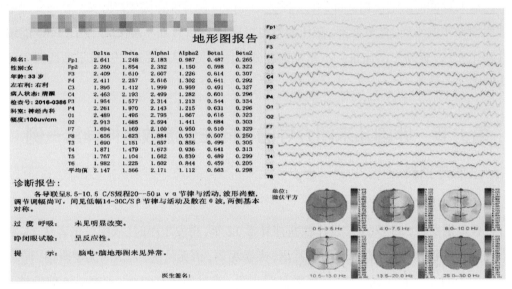

图 19-1
动态脑电图

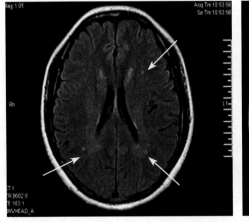
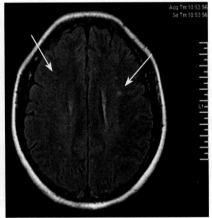

图 19-2
头部 MRI

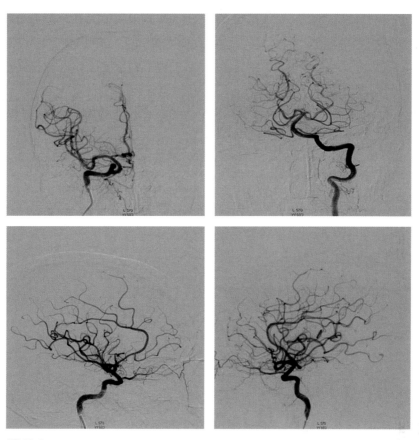

图 19-3

脑动脉造影

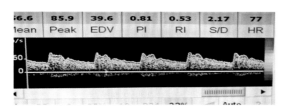

图 19-4

术前 TCD 发泡试验——静息状态下

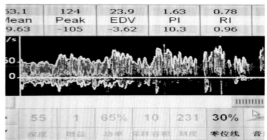

图 19-5

术前 TCD 发泡试验——Valsalva 动作后

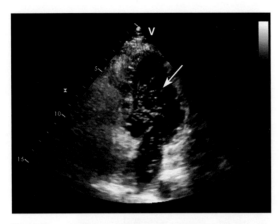

图 19-6
术前右心声学造影,监测到大量气泡

（三）治疗经过及临床随访

经临床综合评估,与患者及其家人充分沟通后由医务科组织全院讨论后决定通过介入方式关闭卵圆孔未闭(patent foramen ovale,PFO)。选用 25/25mm PFO 封堵器,在透视下封堵 PFO,术中超声证实封堵器位置良好,无残余分流。术后第 2 天超声心动图提示:房间隔处见堵闭器回声,未见穿隔彩色血流信号。右心声学造影可见少量气泡(图 19-7)。术后口服阿司匹林 100mg,1 次 /d,氯吡格雷 75mg,1 次 /d,停用抗精神病药。术后 1 周内因用力咳嗽发生一次持续约 1 分钟的短暂性幻视。术后 3 个月时复查 TCD 发泡试验阴性(图 19-8),右心声学造影阴性(图 19-9)。随访至 9 个月,仍有阵发性干咳但再无精神异常发作。

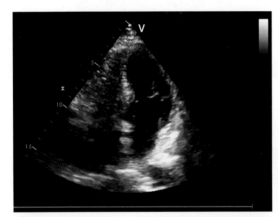

图 19-7
术后右心声学造影

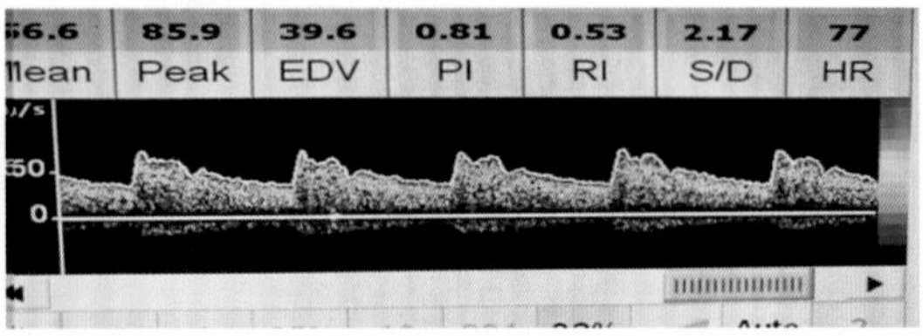

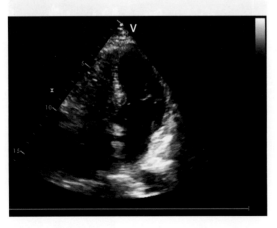

图 19-9
术后 3 个月右心声学造影

图 19-8
术后 3 个月复查 TCD 发泡试验

二、病例解析

根据术前右心声学造影结果可知，患者在做 Valsalva 动作时，右心房压超过左心房压，这时会有显著的右向左分流，可使氧量低、含有较多代谢产物及微栓子的右心房血液脉冲式进入脑循环。而引起精神异常的原因有精神刺激、遗传因素、应激状态、性格缺陷、躯体因素、社会心理因素及生物化学因素。脑内许多神经递质含量的异常可导致精神的异常，如 5-羟色胺（5-hydroxytryptamine，5-HT）、多巴胺、乙酰胆碱、缓激肽等。目前已知颅脑缺氧也是造成精神异常的重要因素之一。

推测 PFO 引起发作性精神异常的可能机制有：

（一）卵圆孔未闭右向左分流致脑缺氧

PFO 右向左分流致脑缺氧引起精神异常。当脑组织缺氧时，产生大量的氧自由基，而自由基对脑细胞的损害作用会引起生物膜不饱和脂肪酸脂质过氧化反应。中枢神经系统含有丰富的不饱和脂肪酸，所以更易发生过氧化反应。大量的氧自由基会造成结构和功能上的损伤，影响大脑皮质的整合功能，造成头痛、头部重压感、注意力不集中、定向力障碍、主动性差、失眠、性格改变、易激动、焦虑、恐惧、欣快、躁动，以致出现幻听、幻视等感知觉障碍及各种妄想。

（二）缺氧引起颅内 5-羟色胺含量降低

缺氧引起颅内 5-HT 含量降低，引起精神异常。5-羟色胺的前体是色氨酸。色氨酸经两步酶促反应，即羟化和脱羧，生成 5-羟色胺，均需要氧。当颅内缺氧的状态下，产生的 5-HT 减少，而周围脉管系统的 5-HT 无法通过血脑屏障，可能引起精神异常。

（三）卵圆孔未闭右向左分流导致颅内微环境变化

PFO 右向左分流导致颅内微环境变化可能引起多巴胺系统功能异常进而导致精神异常。现已证实多巴胺系统功能与精神分裂有关，PFO 右向左分流是否导致多巴胺系统功能的变化，值得进一步探究。

三、病例小结

综上所述，临床上遇见精神异常的患者，在常规检查后不能明确诊断时，我们应该提高警惕，完善发泡试验等检查以了解是否存在异常分流。若发现阳性，则应进一步行右心声学造影，明确有无 PFO 及未闭孔径大小，在常规治疗效果欠佳时，经知情同意后可考虑行 PFO 封堵术终止右向左分流。同时，建议通过各类医学继续教育项目，提高基层医生对 PFO 的重新认识和深入了解，加强团队合作，宽筛选，严指征，广泛普及 PFO 具有多样化症状的临床特点，重视、警惕、追踪 PFO 的少见临床表现。

（张宏伟　邱丘　刘煜昊）

第二节　卵圆孔未闭与反复短暂性意识丧失一例

一、临床资料

（一）病史简介

患者女性，22岁，因"反复短暂性意识丧失3年余"于2015年4月入院。3年前无明显诱因下突发晕厥，不能言语和动弹，伴意识障碍，不伴有胸痛、心悸、出汗、恶心、呕吐、视物旋转，晕厥发作时无流涎、牙关紧闭、双眼上翻、肢体抽搐、大小便失禁等，约数分钟后意识自行恢复，恢复后全身乏力、视物模糊，无饮水呛咳、口齿不清等，症状反复发作，平均1次/周。常因小事引发情绪不稳、躯体不适，不能工作，恐惧、晕厥发作等，可自行缓解。近1年来发作次数明显增多，严重时1小时内可发作3～4次，持续时间5～10分钟不等，可自行清醒，苏醒时全身发抖，醒后惊恐不安，夜间睡眠差。2015年3月再发晕厥，伴意识障碍，倒地后头部撞伤，约1小时后意识恢复，醒后发现右侧肢体偏瘫、伸舌歪斜、口齿不清，至外院就诊行心电图、头颅CT及MRI、胸片、体感诱发电位等检查均未发现特殊异常，超声心动图提示心脏房水平可见左向右分流，未行特殊治疗，其后仍反复晕厥发作，伴易怒、精神紧张、乏力，发作无规律，与体位变动、颈部转动、重体力劳动、排尿等无明显关系。患者起病以来，生长、发育正常，未发作期间精神好、饮食正常，体重无明显变化，大小便正常。

既往史：患者自幼有反复头晕、头痛，7岁时曾在外院行24小时动态脑电图、经颅多普勒超声（transcranial Doppler，TCD）、头颅CT及MRI等检查排除了癫痫发作，9岁时曾有生活事件刺激（性侵犯），之后10余年因反复情绪不稳、恐惧感等症状（如患者不由自主地回想受打击的经历；反复出现有创伤性内容的噩梦；反复发生幻觉，主要是言语性幻听和命令性幻听；持续的警觉性增高及对相关情境的回避）共14次入住心理科住院，诊断为"创伤后应激障碍；抑郁症"，先后口服富马酸喹硫平、丙戊酸钠、劳拉西泮、盐酸舍曲林、氢溴酸西酞普兰等药物。用药期间患者情绪控制好，能正常生活与学习，但其后多次，近年发作更频繁。患者病来曾有自杀想法及行为，但未成功，无高热、抽搐及昏迷病史。

体格检查：体温36.4℃，脉搏85次/min，呼吸20次/min，血压98/72mmHg。神清，浅表淋巴结未扪及，胸廓对称，双肺呼吸音清，未闻及啰音，心尖搏动位于第五肋间锁骨中线内0.5cm，心率85次/min，律齐，各瓣膜听诊区未闻及病理性杂音，腹平软，无压痛及反跳痛，肝、脾肋下未扪及，无肝区叩击痛，未闻及血管杂音，肠鸣音3～4次/min。四肢活动灵活，左手手腕部可见数条长4～5cm的瘢痕，双下肢无凹陷性浮肿，各生理反射存在，病理反射未引出，脑膜刺激征阴性。

（二）辅助检查

动态心电图检查提示：窦性心律，偶见T波改变；总心搏120 483次/24小时，平均心率

84 次 /min，未见明显的长 RR 间歇。

超声心动图提示：房间隔原发隔与继发隔分离，见细小左向右过隔血流，部分心动周期可见少量右向左血流，彩束宽度 3.7mm，诊断为 PFO（图 19-10）。

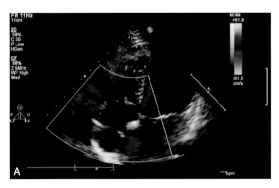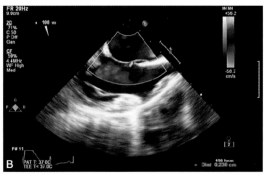

图 19-10
超声心动图证实卵圆孔未闭
A. 经胸超声心动图；B. 经食管超声心动图。

视频脑电图：清醒、安静、闭目状态下双侧出现枕区占优势的 10～11Hz，30～40μV α 节律为主，调节、调幅尚可，夹杂少量散在 5～7Hz，25～30μV θ 波。少量 15～24Hz 低波幅 β 活动，睁眼 α 节律抑制完全。睡眠波在睡眠周期大致正常，无明显的睡眠节律变化，可见顶尖波、睡眠纺锤波。

特殊脑电图（闪光特殊诱发）：在闪光刺激时节律同化反应存在。

动态脑电图：背景活动时双侧出现枕区占优势的 10～11Hz，30～40μV α 节律为主，调节、调幅尚可，夹杂少量散在 5～7Hz，25～30μV θ 波。少量 15～24Hz 低波幅 β 活动，睁眼 α 节律抑制完全。动态下，患者意识清，四肢活动自如，脑电图提示各区较多 18～28Hz 低波幅 β 活动，闭眼状态下脑电同背景脑电图；动态下未及临床发作。

头颅 CT 提示：双侧大脑及小脑半球对称，脑实质内未见异常密度影。脑室未见扩张。脑池、脑沟、脑裂未见增宽。中线结构居中。颅骨未见异常（图 19-11）。

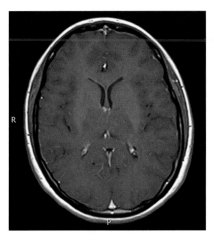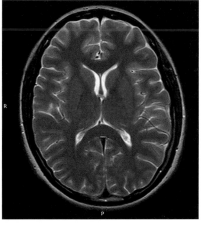

图 19-11
头颅 CT
双侧大脑及小脑半球对称，脑实质内未见异常密度影。脑室未见扩张。脑池、脑沟、脑裂未见增宽。中线结构居中。颅骨未见异常。

头颅 MRI 提示：头颅大小、形态未见异常。左侧顶叶侧脑室旁、右侧额顶叶交界处见小片状异常信号影，T₁WI 呈低信号，T₂WI 及 T₂-FLAIR（液体抑制反转恢复序列）呈高信号，增强无强化；余脑实质未见异常信号灶，增强扫描未见异常强化。各脑室大小、形态正常。脑沟、脑裂、脑池未见增宽。中线结构居中。颅骨及鼻窦未见异常信号。头颅 MRA 提示：双侧大脑前、中、后动脉管壁光滑，走行自然，管腔未见明显扩张或狭窄，未见动脉瘤征象。Willis 环未见异常（图 19-12）。

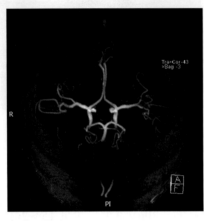
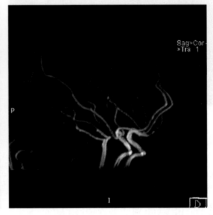

图 19-12
头颅 MRI 与 MRA 均未见异常

（三）住院治疗经过

患者入院后 2 日内仍有反复惊恐发作，呈反复短暂意识丧失、情绪激动，一段时间后可自行缓解。第 3 日中午 11：30 患者如厕时晕倒，伴意识障碍，呼之不应，有跌倒，跌倒后撞伤头部，无黑矇，无流涎、牙关紧闭、双眼上翻、肢体抽搐、大小便失禁等，血压 105/75mmHg，心率 72 次 /min，律齐，各瓣膜听诊区未闻及病理性杂音，血氧 98%，血糖 4.6mmol/L，心电图无异常，40 分钟后意识自行恢复，恢复后无特殊不适。经临床综合评估，并与患者及其监护人沟通后决定通过介入方式关闭 PFO。

介入治疗简要经过：患者平卧位，常规消毒铺无菌巾，局部麻醉后用 Seldinger 法成功穿刺右股静脉，置入 9F 动脉鞘，注射肝素 3 000U，右心导管测肺动脉压 22/7/13mmHg，建立右股静脉→右心房→PFO →左心房 →左上肺静脉轨道，留置交换导丝，经导丝置入 9F 长鞘，选用 30/30mm PFO 封堵器，在透视及 B 超下堵闭 PFO，超声证实封堵器位置良好，无残余分流，在透视下释放封堵器，撤除输送系统，压迫止血，术中无不适，术后安全送回病房。

（四）临床随访

术后第 2 日超声心动图提示：房间隔处见堵闭器回声，大小约 2.5cm×1.67cm，未见穿隔彩流（图 19-13）。术后口服阿司匹林 100mg，1 次 /d，建议口服半年；抗焦虑药物继续，并逐渐减量。1 个月门诊复诊患者自诉未再出现意识丧失，情绪恢复正常，抗焦虑药物停用。超声心动图提示：房间隔处见堵闭器回声，大小约 2.7cm×1.4cm，未见穿隔彩流（图 19-14）。3 个月门诊随访，患者活动如同常人，未再出现情绪波动及意识丧失现象。

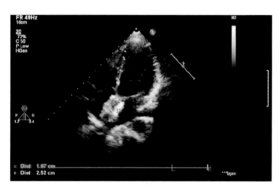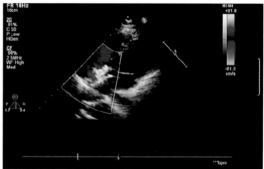

图 19-13
经胸超声心动图提示 PFO 封堵器形态好、无残余分流（术后第 2 日）

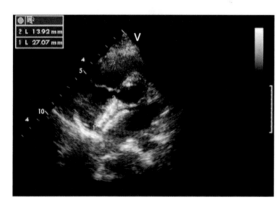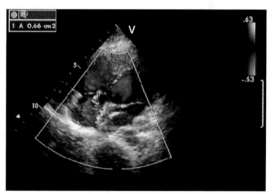

图 19-14
经胸超声心动图提示 PFO 封堵器形态好、无残余分流（术后 1 个月）

二、病例解析

患者青少年女性，10 年余慢性病程。主要临床表现：

（1）发病前有生活事件，主要是遭受到异乎寻常的创伤性事件（如性侵犯）。

（2）患者脑海反复重现受性侵犯情境，并出现不由自主地回想受打击的经历；反复出现有创伤性内容的噩梦；反复发生幻觉，主要是言语性幻听和命令性幻听及可疑幻视。

（3）持续的警觉性增高，伴有入睡困难、情绪低落、易哭泣，整天过分地担惊受怕、忧心忡忡。

（4）对相关情境的回避，避免看到或接触施暴者及其出现的地方。

根据 DSM-Ⅴ诊断标准，患者临床诊断为"创伤后应激障碍"（PTSD）。但患者的心理创伤体验是在刺激产生的 3 年后才出现并加重的，因此时间上不符"创伤后应激障碍"的时限要求。另外，患者自幼有反复头晕、头痛等躯体症状，7 岁时曾因为此症状完成 24 小时动态脑电图、TCD、头颅 CT 及 MRI 等检查排除了癫痫发作,尤其是近 3 年来患者情绪不稳、恐惧症状反复发作,伴反复晕厥,呼之不应,持续时间 5～10 分钟不等,发作次数明显增多,严重时 1 小时内可发作 3～4 次;可自行清醒,将醒时全身发抖,醒后惊恐不安,夜间睡眠差,严重影响社会功能,主要是影响正常生活与学习。所以"创伤后应激障碍"并不能完全解释患者的症状。另外,患者晕厥发作时,眼睑无阻抗,瞳孔对光反射存在,有时可中断发作,因此用功能性晕厥或其他原因的晕厥均不能完全解释患者临床症状。在介入治疗关闭 PFO 后,患者上述症状很快消失,并且术后 1 个月内抗焦虑及抗抑郁药物能很快减量至停药。这些说明患者的晕厥应与 PFO 存在密切联系。

PFO 导致晕厥的发病机制目前尚不清楚。由于原发隔与继发隔是功能性闭合,当右心房压高于左心房压时,左侧薄弱的原发隔被推开,即可出现右向左的分流,这种现象与很多临床事件相关。除了提供静脉血栓到达动脉循环的一种可能机制,PFO 可使低氧的血液(右心房血液)绕过肺循环而直接进入左心房,与左心房血液混合导致体循环的血氧含量降低。虽然通常进入左心房含氧量低的血液容积有限,在某些情况下,当右心房压力超过左心房压力,也可能会出现大量的右向左分流,导致患者突然缺氧加重,出现短暂性意识丧失。即使超声心动图显示经 PFO 的血流方向可能主要是左向右分流,然而在正常呼吸周期,PFO 患者也可能会有间断的右向左分流,在 Valsalva 动作、用力或咳嗽时,右心房压超过左心房压,这时会有显著的右向左分流,这些均可能导致含氧量低的右心房血液脉冲式进入脑循环,诱发短暂性意识丧失。在本例,患者的发作已泛化,生活中的不舒服体验都可能成为患者发病的推动因素,同时在患者情绪波动时腹压增高,导致右心房压升高,促使房水平右向左的分流增加,从而导致短暂性意识丧失。心血管系统功能障碍(晕厥)或精神障碍(心理攻击)都有可能导致短暂性意识丧失,但是,患者反复住院十余次,均未详细地进行晕厥原因的排查,在针对创伤后应激障碍的长期药物治疗后患者晕厥频率增加才进行超声心动图检查,说明该患者 PFO 长期存在,只是早期被漏诊。因患者自幼遭遇不幸事件,患者家属长期关注患者的精神状态,加之就诊时未做进一步晕厥原因的排查和探讨,导致 PFO 未被长期关注。

鉴于患者接受关闭 PFO 的手术后未再出现意识丧失及情绪的变化,而且在完全停用精神科药物的前提下 3 个月内未出现以前的临床症状,本例患者短暂性意识丧失是精神性疾病,还是心源性晕厥,抑或二者同时有之目前尚不能完全明确,需要更长时间的临床随访观察。但是,在心脏结构异常的基础上出现神经系统症状时应积极进行病因学诊断,尤其是对于失张力跌倒和严重肢体损伤的患者很重要。不应该仅通过主观的、短暂的神经系统描述和非特异性的临床症状而做出不严谨的临床诊断。患者既往有重大精神刺激,幼年遭受性侵犯,可能对患者的人格形成、心理等产生很大影响,故而患者在处理人际关系、生活事件等的时候均可能出现应对技巧的欠缺,故而患者在近几年反复出现情绪的失控、爆发,创伤事件的闪回、创伤情境的回避、噩梦以及片段的疑似精神病性症状等,这些客观情况增加了临床诊断的难度,但是,精神疾病的诊断决策应依赖于可靠的确凿证据,异常心电图或影像有助于诊断。否则有可能使患者被"精神病"而接受不必要的药物治疗,严重影响患者正常的生活,甚至改变其人生的成长轨迹。

三、病例小结

除了目前被熟知的脑卒中、偏头痛等 PFO 相关性综合征,临床实践工作中要高度警惕 PFO 介导的一些非常见异常表现。正如本例患者,在临床高度"符合"精神疾患的诊断标准,但临床疗效未达到预期目标时,每一个异常的蛛丝马迹都需要引起重视。在常规检查后不能明确诊断或者不能完全解释疾病发生发展过程时,有可能开始被忽视的 PFO 就是真正的"罪魁祸首"。

(杨子阳　张曹进　张刚成)

第三节　栓从多处来:卵圆孔未闭合并肺动静脉瘘致偏头痛一例

一、临床资料

(一)病史简介

患者女性,52 岁,因"间断头痛 30 余年,加重 1 年余"入院。患者自青年起无明显诱因出现头痛,呈放射样,左侧尤甚,无头晕,偶有干呕、心慌,无头晕、晕厥,行相关检查无异常发现(具体不详)。患者平素体力可,可上 4 楼,偶有心慌,无胸闷、胸痛,偶有双下肢水肿,可自行消退。近 1 年来自觉症状发作较前频繁,外院就诊提示"卵圆孔未闭"可能。至我院门诊相关检查再次提示"卵圆孔未闭",遂以"卵圆孔未闭"收入院。既往史:无特殊。入院体格检查:体温 36.5℃,脉搏 67 次 /min,呼吸 18 次 /min。四肢血压:左上 92/56mmHg;左下 130/61mmHg;右上 85/57mmHg;右下 126/66mmHg。四肢经皮动脉血氧饱和度(SpO_2):左上 96%;左下 98%;右上 93%;右下 95%。咽无充血,双侧扁桃体不大,颈软,颈静脉无充盈,甲状腺未触及,气管居中。胸廓对称无畸形,未见明显吸气三凹征,双肺呼吸音稍粗,未闻及啰音。心前区无隆起,心界不大,胸骨旁未触及震颤,心率 67 次 /min,律齐,A2>P2,各瓣膜区未闻及异常。腹软,肝、脾肋下未及。双侧足背动脉搏动对称,肢端未见发绀,无杵状指(趾),周围血管征阴性。门诊检查:2021-07-07 我院门诊经胸超声心动图提示左心室舒张功能减退,房间隔膨出瘤。右心声学造影检查(图 19-15、图 19-16)提示静息及 Valsalva 运动后左心腔内即刻云雾状对比剂回声,房水平大量右向左分流(Ⅲ级)。经颅多普勒超声发泡试验检查(图 19-17)提示静息及激活后均可见雨帘状信号。

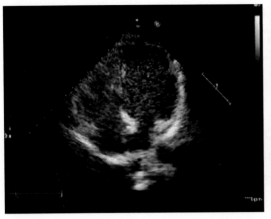

图 19-15
静息状态下第一个心动周期左心腔内可见云雾状对比剂回声

图 19-16
Valsalva 运动后即刻左心腔内可见云雾状对比剂回声

(下表中,VS,VM和VD的单位为cm/s,DP单位为mm,其余参数无单位)

血管	DP	VS	VM	VD	PI	RI
LVA	60	−123	−61	−31	−1.50	−0.75
LVA	60	−150	−89	−59	−1.02	−0.61
LVA	60	−150	−89	−59	−1.02	−0.61
LVA	60	−123	−61	−31	−1.50	−0.75

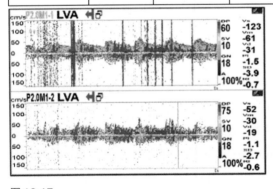
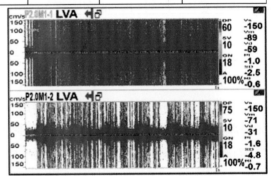

图 19-17
注射激荡生理盐水后静息状态下监测到大量(雨帘状)微栓子信号;Valsalva 动作后 25 秒内监测到大量(雨帘状)微栓子信号

(二)诊断思路及最终诊断

患者入院后常规实验室检查未见明显异常。胸片提示:肺纹理清晰,肺内未见实变,双膈光整;主动脉结凸,肺动脉段凹,各房室不大;心胸比率为 0.48。动态心电图提示:①窦性心律;②偶发房性早搏,短阵性房性心动过速;③偶发室性早搏;④T 波改变;⑤心率变异性结果分析:正常。颅脑 CT 平扫:未见异常。经食管超声心动图(图 19-18):房水平未见彩色分流信号。

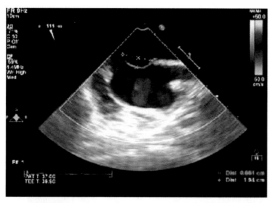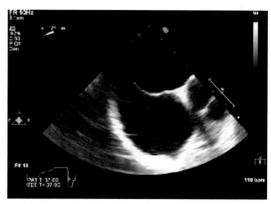

图 19-18

经食管超声心动图

提示房间隔结构完整,房水平未见左向右分流信号。

诊断思路 1:患者右心声学造影检查提示静息时左心腔内即有大量栓子信号,经颅多普勒超声发泡试验检查亦提示静息时脑动脉即有大量栓子信号。同时患者虽无明显发绀,但经皮动脉血氧饱和度最低 93%,不能排除肺动静脉瘘可能,故进一步行肺部血管 CT 增强扫描。

肺血管 CTA(图 19-19、图 19-20):肺动脉 CTA 未见栓塞。双肺下叶肺动静脉瘘(双肺下叶肺动脉与静脉相通,局部可见迂曲吻合血管影)。

诊断思路 2:患者经胸超声心动图及经食管超声心动图虽未发现 PFO,但 PFO 经胸超声检出率低,经食管超声心动图虽可提高 PFO 检出率,但如果检查时左右心房间的压力差不明显,PFO 处于贴合状态时仍可出现假阴性情况,结合患者右心声学造影检查和经颅多普勒超声发泡试验检查结果,仍可诊断 PFO。

最终诊断:①卵圆孔未闭;②肺动静脉瘘。

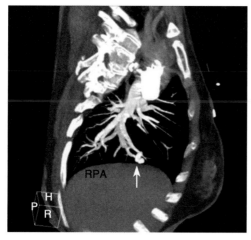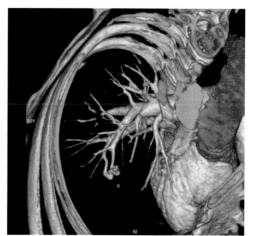

图 19-19

肺血管 CTA

右下肺肺动脉与肺静脉交通,可见迂曲吻合血管影。

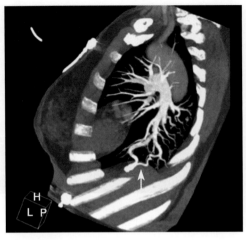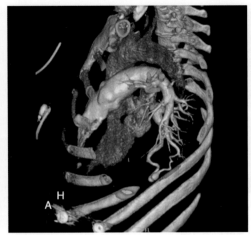

图 19-20

肺血管 CTA

左下肺肺动脉与肺静脉交通，可见迂曲吻合血管影。

（三）治疗经过及临床随访

1. 治疗决策　患者手术指征明确，但患者 PFO 合并肺动静脉瘘（pulmonary arteriovenous fistula, PAVF），两者症状存在混叠现象，无法完全确定谁是引起偏头痛的元凶，遂决定术中先行 PAVF 介入封堵术，封堵完毕后可行右心声学造影检查，若仍存在右向左分流（RLS），可行 PFO 封堵，若 RLS 消失，PFO 可不予处理。

2. 手术经过　术中分别行左、右肺动脉造影，左、右下肺动脉各显示一处肺动静脉瘘，较正常肺静脉系统显影早，周边正常，左心房早期显影。受累肺动静脉扩张、扭曲，可见瘘瘤，测量左肺动脉瘘体直径约 2.5mm（图 19-21），选择 5mm×6mm 封堵器进行封堵（图 19-22），

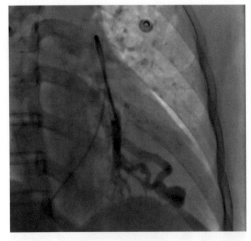

图 19-21

左下肺动脉造影

左下肺动静脉瘘，受累肺动静脉扩张、扭曲，可见瘘瘤，测量瘘体直径约 2.5mm。

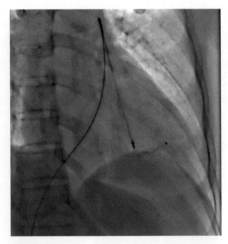

图 19-22

选择 5mm×6mm 封堵器封堵左下肺动静脉瘘

封堵后左肺动脉造影瘘管未见显影，提示封堵完全。测量右肺动静脉瘘入口直径约 3mm，瘤管最粗径约 7mm（图 19-23），选择 6mm×4mm 封堵器进行封堵（图 19-24），封堵后行右肺动脉造影瘘管未见显影，提示封堵完全。肺动静脉瘘封堵后，行右心声学造影（图 19-25），静息下右向左分流减少，Valsalva 动作后大量右向左分流。遂选用 25mm PFO 封堵器封堵 PFO（图 19-26）。术毕再次重复右心声学造影（图 19-27），可见静息及 Valsalva 动作后右向左分流微栓子较前减少，结束手术。

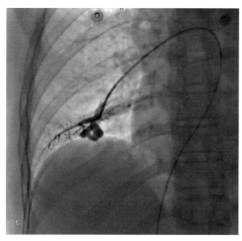

图 19-23
右下肺动脉造影
右下肺动静脉瘘，入口直径约 3mm，瘤管最粗径约 7mm。

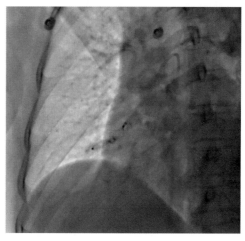

图 19-24
选择 6mm×4mm 封堵器封堵右下肺动静脉瘘

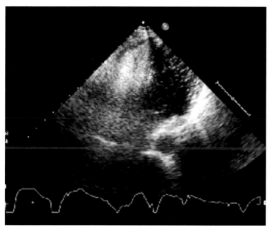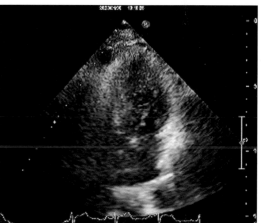

图 19-25
肺动静脉瘘封堵后右心声学造影
静息下右向左分流较术前减少，Valsalva 动作后大量右向左分流。

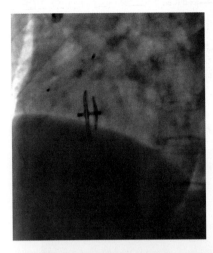

图 19-26
25mm PFO 封堵器封堵 PFO

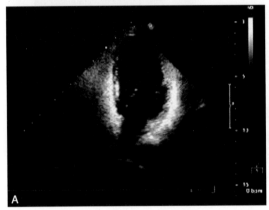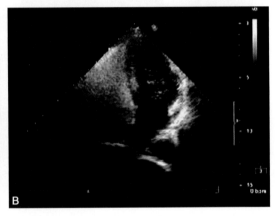

图 19-27
PFO 封堵术后再次重复右心声学造影
静息（A 图）及 Valsalva 动作后（B 图）右向左分流微栓子较前明显减少。

3. **随访结果**　术后 1 个月患者偏头痛较前好转。复查经胸超声心动图提示封堵器位置良好，未见分流。复查右心声学造影（图 19-28）见静息及 Valsalva 动作后对比剂回声较术后早期明显减少。复查经颅多普勒超声发泡试验（图 19-29）静息状态下未见分流，Valsalva 动作后少量右向左分流。

二、病例解析

既往研究表明，RLS 与偏头痛之间存在显著相关性。在 RLS 患者中偏头痛的发病率是无 RLS 患者的 3.5 倍，而在偏头痛患者中 RLS 阳性率明显高于正常人。PFO 和 PAVF 是引起 RLS 的重要病因。PFO 是房间隔中部左右心房之间的交通孔，正常情况下 PFO 处于关闭状态，当持续或一过性右心房压升高时，PFO 开放导致 RLS 出现。PAVF 是先天性肺血管结构发育异常导致的肺动脉和肺静脉之间直接交通，从而形成持续的 RLS。

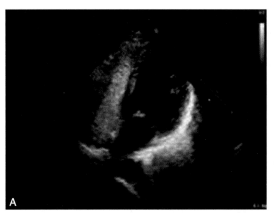
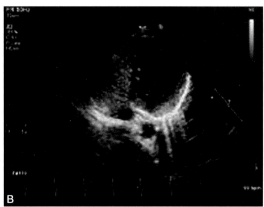

图 19-28

右心声学造影

静息(A 图)及 Valsalva 动作后(B 图)少量对比剂回声。

(下表中,VS,VM和VD的单位为cm/s,DP单位为mm,其余参数无单位)

血管	DP	VS	VM	VD	PI	RI
LVA	60	−71	−34	−16	−1.60	−0.77
LVA	60	−59	−42	−34	−0.61	−0.43
LVA	60	−59	−42	−34	−0.61	−0.43
LVA	60	−71	−34	−16	−1.60	−0.77

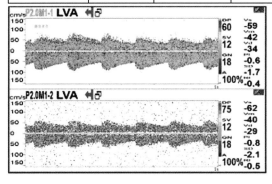
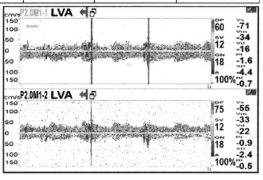

图 19-29

经颅多普勒超声发泡试验

静息状态下未见分流,Valsalva 动作后少量右向左分流(7～15 个微栓子)。

　　检测 RLS 的"金标准"是经食管超声心动图右心声学造影(cTEE),但该检查为有创性,难以配合完成 Valsalva 动作、当卵圆孔裂隙较小或暂时未开放时可出现假阴性结果。对比增强经颅多普勒超声(cTCD)被认为是一种无创、有效的检测 RLS 的方法,近年来广泛应用于临床。但 cTCD 只能探及栓子而无法明确栓子来源,因此无法明确 RLS 的解剖位置,故无法鉴别是心内还是肺内分流。在临床工作中容易误诊,尤其是当肺内分流和心内分流同时存在时容易漏诊。PFO 和 PAVF 对比有以下不同点:①PFO 存在房间隔交通而 PAVF 无心内分流。②PFO 的 RLS 依赖于右心房压升高(Valsalva 动作),因此 PFO 栓子的检出时间和数量与 Valsalva 动作密切相关,而 PAVF 的 RLS 持续存在且不依赖于 Valsalva 动作。基于以上区别,观察 cTCD 特点及结合其他相关检查有助于二者鉴别,主要鉴别点有以下几方面:①普通经胸超声心动图(TTE)可发现部分 PFO,但检出率低。②经食管超声心动图(TEE)可提高 PFO 检出率,但仍存在假阴性情况。③PAVF 患者 cTEE 房间隔完整,且存在延迟显影,即 PFO 患者微栓子多于 Valsalva 动作后 3 个心动周期以内出现,而 PAVF 多于 5 个心动周期后出现。但 cTEE 临床较少应用。④cTCD 平静呼吸时即出现大量栓子信号需考虑存在 PAVF,PFO 多于 Valsalva 动作后出现栓子。⑤cTCD 微栓子信号持续时间较长,需考虑存在 PAVF 可能性。⑥右心声学造影时迟发左心显影(右心显影后 4~10 个心动周期)需考虑存在 PAVF 可能性。因此临床上 cTCD 静息时即有大量 RLS、右心声学造影左心房内微泡持续存在时间较长时,即使 PFO 诊断明确,也需进一步排查 PAVF,肺 CTA 检查有助于诊断。

治疗上,当 PFO 合并存在 PAVF 时,因目前对于 PAVF 的治疗原则是对放射可见的 PAVF 需尽早干预预防并发症的发生,可先行封堵 PAVF,完成 PAVF 封堵后术中行右心声学造影再行决定是否行 PFO 封堵术。

三、病例小结

RLS 尤其是大量 RLS 是导致偏头的发病机制之一,PFO 和肺动静脉瘘是 RLS 的重要病因,当二者同时存在时容易漏诊而导致治疗决策错误。对于偏头痛患者,需仔细寻找病因尤其是多重因素导致时,临床实践中更要仔细辨别,避免漏诊而影响治疗效果。

(邓晓娴　张刚成　张曹进)

第四节　卵圆孔未闭封堵术后阵发性心房颤动一例

一、临床资料

(一)病史简介

患者女性,42 岁,因"间断偏头痛伴心悸 5 年"入院。5 年前患者活动后出现偏头痛,伴心悸。患者偏头痛发作前无明显先兆,无黑矇,无晕厥,无恶心、呕吐,休息约数小时后症状可缓解。患者症状反复出现,曾于当地医院就诊,神经系统检查未见异常,动态心电图未见明显异常,未予进一步治疗。发病以来,精神、食欲、睡眠可,大小便正常,体力、体重无明显下降。既往否认高血压、糖尿病病史。13 年前行子宫腺肌瘤手术。5 年前患者曾因甲状腺肿瘤行甲状腺次全切术(未见病理报告)。入院体格检查生命体征稳定,神清语明,心肺、腹部及神经系统查体未见明显异常。

(二)辅助检查

入院后,考虑患者不能排除 PFO 导致头痛可能。遂行超声心动图及右心声学造影。超声心动图检查结果未见明显异常，但右心声学造影结果提示大量右向左分流（静息状态及Valsalva 动作后左心系统均出现 30～50 颗微泡 / 帧，见图 19-30）。考虑心内存在右向左分流，遂加行经颅多普勒超声发泡试验，结果可见静息状态下未见微栓子信号，Valsalva 动作后见雨帘样微栓子信号（图 19-31）。

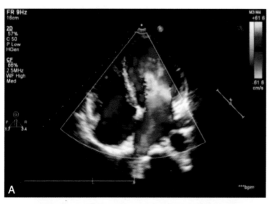
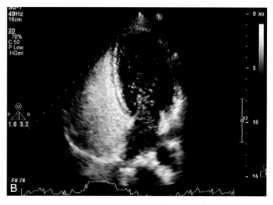
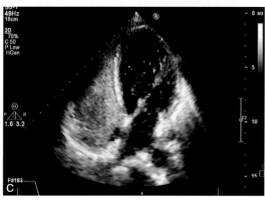

图 19-30
患者入院心脏彩超及右心声学造影
A. 心脏彩超；B. 静息状态下右心声学造影；
C. Valsalva 动作后右心声学造影。

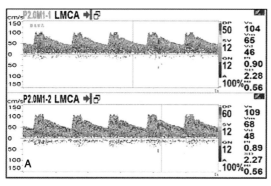
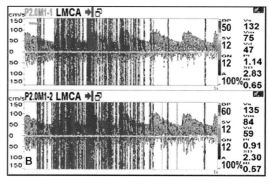

图 19-31
TCD 发泡试验结果
A. 静息状态下；B. Valsalva 动作后。

（三）治疗经过及临床随访

结合患者上述检查结果，考虑由于 PFO 导致的右向左分流引起患者头痛症状的可能性大，遂进一步完善相关检查。患者易栓倾向相关检查阴性，未见深静脉血栓。经食管超声心动图提示房间隔错搭样结构，房水平右向左分流（图 19-32）。患者最终诊断为卵圆孔未闭。与患者沟通并征得患者同意后，决定性 PFO 介入封堵手术。术中选择 Amplatzer 25mm PFO 封堵器。手术过程顺利，封堵器释放后形态及位置良好。术中影像见图 19-33。

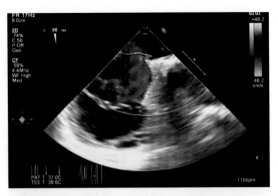

图 19-32
经食管心脏超声可见卵圆孔未闭

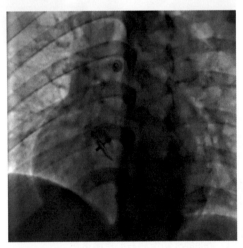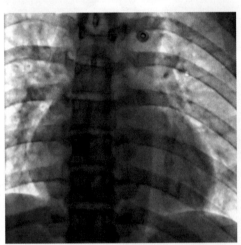

图 19-33
封堵器释放后影像

封堵术后 24 小时，患者复查超声心动图提示房水平未见分流，心电图未见显著异常。予阿司匹林 100mg/d 以及氯吡格雷 75mg/d 双联抗血小板治疗。患者办理出院。出院 2 周后，患者再次出现心悸症状，于当地医院复查动态心电图提示：阵发性心房颤动。予倍他乐克控制心率治疗。术后 1 个月，患者诉心悸症状较前缓解，术后未再出现头痛症状，复查动态心电图示窦性心律。患者心电图变化如图 19-34 所示。

二、病例解析

近年来，越来越多的研究开始关注 PFO 与头痛之间的相关性。国际上，第一个评价 PFO 封堵术治疗头痛的临床研究是 MIST 研究，作为一项前瞻性、多中心、双盲、假对照试验，研究结果提示行 PFO 封堵术者中有 42% 的患者自觉头痛天数较术前减少 50%，而对照组假手术组患者中仅有 23%（$p<0.05$）。另一项双盲 PREMIUM 研究通过 1 年的随访，发

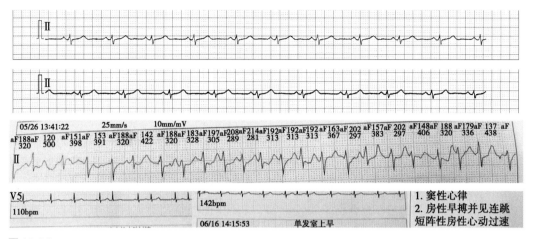

图 19-34

患者 II 导联心电图变化

自上至下分别为术前、术后即刻、术后 2 周及术后 1 个月。

现使用 Amplatzer 封堵器治疗后患者偏头痛天数每月减少 3.4 天,较基线 7.2d/月下降 47%,相比对照组偏头痛天数每月减少 2 天,较基线 8d/月减少 25%(p=0.025);且在封堵组中有 8.5% 的受试者偏头痛完全缓解,而在对照组中仅有 1%(p=0.01)。研究结果均提示关闭 PFO 可有效缓解偏头痛患者的临床症状。鉴于越来越多的临床证据,已有指南推荐 PFO 封堵治疗用于偏头痛的患者。虽然 PFO 封堵手术具有较好的安全性,但仍然存在相关手术并发症,需要临床医师在工作中引起重视。

房性心律失常为 PFO 封堵术后并发症之一,其中最常见的心律失常为心房颤动(房颤)。多于术后 1 个月内发生,总体发生率为 2%～5%。不同类型的封堵器由于设计、形状及技术的差异,术后房颤的发生率也有所不同。研究显示,Amplatzer PFO 封堵器房颤发生率远低于其他型号的封堵器。国内亦有封堵术后发生房颤的相关报道。目前术后出现房颤的机制尚不明确,总体发生概率小于房间隔缺损封堵术后房颤的发生率,可能因为 PFO 一般不影响心房重构。考虑 PFO 封堵术后发生房颤可能为封堵器植入后,对心房肌机械刺激,导致心房肌局部电路发生改变。随封堵器内皮化进程,心房肌对封堵器的刺激逐渐适应,异常的局部电活动可逐渐恢复正常,故部分患者房颤可自行转复,且自行转复或药物转复后不宜复发。此外,随着年龄增大,房颤的发生率也会增加,Kiblawi 等报道显示,接受 PFO 封堵术的患者中,年龄＞55 岁者的房颤发生率明显增加。

三、病例小结

经皮 PFO 封堵术已是一项非常成熟的介入治疗手段,鉴于房颤可导致缺血性脑卒中等不良临床后果,临床医师需重视 PFO 封堵术后房颤的发生情况,术后动态心电图或长程心电图对房颤特别是阵发性房颤的诊断具有重要意义。一旦出现房颤应予以积极处理,避免不良预后。

(金博文　张刚成　张曹进)

第五节　卵圆孔未闭导致顽固性呃逆一例

一、临床资料

(一)病史简介

患者男性,22岁,因"间断呃逆5年"入院。5年来常于精神紧张或情绪激动时出现顽固性呃逆,偶伴恶心、呕吐,间断头痛,无胸痛、心悸、黑矇、晕厥等,每于精神紧张或参加竞技比赛时呃逆症状加重,严重影响患者工作及生活。外院头颅CT及MRI、纤维胃镜、胸片、心电图及动态心电图等检查均未发现异常,反复在神经科及消化科检查,均未发现异常器质性病变。我院超声心动图提示心脏形态、结构、功能及血流动力学未见异常。腹部超声见脂肪肝(中度),心脏CTA检查未见冠脉狭窄病变及肺动静脉瘘。右心声学造影提示:静息状态下左心房内可见3~5个微栓子,Valsalva动作后左心房内可见大于50个微栓子信号,TCD发泡试验示静息下无微栓子信号,Valsalva动作后可见雨帘状微栓子信号。心电图示窦性心律,正常范围心电图。

既往史:患者否认肝炎、结核等传染病病史,否认外伤、手术、输血史,否认遗传、家族病史,无药物食物过敏史。

体格检查:体温36.7℃,呼吸18次/min,脉搏84次/min,血压110/70mmHg,SpO$_2$:98%。发育可,神志清楚,口唇无发绀,咽无充血,双侧扁桃体无肿大。双肺呼吸音清晰,未闻及干湿啰音。心界正常,心率84次/min,律齐,胸骨旁及各瓣膜听诊区未闻及杂音。腹软,肝、脾肋下未及,双侧足背动脉搏动良好、对称,周围血管征阴性,各生理反射存在,病理反射未引出。

(二)辅助检查

经食管超声心动图提示卵圆窝处可见错搭样结构,诊断为卵圆孔未闭(图19-35)。

头颅CT提示:双侧大脑及小脑半球对称,脑实质内未见异常密度影。脑室未见扩张,脑池、脑沟、脑裂未见增宽,中线结果居中,颅骨未见异常。头颅MRI扫描提示:头颅大小、形态未见异常,脑实质未见异常信号灶,增强扫描未见异常强化,各脑室大小、形态正常,脑沟、脑裂、脑池未见增宽。头颅MRA提示:双侧大脑前、中、后动脉管壁光滑,走行自然,管腔未见明显狭窄或扩张,未见动脉瘤,Willis环未见异常。

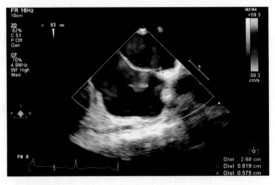

图19-35
卵圆窝处可见明显错搭样结构

（三）治疗经过

患者入院后完善经食管超声心动图检查，明确有卵圆孔未闭，且右心声学造影及 TCD 发泡试验 Valsalva 动作后均为大量右向左分流，结合患者院外各项检查结果均未见异常，患者呃逆症状住院期间仍间断发作，严重影响患者日常生活及工作，与患者本人及家属沟通后决定通过介入方式关闭 PFO。

介入治疗经过：患者平卧位，常规消毒铺无菌巾，局麻下穿刺右股静脉，置入 6F 静脉鞘，右心导管测得肺动脉压力 20/5/10mmHg，用泥鳅导丝及 5F 端孔导管成功建立右股静脉—下腔静脉—右心房—PFO—左心房—左上肺静脉轨道，静脉注射肝素 3 000U，留置交换导丝，经导丝置入 10F 输送长鞘，选用国产 24mm 可降解 PFO 封堵器，超声引导下封闭 PFO，超声证实封堵器位置良好，无残余分流，封堵器对房室瓣、肺静脉、腔静脉及心律无影响，释放封堵器。撤除输送系统，压迫止血，术中无不适，术后安返病房。

（四）临床随访

术后第 2 天复查超声心动图提示：房间隔可见封堵器强回声，位置正常，房水平未见分流（图 19-36）。

术后口服阿司匹林 100mg/d，6 个月，联合氯吡格雷 75mg/d，1 个月，术后 1 个月门诊复查呃逆次数较前减少，复查超声心动图提示：房间隔可见封堵器强回声，位置正常，房水平未见分流（图 19-37）。

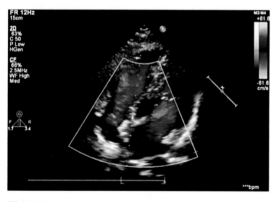

图 19-36
经胸超声心动图提示封堵器位置良好，房水平未见残余分流（术后第 2 天）

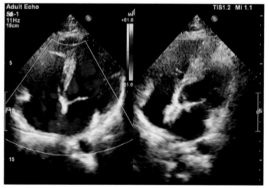

图 19-37
经胸超声心动图提示封堵器位置良好，房水平未见残余分流（术后 1 个月）

术后 3 个月门诊复查右心声学造影静息状态下可见 3～5 个微栓子，Valsalva 动作后可见 20～30 个微栓子信号，TCD 发泡试验结果为阴性，呃逆症状明显缓解，复查超声心动图提示：房间隔可见封堵器强回声，位置正常，房水平未见分流（图 19-38）。

术后 6 个月门诊复查，呃逆症状完全消失，右心声学造影静息状态下未见微栓子，Valsalva 动作后可见 20 个微栓子信号，TCD 发泡试验结果为阴性。复查超声心动图提示：房间隔未见清晰封堵器结构，房水平未见分流（图 19-39）。

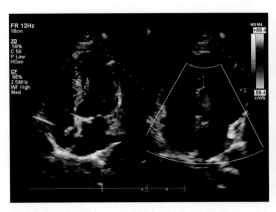

图 19-38
经胸超声心动图提示封堵器位置良好,房水平未见残余分流(术后 3 个月)

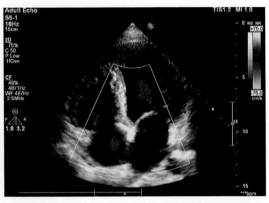

图 19-39
经胸超声心动图
房间隔未见清晰封堵器结构,部分封堵器结构已降解,房水平未见残余分流(术后 6 个月)。

术后 1 年门诊复查,症状未再发作,右心声学造影及 TCD 发泡试验均为阴性。复查超声心动图提示:房间隔未见清晰封堵器结构,房水平未见分流(图 19-40)。

二、病例解析

患者青年男性,5 年慢性病程,主要表现为呃逆症状。呃逆是一种吸气肌(膈肌、肋间肌)收缩同时声门突然关闭的反射性吸气动作。呃逆的发生涉及包含传入神经、中枢、传出神经的反射弧,目前已被广泛认可。该反射弧的传入神经包括迷走神经、膈

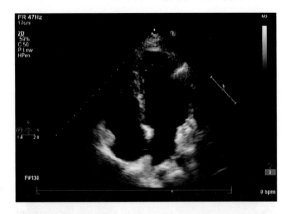

图 19-40
经胸超声心动图
房间隔未见封堵器结构,大部分封堵器结构已降解,房水平未见残余分流(术后 1 年)。

神经或交感神经纤维($T_6 \sim T_{12}$ 水平发出),反射中枢包括 $C_3 \sim C_5$ 脊髓、延髓呼吸中枢附近、脑干网状结构和下丘脑,传出神经为膈神经,一般引起单侧膈肌收缩,偶有双侧膈肌收缩。此外,副神经激活也会导致肋间肌的收缩。迷走神经喉返支支配声门反射性关闭导致呃逆。健康人也可发生一过性呃逆,多与饮食有关,特别是饮食过快、过饱,摄入冷热刺激性饮料、酒精等亦可引起。频繁呃逆或持续 48 小时以上,称为持续性呃逆或顽固性呃逆,多见于某些器质性疾病,最常见于脑血管疾病,也可见于冠心病、化疗药物刺激、电解质紊乱、消化性溃疡、周围神经疾病等。脑血管病变是引起顽固性呃逆的众多病因之一,包括脑梗死、脑出血、脑动脉瘤和脑动静脉畸形等。病变大多位于脑桥和延髓,或累及脑干的颅后窝病变,如颅后窝动静脉畸形、基底动脉瘤和小脑血管母细胞瘤。引起呃逆的脑血管病变以脑梗死较为常见,多个部位的脑干梗死均可引起呃逆,包括脑桥、脑桥下部、延髓内侧以及延髓背和 /

或外侧,说明脑干呃逆中枢分布较广泛,脑干的多个神经核团和结构参与了呃逆中枢的组成。在脑梗死患者中,以小脑后下动脉闭塞引起的延髓背外侧梗死最为常见,患者常伴有眩晕、恶心、呕吐、吞咽困难、饮水呛咳、面部和肢体麻木无力以及肢体共济失调。

本例患者为青年男性,无高血压、糖尿病等,无烟酒不良嗜好,无熬夜习惯,无上述可导致呃逆等病因,考虑心源性微栓子导致的一过性脑缺血缺氧改变致患者出现呃逆症状可能性大,而动态心电图未见房颤、房扑等心律失常,外院头颅 CT 及 MRI 等检查均未发现明显异常,心脏 CTA 检查未见肺动静脉瘘,排除以上常见心源性卒中病因后,考虑 PFO 可能性大,且患者右心声学造影及 TCD 发泡试验均为大量分流,经食管超声心动图可见典型 PFO 结构,分析患者在 Valsalva 动作后,右心房压突然增高,导致含氧量低的右心房血液脉冲式进入左心房,再进入脑循环,造成短暂性脑缺血缺氧性改变或者静脉血中某些未代谢产物刺激神经通路的某一环节所致。患者较年轻,无脑卒中高危因素,且首要表现为呃逆,无头晕、头痛、一过性意识丧失、偏身活动障碍等脑卒中症状,很难与脑血管疾病相联系,且患者头颅 CT 及 MRI、MRA 等检查均未见明显异常,未见脑血管病变证据,多年来未考虑 PFO 可能为其病因,近年来随着 PFO 所致不明原因卒中以及癫痫、心肌梗死等病例的不断报道,大家对 PFO 的认识不断加深,逐渐开始重视 PFO,其可能导致的症状也多种多样,还有待更深一步的研究。

三、病例小结

鉴于患者行 PFO 介入封堵术后 6 个月呃逆症状完全消失,更加确定 PFO 与患者呃逆症状关系密切,虽然目前不能完全解释其发病机制,但为类似症状的患者提供借鉴意义,该病例仅为个案,尚需更多的临床病例来证实两者的相关性,也需要更多的临床研究来揭开 PFO 的神秘面纱。

(景驰　张刚成　刘煜昊)

第六节　介入封堵卵圆孔未闭治疗一过性失读一例

一、临床资料

(一)病史简介

患者男性,33 岁,因"一过性失读 2 周余"于入院。患者 2 周前受凉后出现感冒症状。当夜阅读时突然失读,可识别汉字,但不能理解语句含义。症状持续约半小时后自行缓解。发作前后不伴头痛、眩晕、瘫痪、视力障碍等。患者至外院神经内科就诊,诊断"一过性脑缺血发作? 癫痫发作?",进一步检查发现"卵圆孔未闭"。发病以来,精神、食欲、睡眠可,大小便正常,体力、体重无明显下降。

既往史:无高血压、糖尿病史。否认遗传病、家族病史。

入院查体：体温 36.7℃，呼吸 19 次 /min，脉搏 94 次 /min，血压 116/65mmHg，SpO₂：98%。神志清楚，面色自如，对答切题。右利手。口唇无发绀。双肺呼吸音清晰，未闻及干湿啰音，心率 94 次 /min，律齐，胸骨旁及各瓣膜听诊区未闻及杂音。腹软，无压痛，肝、脾肋下未及。周围血管征阴性。生理反射存在，病理反射未引出。

（二）辅助检查

外院神经内科动态脑电图未见异常。头 MRI 见右侧额叶皮质下缺血灶。经食管超声心动图提示卵圆孔未闭。患者入院后进一步检查，经胸超声心动图、心动图未见异常。经颅多普勒超声发泡试验（图 19-41）提示静息状态下阴性，Valsalva 动作后雨帘状微栓子信号。

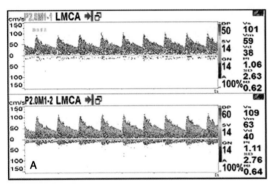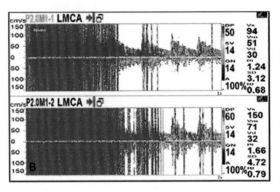

图 19-41
经颅多普勒超声发泡试验
A. 静息状态；B.Valsalva 动作后。

（三）治疗经过及临床随访

患者年轻男性，一过性神经系统症状，陈旧性脑梗死灶，PFO 并大量分流，经综合评估并与患者沟通后，拟定介入封堵 PFO。

手术中患者平卧位，常规消毒铺巾，局部麻醉下用 Seldinger 法穿刺右股静脉并置入 6F 静脉鞘。以 5F 端孔导管完成右心导管检查，测肺动脉压 30/12（18）mmHg。端孔导管指引下送长加硬钢丝经房间交通至左肺上静脉，交换 9F 输送鞘，透视下将 30mm PFO 封堵器置于房间隔处。推拉试验提示封堵器稳固。透视及超声见封堵器形态、位置良好，超声房间隔处未见残余分流，二、三尖瓣，主动脉瓣，肺静脉及冠状静脉窦血流正常，心电监护见心律无影响。释放封堵器。

术后次日复查超声心动图，可见房间隔卵圆窝处封堵器强回声，房水平未见明显分流。术后口服阿司匹林 0.1g/d，建议服药 6 个月；氯吡格雷 75mg/d，服药 1 个月。术后 1 个月门诊复诊，患者无特殊不适，超声心动图复查无异常。术后 3 个月复诊，患者症状未再复发，无头痛、语言或肢体活动障碍发作，复查超声心动图（图 19-42）无异常，经颅多普勒超声发泡试验（图 19-43）提示静息状态下阴性，Valsalva 动作后 1 个微栓子信号。

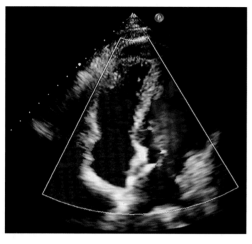

图 19-42

经胸超声心动图

心尖四腔切面显示封堵器形态位置良好。

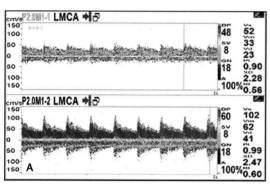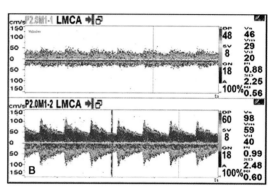

图 19-43

经颅多普勒超声发泡试验

A. 静息状态；B.Valsalva 动作后。

二、病例解析

失读症根据损害的部位可分三类：①额叶失读症，表现为能理解实意词，但不能理解语法词及语法结构的句子，口语表达表现为非流利性失语，通常伴有 Broca 失语。②顶颞叶失读症，主要表现为严重的阅读能力丧失，字母、数字均不能读出，同时伴有不同程度的失写，口语表达为流利性失语，常与 Wernicke 失语症伴发。因此，前部失读症和中部失读症又统称为失语 - 失读症。③枕叶失读症，临床主要表现为阅读障碍不伴失语症，因此又称为纯失读症。纯失读症对应的部位主要是大脑后动脉区域。持续性纯失读症的病因主要包括脑梗死、肿瘤、静脉血栓、脱髓鞘病变、头部创伤、子痫、肥厚性硬脑膜炎、克雅病、转移性乳腺癌等。

本例 PFO 患者表现为一过性纯失读症状，持续约数十分钟后完全缓解。当卵圆孔处于开放状态时，来自静脉系统的微小血栓可以经 PFO 进入动脉系统，到达脑血管而形成栓塞，造成短暂性脑缺血发作。这样一过性的脑缺血可能引起偏身感觉、运动障碍，视力、视野异常或失语。多数人的 PFO 为"良性"，不产生影响。而"病理性"PFO 往往反复致病。患者为青年男性,无高血压、糖尿病、高血脂等动脉硬化的高危因素,无心血管疾病家族史,除此次脑缺血发作外,影像学检查也证实了既往有腔隙性脑梗死发生。幸而患者对症状甚为警惕,及时就医,而神经内科医生通过全面检查,发现PFO。通过及时治疗,避免病症反复发作。

三、病例小结

通过本例患者就医及康复过程,我们应认识到PFO可能会表现为多样而少见的临床症状。对于一过性或反复出现神经系统症状特别是不常见症状的患者,需加以留心,考虑PFO致病的可能性。如存在堵闭PFO的指征,应积极加以干预。

(李丁扬　沈群山　张曹进)

第七节　以不明原因晕厥为首发症状的卵圆孔未闭一例

一、临床资料

(一)病史简介

患者男性,13岁,身高171.5cm,体重73kg,因"一年来间断晕厥7次"入院。患者4个月前情绪激动后出现晕厥,至入院前共发作7次,大多数晕厥均于情绪激动后发作,与活动、体位无关,休息3~5分钟后可恢复意识。无胸痛、头痛、恶心、呕吐、肢体偏瘫、吐词不清等症状。既往无高血压、糖尿病、冠心病病史,无外伤、手术史,无食物、药物过敏史。曾就诊于外院神经内科,认为无器质性疾病,考虑为"癔症"。入院查体:体温36.6℃,脉搏84次/min,呼吸20次/min,血压94/58mmHg。发育可,神志清楚,口唇无发绀,双肺呼吸音清晰,未闻及干湿啰音。心率84次/min,律齐,心脏各瓣膜听诊区未闻及病理性杂音。腹软,无压痛、反跳痛,肝、脾肋下未及。双下肢无异常,生理反射存在,病理反射未引出,脑膜刺激征阴性。

(二)辅助检查

血常规、电解质、心肌酶、肝肾功能、凝血功能、甲状腺功能、易栓症相关指标、动态心电图、头颅CT、颈部MRA、脑电图均未发现异常。TCD发泡试验提示:仰卧位平静呼吸时未见微栓子信号,Valsalva动作后25秒内监测到大量(雨帘状)微栓子信号,支持心脏内右向左分流的诊断(图19-44)。右心声学造影提示:经左上肢静脉注射对比剂后,患者右心内可见密集气泡回声,左心内可见30~50颗气泡回声,嘱患者行Valsalva动作后左心内大量气泡回声,呈满屏样,提示房水平右向左分流(图19-45)。经食管超声心动图发现房水平左向右分流信号,卵圆孔未闭隧道长约1.0cm,宽约0.2cm(图19-46)。心血管CTA提示:卵圆孔未闭,直径约2.3mm(图19-47)。

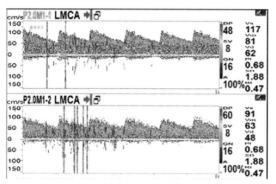

图 19-44

TCD 发泡试验 PFO（RLS 阳性）

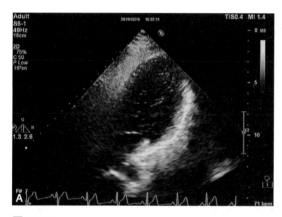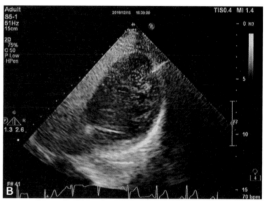

图 19-45

右心声学造影 PFO（RLS 阳性）

A. 静息状态下；B. 行 Valsava 动作后。

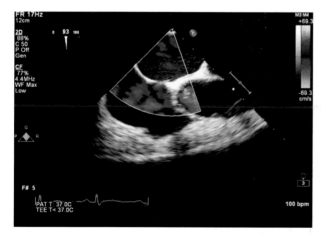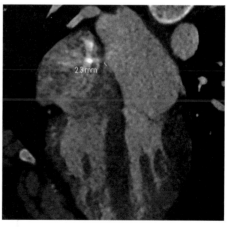

图 19-46

经食管超声心动图提示卵圆孔未闭

图 19-47

心血管 CTA 提示卵圆孔未闭

（三）治疗经过及临床随访

年轻男患，间断晕厥 7 次，入院躯体及神经系统检查无阳性发现，实验室检查、动态心电图、头颅 CT、颈部 MRA、脑电图等辅助检查均未见异常。TCD 发泡试验、右心声学造影提示 PFO（RLS 阳性），经食管超声心动图、心血管 CTA 提示 PFO。在排除急性心肌梗死、心律失常、颈动脉狭窄、神经系统等疾病后，综合分析考虑患者不明原因晕厥与 PFO 相关，经临床综合评估，并与患者及其家属充分沟通、全院讨论后决定通过介入方式关闭 PFO。选用 AGA 25mm PFO 封堵器，在透视下封堵 PFO（图 19-48）。术后复查心脏超声证实封堵器位置良好，无残余分流。术后口服阿司匹林 100mg/d，氯吡格雷 75mg/d 半年。术后 3 个月时复查 TCD 发泡试验阴性（图 19-49），右心声学造影阴性（图 19-50）。随访至今（2 年），患者未再发生晕厥。

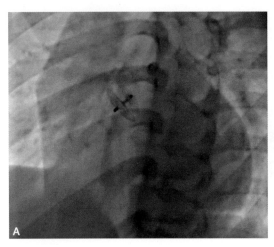
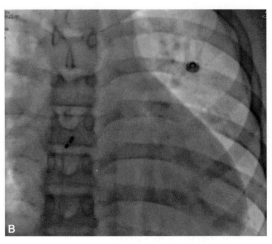

图 19-48
在透视下封堵 PFO，封堵器位置良好
A. 左前斜位；B. 正位。

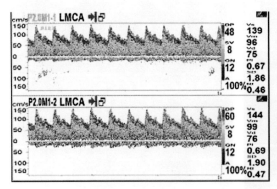
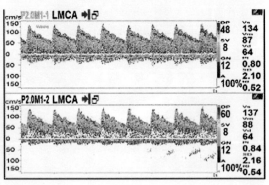

图 19-49
复查 TCD 发泡实验 PFO（RLS 阴性）

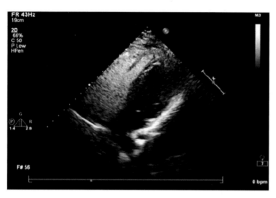

图 19-50
复查右心声学造影 PFO（RLS 阴性）

二、病例解析

　　晕厥是指一过性的短暂意识丧失，是由于突然出现的大脑半球及脑干广泛缺血、缺氧所致，主要表现为突发意识不清、肌张力减低、姿势异常等，持续时间通常<1 分钟，清醒后多无明显神经功能缺失。不明原因晕厥是指经过详细询问病史、体格检查及实验室检查后仍未能明确器质性疾病病因的一组临床综合征。美国 Framingham 研究数据显示晕厥的每年发生率为 6.2 例 /1 000 人，每年新发晕厥病例 50 万例，反复晕厥发作有 17 万例，其中有 7 万例为原因不明反复发作的晕厥。有研究报道称在晕厥患者中 PFO 的检出率达 50%，可见晕厥患者中合并 PFO 的发生率较高，PFO 有诱发晕厥发生的可能。

　　部分不明原因晕厥与心脏 PFO 高度相关，矛盾栓塞可能是 PFO 引起晕厥的最主要原因。当患者咳嗽、大笑、情绪激动时，右心房压力升高，使得覆盖在卵圆孔上的继发隔打开，发生右向左分流（即部分静脉血进入左心房）：①来自静脉系统的异常成分（如某些血管活性物质或微栓子）经右向左分流进入颅内动脉系统，引起动脉痉挛，导致一过性的全大脑半球及脑干供血不足。②卵圆孔的不间断开放形成的细长栓子脱落形成矛盾栓塞。③来自右心房的静脉血流进入体循环，动静脉混合血液供应大脑，就易发生短暂性的大脑缺氧，导致晕厥发生可能。除了矛盾栓塞的机制外，心腔内局部血流动力学的改变、流出道梗阻、涡流等引起的原位血栓形成也是 PFO 导致晕厥的原因。

　　患者一经确诊存在右向左分流的 PFO，应给予积极干预，目前主要有口服药物（抗血小板聚集药物和抗凝药物）和 PFO 封堵两种干预方式。早期在《新英格兰医学杂志》上发表的 CLOSURE、RESPECT、PC 三项随机对照临床试验中，与药物治疗比较，PFO 封闭未能显示出优越性。然而，最近许多学者进行的大量荟萃分析显示，在<60 岁的患者中，与药物治疗比较，PFO 介入封堵术可显著减少脑卒中以及短暂性脑缺血的发生率，不增加出血风险和总病死率。因此，晕厥作为临床常见而又难以确诊的疾病，涉及心血管、神经及内分泌等多个系统，部分患者即使经过全面检查仍无法明确病因。尽管研究认为部分不明原因晕厥与心脏 PFO 高度相关，但目前对此仍存在争议。在排除其他明确病因后，考虑与矛盾栓塞相关的晕厥，在患者知情同意后，可考虑封堵 PFO，降低再发晕厥和脑卒中的风险。本例患者为以不明原因晕厥为首发症状的 PFO，经皮介入封堵术治疗后未再发生晕厥，也是对临床上制订此类患者治疗策略的一个很好例证。

三、病例小结

晕厥反复发作有猝死可能,查找晕厥原因并采取有效措施,对挽救患者生命、改善患者生存质量有重大意义。对不明原因晕厥患者,应在排除急性心肌梗死、主动脉夹层、肺栓塞、心律失常、癫痫等危重病后,常规进行 TCD 发泡试验排除 PFO。当 TCD 发泡试验支持心脏右向左分流时,应行右心声学造影、经食管超声心动图检查以明确有无 PFO。确诊 PFO 患者,可行经皮介入封堵治疗,以防致死、致残的发生。

(李云燕　刘煜昊)

第八节　不明原因卒中合并卵圆孔未闭一例

一、临床资料

(一)病史简介

患者男性,16 岁,因"头晕,右侧肢体乏力 5 个月",于 2017 年 8 月住院治疗。患者 5 个月前无明显诱因突感头晕、右侧肢体乏力、麻木,并呕吐 2 次,无意识障碍、肢体偏瘫、大小便失禁、失语等症状,到当地医院行颅脑 CT,结果显示右侧额叶急性脑梗死,给予脱水、营养脑神经、改善微循环等治疗(具体用药不详)。入院前 1 个月无明显诱因上述症状再次发作。当地医院再次行颅脑 CT,结果显示左侧颞枕叶内侧及左侧丘脑、右侧顶叶多发脑梗死。脑血管造影提示,右侧大脑中动脉下干顶枕支闭塞,给予改善脑循环、营养神经等治疗(具体用药不详)。症状好转,考虑脑梗死可能与卵圆孔未闭有关,建议专科医院进一步明确。既往无高血脂、糖尿病、高血压等慢性疾病史,无家族遗传疾病史。

(二)辅助检查

结合患者颅脑 CT 结果,本次入院行经胸心脏超声心动图(TTE)检查、经食管超声心动图(TEE)、对比增强经颅多普勒超声(cTCD)、经胸超声心动图右心声学造影(cTTE)。TTE 检查及 TEE 检查提示卵圆孔未闭(图 19-51、图 19-52)。cTCD 检查结果显示(图 19-53),Valsalva 动作后监测到大量(雨帘状)微栓子信号,发泡试验阳性,大量右向左分流。cTTE 检查结果显示(图 19-54),Valsalva 动作后左心房、左心室可见大量对比剂回声,呈雨帘状。双下肢及颈部血管超声未见静脉血栓形成,血浆蛋白 S 及血浆蛋白 C 活性测定均正常范围。十二导联常规心电图:窦性心律,正常范围心电图。

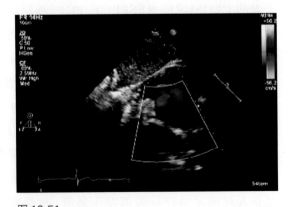

图 19-51
经胸超声心动图提示卵圆孔未闭

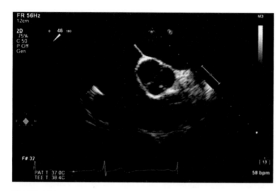

图 19-52

经食管超声心动图提示卵圆孔未闭

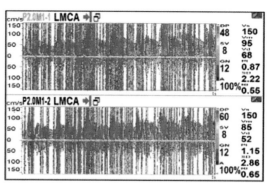

图 19-53

经颅多普勒发泡试验提示大量右向左分流

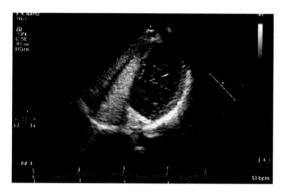

图 19-54

右心声学造影提示左心系统充满声学对比剂

（三）治疗经过及临床随访

经临床综合评估，与患者及其家属充分沟通后行经皮 PFO 介入封堵关闭 PFO。选用 18/25mm PFO 封堵器及其 8F 输送鞘，透视下封堵 PFO，术中超声显示封堵器位置良好、无残余分流（图 19-55）。术后第 2 天超声心动图提示房水平未见分流。术后口服阿司匹林 100mg/d，6 个月；氯吡格雷 75mg/d，1 个月。术后 3 个月复查经颅多普勒超声发泡试验，未监测到明显微栓子信号

（图 19-56）（因更换 cTCD 检查设备，图像结果布局与术前有所差异）。复查右心声学造影，左心房、左心室可见少量对比剂回声（3～4 颗微泡/帧）（图 19-57）。

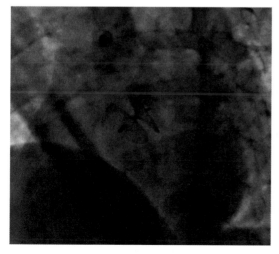

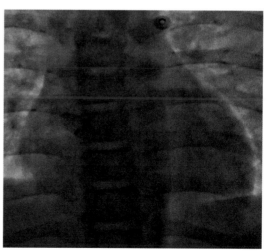

图 19-55

经皮 PFO 介入封堵术

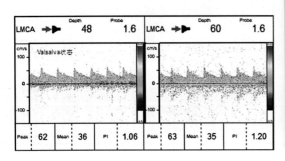

图 19-56
术后复查经颅多普勒超声发泡试验

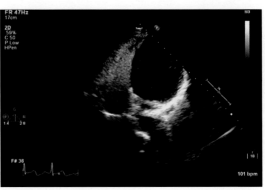

图 19-57
术后复查右心声学造影

二、病例解析

不明原因卒中是经过全面的临床检查仍然未发现明确卒中病因的卒中类型，约占所有卒中患者的 40%。近年来，有研究发现 PFO 与不明原因卒中，尤其是青年脑卒中关系密切，一项研究显示 55 岁以下的 CS 患者中，伴有 PFO 的达 56%，明显高于对照组。Kent 等人的研究发现，与相同年龄和性别的人相比，合并 PFO 的青年患者（＜55 岁）其卒中风险会增加 4 倍。因此，PFO 被认为是青年脑卒中的危险因素之一。既往研究认为，PFO 主要通过两种途径起作用：一是 PFO 处形成的原位血栓可到达脑血管进而引起脑卒中；二是右心或静脉系统的栓子通过潜在通路到达脑血管引起卒中发生。目前，药物治疗和 PFO 介入封堵术是降低脑卒中复发的重要治疗手段。国际上 4 项随机对照试验 CLOSE、REDUCE、RESPECT、DEFENSE 研究均显示，在降低卒中复发风险方面，经导管封堵 PFO 优于单纯药物治疗。

本例患者为青年男性，经全面的临床检查仍然未发现明确卒中病因，因此不明原因卒中（CS）诊断可以成立。患者经胸及经食管超声心动图均发现 PFO，经颅多普勒发泡试验提示阳性大量右向左分流，右心声学造影提示房水平大量右向左分流，根据《卵圆孔未闭预防性封堵术中国专家共识》推荐适应证，完成了 PFO 介入封堵术。术后未再发脑卒中，目前该患者仍在临床随访中。

三、病例小结

PFO 可诱发青年发生不明原因卒中，临床应针对高危因素加强筛查，预防不明原因卒中的发生。对于 PFO 筛查手段，传统经食管超声心动图需进行食管插管，患者舒适度较差，配合难度增加。经颅多普勒发泡试验及右心声学造影是临床上常用的筛查方法，无创、安全，患者易完成，特异度及灵敏度较高，为目前诊断右向左分流的主要方法，临床可基于此检验结果制定预防及治疗措施。若确定患者存在 PFO，可采取针对性措施给予治疗。若怀疑卒中与卵圆孔高度相关，可进行经皮 PFO 介入治疗。

（龙凯　颜梦欢　刘煜昊）

第九节　栓从何处来：院外卵圆孔封堵失败一例

一、临床资料

（一）病史简介

患者女性，48岁，因"间断头晕伴头痛40余年，加重1个月"入院。患者自幼时起出现无明显诱因头晕不适，偶伴有头痛，发作时有心慌、呕吐，伴视物模糊，休息后好转，未行进一步诊治。患者平素体力可，可从事中等强度体力活动，无活动后气促，无胸闷、胸痛，无体力下降，无黑矇、晕厥。近1个月来，患者自觉头痛发作较前频繁，且程度加重，呕吐后可有好转，遂至当地医院，完善神经系统检查，未见明显异常，右心声学造影及经食管超声心动图均提示"卵圆孔未闭"，随即局麻下行卵圆孔未闭介入封堵术失败。现患者为求诊治，至我院门诊，行TCD发泡试验提示Valsalva动作后雨帘状微栓子，建议入院手术治疗。患病以来，精神、睡眠、饮食尚可，大小便正常，体重、体力如上诉。

既往史：患者自幼时起既有头晕不适，偶有头痛，呈放射状，程度随年龄增长逐渐加重，每次发作休息后可逐渐缓解。孕2产2，均为顺产。自述自幼"贫血"，未行诊治。1个月前于当地医院局麻下行PFO介入封堵术，术中多次尝试利用导管及导丝通过卵圆孔均未果，封堵失败。否认血管意外、支气管哮喘、青光眼、结核等病史；无余重大外伤、手术或输血史；无烟酒等嗜好。家中3姊妹，无相似病情，父亲健在，现年74岁，母亲40余岁因"胃病"去世。余无特殊。

入院体格检查：体温36.6℃，脉搏70次/min，呼吸18次/min。四肢血压：左上97/60mmHg；左下114/68mmHg；右上100/65mmHg；右下107/65mmHg。四肢SpO_2：左上98%；左下100%；右上99%；右下100%；四肢搏动：双侧足背动脉搏动良好、对称。患者神志清楚，可正常交流沟通，四肢活动正常，肌力正常。双侧瞳孔等大等圆，对光反射正常。咽无充血，双侧扁桃体不大，颈软，颈静脉无充盈，甲状腺未触及，气管居中。胸廓对称无畸形，未见明显吸气三凹征，双肺呼吸音稍粗，未闻及啰音。心前区无隆起，心界不大，胸骨旁未触及震颤，心率70次/min，律齐，P2不亢，A2＞P2，各瓣膜区未闻及明显杂音。腹软，肝、脾肋下未及。双侧足背动脉搏动对称，肢端未见发绀，无杵状指（趾），周围血管征阴性。

（二）辅助检查

外院头部增强CT提示未见明显异常；双侧颈动脉+椎动脉、锁骨下动脉及双下肢血管超声提示右侧椎动脉走行变异、右侧锁骨下动脉斑块、双下肢深静脉血流通畅；肺动脉增强CT提示右下肺动静脉畸形；经食管超声心动图提示卵圆孔未闭，右心声学造影提示静息状态下左心房、左心室内可见少量分流，未行激发试验（图19-58）。经胸超声心动图未发现心脏结构有明显异常。我院门诊TCD发泡提示静息下7～15个微栓子，Valsalva动作后雨帘状微栓子（图19-59）。

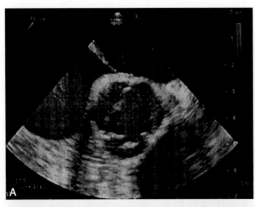
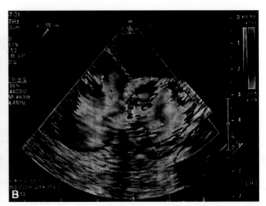
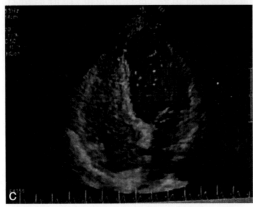

图 19-58

院外食管超声及右心声学造影结果

A、B. 食管超声可见卵圆孔结构，未见分流；

C.静息状态下可见左心少量分流。

TCD所见：

(下表中，VS,VM和VD的单位为cm/s,DP单位为mm,其余参数无单位)

血管	DP	VS	VM	VD	PI	RI
LMCA	48	114	59	32	1.39	0.72
LMCA	48	150	75	38	1.49	0.75
LMCA	48	150	75	38	1.49	0.75
LMCA	48	114	59	32	1.39	0.72

A

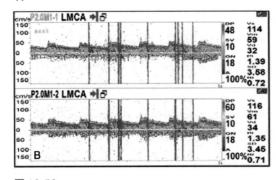
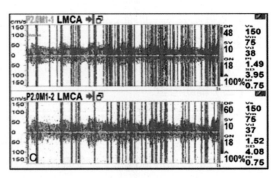

图 19-59

TCD 发泡试验结果

A.TCD 发泡试验目标血管；B. 静息状态下探测到少量微栓子(7～15 个)；C.Valsalva 动作后探测到大量微栓子(雨帘状)。

卵圆孔未闭规范化诊疗　从指南到实践

（三）住院诊治经过

患者入院后完善相关检查，超声心动图复查提示升主动脉增宽、左心室舒张功能减退（图19-60），右心声学造影提示右心声学造影强阳性：房水平右向左分流（Ⅲ级）（不排除肺动静脉瘘可能）（图19-61），动态心电图提示：①窦性心律不齐；②偶发房性早搏；③偶发室性早搏；④心率变异性分析：正常。胸片未见明显异常（图19-62）。尽管患者外院行肺血管CTA检查，提示肺动静脉扩张，相关影像无法评估是否合并肺部血管畸形，遂复查肺血管CTA，提示肺动脉未见栓塞、右下肺动静脉瘘。少量心包积液（图19-63）。由此，患者应诊断为肺动静脉瘘合并PFO。经讨论，患者手术指征明确，拟行肺动静脉瘘封堵术，但由于患者外院食管超声可见PFO形态，PFO是否参与大量右向左分流形成，有待术中探查决定。患者局麻下行介入封堵术，术中选用5F端孔导管送至右下肺动脉进行选择性肺动脉造影，可见肺动静脉瘘呈囊状，滋养血管直径约3mm（图19-64A）。随即沿端孔导管交换0.032英寸260cm长泥鳅导丝，远端置于动静脉瘘血管瘤样扩张处，送入5F输送鞘，选择6mm×4mm封堵器进行封堵，释放封堵器，封堵后重复造影，见封堵完全，封堵器远端无对比剂充盈（图19-64B、C）。随后将输送鞘置于肺动脉行右心声学造影，可见静息状态下无心内右向左流，Valsalva动作后，左心可见少量（10～15个）气泡，较术前明显减少（图19-65A）。回撤输送鞘，置于右心房，重复右心声学造影，静

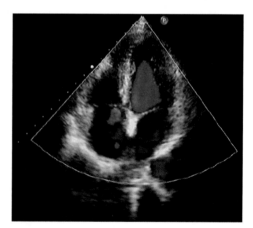

图19-60
入院经胸心脏超声

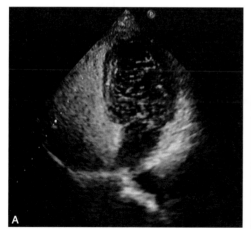

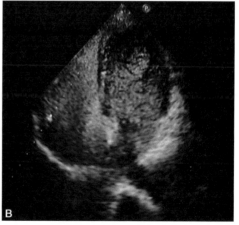

图19-61
入院右心声学造影
A.静息状态下右心充盈后左心立即可见大量微泡；B.Valsalva动作后右心充盈同时可见左心迅速被微泡充盈，呈云雾状。

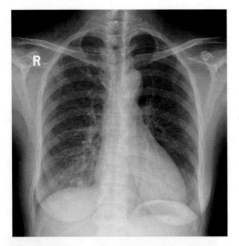

图 19-62
入院胸片

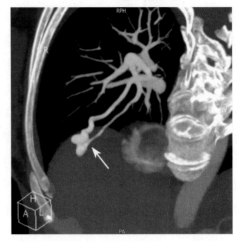

图 19-63
入院肺血管 CTA
箭头示右下肺动静脉瘘。

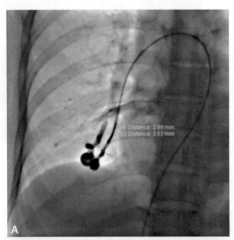

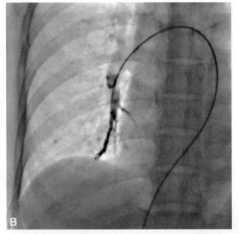

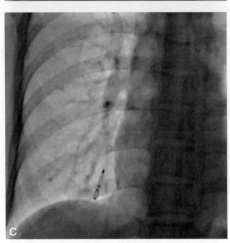

图 19-64
介入术中影像
A. 介入术中选择性肺动脉造影可见肺动静
脉瘘，瘘口直径约 3mm；B. 封堵器置入后
重复造影，瘘管远端未见血管显影；C. 封堵
器释放后。

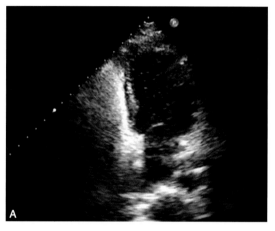
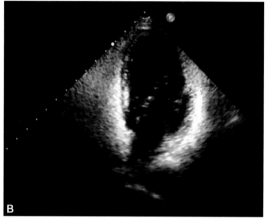

图 19-65

介入术中右心声学造影

A. 输送鞘置于肺动脉行右心声学造影，Valsalva 动作后 3 个心动周期内左心可见少量微泡（10～15 个）；
B. 输送鞘置于右心房行右心声学造影，Valsalva 动作后左心未见明显微泡。

息状态及 Valsalva 动作下均未见右向左分流（图 19-65B）。利用导管数次尝试通过卵圆孔未果，结束手术。患者术后完善复查，顺利出院。

（四）临床随访

患者术后口服双联抗血小板药物，具体为氯吡格雷 75mg/d，1 个月，阿司匹林 100mg/d，口服半年。术后 1 个月复查，患者自觉症状较前明显减轻，偶有头痛，发作频率明显减少，程度变化不明显。复查肺血管 CTA，右肺动静脉瘘未见显影（图 19-66）。复查 TCD 发泡试验，Valsalva 动作后可见少量微栓子（图 19-67），考虑为术后内皮化不完全，符合术后改变。嘱患者继续口服阿司匹林，定期复查。

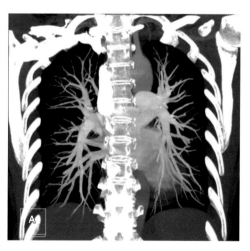

图 19-66

术后 1 个月复查肺血管 CTA

TCD 所见：

（下表中，VS,VM 和 VD 的单位为 cm/s,DP 单位为 mm,其余参数无单位）

血管	DP	VS	VM	VD	PI	RI
LMCA	48	76	48	34	0.89	0.56
LMCA	48	93	56	37	1.00	0.60
LMCA	48	76	48	34	0.89	0.56
LMCA	48	93	56	37	1.00	0.60

A

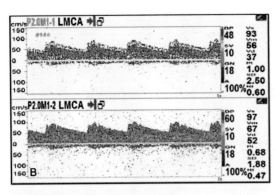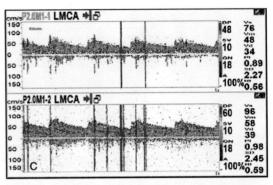

图 19-67

术后 1 个月复查 TCD 发泡试验结果

A. TCD 发泡试验目标血管；B. 静息状态下未探测到微栓子；C. Valsalva 动作后探测到少量微栓子（7～15 个）。

二、病例解析

PFO 是右向左分流引起矛盾栓塞最为常见的病因。专家共识推荐选用右心声学造影结合经颅多普勒超声（TCD）发泡试验进行 PFO 的筛查，并结合经食管超声心动图明确诊断。大量研究已经证实对高危的 PFO 进行介入封堵术，能有效预防心源性脑卒中的发生，且降低患者长期服用抗凝或抗血小板药物存在的出血风险。最新研究观察到，对于女性患者，且有大量右向左分流存在，PFO 介入封堵能显著缓解其偏头疼症状。鉴于上述研究，在不明原因卒中和反复偏头痛的患者中进行 PFO 的筛查及治疗非常重要。

肺动静脉瘘是一类罕见的肺血管先天发育畸形，它可伴发于遗传性毛细血管扩张症，也可单独存在。由于肺动静脉在肺泡前直接交通，形成瘘管，造成心外右向左分流。肺动静脉瘘血管多走行迂曲，可伴有动脉瘤形成。细小的肺动静脉瘘由于分流量小，临床可无明显异常表现，胸部 X 线片亦无异常发现。直径粗大的肺动静脉瘘，由于大量右向左分流，可造成患者动脉氧合明显降低伴发绀，在血管相应肺部区域听诊可闻及收缩期或连续性血管杂音。随着不明原因卒中病因学排查逐渐完善，肺动静脉瘘相关脑栓塞病例被相继报道，短暂性脑缺血发作及偏头痛等症状在肺动静脉瘘患者中亦有观察到。介入封堵术由于创伤小，成功率高，被广泛应用于肺动静脉瘘治疗中。根据瘘管直径和走行，可选用弹簧圈、血管塞、房间隔缺损封堵器或 PFO 封堵器进行封堵，术后短期抗血小板治疗可促进内皮化并预防血栓形成。

肺动静脉瘘由于其位置特殊，常规心脏超声无法发现，依靠多排 CT 结合肺动脉造影可明确判断其瘘管位置和直径。随着声学造影检查被广泛用于反常分流的筛查中，右心声学造影及 TCD 发泡试验也可用于筛查肺动静脉瘘。结合本例患者检查结果，对于静息状态下声学造影提示右向左分流的患者，推荐进行肺血管 CTA 进一步排查肺动静脉瘘可能。对于将肺动静脉瘘患者误诊为 PFO 并进行介入封堵，可能出现与本病例相似的封堵失败或症状不缓解等结果。

尽管经食管超声心动图可以明确卵圆孔的解剖结构和是否合并膨出瘤，但其对于卵圆孔开放的鉴别意义有限。对于右心声学造影和TCD发泡试验均可作为矛盾栓塞的筛查手段，但本中心前期研究观察到，两者结果一致性仅64.1%，且分流量越小一致性越差。结合本中心经验，针对矛盾栓塞常见病因的诊断和鉴别诊断，推荐采取以下流程：①选择右心声学造影，TCD发泡试验联合经食管超声心动图进行反常分流病因的筛查；②对于右心声学造影和发泡试验静息状态及Valsalva动作下均提示分流，且Valsalva动作后分流量显著增加的患者，除行经食管超声心动图明确PFO，还需进行肺血管CTA明确是否合并肺动静脉瘘；③针对TCD发泡试验分流量较小或无分流患者，需警惕术中并发症可能。

三、病例小结

本例患者存在肺动静脉瘘，同时经食管超声心动图提示卵圆孔结构可见，声学造影提示右向左分流存在，术前无法明确反常分流具体来源，卵圆孔致病性有待明确。可结合本病例经验，通过封堵后术中复查声学造影评估反常分流来源，有效鉴别并明确反常分流通道，实施合理封堵，避免封堵失败发生。

（郑璇　沈群山　刘煜昊）

第十节　卵圆孔未闭合并中老年焦虑症一例

一、临床资料

（一）病史简介

患者女性，63岁，保康县中医院退休职工（2020年9月11日入院）。

现病史：头晕、头痛半个月，自觉为持续性，发作明显时伴心悸，就诊于当地医院，行输液治疗同时口服医院自制"头疼粉"，行颅脑MRI+MRA+DWI提示多发腔隙性脑梗死及脑萎缩。给予抗血小板聚集、改善循环等治疗，头晕症状缓解，但仍有间断性发作及发作性头痛，发作明显时伴恶心，无呕吐，曾伴四肢不自主抖动约半小时，当时急查心电图及肌酶、肌钙蛋白均未见明显异常，予以地西泮针剂镇静治疗后症状缓解，后转来我院。

既往史：头痛病史多年，2014年曾在我院诊断为"腔隙性脑梗死"，当时在我院行检查：脑CT示双侧放射冠区多发腔隙性脑梗死，脑萎缩。颈部血管彩超示左侧颈总动脉粥样硬化斑块形成，右侧椎动脉血流速度减低。颅内压未见明显，心理测试90项未见明显异常。24小时动态血压示白天血压：133～80/80～60mmHg。晚上血压：104～66/83～39mmHg。行脑血管造影无异常，当时建议口服"阿司匹林，氟哌噻吨美利曲辛片"，诉治疗效果欠佳，甲状腺功能减退病史5年；睡眠障碍病史3年，现每晚口服艾司唑仑片1片，夜间入睡尚可。阑尾炎手术史20年。家族中弟弟、姐姐、妈妈有头痛病史。

入院体格检查：体温36.7℃，血压120/70mmHg，脉搏72次/min，呼吸18次/min。神清，言语流利。双侧瞳孔等大等圆，直径约2.5mm，光反射灵敏。双眼球活动自如，无眼震。

双侧鼻唇沟对称,伸舌居中。余脑神经(-)。四肢肢体肌力肌张力正常。四肢腱反射对称(+)。病理征阴性。颈软、脑膜刺激征阴性。四肢感觉未见明显异常,双侧指鼻试验、跟 - 膝 - 胫试验稳准,Romberg 征(闭目难立征)阴性。双肺心腹无明显异常。双下肢无水肿。

(二)辅助检查

患者颅脑 MRI+MRA+DWI(当地县人民医院 2020 年 9 月 9 日)提示:①多发腔隙性脑梗死;②脑萎缩。新型冠状病毒抗体、核酸检测均为阴性。入院心电图提示窦性心律,正常心电图。入院后在神经内科完善检查:90 项症状自评量表(SCL-90)提示:躯体化症状总体显示正常、强迫症状总体显示正常;焦虑量表和抑郁自测量表提示轻度焦虑。脑电图提示正常范围脑电地形图;四肢肌电图提示正常;眼震电图检查报告:凝视试验(+)、动态位置试验(-)、双侧水平半规管功能正常。主观视觉水平试验左偏 3.4°。主观视觉垂直试验左偏 3.3°;无创性颅压监测正常;实验室检查正常。24 小时动态心电图提示偶发房性早搏,未见动态 ST-T 改变。头颅 TCD 发泡试验提示:双侧颈内动脉虹吸部血流速度高于正常,两侧颞窗透声模糊。椎、基底动脉血流速度增快。P1 值正常,频谱形态转折型。TCD 发泡试验示左侧颈内动脉在 Valsalva 动作 8 秒后检测到雨帘状微栓子信号,提示:全脑血管流速增快。发泡试验Ⅳ级阳性,提示右向左分流(图 19-68)。

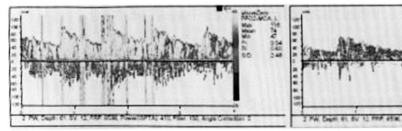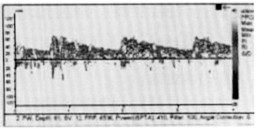

图 19-68
头颅 TCD 发泡试验强阳性

(三)住院诊治经过

患者头颅 TCD 发泡试验阳性,提示卵圆孔未闭可能,后从神经内科转入心内科治疗,患者在神经内科使用口服药物包含:阿司匹林、阿托伐他汀、氟哌噻吨美利曲辛片、右佐匹克隆、尼麦角林,症状稍有缓解,转入心内科后完善经食管超声心动图及右心声学造影。经食管超声心动图提示:房间隔中部原发隔与继发隔间可见明显分离,右心声学造影提示:患者经肘前静脉注射声学对比剂,静息状态下左心腔内未见微泡;Valsalva 状态下,左心腔内 4 个心动周期后可见大量微泡,大于 50 个 / 帧(图 19-69)。经患者及家属知情同意后,2020 年 9 月 22 日在导管室行右心导管检查及卵圆孔未闭封堵术。常规消毒铺巾,2% 利多卡因局麻,穿刺右股静脉,送 5F 右心导管入肺动脉,测得肺动脉压力为 16/7mmHg,提示无肺动脉高压,将右心导管通过未闭的卵圆孔送入左上肺静脉,后送加硬导丝、8F 输送鞘入左上肺静脉,送入 25/25mm 卵圆孔封堵器封堵成功(图 19-70)。患者术后完善复查,顺利出院。

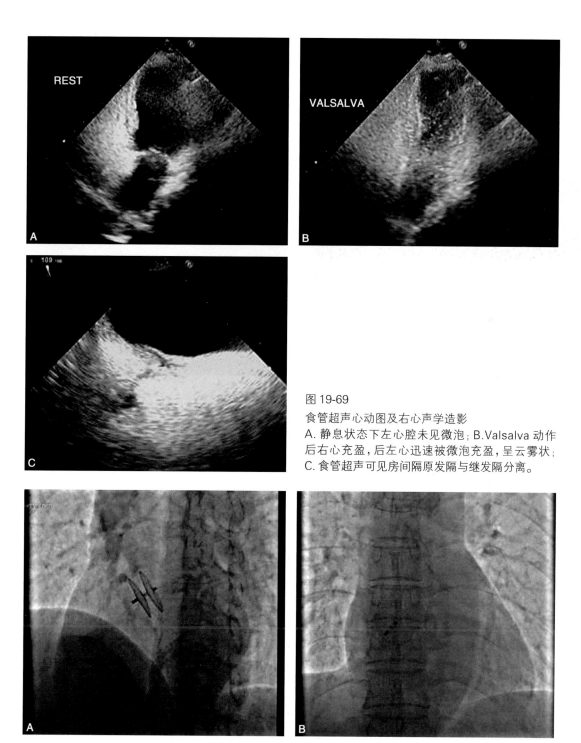

图 19-69
食管超声心动图及右心声学造影
A. 静息状态下左心腔未见微泡；B.Valsalva 动作后右心充盈，后左心迅速被微泡充盈，呈云雾状；C. 食管超声可见房间隔原发隔与继发隔分离。

图 19-70
介入术中影像
A. 左前斜 + 头位下卵圆孔封堵器形态；B. 正位封堵器形态。

（四）临床随访

患者术后口服双联抗血小板药物,出院嘱患者口服:阿司匹林片 100mg/d,建议终身服用;氯吡格雷片 75mg/d,维持 3 个月,同时口服阿托伐他汀、氟哌噻吨美利曲辛片。术后患者自行将氟哌噻吨美利曲辛停用,术后 3 个月、6 个月复查右心声学造影为阴性结果(图 19-71),且未再发作头晕、头痛,未再口服当地中医院自制"头疼粉",目前仍在持续随访中。

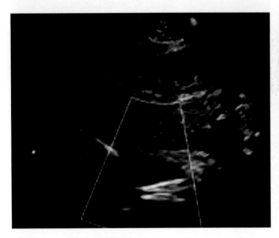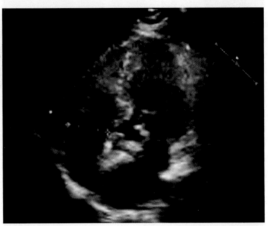

图 19-71
术后 6 个月右心声学造影

二、病例解析

偏头痛是一种常见的原发性头痛,临床主要以反复发作的单侧头痛为主要表现,可伴或不伴短暂的神经症状,部分患者甚至会进展为缺血性卒中导致终身残疾(家族性偏瘫型偏头痛则以致残性的脑功能紊乱为主要表现)。按照临床有无先兆,可分为有先兆偏头痛和无先兆偏头痛。长期的偏头痛,加上患者围绝经期激素水平的失衡,可造成患者心理上的巨大压力,患者 2014 年 90 项心理评分正常,2020 年住院时显示轻度焦虑,但长期服用氟哌噻吨美利曲辛片效果欠佳,患者入院检查后发现 PFO 并行封堵手术治疗。最新研究观察到,对于女性患者,且有大量右向左分流存在,PFO 介入封堵能显著缓解其偏头疼症状。患者症状明显缓解后,心理压力随之减轻,后续并未服用抗焦虑药物。

焦虑障碍是综合医院最常见的心理障碍,与各种心脑血管疾病密切相关,以广泛性焦虑为主要特点,可伴有呼吸困难、胸部紧张感以及一些植物神经系统的症状,给患者的日常生活造成困扰。有研究显示:长期焦虑障碍可能会使 PFO 患者的右向左分流增加,从而导致患者发生脑梗死的概率增多;也可能还存在其他机制使焦虑障碍合并 PFO 患者发生脑梗死的机会增多。目前焦虑障碍患者发生神经系统症状(如头晕、头痛)的数量越来越多,其致病机制复杂,可能涉及社会、生物、心理等多方面因素。也有研究认为:焦虑障碍患者神经系统症状的发生及较高的脑血管病患病率可能与焦虑障碍患者自主神经调节功能及脑血流自动调节能力下降有关。关于焦虑障碍合并PFO患者与脑卒中发生的相关机制还有待进一步证实。

三、病例小结

由PFO介导的临床异常表现各异,尤其反复脉冲式大量右向左分流会导致患者产生长期反复不适感,甚至出现焦虑或抑郁状态。在详细排除其他诱发因素,并在相应专科规范治理后,不能有效缓解患者焦虑或抑郁情绪,也许关闭PFO中止右向左分流是缓解患者临床症状的措施之一。本例患者的治疗及康复过程也是一个非常好的临床证据。但是,在行PFO封堵术前,一定要严格筛查其他潜在的病因或诱因。在心理或精神专科规范治疗之后且无其他干扰因素,必须获得患者及家属知情同意后方可谨慎执行介入治疗。

(刘永胜　王萍　张刚成)

第十一节　反复晕厥发作伴卵圆孔未闭一例

一、临床资料

(一)病史简介

患者男性,49岁,货车司机,因"反复发作晕厥10余年"入院。患者诉自年轻时,尤其是开车途中经常发生一过性黑矇,需停车休息几分钟可好转,无倒地、抽搐发生,起初未在意,患者2014年因长期开夜车,发作黑矇多次,曾在外院就诊,当时行动态心电图无异常,行冠脉造影无异常,患者2021年4月29日及5月3日发作晕厥2次,一次是在活动时感眼前黑矇,后倒地,患者诉仍有意识,觉倒地20秒左右,伴大汗淋漓,清醒后无偏瘫、失语、恶心、呕吐等伴随症状;一次是解小便时突感一过性黑矇,后大汗淋漓。为进一步诊治,来我院,以"晕厥原因待查"收入我科。起病以来,患者近期一直睡眠一般,精神、食欲尚可,大小便正常,体力、体重无明显改变。

既往史:高血压病史2年,血压最高达145/105mmHg,平素服用"硝苯地平缓释片10mg,2次/d",诉血压控制尚可,否认糖尿病、慢性支气管炎、脑梗死等病史;否认外伤史,否认药物过敏。

入院体格检查:体温36.3℃,脉搏70次/min,呼吸19次/min,血压140/90mmHg,神清,颈软,全身皮肤巩膜无黄染,浅表淋巴结无肿大,双肺呼吸音清,未及明显干湿啰音,心率70次/min,未闻及早搏,心界无扩大,未及明显病理性杂音及额外心音,腹软,无压痛及反跳痛,肝、脾肋下未及,双肾无叩击痛,双下肢无水肿。

（二）辅助检查

入院时心电图提示窦性心律，未见其他异常。24小时动态心电图未见恶性心律失常、无缓慢型心律失常及动态 ST-T 改变。胸片无异常。头部 CTA 未见明显异常（图 19-72）。脑电图未见异常，患者头颅 TCD 发泡试验强阳性（图 19-73），食管超声心动图及右心声学造影提示：房间隔中部原发隔与继发隔间可见分离，分离直径约 1.6mm，两者重叠长度约 10mm，继发隔厚约 4mm。患者经肘前静脉注射声学对比剂，静息状态下未见明显微泡影；Valsalva 状态下，左心腔内 5 个心动周期内可见大量微泡，大于 50 个 / 帧（图 19-74）。

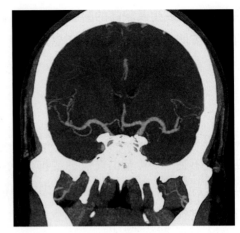

图 19-72
头颅 CTA 未见异常

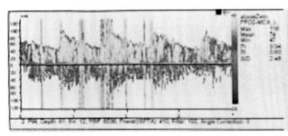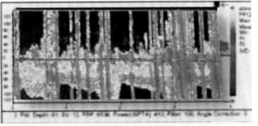

图 19-73
TCD 发泡试验提示强阳性

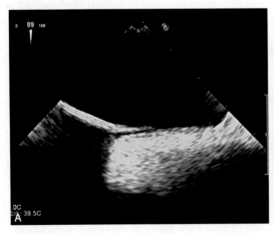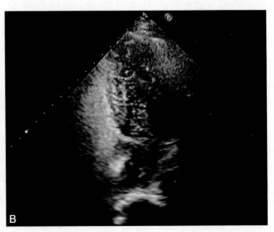

图 19-74
食管超声 + 发泡试验
A. 食管超声可见原发隔与继发隔分离；B. 左心腔可见大量微泡影。

（三）住院诊治经过

患者入院后完善相关检查，提示卵圆孔未闭，于 2021 年 5 月 26 日行卵圆孔未闭封堵术（图 19-75），使用 25/25mm PFO 封堵器封堵成功；患者术后复查胸片及超声心动图（图 19-76），顺利出院。

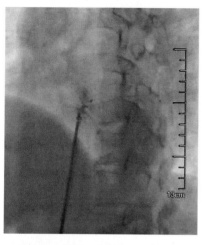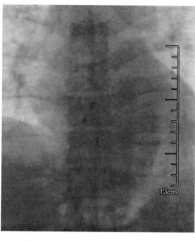

图 19-75
卵圆孔未闭封堵顺利

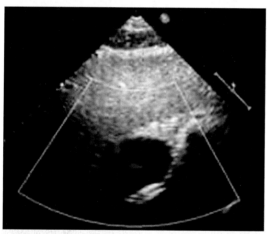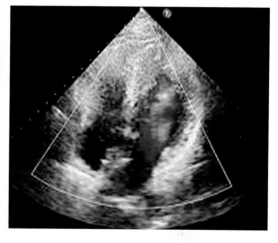

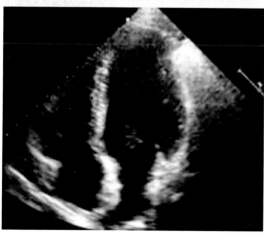

图 19-76
术后心脏彩超提示封堵器位置固定良好

（四）临床随访

患者术后口服双联抗血小板药物，具体为氯吡格雷 75mg/d，1 个月，阿司匹林 100mg/d，口服半年。术后 3 个月复查，患者未再发作晕厥，自觉神志较前清醒，术后 3 个月复查右心声学造影，结果提示无右向左分流（图 19-77）。嘱患者继续口服阿司匹林，定期复查。

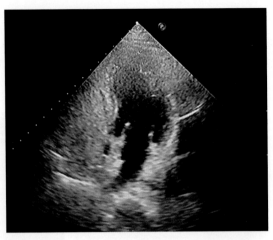

图 19-77
术后 3 个月复查右心声学造影提示阴性结果

二、病例解析

晕厥是指一过性的短暂的意识丧失，是由于突然出现的大脑半球及脑干广泛缺血、缺氧所致，主要表现为突发意识不清、肌张力减低、姿势异常等，持续时间通常<1 分钟，清醒后多无明显神经功能缺失区。晕厥患者中，经过详细病史询问、体格检查及实验室辅助检查后，有 23%～50% 的患者可以明确病因，但仍有约 50% 的患者未能查出明确的器质性疾病病因，称为不明原因晕厥。不明原因晕厥是较常见的一组临床综合征，临床上经过详细询问病史、体格检查及实验室检查后仍未能明确器质性疾病病因，发作前可有恶心、头晕等自主神经功能紊乱表现，亦可无任何征兆，因其发生率高，复发率高，反复发作有致残及致死可能，对患者的生活质量及身体健康造成严重影响，对不明原因晕厥患者进行危险因素评估或可能诱发因素的查找，并采取有效预防措施，对挽救患者生命、改善患者生存质量有重大意义。

美国 Framingham 研究数据显示晕厥的每年发生率为 6.2 例 /1 000 人，晕厥发生率随着年龄增长而增高，>75 岁患者每年发生率为 6%，每年新发晕厥病例约 50 万例，反复晕厥发作有 17 万例，其中，大约 7 万例为原因不明反复发作的晕厥。有研究报道在晕厥患者中 PFO 的检出率高达 50%，由此可见晕厥患者中合并 PFO 的发生率较高，PFO 有诱发晕厥发生的可能。但是 PFO 是否是引起不明原因晕厥患者的直接因素，尚不清楚。有研究认为 PFO 诱发晕厥的机制可能为：当患者咳嗽、大笑等动作时，引起右心房压力升高，使得覆盖在卵圆孔上的继发隔打开，发生右向左分流（即部分静脉血进入左心房，即动脉系统）：①来自静脉系统的异常成分（如某些血管活性物质或微栓子）经右向左分流进入颅内动脉系统，引起动脉痉挛，导致一过性的全大脑半球及脑干供血不足；②卵圆孔的不间断开放形成的细长栓子脱落形成矛盾栓塞；③来自右心房的静脉血流进入体循环，动静脉混合血液供应大脑，就易发生短暂性的大脑缺氧，导致晕厥发生可能。本例患者反复晕厥，在 PFO 封堵后即呈现良好疗效，也再次证明排除其他病因后，关闭 PFO 将有助于减少晕厥再发。

三、病例小结

临床上导致晕厥的病因 / 诱因众多，合并 PFO 患者，在排除其他诱因后仍反复发作晕厥者,获取患者及家属知情同意后,关闭PFO的介入治疗有可能是有效的治疗策略之一,当然也需要更多临床证据的进一步支持,尤其是设计完善的前瞻性、多中心随机对照研究。

(刘永胜　王萍　张刚成)

第十二节　前庭性偏头痛伴卵圆孔未闭一例

一、临床资料

(一)病史简介

患者男性,38岁,医生,因"反复发作偏头痛30年"入院。患者诉最初在小学时,从高处跳下时突感眩晕、头痛,当时出现恶心、呕吐,无肢体活动障碍、抽搐等伴随症状,未予在意,在读研究生期间,因压力较大,反复感头痛不适,多为左侧颞部疼痛不适,发作时可伴有眩晕、黑矇、恶心不适,休息半小时可缓解,工作后因工作强度较大,反复多次出现头痛,发作时需口服止疼药物,有时休息亦可好转,曾多次在神经内科就诊,诊断为"前庭性偏头痛",后在门诊行右心声学造影,检查结果提示为阳性后以"偏头痛"收入我科。起病以来,患者近期一直睡眠尚可,精神、食欲尚可,大小便正常,体力、体重无明显改变。

既往史:有扁桃体摘除手术病史,否认高血压、糖尿病、慢性支气管炎、脑梗死等病史;否认外伤史,否认药物过敏。其母亲患有多年偏头痛。

入院体格检查:体温36.3℃,脉搏50次/min,呼吸19次/min,血压110/70mmHg,神清,颈软,全身皮肤巩膜无黄染,浅表淋巴结无肿大,双肺呼吸音清,未及明显干湿啰音,心率50次/min,未闻及早搏,心界无扩大,未及明显病理性杂音及额外心音,腹软,无压痛及反跳痛,肝、脾肋下未及,双肾无叩击痛,双下肢无水肿。

(二)辅助检查

心电图提示窦性心动过缓,24小时动态心电图正常,无恶性心律失常,无缓慢型心律失常,无动态ST-T改变,胸片未见异常。右心声学造影提示:静息状态下左心室内未见明显微泡,Valsalva状态下,左心腔内5个心动周期内可见大量微泡,约大于30个/帧(图19-78)。患者头颅TCD发泡试验强阳性(图19-79),经食管超声心动图提示:房间隔中部原发隔与继发隔间可见分离,分离直径约1.2mm,重叠长度4mm,继发隔厚约2.3mm(图19-80)。

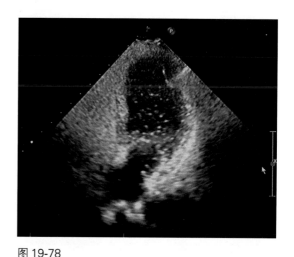

图19-78
经胸心脏发泡试验提示Ⅲ级阳性

Label	Direction	Depth	Max	Mean	Min	PI	RI	SD
2MHz								
MCA_L	■	54	78	54	39	0.72	0.50	1.95
MCA_L	■	63	81	58	42	0.68	0.48	1.93
MCA_R	■	53	72	49	34	0.76	0.52	2.09
MCA_R	■	64	70	46	31	0.84	0.55	2.22
PFO2-MCA	■	61	83	56	36	0.83	0.56	2.28
PFO2-MCA	■	61	116	74	47	0.94	0.60	2.48
PFO2-MCA	■	61	70	46	29	0.89	0.59	2.43
ACA_L	■	67	76	45	31	0.86	0.56	2.25
ACA_R	■	65	72	45	32	0.89	0.56	2.27
PCA_L	■	67	49	31	20	0.93	0.60	2.49
PCA_R	■	62	35	20	13	1.06	0.62	2.64
VA_L	■	60	43	29	22	0.72	0.49	1.95
VA_L	■	68	44	29	21	0.80	0.52	2.10
VA_R	■	62	51	32	22	0.94	0.58	2.37
VA_R	■	68	54	34	23	0.92	0.57	2.32
BAS	■	84	48	32	23	0.81	0.53	2.13
BAS	■	92	56	37	25	0.82	0.54	2.20

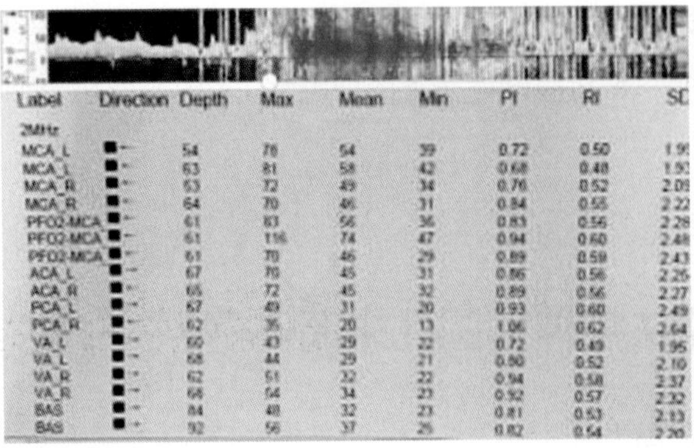

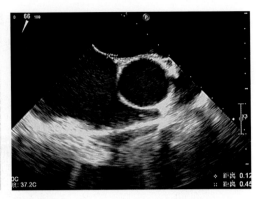

图 19-79

TCD 发泡试验提示强阳性

图 19-80

食管超声可见原发隔与继发隔分离

（三）诊治经过及临床随访

患者入院后完善相关检查，提示卵圆孔未闭，于 2021 年 3 月 26 日行卵圆孔未闭封堵术，使用 18/25mm PFO 封堵器封堵成功；患者术后完善复查胸片及心脏彩超（图 19-81），顺利出院。患者术后口服双联抗血小板药物，具体为氯吡格雷 75mg/d，1 个月，阿司匹林

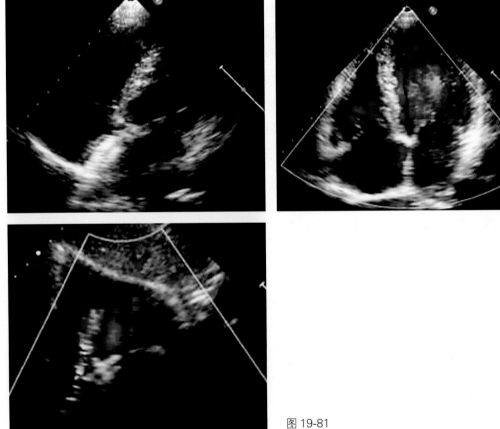

图 19-81

术后心脏彩超提示封堵器位置固定良好

100mg/d，口服半年。术后患者未再发作晕厥，自觉头脑较前清醒，术后 3 个月复查右心声学造影（图 19-82）及 TCD 发泡试验均为阴性（图 19-83）。嘱患者继续口服阿司匹林，定期复查。

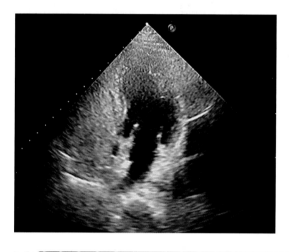

图 19-82
术后 3 个月复查心脏发泡试验阴性

Label	Direction	Depth	Max	Mean	Min	PI	RI	SD
2MHz								
MCA_L	■	54	78	54	39	0.72	0.60	1.9
MCA_L	■	63	81	58	42	0.68	0.40	1.9
MCA_R	■	53	72	49	34	0.76	0.52	2.0
MCA_R	■	64	70	40	31	0.64	0.55	2.2
PFO2-MCA	■	61	83	56	36	0.83	0.56	2.2
PFO2-MCA	■	61	116	74	47	0.94	0.60	2.4
PFO2-MCA	■	61	70	46	29	0.89	0.59	2.43
ACA_L	■	67	70	45	31	0.86	0.56	2.25
ACA_R	■	65	72	45	32	0.89	0.56	2.27
PCA_L	■	67	49	31	20	0.93	0.60	2.49
PCA_R	■	62	35	20	13	1.06	0.62	2.64
VA_L	■	60	43	29	22	0.72	0.49	1.95
VA_L	■	68	44	29	21	0.80	0.52	2.10
VA_R	■	62	51	32	22	0.94	0.58	2.37
VA_R	■	68	54	34	23	0.82	0.57	2.32
BAS	■	84	48	32	23	0.81	0.53	2.13
BAS	■	92	56	37	25	0.82	0.54	2.30

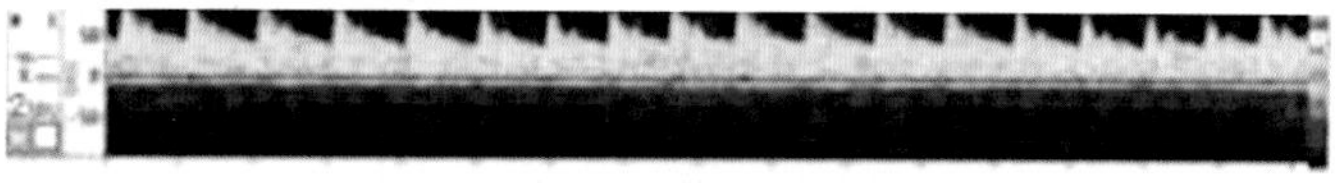

图 19-83
术后 3 个月复查头颅 TCD 发泡试验阴性

二、病例解析

前庭性偏头痛（vestibular migraine，VM）是常见的眩晕疾病，兼具前庭症状和偏头痛症状。发病机制尚不明确，可能与遗传易感性影响的离子通道缺失和皮质扩散性抑制有关，激活外周前庭系统和三叉神经血管系统，引起眩晕和偏头痛等症状。偏头痛是常见的原发性头痛，以单侧、发作性、中重度、搏动性头痛为主要表现。国际头痛疾病分类第 3 版（ICHD-3）指出，偏头痛和 VM 是两种独立的疾病，但可能存在共同的病理生理学机制。偏头痛和 PFO 存在一定联系，虽然目前缺乏大规模随机对照研究的支持，但目前的单中心临床经验及荟萃分析支持 PFO 介入封堵术是偏头痛合并 PFO 有效的治疗方案之一。而其他类型的头痛患者是否也能从 PFO 封堵术中获益，有待于更多证据的积累，尤其是如何识别是 PFO 介导的头痛。

三、病例小结

本例患者诊断为 VM，行 PFO 封堵术后效果良好，进一步证实 PFO 封堵术对 VM 有效，提示除了目前临床上关注比较多的偏头痛外，其他头痛患者也可能从 PFO 封堵中获益。再次说明临床筛查"正确"患者的重要性，PFO 介导的头痛患者将能从关闭 PFO 的介入治疗中获益更大。

（刘永胜　王萍　张刚成）

第十三节　青年脑卒中合并偏头痛一例

一、临床资料

（一）病史简介

患者女性，29 岁，因"突发言语不能 2 小时"于 2020 年 11 月 1 日急诊入院。头颅 CT 未见脑出血，血常规、凝血功能正常，考虑为"急性脑梗死"。患者发病时间小于 4.5 小时，无静脉溶栓禁忌证，告知患者家属行阿替普酶静脉溶栓治疗的收益及风险，家属知情签字同意后静脉溶栓治疗。患病以来，精神、睡眠、饮食尚可，大小便正常，体重、体力无明显改变。

既往史：患者既往体健，有 10 余年偏头痛病史，长期间断口服止疼药物，否认高血压、糖尿病、心脏病史，否认乙肝、结核病史，无药物过敏史，无手术外伤史。余无特殊。

入院体格检查：体温 36.7℃，血压 121/81mmHg，血氧饱和度 98%，呼吸 18 次 /min，心率 78 次 /min，神志清楚，运动型失语，双侧瞳孔等大等圆，直径约 3mm，光反射灵敏。双眼球活动自如，无眼震。右侧鼻唇沟浅，伸舌偏右。余脑神经检查（−）。双侧肢体肌力 4 级。四肢腱反射对称（++）。双侧病理征阴性。脑膜刺激征阴性。浅感觉及共济检查未见明显异常。NIHSS：3 分（构音 1 分、言语 1 分、面瘫 1 分）。胸廓对称无畸形，未见明显吸气三凹征，双肺呼吸音稍粗，未闻及啰音。心前区无隆起，心界不大，胸骨旁未触及震颤，心率 78 次 /min，律齐，各瓣膜区未闻及明显杂音。腹软，肝、脾肋下未及。双侧足背动脉搏动对称，肢端未见发绀，无杵状指（趾），周围血管征阴性。

（二）辅助检查

急诊肺部 CT 提示：双肺纹理增多；右肺中叶及左肺下叶微小结节，较大者直径约 0.2cm；左肺下叶前内基底段左下肺动静脉血管走行区见迂曲增粗血管影分布，多考虑血管性病变，请结合临床或进一步检查；纵隔内未见淋巴结肿大；扫及肝右叶稍低密度结节影，轮廓欠清。患者入院后查抗链球菌溶血素 O、红细胞沉降率、抗心磷脂抗体、类风湿因子、风湿免疫指标、甲状腺素、肝肾功能、电解质、血糖、血脂、凝血功能等指标均未见明显异常。超声心动图（图 19-84）及心电图正常。头颅 MRI 提示：左侧放射冠区少许脑梗死（急性期）；左侧侧脑室稍扩大，多为先天异常；部分空泡蝶鞍（图 19-85）。脑血管造影：双侧大脑前动脉、双侧大脑中动脉、双侧椎动脉、基底动脉显影良好（图 19-86）。

进一步完善检查，头颅 TCD 发泡试验：右侧大脑中动脉静息状态下即可检测到雨帘状微栓子信号，提示强阳性（图 19-87）。经食管超声心动图提示：房间隔中部原发隔与继发隔间未见明显分离。右心声学造影提示：静息状态下左心腔内 4 个心动周期后可见大量微泡，大于 50 个 / 帧；Valsalva 状态下，左心腔内 4 个心动周期后可见大量微泡，大于 50 个 / 帧，经胸超声心动图右心发泡试验显示微泡似由左下肺静脉进入左心腔，经食管超声心动图右心发泡试验显示房间隔卵圆孔处未见明显微泡穿过（图 19-88）。肺动脉 CTA 提示：左肺下叶基底部（近膈肌上缘）见一迂曲血管影，由左肺下叶肺动脉远端分支供血，回流至左侧下叶肺静脉远端；提示肺动静脉瘘（图 19-89）。

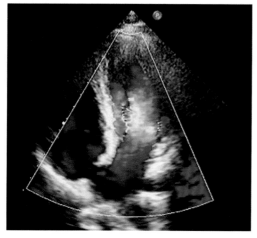

图 19-84
入院经胸超声心动图未见心脏结构异常

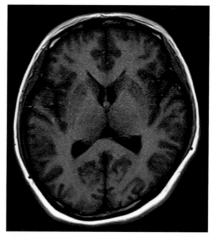

图 19-85
头颅 MRI 提示急性期腔隙性脑梗死

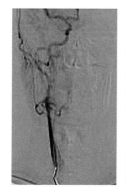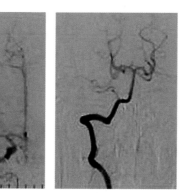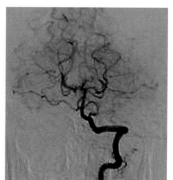

图 19-86
脑动脉造影未见异常

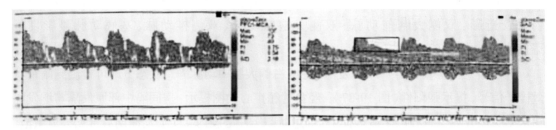

图 19-87
头颅 TCD 发泡试验提示静息状态下即可检测到雨帘状微栓子

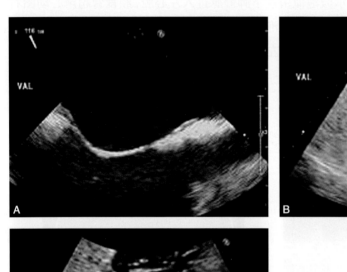

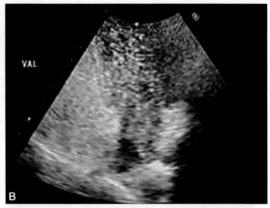

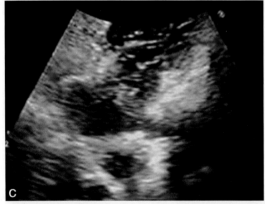

图 19-88
经食管超声心动图及发泡试验
A. 经食管超声未见卵圆孔分离；B.Valsalva 动作后右心充盈同时可见左心迅速被微泡充盈，呈云雾状；C. 右心发泡显示微泡似由左下肺静脉进入左心腔。

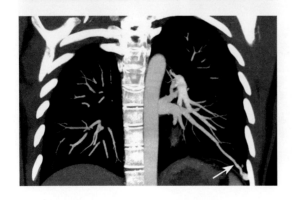

图 19-89
肺动脉 CTA 提示左下肺动静脉瘘

（三）诊治经过

综合临床病史及辅助检查结果，考虑为肺动静脉瘘导致急性脑梗死。完善术前检查后，经患者知情同意行肺动脉造影术＋肺动静脉瘘封堵术，术中选用 6F 猪尾导管送至右肺动脉进行非选择性肺动脉造影，可见肺动静脉瘘呈囊状，滋养血管直径约 4mm。随即沿端孔导管交换 0.032 英寸 260cm 长泥鳅导丝，远端置于动静脉瘘血管瘤样扩张处，送入 4F 输送鞘，选择 4mm×6mm 封堵器进行封堵，释放封堵器，封堵后重复造影，见封堵完全，封堵器远端无对比剂充盈（图 19-90）。复查胸片提示封堵器位置固定，顺利出院。

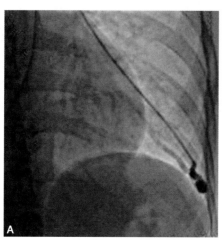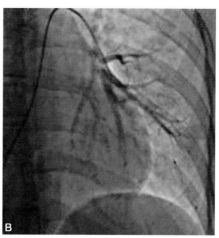

图 19-90
介入术中影像
A. 介入术中选择性肺动脉造影可见肺动静脉瘘，瘘口直径约 3mm；B. 封堵器置入后重复造影，瘘管远端未见血管显影。

（四）临床随访

患者术后口服双联抗血小板药物，出院嘱患者口服：阿司匹林片 100mg/d，维持 6 个月；氯吡格雷片 75mg/d，维持 3 个月。术后 1 个月、3 个月复查心脏发泡试验提示少量右向左分流，术后半年患者心脏发泡试验阴性（图 19-91），2021 年 6 月 28 日复查肺动脉 CAT 提示封堵完全（图 19-92），且复诊过程中，患者未再发作偏头痛。

二、病例解析

本例患者为青年女性，主要表现为失语，通过神经系统阳性体征，在急诊科通过头颅 CT 排除脑出血后立即给予溶栓治疗，患者症状在当天即得到明显缓解，头部 MRI 示左侧放射冠区少许脑梗死（急性期），后脑血管造影提示颅脑血管未见异常。在排除了常见脑血管病发病危险因素后，右心声学造影提示右向左分流，经食管超声检查排除 PFO，行肺动脉 CTA 检查证实为肺动静脉瘘。行介入栓塞治疗后至今患者未再发生缺血性卒中事件，且解决了困扰患者多年的偏头痛。

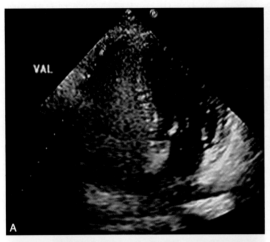

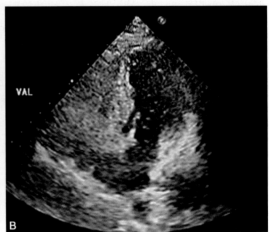

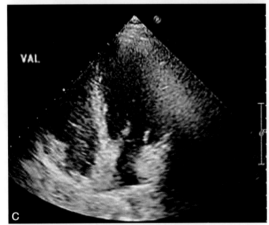

图 19-91

术后心脏发泡试验结果

A. 术后 1 个月患者心脏发泡试验: Valsalva 状态下,左心腔内 5 个心动周期内可见中量微泡,约 11 个 / 帧; B. 术后 3 个月影像; C. 术后半年心脏发泡试验阴性。

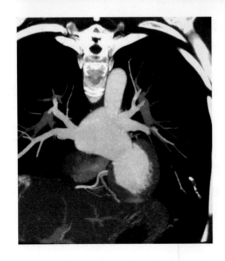

图 19-92

术后半年复查肺血管 CTA

心源性卒中占全部缺血性卒中的14%～30%。右向左分流被认为是青年不明原因卒中的主要原因。栓子通过心内、肺的异常通道，由右心系统直接进入左心系统引起的栓塞事件即为矛盾栓塞。除引起缺血性卒中外，可以导致心肌梗死、胃肠道缺血、肾梗死及外周动脉栓塞等。中青年不明原因卒中患者中矛盾栓塞的比例较高，合理掌握矛盾栓塞风险量表（RoPE）的使用，可帮助我们提高矛盾栓塞的阳性诊断率，但确定导致矛盾栓塞的异常解剖位置需要借助其他影像学检查。资料提示95%来源于心脏，即PFO或房间隔缺损；5%来源于肺部，即肺动静脉瘘。该患者在明确病因时先做了对比增强经颅多普勒超声声学造影，提示微栓子呈雨帘状分布即强阳性，后通过经胸超声心动图声学造影、经食管超声心动图的检查，无论静息状态还是Valsalva下均监测到大量右向左分流（RLS），且患者cTTE显示微泡似由左下肺静脉进入左心腔。cTTE检查根据左心腔微泡显影的时间，可判断RLS来源于心脏内或肺动静脉畸形通道。显影时间在3个心动周期内，RLS多来源于PFO；超过6个心动周期多考虑为肺动静脉畸形通道，3～6个心动周期内左心显影者，需要进一步完善检查鉴别是PFO还是肺动静脉瘘。肺动静脉畸形所致RLS进入左心房的微泡量存在延迟出现和延迟消失的"迟滞"现象，而PFO所致RLS往往呈一过性短促的分流。最后经由肺动脉CTA证实患者存在肺动静脉瘘（pulmonary arteriovenous fistula，PAVF）。

PAVF是指一个或多个肺动脉与肺静脉直接连接，形成瘘或肿瘤样病变，并绕过毛细血管，少数情况下是指全身动脉与肺动脉和/或肺静脉与左心房直接连接。本病是一种少见的血管畸形，多为先天性畸形，发病率为2～3/100 000。临床症状多种多样，可识别为单一、多发或弥漫性肺占位物，以及分流引起的缺氧；47%～80%的PAVF患者存在遗传性出血性毛细血管扩张（HHT），表现为皮肤表面和黏膜毛细血管扩张出血和肺、脑、肝血管畸形。中枢神经系统的多种并发症是常见的，可能最初表现为PAVF，包括大脑脓肿、短暂性脑缺血发作（TIA）、偏头痛和脑梗死的发生率为10%～19%。近年来随着诊疗技术的发展和提高，国内已有较多病例报道单一PAVF相关脑卒中，但报道的因PAVF导致偏头痛病例相对少见。该患者使用ADO-Ⅱ封堵器效果显著，在1个月后cTTE提示右向左分流明显减少，且在之后随访过程中，患者未再发生偏头痛，提示PAVF不仅与脑梗死相关，可能是导致患者偏头痛病因。

在肺动静脉瘘导致的矛盾栓塞事件中，缺血性卒中事件＞10%，肺动静脉瘘是动脉闭塞的潜在危险因素，未经治疗的肺动静脉瘘患者缺血性卒中发生率＞25%。在肺动静脉瘘矛盾栓塞事件中，缺血性卒中事件＞25%。经导管介入闭合PAVF是一种外科手术的替代方法，是治疗PAVF的首选方法，与外科手术相比，具有操作简单、创伤小、治疗安全有效等优点。与含线圈的装置相比，闭合器移位和脱落的发生率要低得多，术后再通的可能性也低得多。患者术后多次复查CTA及肺动脉DSA均提示效果良好。本例行栓塞治疗后未再发生缺血性卒中事件，未再发生偏头痛，后期仍将继续随访。

该患者多年的偏头痛未正规诊治，既往曾行头颅CT，但未行cTCD，未发现RLS，若该患者在脑梗之前发现PAVF并进行干预，有可能会避免患者在青年时期完全没有危险因素下发生脑梗死。因此，临床医生对于反复偏头痛患者，可进行 cTCD 和 cTTE 的检查，筛查 PFO 或 PAVF，避免心源性卒中的发生。

三、病例小结

随着对 PFO 相关性综合征的认识不断深入，年轻患者出现脑卒中、偏头痛等症状，在排除常见病因后，临床上更重视 PFO 的筛查，经过规范治理后可以有效降低再发矛盾栓塞的风险。本例患者的救治过程，提示肺动静脉瘘是除 PFO 外的另一个导致矛盾栓塞的异常通道。在经胸右心声学造影未能提供房水平右向左分流的直接信号，但左心系统延迟出现声学对比剂时，一定要行肺动脉增强 CT 或肺动脉造影，明确是否存在肺动静脉瘘。

（刘永胜　王萍　张刚成）

第十四节　卵圆孔未闭与斜卧呼吸 - 直立性
低氧综合征一例

一、临床资料

（一）病史简介

患者男性，68 岁，因"运动时呼吸短促半年，加重 1 周"急诊入院。1 周前无明显诱因下，轻微的体力活动便可导致严重的呼吸困难，坐下或平躺时症状能缓解。发病以来，患者无意识丧失，无发热、咳嗽、胸痛、腹痛、恶心、呕吐、呕血、烧心痛、腹泻、黑便、黄疸、头痛和视力改变等。既往有乙型肝炎病毒感染和右肋骨骨折病史。每天抽烟 20 支，每天饮酒 300～450ml，持续 30 年。体格检查：体温 36.5℃；脉搏 103 次/min；血压 109/89mmHg；呼吸 26 次/min。意识清醒，但需要平躺。呼吸音正常，无干湿啰音及胸膜摩擦音。心脏听诊示 S1、S2 正常，心率 103 次/min，律齐，无杂音。未见外周水肿。包括神经系统检查在内的其他体格检查未见异常。

（二）辅助检查

血常规：红细胞计数 5.86×10^6/ml，血红蛋白 183g/L。直立动脉血气（ABG）：PO_2=33mmHg，PCO_2=17mmHg，pH=7.54，HCO_3=14.5mmol/L，SaO_2=73%；仰卧位 ABG：PO_2=69mmHg，PCO_2=22mmHg，pH=7.48，HCO_3=16.4mmol/L，SaO_2=95%（停氧后 1 分钟）。脑钠肽（BNP）和肌钙蛋白 T 均为阴性。肝、肾功能及其他血液检查结果均未提示异常。胸部 X 光片和胸部 CT 检查均未发现异常。心电图显示窦性心动过速，房性早搏，完全性右束支传导阻滞。TTE 提示主动脉根部增大（42mm），主动脉瓣轻度关闭不全，左心室舒张功能降低。腹部超声未发现明显异常。胸部 CT 血管成像（CTA）未显示肺栓塞或其他异常征象（图 19-93）。经食管超声心动图（TEE）发现患者 ASA 合并 PFO（图 19-94），右心声学造影发现在 3 个心动周期内大量右向左分流（图 19-95）。

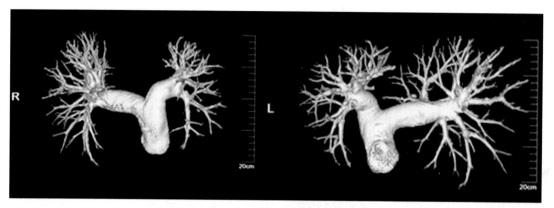

图 19-93

胸部 CT 血管成像（CTA）未见肺栓塞征象

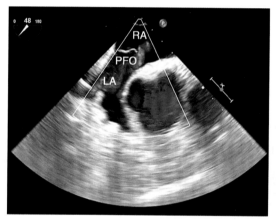

图 19-94

经食管超声心动图（TEE）显示卵圆孔未闭

PFO. 卵圆孔未闭；LA. 左心房；RA. 右心房。

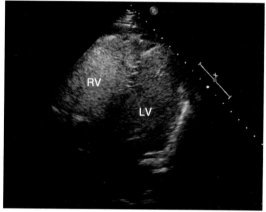

图 19-95

经胸右心声学造影

3 个心动周期后左心室内出现大量微泡。

（三）诊疗经过及临床随访

综合临床症状、体征及辅助检查，临床诊断为 PFO 和斜卧呼吸 - 直立性低氧综合征（platypnea-orthodeoxia syndrome，POS）。经多学科讨论后，建议经皮封堵 PFO 改善患者低氧症状。患者及家属知情同意后行 PFO 封堵术。术中右心导管检查显示肺动脉压力 35/15/20mmHg、右心房压力 16/8/11mmHg。肺动脉声学造影检查排除了肺动静脉畸形（PAVM）。在 TTE 及 X 线指引下，使用 40mm 多孔房间隔缺损封堵器封堵 ASA 及 PFO。介入手术过程顺利，术中患者经皮动脉血氧饱和度逐步上升到 97%（未吸氧）。术后 1 周患者活动时呼吸短促等症状消失，直立位 ABG：PO_2=104.4mmHg，PCO_2=29.4mmHg，pH=7.47，HCO_3=21mmol/L，SaO_2=97.9%；仰卧位 ABG：PO_2=123.9mmHg，PCO_2=32.1mmHg，pH=7.46，HCO_3=22.5mmol/L，SaO_2=98.5%。术后 2 个月 TTE 提示封堵器位置良好，心房水平未见残余分流（图 19-96）。术后 4 个月右心声学造影未见右向左分流（图 19-97）。

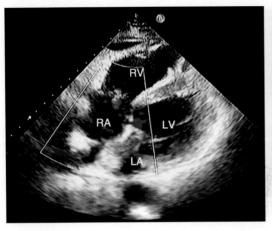

图 19-96
术后 2 个月 TTE 提示封堵器位置良好，心房水平未见残余分流

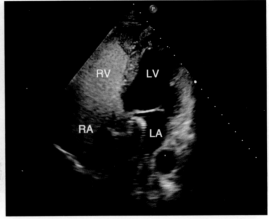

图 19-97
术后 4 个月右心声学造影未见右向左分流

二、病例解析

斜卧呼吸 - 直立性低氧综合征是一种罕见但症状显著的临床综合征，通常以直立体位呼吸困难和低氧血症，仰卧可缓解为特征。确切的患病率尚不清楚。自 1949 年 Burchell 等在创伤后胸内动静脉分流术患者中首次报道 POS 以来，国际上只有 200 多病例被报道。POS 的病理生理机制尚不清楚，可能的病因大致可分为心内分流、肺动静脉分流和肺通气 / 灌注失衡三种。心内分流是 POS 最常见的原因，如 PFO、ASD 等，其中以 PFO 与该病最为相关。

据报道，在 PFO 患者中，POS 的发病率相对较低，为 2.2%～5.5%。PFO 患者临床表现为 POS，除了存在解剖缺陷（PFO）外，还必须存在额外的功能机制来触发这种在直立位时的血流反向流动。有学者提出了两种主要的作用机制。第一种机制是右心房压力升高，通常与右心室依从性相对降低有关，如右心室心肌梗死、肺栓塞、缩窄性心包炎、心包积液、年龄相关性右心室僵硬、右心房黏液瘤或嗜酸性心肌疾病。第二种机制是基于解剖改变，如房间隔解剖或下腔静脉位置扭曲，导致下腔静脉血液经房间隔缺损进入左心房。因此，可以在没有压力梯度的情况下发生，并且可以急性发作。这些触发因素包括主动脉的改变（延长、扩张、动脉瘤）、持续存在的咽鼓腔瓣膜或 Chiari 网的存在、房间隔下段脂肪瘤性肥大、心胸或腹部手术、肺部疾病、脊柱后凸、半膈麻痹和胸部创伤等。也有作者主张将两种机制结合起来。本例患者在没有右心房压升高的情况下，主动脉根部增宽（42mm），被认为是导致发生 POS 最可能的原因。

主动脉根部增宽是导致 POS 最常见的原因之一。在 Eicher 等报道的研究中，63% 的 POS 患者伴有主动脉根部增宽。主动脉根部增宽与 POS 相关的病理生理机制尚不明确，有三种可能：首先，主动脉根部增宽可导致房间隔的位置水平化，从而使来自下腔静脉的血流可直接经 PFO 进入左心房。此外，主动脉根部的增宽使主动脉与心房后壁之间的距离减小，从而使房间隔的紧张度下降，使房间隔更具活动性和渗透性（前提是左心房压正常）。最后，增宽的主动脉根部可能压迫右心房，导致右心房因体积变小而顺应性下降。

POS 诊断具有挑战性。患者年龄多在 50 岁以上（中位数年龄多在 60～70 岁之间），大约 40% 的 POS 病例没有可识别的病因，常导致延迟诊断。在大多数情况下，出现呼吸道症状的患者将被送至呼吸内科进行进一步诊断，只有在广泛排除其他可能原因后，才怀疑 POS。因此，当面对不明原因或阵发性缺氧的患者时，应警惕 POS。诊断的第一步是通过评估仰卧位和直立位的外周血氧饱和度以及动脉血气分析来确认直立性低氧血症。如果观察到从仰卧位到直立位 PaO_2 下降 > 4mmHg 或 SaO_2 下降 > 5%，则应考虑 POS。100% 纯氧治疗后血氧饱和度提升仍不明显时可支持诊断，因为右至左分流通常导致动脉血氧分压上升不足。第二步是寻找导致血氧饱和度低的潜在机制。在仰卧位和直立位下，右心声学造影作为筛查工具，3～6 个心跳周期内出现左心房微泡可提示心内分流，而 6 个心跳周期后出现左心房延迟微泡则提示可能存在肺内分流。TEE 可以更直接地显示房间隔及其邻近结构的解剖结构，以及诊断 PFO 或者 ASD。在超声心动图成像不确定的高度疑似病例中，心脏磁共振成像可协助发现心脏和纵隔解剖结构异常导致的右向左分流。如果心内分流的检查结果为阴性，则应调查引起 POS 的可能的肺内原因。如果超声心动图提示心外分流，可以进行胸部 CTA 来评估是否有 PAVM。当其他结果检查不明确时，肺动脉造影被认为是诊断肺内分流的"金标准"。

本例患者 68 岁，急性发病。呼吸困难的症状进展迅速。由于呼吸道症状，首次就诊于呼吸内科，发现从仰卧位到直立位 PaO_2 和 SaO_2 分别下降了 36mmHg 和 22%。为了确定其潜在机制，TEE 发现 PFO 合并 ASA，右心声学造影证实大量右向左分流。明确诊断为 PFO 诱发的 POS。

POS 的治疗措施取决于 POS 的病因。如果在没有肺动脉高压的情况下发现心内分流，手术或经导管封堵解剖缺陷都可以迅速缓解症状。目前，经血管入路因其有效、安全、术后恢复快、费用低而成为首选的治疗 PFO 方法。如果并发继发性解剖缺陷或功能缺陷，或者心外 POS 则主要针对其原发疾病进行治疗。

三、病例小结

POS 是一种罕见的临床疾病，确切的患病率尚不清楚。尽管许多疾病与 POS 相关，心内分流、肺动静脉分流和肺通气 / 灌注失衡被认为是三种可能发病机制。临床症状诊断 POS 需逐步排除其他病因，对于有不明原因的缺氧和呼吸短促为首发症状的患者，应高度警惕 POS。在明确病因后，做到有的放矢，从而可更迅速地诊断并治疗疾病，改善患者缺氧症状。

（胡孜阳　张曹进　张刚成）

参考文献

[1] Hagen PT, Scholz DG, Edwards WD. Incidence and size of patent foramen ovale during the first 10 decades of life: An autopsy study of 965 normal hearts. Mayo Clin Proc, 1984, 59(1): 17-20.

[2] 陈光辉. 卵圆孔未闭与脑栓塞. 国外医学(脑血管疾病分册). 1999, 7(5): 271-274.

[3] Kerut EK, Norfleet WT, Plotnick GD, et al. Patent foramen ovale: a review of associated conditions and the impact of physiological size. J Am Coll Cardiol, 2001, 38(3): 613-623.

[4] Lim ST, SJX M, Smith DR, et al. Clinical outcomes and a high prevalence of abnormalities on comprehensive arterial and venous thrombophilia screening in TIA or ischaemic stroke patients with a patent foramen ovale, an inter-atrial septal aneurysm or both. J Neurol Sci, 2017, 377: 227-233.

[5] Hausmann D, Mügge A, Becht I, et al. Diagnosis of patent foramen ovale by transesophageal echocardiography and association with cerebral and peripheral embolic events. The American journal of cardiology, 1992, 70(6): 668-672.

[6] Schneider B, Zienkiewicz T, Jansen V, et al. Diagnosis of patent foramen ovale by transesophageal echocardiography and correlation with autopsy findings. The American journal of cardiology, 1996, 77(14): 1202-1209.

[7] 王广义, 郭军, 王崎峰, 等. 经导管封堵卵圆孔未闭预防脑的矛盾栓塞. 中国循环杂志, 2005, 20(1): 17-20.

[8] 张玉顺, 朱鲜阳, 蒋世良, 等. 卵圆孔未闭处理策略中国专家建议. 心脏杂志, 2015, 27(4): 373-379.

[9] 张挺杰, 杭燕南, 辜源, 等. 老年病人冠脉搭桥术中脑氧代谢与术后精神障碍的关系. 中华麻醉学杂志, 2003, 23(11): 805-807.

[10] 马鑫, 张富军, 于布为. 脑氧饱和度预测心脏术后情感性精神障碍的研究. 临床麻醉学杂志, 2007, 23(10): 812-814.

[11] 邱位文. 中西医结合治疗缺氧精神异常6例. 辽宁中医学院学报, 2003, 5(2): 142-143.

[12] Shovlin CL, Jackson JE, Bamford KB, et al. Primary determinants of ischemic stroke/brain abscess risks are independent of severity of pulmonary arteriovenous malformations in hereditary haemorrhagic telangiectasia. Thorax, 2008, 63(3): 259-266.

[13] 唐海宁. 精神障碍与氧自由基. 右江民族医学院学报, 1995, 17(2): 227-228.

[14] 于金萍, 陈春富. 脑萎缩患者局部大脑血流量及血生化的研究. 临床神经病学杂志, 1992, 4(3): 140-141.

[15] 贾健民, 祝世功. Wistar Rat 全脑反复缺血再灌流动物模型及行为学研究. 中风与神经疾病杂志, 1992, 9(2): 71-73.

[16] 陈晓岗, 廖卫平, 杨晓苏, 等. 精神分裂症治疗前后脑脊液5-羟色胺代谢变化的对比研究. 中国神经精神疾病杂志, 1999, 25(4): 237-238.

[17] Joseph G, Kunwar BK. Transseptal guidewire stabilization for device closure of a large pulmonary arteriovenous malformation. Cardiovasc Intervent Radiol, 2013, 36(3): 829-833.

[18] 袁伟杰. 脑内5-羟色胺受体的分布和功能. 国际神经病学神经外科学杂志, 2011, 38(6): 564-569.

[19] 束庆, 段直光, 胡刚, 等. 多巴胺在精神分裂症阳性症状中的心理机制: 新近理论和研究进展. 科学通报, 2012, 57(35): 3384-3398.

[20] 李伟. 多巴胺及其受体的研究现状. 中国现代神经疾病杂志, 2011, 11(1): 1672-6731.

[21] Saha S, Chant D, McGrath J. A systematic review of mortality in schizophrenia: Is the differential ortality gap worsening over time. Arch Gen Psychiatry, 2007, 64(10): 1123-1131.

[22] American Psychiatric Association. Diagnostic and statistical manual of mental disorders. 5th ed. Arlington, VA: American Psychiatric Publishing, 2013.

[23] Zhang CJ, Huang YG, Huang XS, et al. Transcatheter Closure of Patent Foramen Ovale in Chinese Patients with Paradoxical Embolism: Immediate Results and Long-term Follow-up. Circulation Journal, 2011, 75(8): 1867-1871.

[24] Wu LA, Malouf JF, Dearani JA, et al. Arch Intern Med, 2004, 164(9): 950-956.

[25] Rogers G, O' Flynn N. NICE guideline:

transient loss of consciousness (blackouts) in adults and young people. Br J Gen Pract, 2011, 61(582): 40-42.

[26] Sakima H, Yasaka M. Paradoxical brain embolism. Nihon Rinsho, 2008, 8(11): 199-203.

[27] 董培, 潘华. 经颅多普勒增强实验结合经食管超声鉴别肺动静脉瘘与卵圆孔未闭所致隐源性卒中的研究. 中国卒中杂志, 2016, 11(09): 752-757.

[28] Aguirregomozcorta M, Ustrell X, LL Ramió-Torrentà, et al. Diagnosis of isolated pulmonary arterio-venous fístula using contrast transcranial Doppler. Neurología, 2006, 21(1): 40.

[29] Sasikumar D, Ayyappan A, Valakkada J, et al. Diagnosing pulmonary arteriovenous malformations in the presence of atrial septal defect and anomalous pulmonary venous drainage—An imaging challenge. Echocardiography, 2020, 37(9): 1492-1494.

[30] Goodwin J, Nisenbaum R, Edwards CP, et al. Pulmonary Arteriovenous Malformations. Am J Respir Crit Care Med, 1998, 158(2): 643-661.

[31] Shovlin CL, Condliffe R, Donaldson JW, et al. British Thoracic Society Clinical Statement on Pulmonary Arteriovenous Malformations. Thorax, 2017, 72(12): 1154-1163.

[32] 杜丽娟, 兰亭玉, 黄文燕, 等. 经食管超声心动图联合右心声学造影诊断卵圆孔未闭合并肺动静脉瘘二例. 中华医学超声杂志(电子版), 2019, 16(4): 315-316.

[33] 杨焱, 董博, 刘丽, 等. 合并偏头痛的肺动静脉瘘1例报告. 中国卒中杂志, 2020, 15(5): 105-107.

[34] 田大臣, 王浩, 陈旺, 等. 卵圆孔未闭与偏头痛发病相关性的Meta分析. 神经损伤与功能重建, 2019, 14(5): 236-240, 252.

[35] Heijden W, Tijssen CC, Egberts A. Right-to-left shunt and migraine: the strength of the relationship. Cephalalgia, 2010, 26(2): 208-213.

[36] D'Andrea A, Conte M, Cavallaro M, et al. Transcranial Doppler ultrasonography: From methodology to major clinical applications. World J Cardiol, 2016, 8(7): 383-400.

[37] Tobis JM, Charles A, Silberstein SD, et al. Percutaneous Closure of Patent Foramen Ovale in Patients With Migraine: The PREMIUM Trial. J Am Coll Cardiol, 2017, 70(22): 2766-2774.

[38] Pristipino C, Germonpré P, Toni D, et al. European position paper on the management of patients with patent foramen ovale. Part II-Decompression sickness, migraine, arterial deoxygenation syndromes and select high-risk clinical conditions. EuroIntervention, 2021, 17(5): e367-e375.

[39] Heinisch C, Bertog S, Wunderlich N, et al. Percutaneous closure of the patent foramen ovale using the HELEX Septal Occluder: acute and long-term results in 405 patients. Eurointervention Journal of Europcr in Collaboration with the Working Group on Interventional Cardiology of the European Society of Cardiology, 2012, 8(6): 717-723.

[40] Staubach S, Steinberg DH, Zimmermann W, et al. New Onset Atrial Fibrillation After Patent Foramen Ovale Closure. Catheterization and Cardiovascular Interventions, 2009, 74(6): 889-895.

[41] Meier B, Kalesan B, Mattle HP, et al. Percutaneous closure of patent foramen ovale in cryptogenic embolism. N Engl J Med, 2013, 368(12): 1083-1091.

[42] Taaffe M, Fischer E, Baranowski A, et al. Comparison of Three Patent Foramen Ovale Closure Devices in a Randomized Trial (Amplatzer Versus CardioSEAL-STARflex Versus Helex Occluder). The American Journal of Cardiology, 2008, 101(9): 1353-1358.

[43] 何璐, 张玉顺. 单中心1 336例经导管封堵卵圆孔未闭患者主要并发症回顾性分析. 中国介入心脏病学杂志, 2019, 27(6): 309-314.

[44] Alaeddini J, Feghali G, Jenkins S, et al. Frequency of atrial tachyarrhythmias following transcatheter closure of patent foramen ovale. Journal of Invasive Cardiology, 2006, 18(8): 365-368.

[45] Kiblawi FM, Sommer RJ, Levchuck SG. Transcatheter closure of patent foramen ovale in older adults. Catheter Cardiovasc Interv, 2006, 68(1): 136-142.

[46] Nausheen F, Mohsin H, Lakhan SE. Neurotransmitters in hiccups. Springerplus, 2016, 5(1): 1357.

[47] Alderfer BS, Arciniegas DB. Treatment of intractable hiccups with olanzapine following recent severe traumatic brain injury. J

Neuropsychiatr Clinical Neurosci, 2006, 18 (4): 551-552.

[48] Steger M, Schneemann M, Fox M. Systemic review: the pathogenesis and pharmacological treatment of hiccups. Aliment Pharmacol Ther, 2015, 42(9): 1037-1050.

[49] Kuusniemi K, Pyylampi V. Phrenic nerve block with ultrasoundguidance for treatment of hiccups: a case report. Med Case Reports, 2011, 5(1): 493.

[50] 孙剑. 顽固性呃逆与脑血管病. 医学信息, 2013, 26(3): 312-313.

[51] 王辉. 呃逆与脑血管病. 中国老年学杂志, 2006, 26(11): 1576-1578.

[52] 李秋河, 赵敏. 急性脑卒中后呃逆治疗进展. 医学综述, 2019, 25(15): 3050-3053.

[53] 许经纬, 代维, 葛峻岭, 等. 呃逆的发病机制及诊治策略研究进展. 中国医刊, 2017, 52(6): 17-20.

[54] Lacey EH, Jiang X, Friedman RB, et al. Transcranial direct current stimulation for pure alexia: effects on brain and behavior. Brain Stimul, 2015, 8(2): 305-307.

[55] 张劫, 陈钟琴, 罗本燕. 中西方纯失读症在视觉词形加工机制上的差异. 中国现代神经疾病杂志, 2016, 16(5): 258-263.

[56] 黄浩佳, 胡海波, 徐仲英, 等. 经导管封堵术治疗卵圆孔未闭合并隐匿性卒中或短暂性缺血发作的近中期疗效观察. 中国循环杂志, 2017, 32(4): 377-379.

[57] Kernan WN, Ovbiagele B, Black HR, et al. Guidelines for the prevention of stroke in patients with stroke and transient ischemic attack: a guide line for health care professionals from the American Heart Association/American Stroke Association. Stroke, 2014, 45(7): 2160-2236.

[58] 任明明, 韩振, 吴军, 等. 经导管封堵治疗卵圆孔未闭并发隐匿性脑卒中或短暂性脑缺血发作的临床效果. 卒中与神经疾病, 2020, 27(2): 152-160.

[59] 李茉, 贾蕊, 石玉杰, 等. 不明原因晕厥与心脏卵圆孔未闭高度相关. 中国临床神经科学, 2016, 24(3): 328-331.

[60] Zito C, Dattilo G, Oreto G, et al. Patent foramen ovale: comparison among diagnostic strategies in cryptogenic stroke and migraine. Echocardiography, 2009, 26(5): 495-503.

[61] Gupta V, Yesilbursa D, Huang WY, et al. Patent foramen ovale in a large population of ischemic stroke patients: diagnosis, age distribution, gender, and race. Echocardiography, 2008, 25(2): 217-227.

[62] Parsi K. Paradoxical embolism, stroke and sclerotherapy. Phlebology, 2012, 27(4): 147-167.

[63] Chen L, Chen MH, MG Larson, et al. Risk factors for syncope in a community-based sample(The Framingham Heart Study). Am J Cardiol, 2000, 85(10): 1189-1193.

[64] Colman N, Nahm K, Ganzeboom KS, et al. Epidemiology of reflex syncope. Clinical Autonomic Research, 2004, 14(S1): i9-i17.

[65] 孟凤珠, 罗国刚, 刘蕊, 等. 经颅多普勒超声声学造影在神经科常见疾病中的病因诊断价值. 中国实用神经疾病杂志, 2014, 17(11): 11-14.

[66] 邢英琦, 王小丛, 靳航, 等. 先天性卵圆孔未闭致咳嗽性晕厥2例报告. 中风与神经疾病杂志, 2010, 27(8): 758-759.

[67] Lamy C, Giannesini C, Zuber M, et al. Clinical and imaging findings in cryptogenic stroke patients with and without patent foramen ovale. Stroke, 2002, 33(9): 2149-2150.

[68] Furlan AJ, Reisman M, Joseph M, et al. Closure or medical therapy for cryptogenic stroke with patent foramen ovale. N Engl J Med, 2012, 366(11): 991-999.

[69] Carroll JD, Saver JL, Thaler DE, et al. Closure of patent foramen ovale versus medical therapy after cryptogenic stroke. N Engl J Med, 2013, 368(12): 1092-1100.

[70] Sidia B, Saleh C, Issa ME, et al. Management of patent foramen ovale in patients with cryptogenic stroke: Is device closure superior to medical treatment? A brief review. Surg Neurol Int, 2018, 9: 132.

[71] Anantha-Narayanan M, Anugula D, Das G, et al. Patent foramen ovale closure reduces recurrent stroke risk in stroke: A systematic review and meta-analysis of randomized controlled trials. World J Cardiol, 2018, 10(6): 41-48.

[72] Xu HB, Zhang H, Qin Y, et al. Patent foramen ovale closure versus medical therapy for

cryptogenic stroke：An updated meta-analysis. J Neurol Sci, 2018, 390：139-149.

［73］Luft AR. Closing PFO closure for migraine. Eur Heart J, 2016, 37(26)：2037-2039.

［74］Pearman A, Bugeja L, Nelson M, et al. An audit of persistent foramen ovale closure in 105 divers. Diving Hyperb Med, 2015, 45(2)：94-97.

［75］Mojadidi MK, Elgendy AY, Elgendy IY, et al. Transcatheter Patent Foramen Ovale Closure After Cryptogenic Stroke：An Updated Meta-Analysis of Randomized Trials. Catheter Cardiovasc Interv, 2017, 10(21)：2228-2230.

［76］Ayax S, Arsène JB, Anique D, et al. Multiplanar transesophageal echocardiography for the evaluation and percutaneous management of ostium secundum atrial septal defects in the adult. Arch Cardiol Mex, 2012, 82(1)：37-47.

［77］Ando T, Holmes A, Pahuja M, et al. Meta-Analysis Comparing Patent Foramen Ovale Closure Versus Medical Therapy to Prevent Recurrent Cryptogenic Stroke. Am J Cardiol, 2018, 121(5)：649-655.

［78］Mojadidi MK, Zaman MO, Elgendy IY, et al. Cryptogenic Stroke and Patent Foramen Ovale. J Am Coll Cardiol, 2018, 71(9)：1035-1043.

［79］成革胜, 张玉顺, 何璐, 等. 卵圆孔未闭并发不明原因脑卒中患者封堵治疗的疗效和安全性. 心脏杂志, 2013, 25(3)：34-37.

［80］Sacco RL, Ellenberg JH, Mohr JP, et al. Infarcts of undetermined cause：the NINCDs Stroke Data Bank. Ann Neurol, 1989, (25)：382-390.

［81］刘彩, 成革胜, 范粉灵, 等. 卵圆孔未闭与先兆性偏头痛的关系及其可能机制研究进展. 亚洲血管医学病例报告, 2016, 4(2)：7-13.

［82］Kent DM, Ruthazer R, Weimar C, et al. An index to identify stroke-related vs incidental patent foramen ovale in cryptogenic stroke. Neurology, 2013, 81(7)：619.

［83］Meier B, Frank B, Wahl A, et al. Secondary stroke prevention：patent foramen ovale, aotic, plaque, and carotid stenosis. Eur Heart J, 2012, 33(6)：705-731.

［84］舒仁荣, 王默力. 卵圆孔未闭是青年脑卒中的危险因素. 中风与神经系统疾病, 2010, 27(10)：922-923.

［85］侯东哲, 高晓刚. 青年隐源性卒中与卵圆孔未闭关系的研究进展. 中国实验诊断学, 2018,

22(8)：1461-1464.

［86］Mas JL, Derumeaux G, Guillon B, et al. Patent foramen ovale closure or anticoagulation vs. antiplatelets after stroke. N Engl J Med, 2017, 377(11)：1011-1021.

［87］Søndergaard L, Kasner SE, Rhodes JF, et al. Patent foramen ovale closure or antiplatelet therapy for cryptogenic stroke. N Engl J Med, 2017, 377(11)：1033-1042.

［88］Saver JL, Carroll JD, Thaler DE, et al. Long-term outcomes of patent foramen ovale closure or medical therapy after stroke. N Engl J Med, 2017, 377(11)：1022-1032.

［89］Lee PH, Song JK, Kim JS, et al. Cryptogenic stroke and high-risk patent foramen ovale：the DEFENSE-PFO trial. J Am Coll Cardiol, 2018, 71(20)：2335-2342.

［90］中华医学会心血管内科分会, 中国医师协会心血管内科分会. 卵圆孔未闭预防性封堵术中国专家共识. 中国循环杂志, 2017, (3)：209-214.

［91］Cottin V, Dupuis-Girod S, Lesca G, et al. Pulmonary vascu-lar manifestations of hereditary hemorrhagic telangiectasia (rendu-osler disease). Respiration, 2007, 74(4)：361-378.

［92］Kleindorfer DO, Towfighi A, Chaturvedi S, et al. 2021 Guideline for the Prevention of Stroke in Patients With Stroke and Transient Ischemic Attack：A Guideline From the American Heart Association/American Stroke Association. Stroke, 2021, 52(7)：e364-e467.

［93］Wang SB, Liu KD, Yang Y, et al. Prevalence and extent of right-to-left shunt on contrast-enhanced transcranial Doppler in Chinese patients with migraine in a multicenter case-control study. Cephalalgia, 2018, 38(4)：690-696.

［94］黄建江. 多发肺动静脉瘘并发严重低氧血症一例报告. 现代实用医学, 2011, 23(2)：230, 233.

［95］李婷婷, 魏丽萍, 谷晓林, 等. 肺动静脉瘘致反常脑栓塞一例. 中华神经科杂志, 2019, 52(7)：562-565.

［96］左佩, 李艳萍. 肺动静脉瘘致反常脑栓塞一例. 中国脑血管病杂志, 2020, 17(2)：83-85.

［97］王秀锦, 赵敏, 刘振兴, 等. 肺动静脉瘘致短暂性脑缺血发作(附 1 例报告及文献分析). 中国临床神经科学, 2020, 28(5)：554-558.

［98］徐亮, 徐仲英, 蒋世良, 等. 应用动脉导管未

闭及房间隔缺损封堵器治疗肺动静脉瘘. 介入放射学杂志, 2009, 18 (1): 14-18.

[99] 潘欣, 方唯一, 崔克俭, 等. 螺旋弹簧圈堵塞术治疗先天性肺动静脉瘘. 介入放射学杂志, 2004, 13 (5): 402-404.

[100] 吴琳, 盛锋, 刘芳, 等. Amplatzer 血管塞子堵闭儿童先天性肺动静脉瘘. 中国介入影像与治疗学, 2007, 4 (6): 486-487.

[101] 黄连军, 蒋世良, 徐仲英, 等. 肺动静脉瘘的放射学诊断. 临床放射学杂志, 2000, 19 (8): 487-489.

[102] 邱怀明, 曾晓华, 魏崇健, 等. 先天性肺动静脉瘘的 X 线、CT 及 DSA 诊断 6 例并文献复习. 实用医学杂志, 2008, 24 (4): 601-603.

[103] 周宝风, 翟亚楠, 陶新曹, 等. 右心腔声学造影及肺动脉造影诊断肺动静脉瘘 1 例. 中日友好医院学报, 2019, 33 (1): 58-59.

[104] 沈群山, 郑璇, 黎枫, 等. 对比增强经颅多普勒超声声学造影对卵圆孔未闭介入封堵的评估. 中国介入心脏病学杂志, 2021, 29 (5): 271-274.

[105] Kitsios GD, Dahabreh IJ, Abu DA, et al. Patent foramen ovale closure and medical treatments for secondary stroke prevention: a systematic review of observational and randomized evidence. Stroke, 2012, 43 (2): 422-431.

[106] Inglessis I, Elmariah S, Rengifo-Moreno PA, et al. Long-term experience and outcomes with transcatheter closure of patent foramen ovale. J ACC Cardiovasc Interv, 2013, 6 (11): 1176-1183.

[107] 郭珍妮, 杜微, 黄妍, 等. 应用 M- 模经颅多普勒超声技术评价头痛与卵圆孔未闭的关系. 中风与神经疾病杂志, 2011, 28 (7): 594-596.

[108] Rodrigues AC, Picard MH, Carbone A, et al. Importance of adequately performed Valsalva maneuver to detect patent foramen ovale during transesophageal echocardiography. J Am Soc Echocardiogr, 2013, 26 (11): 1337-1343.

[109] 刘浩浩, 马文洁, 刘永宏, 等. 日常活动致未闭卵圆孔开放的相关性研究. 华西医学, 2016, 31 (2): 212-215.

[110] Zungm WW. A Rating Instrument for Anxiety Disorders. Psychosomatics, 1971, 12 (6): 371-379.

[111] 张明园. 精神科评定量表手册. 2 版. 长沙: 湖南科学技术出版社, 1998, 4: 39-42.

[112] Basic identification criteria of Doppler microembolic signal. Consensus Committee of the Ninth International Cerebral Hemodynamic Symposium. Stroke, 1995, 26 (6): 1123.

[113] 康美华, 许毅, 王成, 等. 儿童不明原因晕厥诱因分析. 中国当代儿科杂志, 2012, 14 (4): 771-774.

[114] Moya A, Sutton R, Ammirati F, et al. Guidelines for the diagnosis and management of syncope (version 2009). Eur Heart J, 2009, 30 (21): 2631-2671.

[115] Lempert T, von BM. Vestibular Migraine. Neurol Clin, 2019, 37 (4): 695-706.

[116] Furman JM, Marcus DA, Balaban CD. Vestibular migraine: clinical aspects and pathophysiology. Lancet Neurol, 2013, 12 (7): 706-715.

[117] Goadsby PJ, Holland PR. Migraine therapy: current approaches and new horizons. Neuro therapeutics, 2018, 15 (2): 271-273.

[118] Vacca VM Jr. Migraine in adults: a head start. Nursing, 2019, 49 (5): 22-29.

[119] Headache Classification Committee of the International Headache Society (IHS). The International Classification of Headache Disorders, 3rd edition. Cephalalgia, 2018, 38 (1): 1-211.

[120] Huang TC, Wang SJ, Kheradmand A. Vestibular migraine: an update on current understanding and future directions. Cephalalgia, 2020, 40 (1): 107-121.

[121] He Q, Zhang YB, Wang FZ, et al. Impact of right-to-left shunt and transcatheter closure on the clinical features of migraine. Int J Neurosci, 2020, 130 (3): 270-275.

[122] Elbadawi A, Barssoum K, Abuzaid AS, et al. Meta-analysis of randomized trials on percutaneous patent foramen ovale closure for prevention of migraine. Acta cardiologica, 2019, 74 (2): 124-129.

[123] Ben-Assa E, Rengifo-Moreno P, Al-Bawardy R, et al. Effect of residual interatrial shunt on migraine burden after transcatheter closure of patent foramen ovale. JACC Cardiovasc Interv, 2020, 13 (3): 293-302.

[124] Kumar P, Kijima Y, West BH, et al. The

connection between patent foramen ovale and migraine. Neuroimaging Clin N Am, 2019, 29 (2): 261-270.

[125] 张玉顺, 蒋世良, 朱鲜阳. 卵圆孔未闭相关卒中预防中国专家指南. 心脏杂志, 2021, 32(1): 1-10.

[126] 孙葳, 周知, 孙丽丽, 等. 反常栓塞导致以隐源性卒中为首发表现的肺动静脉畸形的诊治. 中华神经科杂志, 2012, 45(6): 409-413.

[127] 郑华光, 王伊龙, 陈启东, 等. 反常性栓塞风险量表在合并卵圆孔未闭的隐源性卒中或短暂性脑缺血发作患者中的应用. 中国卒中杂志, 2014, 9(8): 654-662.

[128] 郭雨竹, 邢英琦. 对比增强经颅多普勒超声诊断右向左分流相关问题探讨. 中国卒中杂志, 2016, 11(7): 515-529.

[129] Ribeiro R, Fialho I, Boavida L. Platypnea-Orthodeoxia Syndrome: A Case of Persistent Hypoxemia in an Elderly Patient. Circulation, 2021, 144(5): 395-398.

[130] Abhinav A Atul P, Arunabh T. The multiple dimensions of Platypnea-Orthodeoxia syndrome: A review. Respiratory Medicine, 2017, 129: 31-38.

[131] Rodrigues P, Palma P, Sousa-Pereira L. Platypnea-orthodeoxia syndrome in review: defining a new disease. Cardiology, 2012, 123(1): 15-23.

[132] Salas-Pacheco JL. Mechanisms of platypnea-orthodeoxia syndrome. Arch Cardiol Mex, 2022, 92(2): 274-282.

[133] Ashish HS, Mark O, Andrew L, et al. Percutaneous Intervention to Treat Platypnea-Orthodeoxia Syndrome: The Toronto Experience. JACC Cardiovasc Interv, 2016, 9(18): 1928-1938.

[134] Benjamin KD, Peter JP, Stephen GW. Cardiac magnetic resonance and "augmented" right-to-left intracardiac shunting through a patent foramen ovale. J Invasive Cardiol, 2008, 20 (4): 197-198.

[135] Coralie B, Stéphane N, Marco R, et al. Platypnea-orthodeoxia syndrome in the elderly treated by percutaneous patent foramen ovale closure: A case series and literature review. European Journal of Internal Medicine, 2013, 24(8): 813-817.

[136] Altman M, Robin ED, Platypnea (diffuse zone I phenomenon?). N Engl J Med, 1969, 281(24): 1347-1348.

[137] Robin ED, Laman D, Horn BR, et al. Platypnea related to orthodeoxia caused by true vascular lung shunts. N Engl J Med, 1976, 294(17): 941-943.

[138] Federico PG, Graciela MP, Joan AB, et al. Gas exchange mechanism of orthodeoxia in hepatopulmonary syndrome. Hepatology, 2004, 40(3): 660, 666.

[139] Cheng OT. Mechanisms of platypnea-orthodeoxia: what causes water to flow uphill. Circulation, 2002, 105(6): e47.

[140] Godart F, Rey C. Platypnea-orthodeoxia syndrome: a probably underestimated syndrome. Chest, 2001, 119(5): 1624-1625.

[141] Eicher JC, Bonniaud P, Baudouin N, et al. Hypoxaemia associated with an enlarged aortic root: a new syndrome. Heart, 2005, 91 (8): 1030-1035.

[142] Frank ES, Meryl SC, Laurie BA, et al. Guidelines for the Echocardiographic Assessment of Atrial Septal Defect and Patent Foramen Ovale: From the American Society of Echocardiography and Society for Cardiac Angiography and Interventions. J Am Soc Echocardiogr, 2015, 28(8): 910-958.

中英文名词对照索引

卵圆孔未闭规范化诊疗　从指南到实践